The Science of
Pregnancy
懷孕百科

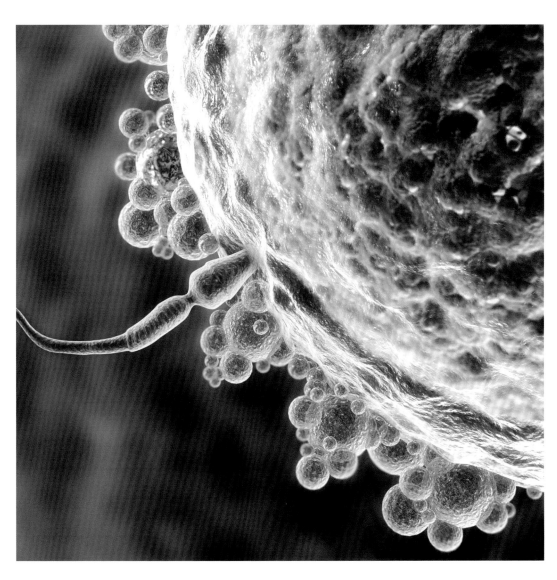

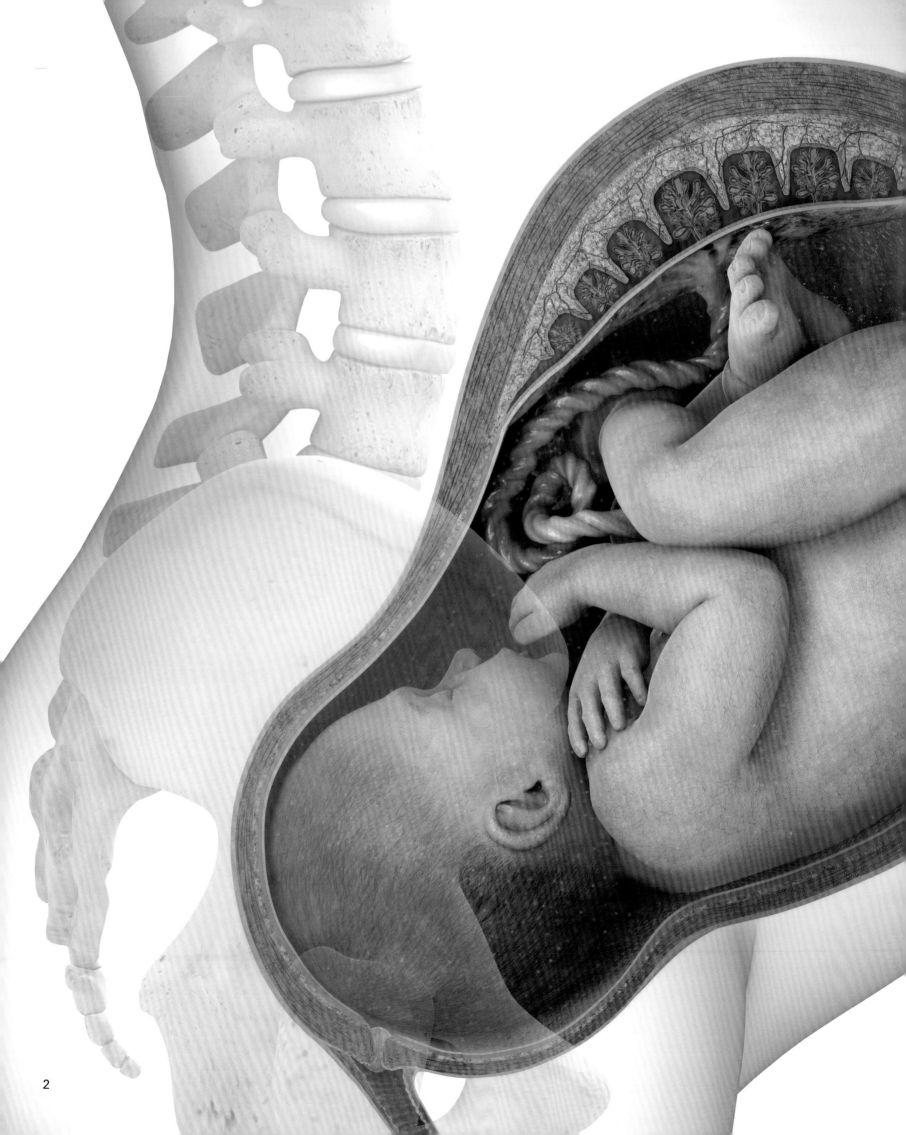

The Science of
Pregnancy

懷孕百科

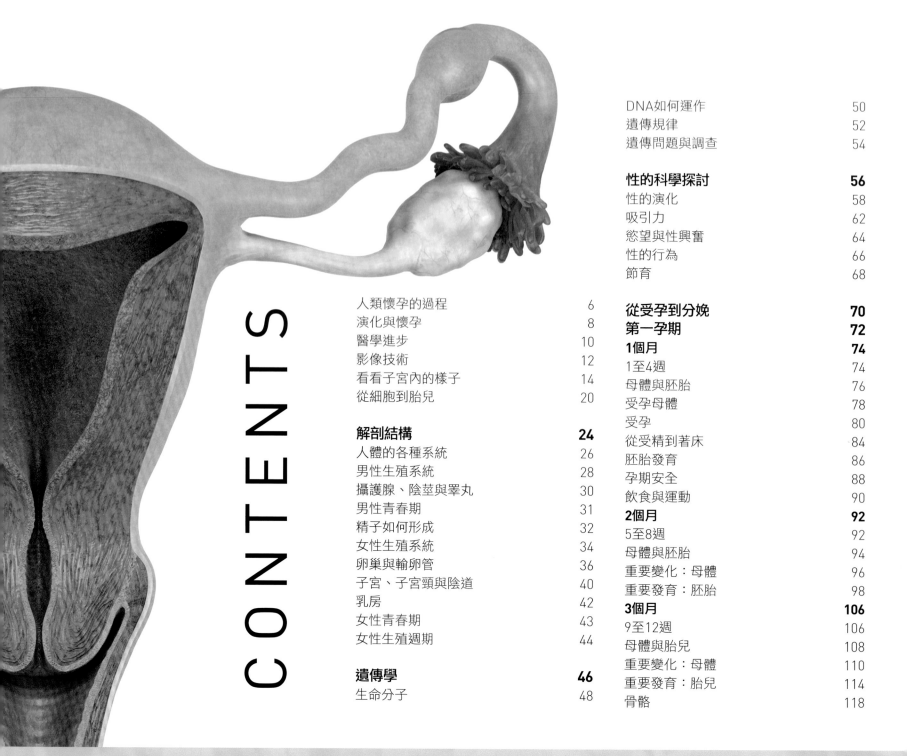

CONTENTS

Penguin Random House

Original Title: The Science of Pregnancy
Copyright © Dorling Kindersley Limited, 2011, 2019
A Penguin Random House Company

國家圖書館出版品預行編目資料

懷孕百科 / 英國DK出版社作；江幸鎂、
柯澐蓁、胡碧嬋、黃馨弘譯. -- 初版. --
新北市 ： 楓葉社文化事業有限公司,
2021.07　面；　公分

ISBN 978-986-370-302-0 (平裝)

1. 妊娠 2. 分娩

417.3　　　　　　110007250

出　　　版／楓葉社文化事業有限公司
地　　　址／新北市板橋區信義路163巷3號10樓
郵 政 劃 撥／19907596 楓書坊文化出版社
網　　　址／www.maplebook.com.tw
電　　　話／02-2957-6096
傳　　　真／02-2957-6435
作　　　者／英國DK出版社
審　　　定／蘇怡寧
翻　　　譯／江幸鎂、柯澐蓁、胡碧嬋、黃馨弘
企 劃 編 輯／陳依萱
校　　　對／黃薇霓、周季瑩
港 澳 經 銷／泛華發行代理有限公司
定　　　價／980元
初 版 日 期／2021年7月

FOR THE CURIOUS

www.dk.com

統計符號

 心跳　　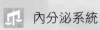 頭臀長

 血壓　　 身長

血量　　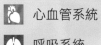 體重

身體系統符號

 骨骼系統　　皮膚、頭髮、指甲和牙齒

 肌肉系統　　 淋巴系統

 神經系統　　消化系統

 內分泌系統　　泌尿系統

 心血管系統　　生殖系統

 呼吸系統

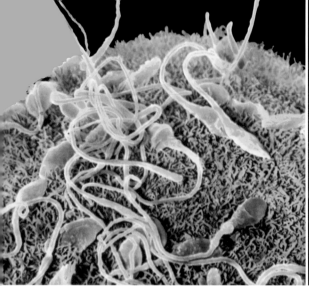
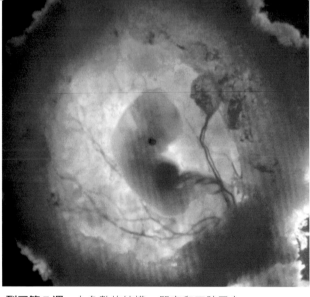
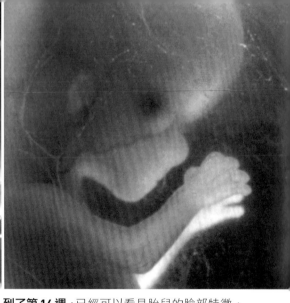

數百萬的人類精子，只有一個能穿透卵子，進而創造新生命。

到了第 7 週，大多數的結構、器官和四肢已在人類胎兒體內發展完成。

到了第 14 週，已經可以看見胎兒的臉部特徵，雖然它的頭大得不成比例。

人類懷孕的過程

新生命在母親子宮內長達 9 個月的懷孕過程，可謂是生物學上的驚人事蹟。創造生命的過程極其複雜，每個人的妊娠過程都很獨特，目前全世界每年仍約有 1 億 3,000 萬名婦女經歷過妊娠的喜悅與風險。

人體能夠執行很多驚人的任務，但其中最難解、複雜且充滿奧秘的莫過於受孕的能力：懷胎九月，並且最終生出雖弱小無助，各種結構卻令人驚嘆的孩子。孕育新生命的過程涵蓋了許多劇烈變化，因此人們對新生兒的誕生總是嘖嘖稱奇並加以珍惜。儘管有些人有生殖方面的煩惱，但大多數人的生殖能力都非常健康。在西元 2050 年以前，如果以目前的生育率繼續繁衍後代的話，全世界人口將達到 110 億。

孕婦在很多方面都會巧妙調整，以適應並提供體內的新生命養分。她的韌帶會變鬆並伸展讓子宮有空間成長，她的骨盆關節會變軟以利生產，在妊娠末期她的子宮會從梨子大小擴張到西瓜般的尺寸。母體為了將血液運送至子宮並持續提供氧氣和養分給成長中的胎兒，還會製造出超過平常 50% 的血液。此外，孕婦的心跳在第三孕期大約會增加 20%——也就是每分鐘約多跳 12 下。甚至，其中一部分的免疫系統也會受到抑制，這樣她的身體才不會排斥胎兒，將其視為外來物。

生育後代

生育後代的方式不只一種，但所有的生物包括人類都演化出以下列兩種方式之一來繁衍後代。第一種方式是大量繁殖，一次孕育出大量的下一代，也就是所謂的「大爆炸」式生殖。大量繁殖後代其實極耗精力，採取這種生育方式的生物可能只生育一次，之後就會死亡，例如太平洋鮭魚、某些蝴蝶和蜘蛛。

另一種方式則溫和許多，即終其一生只生育少許的子嗣，並費心照顧讓每個幼兒都能存活。這也是人類所採取的方式，我們因而得以細心照料孕育出品質優良的下一代。

雄性皇帝企鵝會孵化自己的卵，並在照顧未出世的寶寶時禁食。

綠翅陸龜一年可以產下三窩蛋，每窩約 4 到 7 顆蛋。

檸檬鯊小寶寶剛從母親體內產出，附著在鯊魚腹部的短印魚就會咬斷並吃掉臍帶。

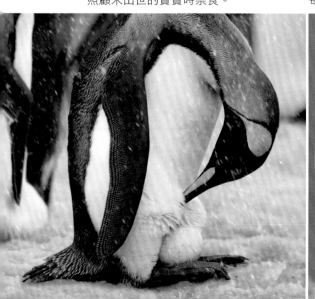
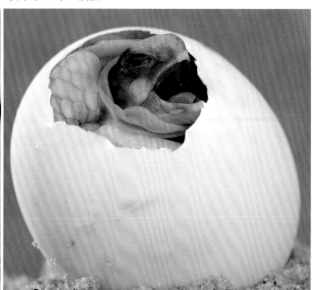
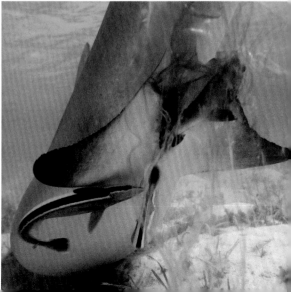

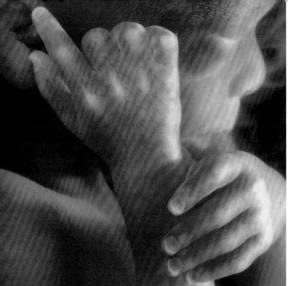

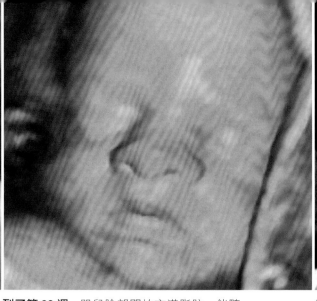

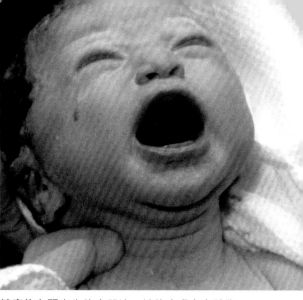

20 週時，小嬰兒長得很快。眉毛、睫毛和頭髮在這個階段都已經長出來了。

到了第 29 週，嬰兒臉部開始充滿脂肪，伴隨而來的是嬰兒快速成長與體重增加。

健康的女嬰出生後會哭泣，她的皮膚上有胎脂保護以避免受到感染。

其他動物如何繁殖

生為人類，我們可能把懷孕視為理所當然，但世界上其實還有許多繁殖後代的方式怪異且令人驚奇。有些動物只會產卵，有些動物則將卵留在體內直到快要孵化時才產出，亦有許多生物就像人類經歷的懷孕過程一樣孕育出下一代。雖然我們以為只有鳥類和低等動物會產卵，但其實有一些奇特的哺乳類，例如鴨嘴獸也會產卵。

繁殖光譜的另一端則是那些會為體內正在發育的胚胎，提供儲藏、保護、溫暖和滋養的動物。人類、多數哺乳類和少數的爬蟲類、魚類、兩棲類及蠍子皆是如此，也就是所謂的胎生動物。人類和很多哺乳類都能夠在子宮內滋養下一代，因其具有胎盤，這是在懷孕期間才會長出來的器官。並非所有胎生動物都有胎盤，但胎盤在人類演化過程可謂扮演極重要的角色。

然而，有一些動物則介於卵生動物和胎生動物之間，就是那些胚胎會在動物體內的卵中發育的動物，過程類似懷孕。當胎兒已成熟到可以孵化的時候，這些動物就會產出許許多多的卵，這些卵會立即孵化。某些魚類和爬蟲類，例如鯊魚和巨蟒就屬於這種卵胎生。

父母的責任

一旦胚胎受孕，父母親便會展開分工。很多物種的母親會承擔產卵和保護卵的責任，或擔起包含懷孕、生產甚至養育後代的任務。但父親也可能扮演著重要角色，像某些物種的雄性個體也會懷孕，例如雄性的海馬及尖嘴魚會在育兒袋中滋育受精卵；雌性的海馬和尖嘴魚則在雄性的育兒袋中產卵，這些卵子會得到精子受精，之後雄性就會「生產」。雄性皇帝企鵝也是盡責的父親，在嚴寒氣候裡費勁兒地在腳上孵育單一一個卵長達 9 週，好讓伴侶在產卵後可以自由走動並覓食。像許多鳥類一樣，皇帝企鵝也是雙親一起養育後代。人類的子女亦是在父母的照顧或其他家庭關係網路的支持下成長茁壯，人類需要長期且密集的雙親照顧。

有些動物可以暫時停止妊娠，例如袋鼠可以把胚胎先移植到子宮，妊娠則於幾週後或甚至一年後才開始。這些動物已經演化出一種唯有確定自己能夠生存時，才生育後代的方式。演化使妊娠得以賦予後代最佳的生存機會。

常見的日本海馬其雄性會懷孕，海馬寶寶一出生就自行獨立。

常見的刷尾負鼠，不像一般的哺乳類從胎盤得到養分，而是完全依賴母乳。

才 4 天大的日本彌猴摸索著母親的乳頭，牠可能需要母親一直照護到 18 個月大。

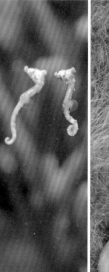

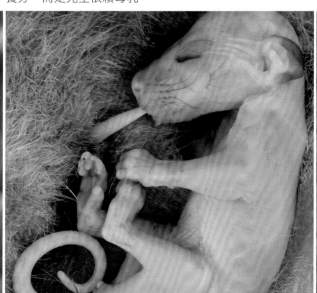

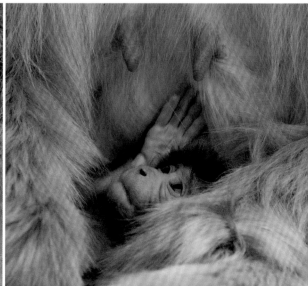

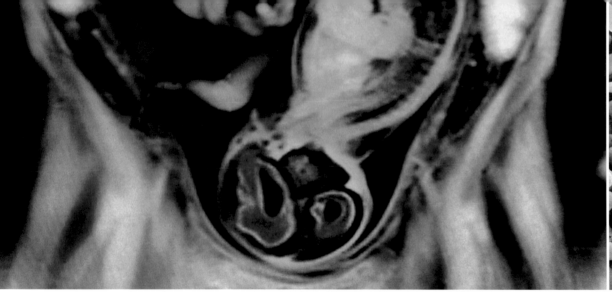

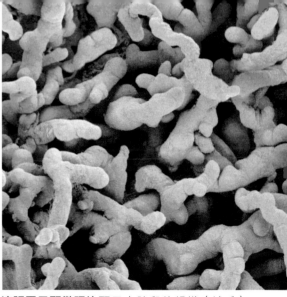

這張**彩色的核磁共振**掃描照片顯示出 36 週大的胎兒大腦尺寸和部分解剖學上的特徵（綠色部分）。

這張**電子顯微照片**顯示出胎兒的組織（絨毛）突出於胎盤，讓重要的氣體、養分和廢棄物得以進行交換。

演化與懷孕

妊娠的演化讓人類得以悉心照顧成長中的胎兒，並讓我們可以生育出大腦具超強學習力的嬰兒。女性的身體已演化出足夠能力，以應付並調整懷胎九月的挑戰。

妊娠固然是段驚奇旅程，但並非毫無危險。既然有其他較簡易的方式可行，為何人類會演化出如此複雜且危險的繁衍方式呢？答案其實很簡單，就是妊娠的優點遠大於缺點。

將胎兒懷於子宮內長達 9 個月，可以確保胎兒的周遭環境受到良好控制，並且讓胎兒保持溫暖、安全、滋養並得到足夠的氧氣。相反地，如果我們演化成像許多哺乳類一樣以產卵方式繁衍，那胎兒就只能得到蛋黃的養分供給。妊娠讓我們可以延長照育時間和滋養程度，而且照育時間愈長，下一代就會愈強壯。雖然胎盤對妊娠而言並非不可或缺（有袋動物也有類似卻簡單些的器官），但對人類嬰兒腦部發育卻有很大的助益。

漫長的孕程讓人類可以生出腦部很大的嬰兒。巨大且構造複雜的大腦和直立行走的能力，使得人類非常獨特。相較於人類的近親——黑猩猩大腦體積約 300 至 500 立方公分，人類大腦的體積大約 1,100 至 1,700 立方公分。人類嬰兒的頭部在比例

妊娠小檔案

在動物世界裡的各種妊娠、生產和新生兒都可能有天壤之別。相較於其他哺乳類，人類的新生兒顯得非常脆弱，斑紋角馬的幼兒在出生後數小時內就能追捕獵物，而蝙蝠的幼兒則在出生後的二至四週內就能展翅飛翔。有袋動物的孕期很短，因為牠們沒有複雜的胎盤，而是以母親照護的方式來彌補。人類的嬰兒很需要父母照護。就動力、化學和大腦發展而言，人類嬰兒在 9 個月大時所展現的能力與其近親動物出生時的能力約略相等。

	人類	斑紋角馬	大象	紅色袋鼠	老鼠	蝙蝠
懷孕期	40 週	8 個月	22 個月	32 至 34 天	18 至 21 天	40 天至 8 個月
胎兒數量	1 或 2（很少更多）	1	1（很少雙胞胎）	1	8 至 12	1 或 2（有些種類可達 3 至 4 個）
平均體重	2.7 至 4.1 公斤	22 公斤	90 至 120 公斤	0.75 公克	0.5 至 1.5 公克	母親體重的 0 至 30%
出生時的能力	很無助：無法固定自己的頭；只能聚焦 45 公分遠，需要很長的照護時期直到成人階段。	能在 15 分鐘內站立起來；10 天內就會吃草；9 個月大才斷奶。	需要長期的母親照護和學習；約 4 到 5 歲時會斷奶。	在 3 分鐘內不需要協助就能爬進母親的育兒袋裡；240 天左右會離開育兒袋，但仍繼續吸食母乳 3 至 4 個月。	很無助；沒有色素或毛髮；眼睛和耳朵閉合。到了第 3 週，長出如鼠的毛髮，眼睛和耳朵張開，牙齒長出來，也能夠斷奶。	完全依賴母親提供食物和保護，但很快就能成熟，且在 2 至 4 週時就會飛；很快就能斷奶。
距離下次妊娠的時間	可能在幾個月內，雖然很多人會拉長時間。	1 年	4 至 6 年，依母象的年紀而定。	可以在產後 1 天內受孕，但妊娠則在其哺乳的幼兒 200 天大時才真正開始。	可以在產後數小時內立即受孕，但如果母親仍在照護幼兒，妊娠則最多可以移植的方式延後 10 天。	大致上一年生育 1 次，但有很多策略可以延後妊娠。

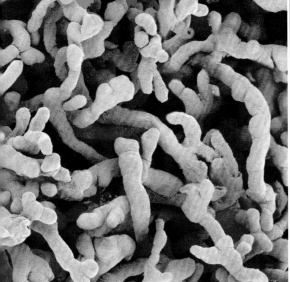
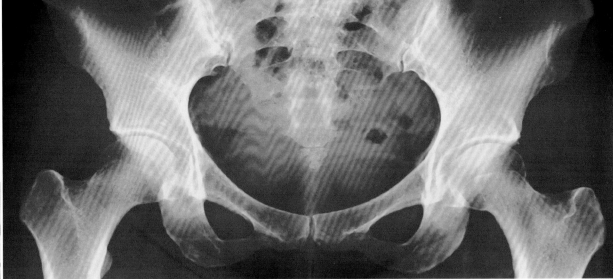

這張彩色 **X** 光照片顯示出女性的骨盆較短且寬（這是為了生育而調整的），
而且有極窄的開口（這是為了直立行走所做的調整）。

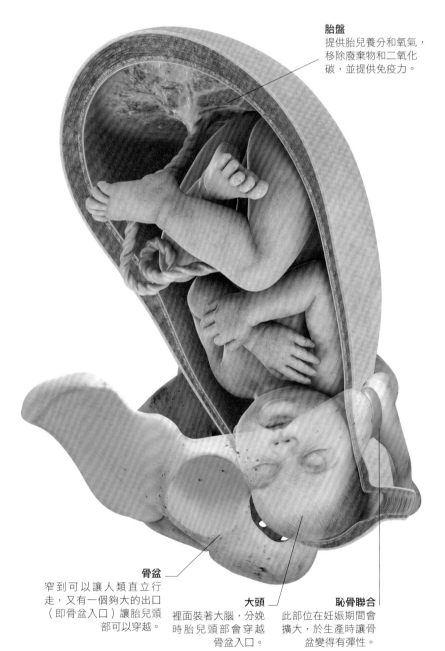

胎盤
提供胎兒養分和氧氣，移除廢棄物和二氧化碳，並提供免疫力。

骨盆
窄到可以讓人類直立行走，又有一個夠大的出口（即骨盆入口）讓胎兒頭部可以穿越。

大頭
裡面裝著大腦，分娩時胎兒頭部會穿越骨盆入口。

恥骨聯合
此部位在妊娠期間會擴大，於生產時讓骨盆變得有彈性。

全功能的骨盆

相較於男性，女性的骨盆稍短且寬，這樣才能讓嬰兒的頭部通過。不像其他靈長類動物，人類嬰兒的尺寸與產道相當，因而導致分娩過程極度複雜與疼痛。

上也顯得極大。新生兒的大腦已經是成人大腦的四分之一，大約是自身體重的 10%。就成人而言，大腦大概只占體重的 2%。

延續生命的器官

人類和其他哺乳類之所以能夠成功地繁衍後代，都是因為有永續生命的器官——胎盤。很多科學家認為，我們人類如果沒有胎盤就無法發展出有大型腦部的下一代，胎盤讓母親與胎兒的血液得以交換，母親將養分和氧氣傳送給胎兒，胎兒則將廢棄物和二氧化碳從胎兒的系統傳送給母親的系統帶走。此外，胎盤也有免疫功能，如同一道屏障，並將抗體傳送給胎兒。

人類胎盤會深入到子宮壁，且近來的研究表示，胎盤的深度能夠提供更好的管道給滋養胚胎的母體血液，因此人類才得以生出有大型腦部的嬰兒。很多哺乳類甚至在出生之後仍從胎盤獲得好處，例如吸收胎盤的養分。在某些文化中，人們會食用胎盤。

為什麼女性很特別

女性的身體已被設計成能夠生養子女的狀態，但能夠如此演化，是克服了兩個相互矛盾的挑戰才辦到的。人類的特別之處在於具備既大且複雜的大腦，以及能夠直立行走。但這兩項重大的演化優勢是相互衝突的。

較短且較寬的骨盆使人類可以直立行走。然而，其中一個副作用是產道不再又直又寬，而是彎曲又狹窄。由於產道變短，在分娩的最後階段，產婦不僅需要把胎兒的頭向下推擠，還要在胎兒通過脊柱的盆曲處時往上推一下胎兒。這項困難的任務，意味著女性的身體已經演化出特殊的骨盆構造，骨盆開口的寬度足以讓「大頭寶寶」穿過，但也夠窄使女性能夠直立生活。

人體有許多功能都是仰賴演化巧妙地發展而成的。人體結構的設計中存在各種矛盾並相互適應，意味著生產仍然有高度風險。隨著幾世紀以來的努力，人類已找到許多將下一代平安地帶到這個世界的好方法。現代醫學已經能夠在許多方面對孕產的自然機制伸出援手。

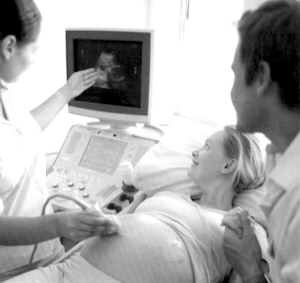
腹部超音波讓準父母親得以一窺他們即將出世的小嬰兒。

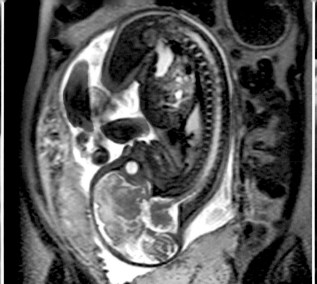
第 33 週時的**核磁共振掃描**顯示出這名產婦的胎盤堵住子宮頸（也就是前置胎盤）。

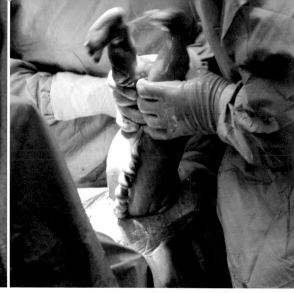
外科醫師以剖腹產把嬰兒從母親子宮裡**用力抽出**。

醫學進步

拜現代醫學之賜，現在正是懷孕最安全的時候。照護的進步使得已開發國家的母親和嬰兒大多可免於妊娠風險，且全世界的情況都在逐漸改善。

妊娠時期產婦的照護和生產都有巨幅進步，以致我們都忘了妊娠和生產曾經是多麼危險的事，甚至將之視為理所當然。一世紀以前，在英國或美國，每 10 萬個產婦就有 500 個死亡，這樣的死亡率是很常見的。現在，這項死亡率已然低多了，已開發國家大約每 10 萬個產婦只有 4 個至 17 個死亡。

這項重大變化是醫學進步和照護品質改善的結果，尤其是 20 世紀後半期，更要歸功於營養和社會經濟之同步發展。然而，以全球來看，妊娠安全仍有待改善。在 2008 年，大約有 36 萬名婦女死於妊娠或其他生育相關因素，這些案例大多發生於開發中國家。不過全世界所有嬰兒的健康和死亡率都已有顯著改善，自 1960 年起，一歲以下嬰兒的死亡率已下降了一半以上。

孕前照護

人們醫學知識的成長意味著，今日很多女性可以在懷孕前就讓自己的身體做好準備，以便在日後提供子女最好的開始。很多女性在懷孕前會服用葉酸，以便在第一孕期時保護胎兒免於神經管缺損，例如脊柱裂。

準備生育的夫婦也會調整生活模式以提升他們受孕的機會。例如，女性會戒菸、減少飲酒、減少咖啡因，甚至是盡量減少壓力。男性也會被建議要少飲酒和少抽菸，因為這些行為都會影響精子的品質。

隨著醫學進步，許多女性選擇延後生育的時間，但懷孕年齡（過早或過晚）、兩次懷孕的間隔時間（太短或太長）都會影響到母親及嬰兒的健康。

時間軸

醫學進步在 20 世紀後半期快速發展。在那之前，最顯著的進步包括最早的剖腹產——從古老時期的印度、羅馬和希臘就開始了——從 17 世紀使用產鉗協助分娩，到 1895 年發明的聽診器，和 1930 年代抗生素的使用，這些進步都大幅地降低了生產死亡率。

1952 阿帕嘉評分
新生兒分娩後五分鐘內的健康評估，項目包括新生兒的外表、脈搏、面部表情、活動力和呼吸，或者是指膚色、心跳、反射能力、肌肉張力和呼吸。這項分數將會指出新生兒是否需要醫療協助。

1959 胚胎超音波掃描
高頻率超音波最早被用於測量胎兒的頭部，以此判斷胎兒的大小和成長情況。

1960 女性藥丸
避孕藥賦予女性在生育上前所未有的控制力，同時也有助於女性減少不想要的妊娠。

1962 足跟採血測試
又稱為新生兒血片篩檢，此項檢查可檢驗出一些罕見疾病，例如苯丙酮尿症，有利於早期診斷與治療。

1966 即時超音波
這項革命性的影像檢查使胎兒的動作和生命現象得以被觀察。

1968 胎心宮縮監測
在 1968年，可以藉由電子監測胎兒心跳來判斷他們在分娩時是否遭遇危險。

1973 檢查測量
測量出生前胎兒的多種項目，可用以判斷胎兒的年紀、大小和體重。

1975 居家驗孕測試問世
一般藥局即可購買，可立即得到測試結果。

1975 脊柱裂掃瞄檢查
首例神經管發育缺陷的超音波檢查導致妊娠終止。

1950　1955　1960　1965　1970　1975

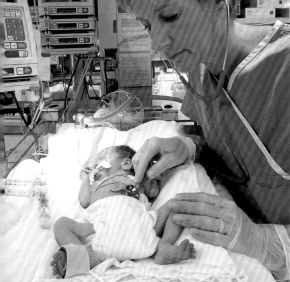
早產兒現在的存活率已改善很多，這都歸功於特殊新生兒病房的專業照護。

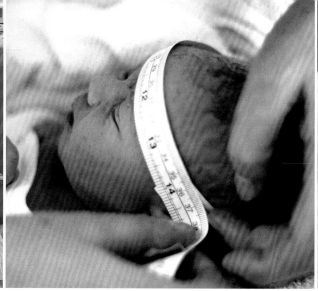
新生兒檢測讓專業人士可以評估嬰兒的各項數值是否在正常的範圍內。

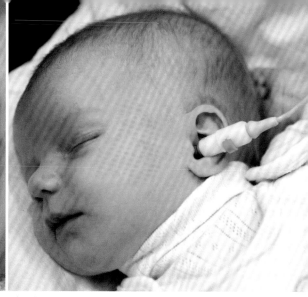
聽力檢測可於早期發現問題，因為聽力問題會影響到說話能力和語言發展。

產前照護的進步

懷孕時期的照護，亦即產前照護，在現代已大幅改善。多數國家都有例行的醫療照護，加上科技突飛猛進，聽診器的發明和最近的超音波讓我們得以聽見和看見胎兒，這有助於醫療專家評估任何懷孕過程所需的照護。

產婦的健康可以定期監測以便注意可能會影響胎兒的所有情況，例如，定期測試尿液可以觀察是否有尿道感染，因尿道感染可能會導致早產。血液檢查則可過濾性病，而性病如果沒有治療，胎兒可能在生產前或生產時就受到極嚴重的影響。血液檢查還可以偵測產婦的貧血問題或妊娠期的糖尿病，如有症狀即可加以治療。血壓監測則可對某些狀況提供警訊，例如子癲前症。

胎兒的發育異常可能會透過超音波或是像羊膜穿刺（取樣胎兒周邊的羊水，以檢測有無染色體異常）這樣的檢查而發現。如果有高風險的遺傳性疾病，也可以進行基因檢測。新科技亦可為那些面臨遺傳困擾的人提供其他選擇，像是揀擇沒有疾病的胚胎來進行人工受孕。

週產期照護的進步

懷孕第 28 週至胎兒出生後 4 週稱為週產期，這段時期對未來母子的健康極其重要。在上一世紀，各方面的進步發展例如抗生素的發現和更好的衛生環境都大大降低了產婦的死亡率。

現在生產嬰兒和產後時期已然安全許多。生產的全部過程都可以得到協助，分娩時有引導和輔助（例如用產鉗）或以剖腹產方式進行。在大多數的國家，女性有各種舒緩疼痛的方式，也有很多在生產過程中持續監測胎兒的機制，以避免胎兒窘迫。

產後照護的進步

嬰兒一出生就會進行身體檢查，以便評估是否需要醫療協助。新生兒的存活率和健康因為醫學和疫苗的可取得性而獲得大幅改善。現代科技也讓早產兒的存活率比過去提高許多。

產後母親和嬰兒通常要觀察 6 週。醫護專家會檢查他們的生理健康（測量嬰兒體重、提供餵奶建議和一般疫苗注射）以及心理健康（注意是否有產後憂鬱和母嬰連結的徵兆，必要時會提供諮詢和支持）。

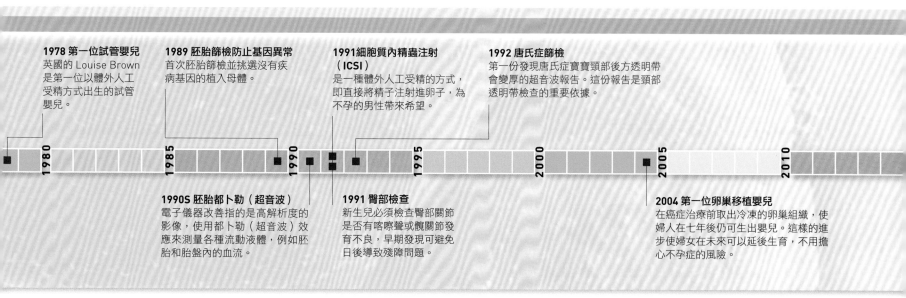

1978 第一位試管嬰兒
英國的 Louise Brown 是第一位以體外人工受精方式出生的試管嬰兒。

1989 胚胎篩檢防止基因異常
首次胚胎篩檢並挑選沒有疾病基因的植入母體。

1991 細胞質內精蟲注射（ICSI）
是一種體外人工受精的方式，即直接將精子注射進卵子，為不孕的男性帶來希望。

1992 唐氏症篩檢
第一份發現唐氏症寶寶頸部後方透明帶會變厚的超音波報告。這份報告是頸部透明帶檢查的重要依據。

1990S 胚胎都卜勒（超音波）
電子儀器改善指的是高解析度的影像，使用都卜勒（超音波）效應來測量各種流動液體，例如胚胎和胎盤內的血流。

1991 臀部檢查
新生兒必須檢查臀部關節是否有喀喀聲或髖關節發育不良，早期發現可避免日後導致殘障問題。

2004 第一位卵巢移植嬰兒
在癌症治療前取出冷凍的卵巢組織，使婦人在七年後仍可生出嬰兒。這樣的進步使婦女在未來可以延後生育，不用擔心不孕症的風險。

1980　1985　1990　1995　2000　2005　2010

影像技術

能夠看見、聽見並監視子宮內的胎兒可謂是 20 世紀最重要的醫學進步之一。這項技術為產前照護帶來革命，讓醫護人員可以檢查嬰兒和胎盤的健康，並評估妊娠的發展。

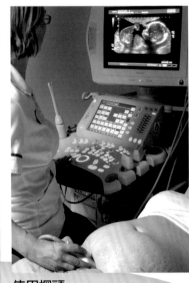

超音波的歷史

直到數十年前，檢查胎兒成長和位置的方法只有一種，就是以觸診方式檢查產婦的腹部。自 1940 年起，科學家已可使用高頻率的音波，二次世界大戰更催化了超音波於產科的應用。格拉斯哥大學的伊恩·唐納（Ian Donald）受到他在英國皇家空軍的經驗啟發，採用聲納原則（用聲波來偵測德國潛水艇），和產科醫師約翰·曼克維卡（John McVicar）以及工程師湯姆·布朗（Tom Brown），製造出第一臺超音波掃描器，進而得到臨床上非常有用的 2D 影像。在 1958 年，這個團隊出版的著作描述了他們如何使用超音波觀察 100 位病患腹部的腫瘤。他們很快地發展出測量子宮內胎兒的科技，這項科技後來也變成例行檢查項目。

使用探頭
塗抹凝膠在產婦腹部上，再使用探頭於同一區域輕壓。

聲波照片
音波穿越母親腹部，從胎兒身體和其他結構，例如胎盤和羊膜囊彈回。

超音波診斷儀
超音波診斷儀於 1963 年問世，是最早的商業超音波機器之一。病患躺在機器下方，上方則有一個探頭上下左右移動。

超音波的運作方式

超音波利用 2 至 18 兆赫高頻率的聲波，它裝有一個手持的探測器稱為探頭，緊壓在皮膚表面，探頭內部有結晶體可以傳導聲波。探頭還有一個麥克風可以錄到回聲，因為聲波碰到固體物質時會彈回，例如碰到器官或骨頭時。這些回聲可以用電腦處理產生即時的 2D 影像。這項安全且無痛的檢查廣泛使用於產前的例行檢查。另一項類似的科技稱為都卜勒超音波掃描，專門用來觀察流動的物質，例如胎兒體內或胎盤的血流。最近的科技發展讓超音波也能投射出胎兒的 3D 影像。

麥克風
麥克風可接收回聲，它的音高和方向都可能因內部結構改變而受影響。

接觸點
在探頭與腹部之間塗抹凝膠有助於排除氣孔。

探頭
在探頭內的壓電晶體通電以改變它的機械結構，探頭能擴張與收縮，釋放出超音波。

音波
用來造影的頻率人類是聽不到的，也不曾發現對胎兒或母親有任何傷害。

子宮
超音波會穿越子宮將內部的景象呈現出來。

20週大的胎兒
超音波能夠進行異常掃描，以篩檢這個週數的胎兒是否有潛在的先天性異常問題。

電腦和顯示器的電線
資料會從電線傳導至電腦，電腦處理之後會在螢幕上呈現 2D 掃描影像。

辨讀掃描影像

2D 影像可顯示出黑色、白色和灰色區域。這些顏色分別對應聲波所穿越的身體結構類型，以及這些結構的回聲。當超音波從固體物質例如骨頭或肌肉反彈回來，會投射出白色或灰色影像，但若從軟的或空的區域，如眼睛或心臟的腔室反彈回來則呈現出黑色影像。

呈現白色
當胎兒的骨頭導致超音波產生回聲時，在掃描儀上會呈現白色。

呈現黑色
羊水會呈現黑色，因為音波會穿越羊水，所以不會有任何回聲。

呈現灰色
肌肉反彈超音波時會呈現灰色。

鼻子
無法看見鼻子柔軟的部分，但鼻子周圍的骨骼呈白色。

臉部特徵

胎兒的臉在超音波掃描儀上清晰可見，甚至連 2D 影像也能透露胎兒臉部的某些特徵，例如臉型。

眼睛
眼睛的軟組織在掃描影像中呈黑色，但眼眶周圍的骨頭則呈現一圈白色外環線。

口腔
這部分呈現黑色。

兩個頭
頭顱部位白色的外環線條顯示出此雙胞胎兒的兩個頭，但此掃描影像無法判斷他們是同卵雙胞胎或異卵雙胞胎。

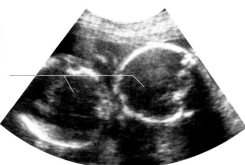

掃描照片所提供的訊息

掃描照片可提供妊娠的基本資訊——包括胎兒性別、尺寸和週數，如果是多胞胎的話，還能提供每個胎兒在子宮的位置（以及胎盤的位置）。掃描照片可以對潛在的問題發出警訊，例如前置胎盤（胎盤擋到子宮頸，也就是胎兒的出口路徑），或胎和胎盤的成長問題。篩檢這些異常現象也是掃描造影的重要功能。

用音波觀察
超音波檢查時，醫師會移動探頭，讓超音波將有用的資訊以影像呈現。

3D 造影

近年來，令人驚奇且深層的胚胎影像已可用 3D 掃描方式呈現。這其實是用現代電腦科技，將一系列連續的 2D 照片或切片連接在一起形成 3D 影像。有些父母親會得到這種 3D 影像照片，當成商業上的紀念品，但很多醫療機構則反對這種紀念品式的掃描照片，因為擔心萬一這種照片透露出胎兒的某種異常現象，而父母親如果在非醫療的環境下，可能無法得到適當的支持。

多重掃描切片
一系列的 2D 切片或影像透過表面呈像過程，進而構成 3D 影像。

探頭

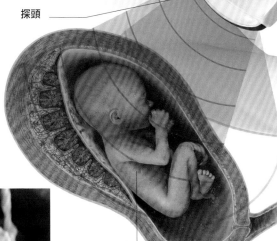

20 週大的胎兒

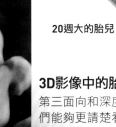

3D影像中的胎兒
第三面向和深度使我們能夠更請楚看到胎兒的型態。

觀察身體內部

還有其他造影技術也可以用於妊娠前或妊娠期的體內觀察。腹腔鏡手術是一種外科手術，醫生可以用來檢查輸卵管、卵巢和子宮以判斷婦女的生育力。胎兒鏡檢查可以將胎兒顯影化，搜集胎兒的組織樣本，甚至執行胎兒手術。若需執行手術，可以從子宮頸或腹部插一根光纖軟管。孕婦也可以用核磁共振掃描來檢查可疑的問題，雖然在第一孕期時不建議她們這麼做。

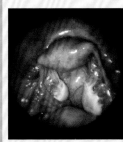

腹腔鏡的影像
把有小型攝影機和照明設備的彈性管從腹部切口插入，就可將生殖系統的照片連續傳輸到螢幕。

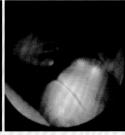

胎兒鏡的影像
將內視鏡插入子宮內部以檢查診斷胎兒，並採檢皮膚細胞，以便檢測是否有遺傳性疾病。

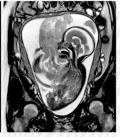

核磁共振掃描
強而有力的磁場和輻射波可產生極細部的影像，通常是非常必要的情形，才會讓產婦做核磁共振掃描。

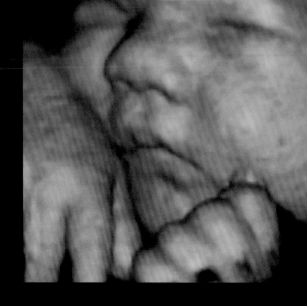

看看子宮內的樣子

現代科技，尤其是新影像技術的應用開啟了一扇神奇之窗，讓我們得以觀察新生命如何在子宮內成長。現在，我們能夠鉅細靡遺地看到腹中胎兒，幫他們拍照甚至錄製影像。

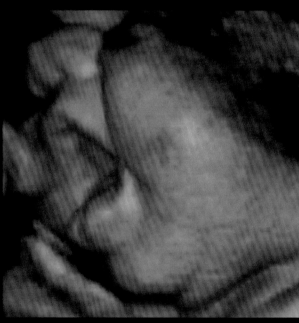

很難相信 50 多年前，除了用感覺或觸診產婦的腹部以外，我們完全無法檢查胎兒的成長。能夠真正看到胎兒揉眼睛或伸舌頭這種事是無法想像的。1950 年代後期，產科超音波的發展開啟了將科技應用於此的可能性，超音波檢查在很多國家已是例行性的產檢項目，但掃描的項目不僅於此。一般的 2D 超音波通常於第一孕期拍攝，以確認妊娠的日期。之後，第 20 週時掃描影像可以用來篩檢各種先天性疾病的問題，例如脊柱裂或唇顎裂。甚至更詳盡的影像還能透過 3D 超音波（包括此處呈現的多數照片）或核磁共振技術取得，胎盤中血流的律動也可用都卜勒超音波造影。結合這些技術可以在妊娠過程提供監測和篩檢強而有力的工具，同時也讓父母親有機會看見他們尚未出生的寶寶。

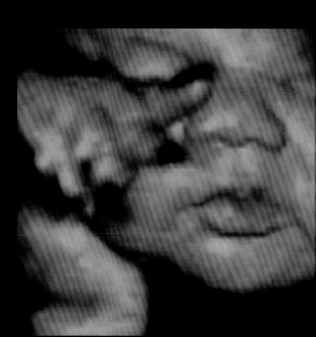

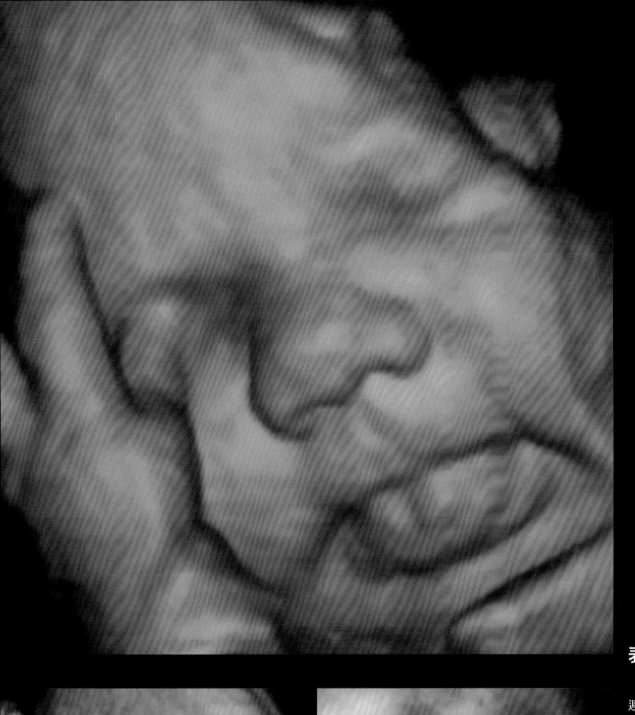

表情

　　3D超音波照片顯示出胎兒38週大時的多種表情，像是它揉臉揉眼睛、張開嘴巴和伸出舌頭等動作。能夠收集到這樣的影像要仰賴電腦演算力的大幅增長，將平面的2D照片用數位方式「組合」在一起形成3D照片，這種照片可顯示出神奇的細微之處，例如指甲和臉部特徵。胎兒的臉在妊娠期間發展快速，第7週前連微小的鼻孔都已清晰可見，而眼部的水晶體也逐漸形成，但直到第二孕期，胎兒的臉才會呈現出人類的樣貌。到了第16週，眼睛會移到正面，耳朵也會接近最終的位置，胎兒的臉部肌肉發展更成熟，因此臉部表情如皺眉和微笑清晰可見。

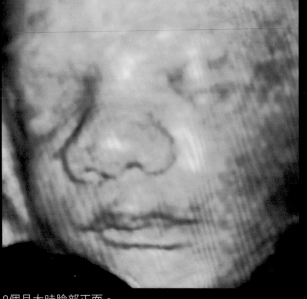

8個月大時臉部正面。

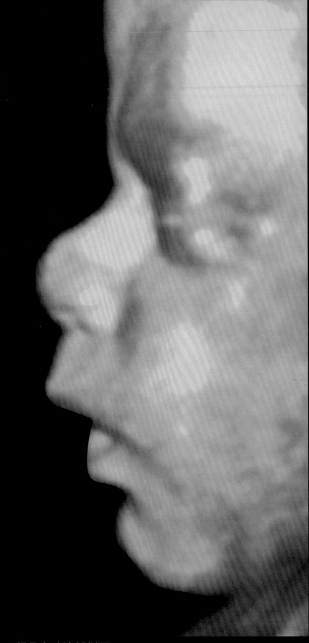

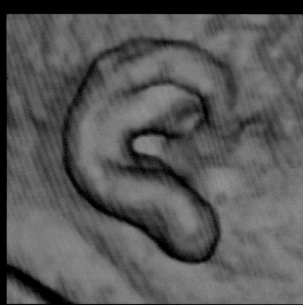

約39週時的耳朵。

9個月大時臉部側面。

頭和臉

在妊娠時期，頭和臉的發展很早，但初期速度相當緩慢。在第6週時，眼芽和後來會長成耳朵的通道在頭的兩側開始發展。第10週時，頭部變圓，脖子也開始發育。初期的胎兒頭重腳輕，例如在11週時，它的頭占全身長度的一半。第二孕期是頭和臉快速發展的時期，這段時間眼睛會慢慢移到臉的正面，眼瞼閉合以保護眼睛，耳朵慢慢移到其最終位置，而臉部肌肉也會長成。到了第22週，眉毛變得很明顯；26週時，還會長出眼睫毛；27週時，眼睛張開且頭部長出頭髮。到了嬰兒出生時，頭部占有身體極大的比例，而身長只占大約四分之一左右。

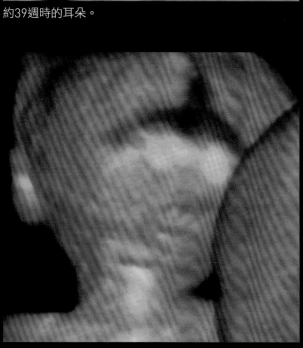

後側囟門。

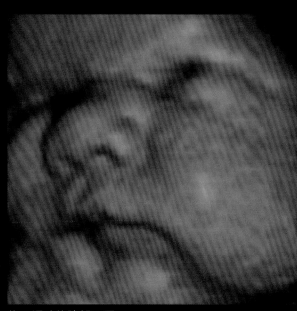

約27週時的臉部正面。

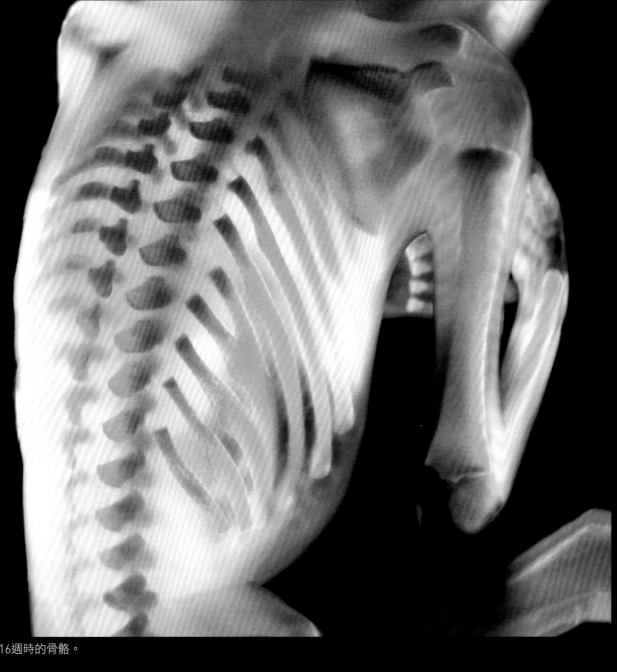

16週時的骨骼。

骨骼

　　雖然整個過程要到出生後許久才能發育完成，但胎兒的骨骼發育在第一孕期就開始了。本頁最上面的影像呈現出16週大的胎兒，在那之前，所有最後發育成骨頭的組織都已經在正確的位置上，例如頭部周圍或在手、腿和手指部位，這些組織最後會硬化變成骨頭。所有骨化的過程皆於兩天內完成。在有細胞膜的地方，例如頭部周圍，骨頭會長到超出細胞膜進而形成骨板。在其他部位，例如四肢、肋骨和背骨，軟骨則逐漸從中間向外發展成骨頭。本頁下方右側的影像呈現出12週時胎兒的骨化過程，紅色區塊表示部分的頭顱、手臂和軟骨已經骨化。到了第29週（本頁下方左側的影像），骨頭已完全發育，但仍然非常柔軟。

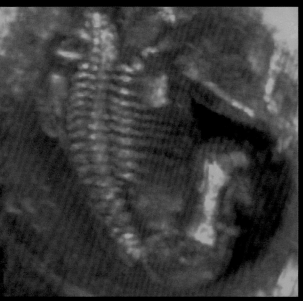

29週時的骨骼。

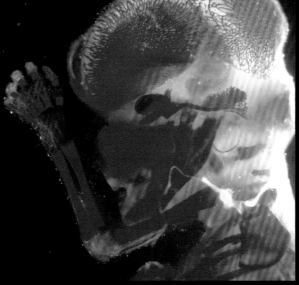

12週時的骨化過程。

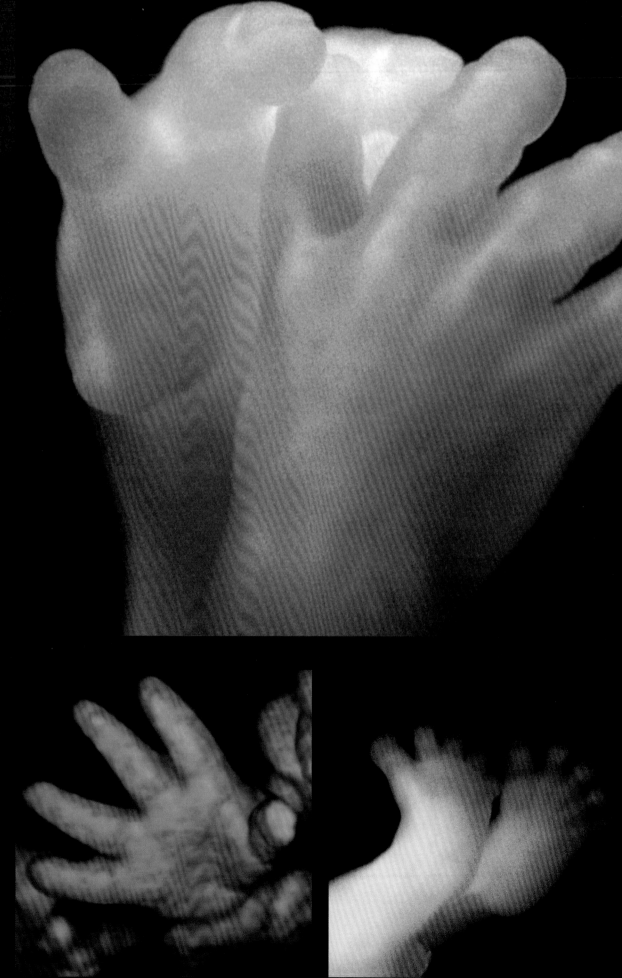

手臂和腿

　　大約在6週大時，胎兒的手臂和腿會從細小的幼肢慢慢發育。四肢起初有點兒像划槳的形狀，之後會逐漸變長，幾週後手指開始形成。大約第9週時腳趾頭形成，本頁下方右邊影像顯示的就是10週大胎兒的腳趾頭。在第9週時，手臂會長出骨頭，且手肘處能夠折彎。到了第14週，胎兒的手臂會快速生長，接近新生兒的手臂長度。更細小的部分，例如指紋和腳紋約在23週時形成。第25週時，手部已發育完成，胎兒也會在子宮內用手去探索。手指甲和腳趾甲則在妊娠的第二期和第三期成長，本頁的主要照片即為23週大胎兒發育完成的手。隨著妊娠時期的發展，四肢還會進一步發育，第三孕期時胎兒便能生動地揮拳和踢腳。

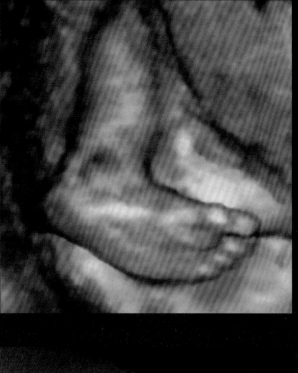

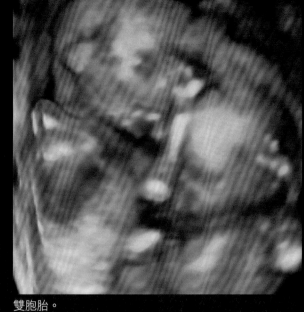

雙胞胎。

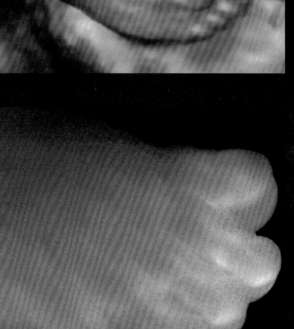

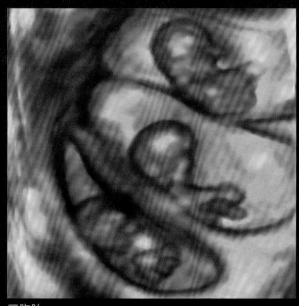

三胞胎。

多胞胎

　　這些3D超音波影像顯示出雙胞胎、三胞胎和四胞胎（從上到下）。在三胞胎影像中，每個胎兒的羊水囊都清晰可見，在每個羊水囊之間有些許的胎盤形成V字形狀，這表示三胞胎的每個胎兒都有各自的胎盤。因為有了這些現代造影科技，醫療專業人士不僅可以發現孕婦是否有多胞胎妊娠，亦可得到更多妊娠的重要資訊。多胞胎妊娠的風險比單胞胎妊娠高，掃描影像也會顯示出胎兒是否共用一個胎盤或羊水囊，各個胎兒如何成長，以及是否哪一個胎兒有危險。這些資訊都可以用來告知產婦如何做決定，例如是否提早引產。

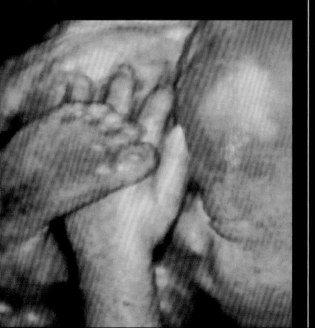

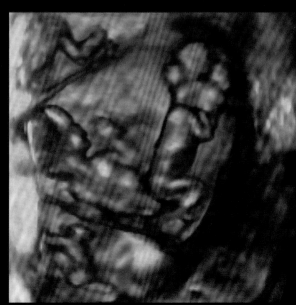

四胞胎。

從細胞到胎兒

　　從胚胎到胎兒再到嬰兒的過程在妊娠的第一孕期快速發展，第二孕期時更超速成長，第三孕期則在為出生做準備。受精後，胚胎會分裂成一個成長的細胞球，大約於第 6 天在子宮內膜著床，這些細胞會分化成三層，胎兒的主要身體系統都從這裡發展出來。在妊娠第 5 週之前會形成脊椎神經，四肢也慢慢地成形，器官亦逐漸發展。從第 10 週起，葡萄般大小的胚胎已可稱為胎兒。到了第 12 週，胎兒完全成形。它的身體在第二孕期成長快速，所以它的頭部和身體比例合宜。到了第 14 週，它的性別變得明顯。在第二孕期的最後幾週，大腦會快速成長。到了第 30 週，在第三孕期時胎兒會變得胖嘟嘟的。自成長至出生期間，抗體會持續從母親的身體跑到胎兒的血液當中，胎兒的眼睛睜開，性器官成熟，肺部也會開始擴張。

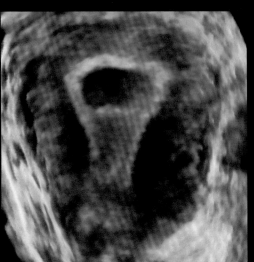

未懷孕的子宮。

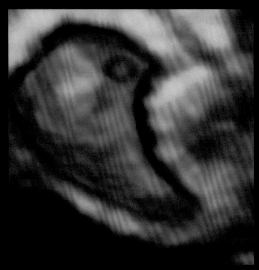

第6週。

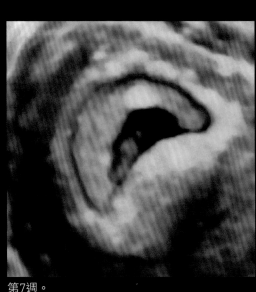

第7週。

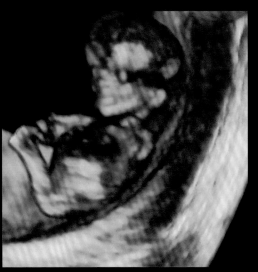

第11週。

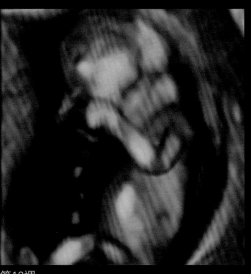

第12週。

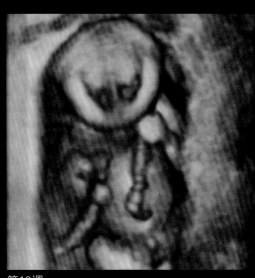

第13週。

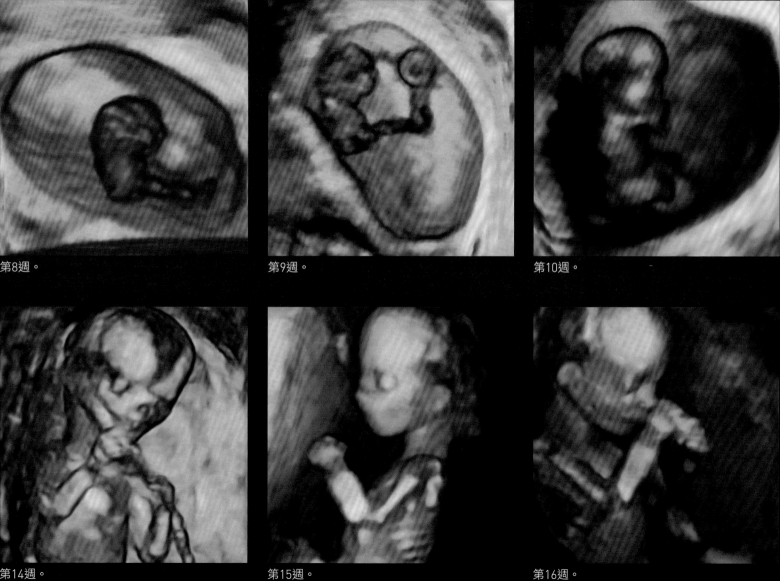

第8週。

第9週。

第10週。

第14週。

第15週。

第16週。

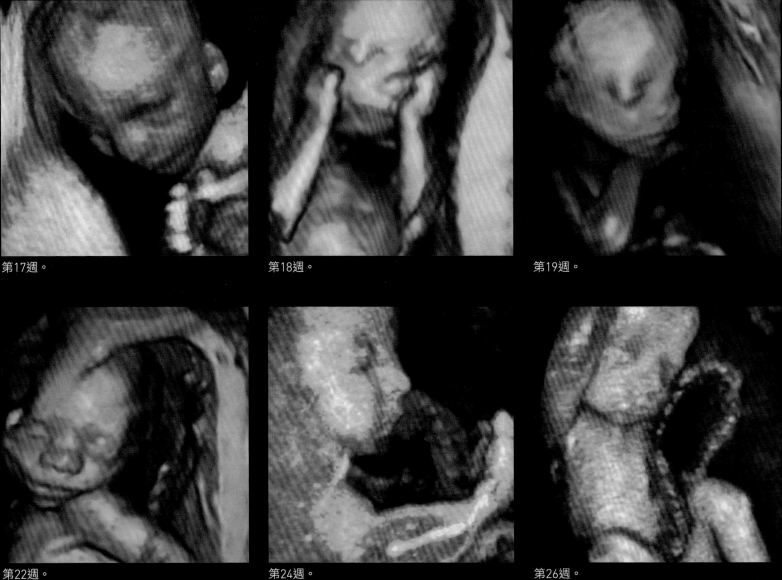

第17週。

第18週。

第19週。

第22週。

第24週。

第26週。

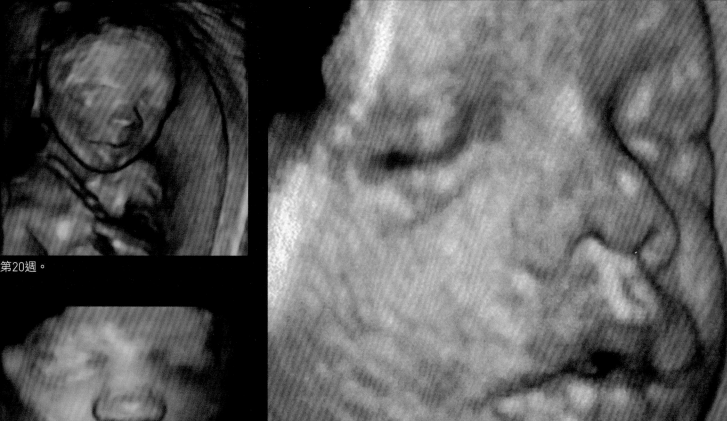

第20週。

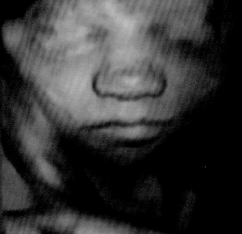

第28週。

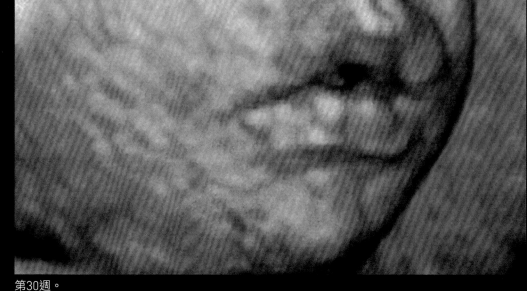

第30週。

女性和男性的生殖系統有生產、儲存以及結合精子的能力，以保留創造新生命的可能性。尤其是女性的生殖系統更能夠在子宮裡養育、保護新生命長達 9 個月之久。生產之後，也能繼續以母乳的方式提供必需的養分。人類從青春期開始逐漸成熟的生殖功能，到完整孕育新生命的生殖能力，都源自於賀爾蒙間複雜的交互作用。

解剖結構

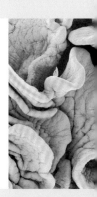

人體的各種系統

人體可區分為數個系統，各系統由不同的器官與組織所組成，分別執行某個或某些特定生理功能。妊娠期間，許多身體系統為滿足成長中的胎兒所需，會改變其大小、結構，甚至其功能。某些改變極為明顯，例如子宮與胸部快速變大；某些改變則較為細微，卻對胎兒的健康與是否成功妊娠至關要緊，例如血容量的大量增加。

生殖系統

女性與男性生殖器官分別製造卵子與精子以形成新生命。卵巢分泌激素，幫助子宮為受精卵著床做好準備。女性一旦懷孕，身體系統隨即產生劇烈變化：子宮增大以容納成長的胎兒；胎盤形成，以連結胎兒與母體的循環系統；而胸部則為泌乳做準備。

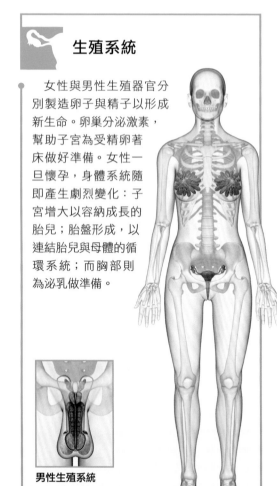

男性生殖系統

泌尿系統

人體複雜的過濾系統會於腎臟過濾血液以排除廢物並維持體內平衡。腎臟所產出之體內廢物以尿液的型態儲存於膀胱。激素會控制尿液製造量，之後經尿道排出體外。妊娠期間，腎臟約延展1公分，腎臟血流量亦急速增加，即使發展中的胎兒尚未長大致壓迫膀胱，亦容易使母體產生頻尿現象。

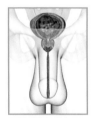

男性泌尿系統

呼吸系統

透過橫膈膜的收縮與擴張，空氣經由鼻腔與氣管反復輸入並輸出肺臟。空氣中的氧氣在肺臟分解至血液之中，二氧化碳則自血液分解進入肺臟準備呼出。此項氣體交換過程，對於人體各處組織均至為重要。妊娠期間，耗氧量緩慢上升，至多增加20%。妊娠期女性之呼吸次數，由每分鐘12至15次，上升為每分鐘約18次。分娩時，耗氧量可能上升至60%，反映出生產時所涉及之生理運作。

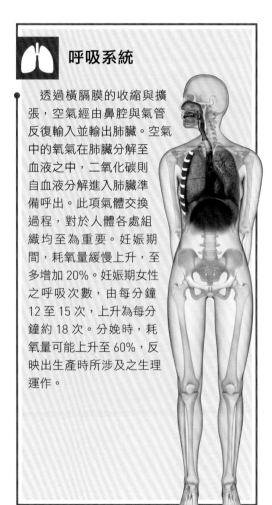

心血管系統

心臟會對周圍複雜的血管系統（動脈、小動脈、微血管、小靜脈及靜脈）不停地輸送血液，以供給體內各組織與器官所需。妊娠期間，血液循環量增加50%，以滿足成長中的胎兒所需。心臟為了輸送更多血液而產生額外的負擔，因此心臟需要更有力、更頻繁的收縮；妊娠期間，心跳率每分鐘至多會增加15下。

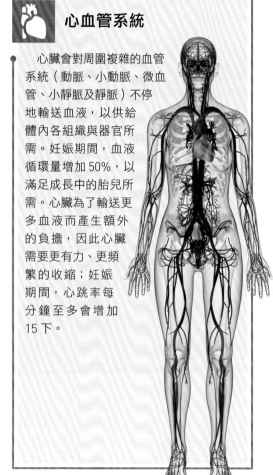

淋巴與免疫系統

淋巴系統會將多餘的組織液轉移回血液之中。妊娠期擴張的子宮，會壓迫骨盆中的血管，造成體內組織液聚積（水腫），容易形成腿部與足部水腫。免疫系統可以保護身體免於感染與外界不明入侵物。妊娠期女性普遍被認為容易感冒及受到其他感染，這可能是因為黏膜中會血流量增加所致。

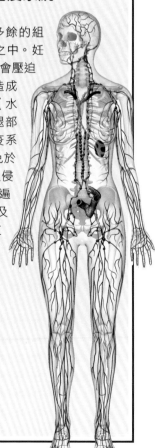

神經系統

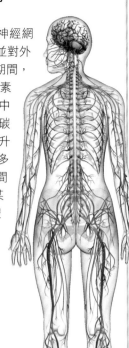

腦、脊髓與體內神經網路會控制身體動作並對外界產生反應。妊娠期間，女性荷爾蒙黃體激素直接影響腦內呼吸中樞，增加對二氧化碳之敏感度，因而提升呼吸速率以呼出更多二氧化碳。妊娠期間可能更容易發生某些影響神經之身體狀況，例如坐骨神經痛。

消化系統

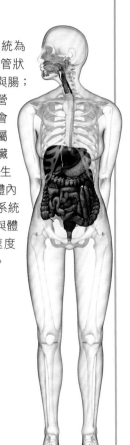

整體而言，消化系統為自口腔至肛門的長條管狀系統，包括食道、胃與腸；該系統將食物分解為營養素後加以吸收，亦會將體內廢物排出。附屬器官，例如肝臟、胰臟和膽囊，則提供體內生化協助。妊娠期間，體內激素改變，造成消化系統收縮減緩，使得食物與體內廢物推至腸內的速度減慢，因而造成便祕。

內分泌系統

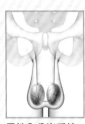

內分泌系統分泌無數荷爾蒙以維持體內平衡。不同階段的妊娠期，會產生許多不同的荷爾蒙變化。例如，腦下垂體的其中一部分產生催產激素以促進分娩；另一部分則分泌催乳激素以利分泌乳汁。胎盤不僅作為胎兒與母體的循環作用連結器官，其本身亦為一內分泌腺體，會產生雌激素與黃體素以維持妊娠穩定。

男性內分泌系統

骨骼系統

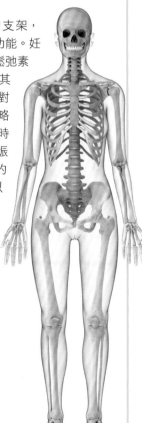

骨骼作為身體的支架，提供了身體移動的功能。妊娠期間，黃體素與鬆弛素使身體關節鬆弛，其最終目的在於使相對嬰兒身體其他部位略大的頭部能於生產時順利通過骨盆。妊娠期間，腸道內鈣質的吸收增加為兩倍（以形成胎兒骨骼）。生產之後，母乳中的鈣質則暫時提取自母親骨骼，以符合新生兒成長所需。

肌肉系統

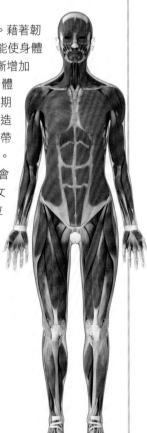

肌肉使骨骼移動。藉著韌帶與肌腱，肌肉亦能使身體保持直立姿勢。逐漸增加的胎兒體重導致母體的身體姿勢於妊娠期間發生改變，因而造成下背部肌肉、韌帶與關節的額外壓力。此外，腹部變大也會使許多妊娠期婦女感受到腹部肌肉拉扯。受到拉扯的肌肉通常於胎兒娩出後數週就能重新聚合。

皮膚、毛髮與指甲

皮膚為人體最大的器官，面積約有 2 平方公尺（21又 1/2 平方英尺），可幫助調節身體溫度並作為身體的保護屏障。妊娠期間，皮膚、毛髮與指甲看起來更為健康；毛髮較少掉落，因此看起來更豐厚而富有光澤；指甲則平滑不易脆裂。同時，妊娠期間亦可能產生色素沉澱，例如臉部出現深色斑點（妊娠斑）；腹部出現深色垂直線條（妊娠線）。

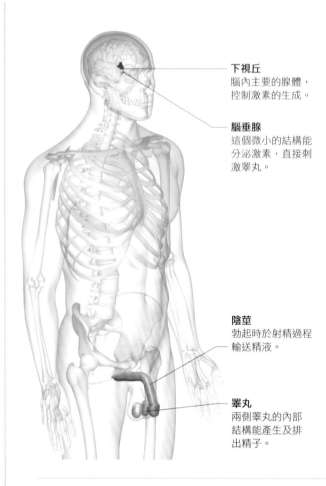

下視丘
腦內主要的腺體，控制激素的生成。

腦垂腺
這個微小的結構能分泌激素，直接刺激睪丸。

陰莖
勃起時於射精過程輸送精液。

睪丸
兩側睪丸的內部結構能產生及排出精子。

男性生殖系統

陰莖與睪丸為男性生殖系統最主要的部分，藉由與其他腺體及身體組織之間的合作，能製造並排出精子，與卵子結合形成生命。男性生殖系統於受精後 **6** 週即可開始發展。

男性生殖器官

男性生殖系統由陰莖、一對睪丸（位於陰囊內）、許多腺體及一系列將之連結在一起的管道所組成。精子於兩側的睪丸生成之後，即運送至兩側的副睪，在副睪內成熟並臨時儲存於此。精子沿著輸精管與射精管前進，接著連接至與陰莖等長的尿道。陰莖內的海綿組織含有大量血管，會因性興奮而充血。（請參閱第 64 至 65 頁）。此種充血導致陰莖勃起並能夠輸送精子至陰道頂部（請參閱第 66 至 67 頁）。

男性生殖器官於生殖系統內的位置
陰莖與睪丸位於外體腔。睪丸的各項作用均由腦垂腺分泌的激素所控制，而腦垂腺則由下視丘調節。

精子工廠

精子大量產生於睪丸內的細精管，此過程稱之為精子生成（請參閱第 32 至 33 頁）。發展中的精子受到塞氏細胞之保護與滋養，自管壁向內延伸。一旦精子離開睪丸，即移動至副睪熟成並儲存，至多可儲存 4 個星期。精液由精子細胞組成，精子細胞懸浮於精液（每毫升約含有 1 億個精子）。男性性高潮時，陰莖勃起，約 3 至 5 毫升的精液經由陰莖中的尿道排出。

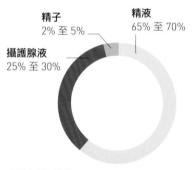

精子
2% 至 5%

精液
65% 至 70%

攝護腺液
25% 至 30%

精液的成分
精液中只有一小部分為精子；大部分由乳白色液體所組成，主要由攝護腺與儲精囊產生。

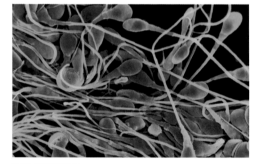

精子近視圖
此圖為多個精子的顯微影像，精子的基本結構清晰可見。每個精子由一個頭部組成，頭部帶有男性的一半遺傳訊息，尾巴細長。

睪固酮

主要的男性激素睪固酮能誘發生殖器官發展與青春期的變化，包括聲音低沉與突然增長（請參閱第 31 頁）。精子的產生必須有睪固酮存在。如同女性體內激素的產生與卵子的發展一般，男性睪固酮與精子的產生受到腦垂腺分泌的激素（濾泡刺激素〔FSH〕與黃體生成素〔LH〕）所控制，並由大腦的下視丘調節。睪固酮由位於睪丸裡細精管之間的睪丸間質細胞所產生。

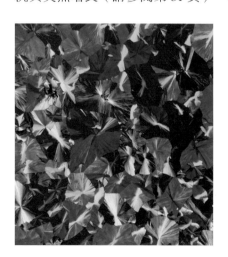

睪固酮晶體
睪固酮可在體外結晶化並於顯微鏡下觀察到。胎兒的睪固酮能在男嬰出生之前使睪丸進入陰囊。自出生起至青春期前，睪固酮的濃度極低。

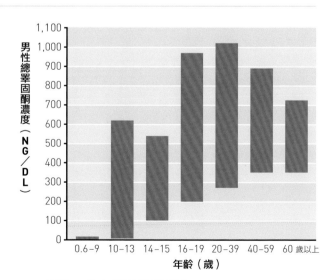

男性總睪固酮濃度（NG／DL）

1,100
1,000
900
800
700
600
500
400
300
200
100

0.6–9　10–13　14–15　16–19　20–39　40–59　60 歲以上

年齡（歲）

男性一生中睪固酮的變化
男性一生當中，自青春期至 60 歲，均會產生大量睪固酮。睪固酮分泌的顛峰期為 20 至 40 歲之間。

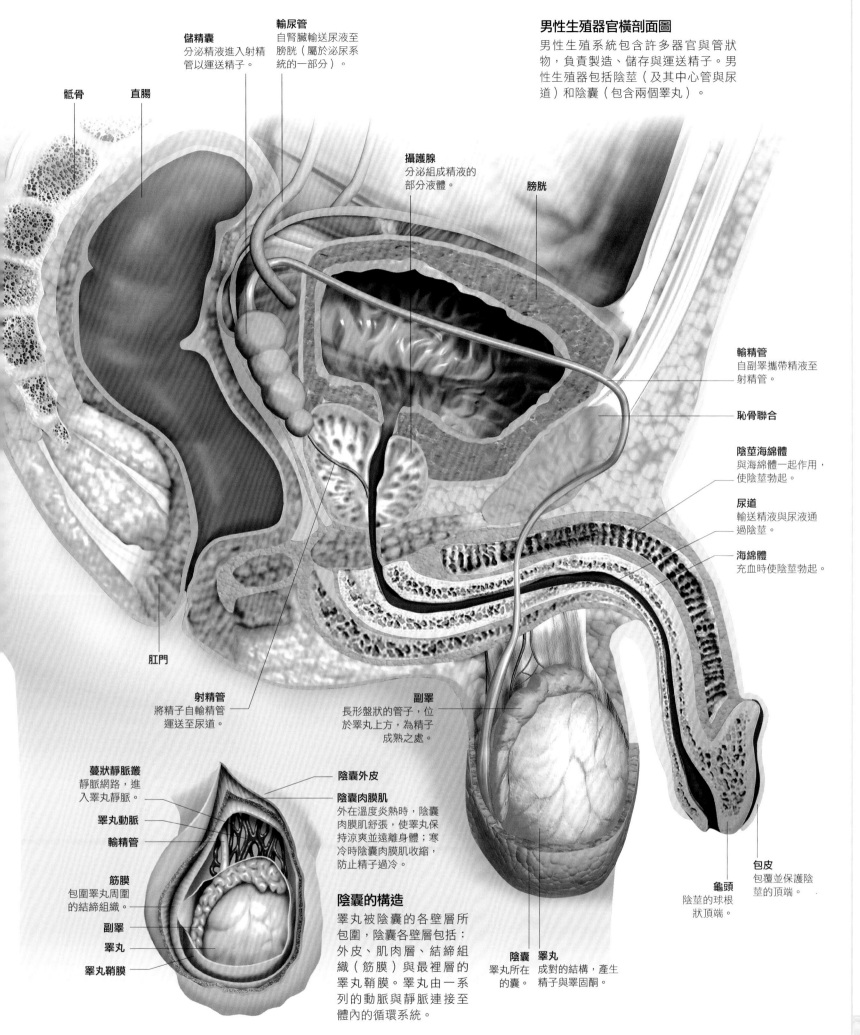

骶骨

直腸

儲精囊
分泌精液進入射精
管以運送精子。

輸尿管
自腎臟輸送尿液至
膀胱（屬於泌尿系
統的一部分）。

攝護腺
分泌組成精液的
部分液體。

膀胱

男性生殖器官橫剖面圖

男性生殖系統包含許多器官與管狀
物，負責製造、儲存與運送精子。男
性生殖器包括陰莖（及其中心管與尿
道）和陰囊（包含兩個睪丸）。

輸精管
自副睪攜帶精液至
射精管。

恥骨聯合

陰莖海綿體
與海綿體一起作用，
使陰莖勃起。

尿道
輸送精液與尿液通
過陰莖。

海綿體
充血時使陰莖勃起。

肛門

射精管
將精子自輸精管
運送至尿道。

副睪
長形盤狀的管子，位
於睪丸上方，為精子
成熟之處。

蔓狀靜脈叢
靜脈網路，進
入睪丸靜脈。

睪丸動脈

輸精管

筋膜
包圍睪丸周圍
的結締組織。

副睪

睪丸

睪丸鞘膜

陰囊外皮

陰囊肉膜肌
外在溫度炎熱時，陰囊
肉膜肌舒張，使睪丸保
持涼爽並遠離身體；寒
冷時陰囊肉膜肌收縮，
防止精子過冷。

陰囊的構造

睪丸被陰囊的各壁層所
包圍，陰囊各壁層包括：
外皮、肌肉層、結締組
織（筋膜）與最裡層的
睪丸鞘膜。睪丸由一系
列的動脈與靜脈連接至
體內的循環系統。

陰囊
睪丸所在
的囊。

睪丸
成對的結構，產生
精子與睪固酮。

龜頭
陰莖的球根
狀頂端。

包皮
包覆並保護陰
莖的頂端。

攝護腺、陰莖與睪丸

攝護腺、陰莖與睪丸產生並輸送精子。陰莖與睪丸位於下骨盆的外體腔，
由長度頗為可觀的管狀系統連接。

攝護腺

攝護腺自膀胱衍生，橫向包繞著尿道（從膀胱輸送尿液的管道）約 4 公分。攝護腺會產生濃稠的乳白色鹼性液體，占精液量約 20%，並與精液中其他液體的酸度產生抵消作用。攝護腺受睪固酮以及神經系統所控制，男性性興奮時會受到刺激，進而透過攝護腺、精囊與輸精管釋放液體。這些液體連同精子，於射精時自陰莖釋出。

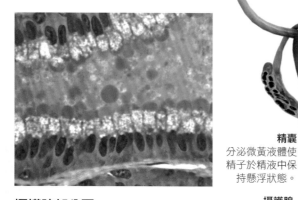

攝護腺部分圖
此顯微鏡圖所示為一部分的攝護腺組織，其中含有數個分泌細胞，會分泌鹼性液體，以中和精液的酸度，進而提高精子活力。

睪丸

成對的睪丸是男性生殖系統最主要的部分，會產生精子與睪固酮。睪丸長 4 至 5 公分，內含多個錐形組織（睪丸小葉），每個睪丸小葉都包含緊密的管道（細精管），這裡也正是精子發育的地方（請參閱第 32 至 33 頁）。睪丸懸掛於陰囊中。陰囊內的溫度比體溫低攝氏 1 至 2 度（華氏 2 至 3.5 度），為製造精子的最佳環境。萊氏細胞（Leydig cells）聚集於細精管之間，可分泌睪固酮。

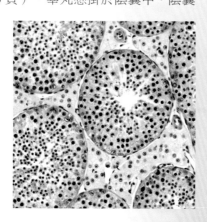

細精管部分圖
此放大圖像顯示細精管內部充滿未成熟的精子與塞氏細胞；萊氏細胞（Leydig cells）則位於細精管之間。

陰莖

陰莖由長柄和龜頭組成，有兩個功能：輸送精子與排出尿液。陰莖包含三個條狀勃起組織：兩條陰莖海綿體（corpus cavernosa）彼此並列；一個海綿體環繞尿道。男性性興奮時，這些組織裡的血管充血腫脹，使陰莖勃起（請參閱第 64 至 65 頁）。陰莖的平均長度約為 9 公分長，但勃起時可「延伸」至 19 公分。射精為一種反射動作。

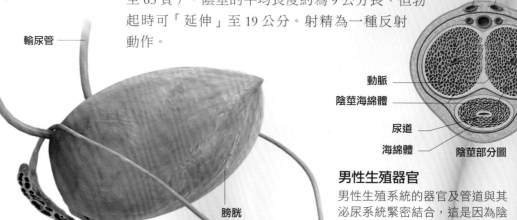

靜脈
動脈
陰莖海綿體
尿道
海綿體
陰莖部分圖

男性生殖器官
男性生殖系統的器官及管道與其泌尿系統緊密結合，這是因為陰莖兼具生殖與泌尿功能。膀胱底部的瓣膜於男性射精時保持關閉，以防止尿液與精液混合。

輸尿管

膀胱

精囊
分泌微黃液體使精子於精液中保持懸浮狀態。

攝護腺

考伯氏腺
於男性性興奮時，釋放鹼性液體進入尿道。

陰莖球

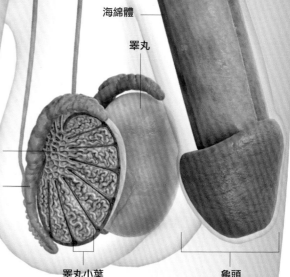

陰莖海綿體

輸精管
長度約 45 公分；輸精管有兩條，兩側睪丸各一條（複數形為 vasa deferentia）。

海綿體

睪丸

細精管
大約 12 公尺長的盤曲小管，能持續製造精子。

副睪
副睪內包含約 6 公尺左右的管道。

睪丸小葉
結締組織將睪丸分隔成大約 250 個睪丸小葉。

龜頭

男性青春期

由睪固酮所引發的青春期，會導致生理與情緒發生巨大變化。身體的形狀及外觀改變；
在體內，性器官成熟，準備產生精子。

生理變化

男孩的青春期（初次遺精）通常始於 12 至 15 歲之間，平均比女孩青春期晚兩年。 生理上的變化顯而易見；有些與性器官本身相關，最明顯的是生殖器增大；有些則看似無關，實則為體內睪固酮急劇增加的結果。青春期為急速增長的最終階段。男孩的青春期晚於女孩，因此男孩有更多成長時間，以達到最終成年的身高。

男孩為何變聲？

睪固酮會影響喉頭軟骨與聲帶本身，使聲帶增長 60% 並變粗，以較低的頻率振動（使聲音低沉）。同時，喉頭傾斜並且開始突出形成喉結。

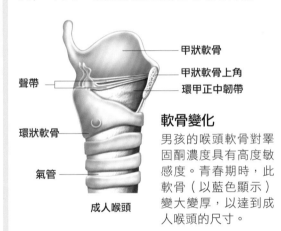

甲狀軟骨
甲狀軟骨上角
聲帶
環甲正中韌帶
環狀軟骨
氣管

成人喉頭

軟骨變化

男孩的喉頭軟骨對睪固酮濃度具有高度敏感度。青春期時，此軟骨（以藍色顯示）變大變厚，以達到成人喉頭的尺寸。

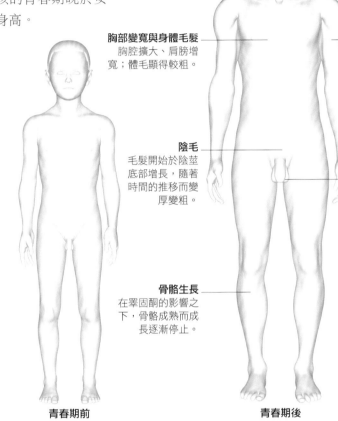

身高
由於青春期較晚開始，男性身高通常較女性為高。

臉部毛髮
嘴唇上方與臉頰、下巴開始長出毛髮，因此青春期時，開始需要刮鬍子。

胸部變寬與身體毛髮
胸腔擴大、肩膀增寬；體毛顯得較粗。

身體肌肉發達
睪固酮會促進身體全面增長肌肉。

陰毛
毛髮開始於陰莖底部增長，隨著時間的推移而變厚變粗。

生殖器增大
陰莖與睪丸變得更大；正常情況下，一側睪丸會略低於另一側。

骨骼生長
在睪固酮的影響之下，骨骼成熟而成長逐漸停止。

青春期前　　　**青春期後**

青春期的身體發育

身體由於睪固酮的激增而產生一系列變化，預示著青春期的到來。隨著生殖器增長，第二性徵出現，例如面部毛髮與陰毛的生長。

激素的變化

從大約 10 歲開始，男孩的下視丘會開始分泌性腺激素釋放素（GnRH），促使腦垂腺釋放濾泡刺激素與黃體生成素以控制睪丸。濾泡刺激素與黃體生成素可促進精子產生，其中黃體生成素對於精子生成的影響程度稍低，但它會刺激睪固酮的分泌。大量睪固酮會導致生長突增與其他青春期變化。青春期過後，體內睪固酮的水平趨於穩定，於體內作負回饋調控機轉。

青少年男孩與侵略性

研究顯示，青春期男性睪固酮的激增，可能與其侵略程度的增加有關。

自我調節系統

自青春期開始，大腦會促進睪丸的發展，製造睪固酮。中等濃度的睪固酮透過抑制性腺激素釋放素（GnRH）、黃體生成素（LH）與濾泡刺激素（FSH）的分泌，從而抑制來自大腦的影響。

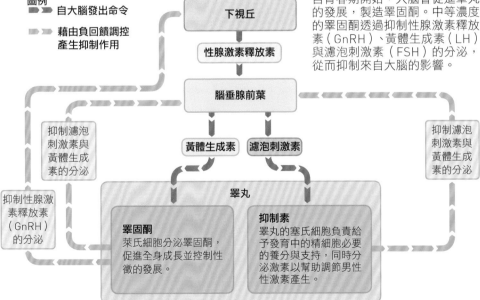

圖例
自大腦發出命令
藉由負回饋調控產生抑制作用

下視丘
性腺激素釋放素
腦垂腺前葉
黃體生成素　濾泡刺激素

抑制濾泡刺激素與黃體生成素的分泌

抑制性腺激素釋放素（GnRH）的分泌

抑制濾泡刺激素與黃體生成素的分泌

睪丸

睪固酮
萊氏細胞分泌睪固酮，促進全身成長並控制性徵的發展。

抑制素
睪丸的塞氏細胞負責給予發育中的精細胞必要的養分與支持，同時分泌激素以幫助調節男性性激素產生。

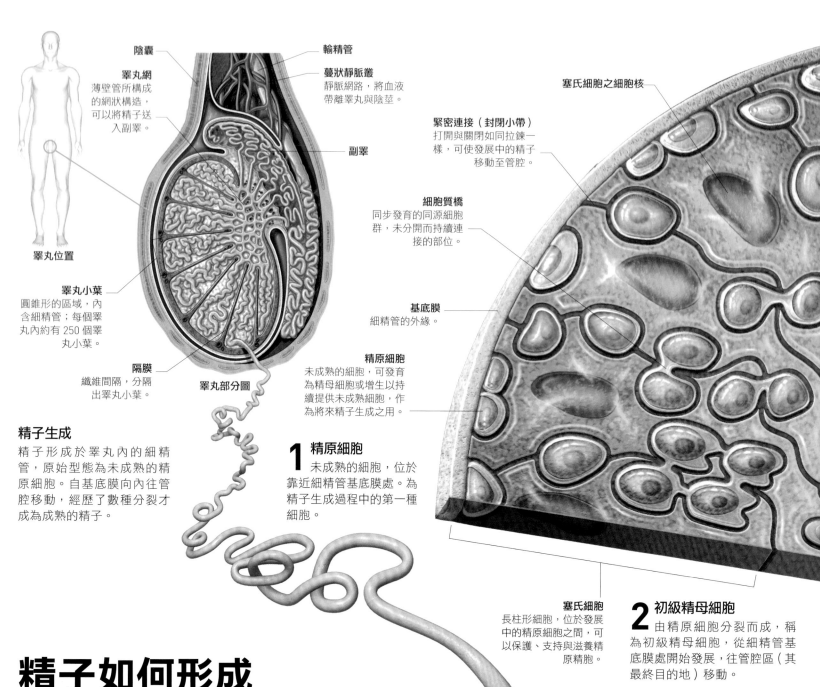

陰囊

睪丸網
薄壁管所構成
的網狀構造，
可以將精子送
入副睪。

睪丸位置

睪丸小葉
圓錐形的區域，內
含細精管；每個睪
丸內約有 250 個睪
丸小葉。

隔膜
纖維間隔，分隔
出睪丸小葉。

睪丸部分圖

輸精管

蔓狀靜脈叢
靜脈網路，將血液
帶離睪丸與陰莖。

副睪

塞氏細胞之細胞核

緊密連接（封閉小帶）
打開與關閉如同拉鍊一
樣，可使發展中的精子
移動至管腔。

細胞質橋
同步發育的同源細胞
群，未分開而持續連
接的部位。

基底膜
細精管的外緣。

精原細胞
未成熟的細胞，可發育
為精母細胞或增生以持
續提供未成熟細胞，作
為將來精子生成之用。

精子生成

精子形成於睪丸內的細精
管，原始型態為未成熟的精
原細胞。自基底膜向內往管
腔移動，經歷了數種分裂才
成為成熟的精子。

1 精原細胞
未成熟的細胞，位於
靠近細精管基底膜處。為
精子生成過程中的第一種
細胞。

塞氏細胞
長柱形細胞，位於發展
中的精原細胞之間，可
以保護、支持與滋養精
原精胞。

2 初級精母細胞
由精原細胞分裂而成，稱
為初級精母細胞，從細精管基
底膜處開始發展，往管腔區（其
最終目的地）移動。

精子如何形成

成熟精子的發育（精子生成）是一個自青春期開始的連續過程。
每天大約可製造 1 億 2,500 萬個精子，最多可以存放四個星期。

在睪丸的細精管中，精子（精細胞）從不成熟的細胞（精原細胞）發展
成愈來愈成熟的形式，直到精子有能力使卵子受精並形成新生命。最有利
於精子生成的溫度需低於體溫，故睪丸懸掛於體腔外面的陰囊。精子生成
是漸進的過程，大約需要 74 天。
精子生成始於細精管的管壁處，
並隨著細胞分裂，向細精管中心
（即管腔）移動。

數以萬計的精子
此電子顯微圖像顯示睪丸內的細精管
──精子生成之處──充滿了精子。

細精管
每個睪丸內有
大約 12 公尺
（39 英尺）長
的細精管。

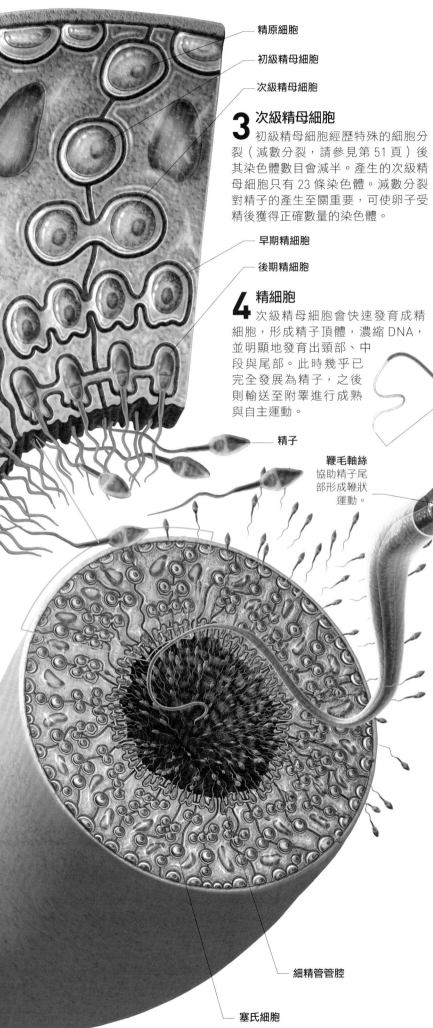

精原細胞

初級精母細胞

次級精母細胞

3 次級精母細胞

初級精母細胞經歷特殊的細胞分裂（減數分裂，請參見第 51 頁）後其染色體數目會減半。產生的次級精母細胞只有 23 條染色體。減數分裂對精子的產生至關重要，可使卵子受精後獲得正確數量的染色體。

早期精細胞

後期精細胞

4 精細胞

次級精母細胞會快速發育成精細胞，形成精子頂體，濃縮 DNA，並明顯地發育出頭部、中段與尾部。此時幾乎已完全發展為精子，之後則輸送至附睪進行成熟與自主運動。

精子

鞭毛軸絲
協助精子尾部形成鞭狀運動。

細精管管腔

塞氏細胞

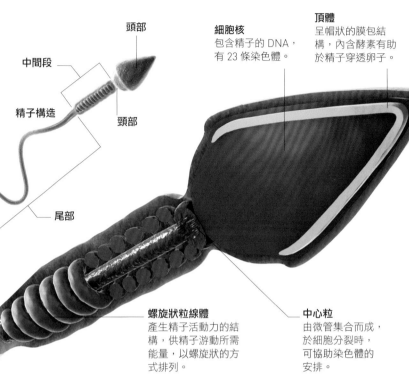

剖析精子

精子也許是體內最小的細胞，以推進的方式前進，並包含一半的遺傳訊息，以供新生命發展所需。頭部包含細胞核，前端有頂體，頂體內含溶解酵素，可幫助精子穿入卵子完成受精。中段含有粒線體，提供精子在漫長旅途中所需的能量。最後，尾部包含細絲形的組織，彼此相鄰滑動，可作鞭狀運動，推動精子前進。

頭部

中間段

精子構造

頸部

尾部

細胞核
包含精子的 DNA，有 23 條染色體。

頂體
呈帽狀的膜包結構，內含酵素有助於精子穿透卵子。

螺旋狀粒線體
產生精子活動力的結構，供精子游動所需能量，以螺旋狀的方式排列。

中心粒
由微管集合而成，於細胞分裂時，可協助染色體的安排。

精液分析

評估有生育力問題的夫婦時，此部分的分析非常重要。通常會測量下列幾個數值。

精液特性	正常值範圍
精子數量	每次射精超過 4,000 萬
精液量	大於 2 毫升
精子形態（形狀）	70% 以上具有正常形態與結構
精子活動力	60% 以上正常向前移動
精液酸鹼值	7.2 至 8.0
白血球	無（若有，則表示可能受到感染）

異常精子

精子異常可能有多種型態，例如雙頭、雙尾或尾部極短。異常精子可能無法正常移動或使卵子受精。異常精子存在於正常精液樣本，若數量太多，則可能影響生育。

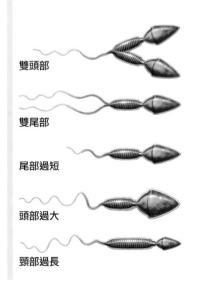

雙頭部

雙尾部

尾部過短

頭部過大

頸部過長

女性生殖系統

女性生殖系統相互連接的器官與管腔，可提供懷孕及哺育胎兒所需的一切。嬰兒出生後，該系統則提供最終的營養——母乳。

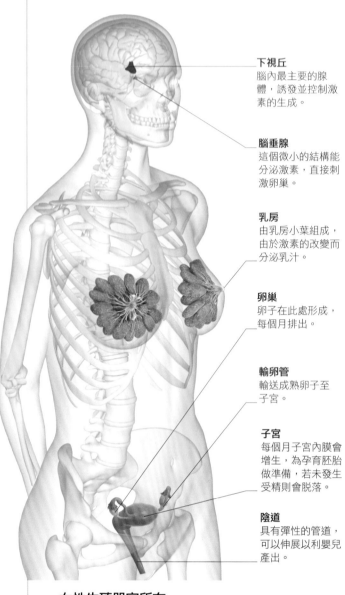

下視丘
腦內最主要的腺體，誘發並控制激素的生成。

腦垂腺
這個微小的結構能分泌激素，直接刺激卵巢。

乳房
由乳房小葉組成，由於激素的改變而分泌乳汁。

卵巢
卵子在此處形成，每個月排出。

輸卵管
輸送成熟卵子至子宮。

子宮
每個月子宮內膜會增生，為孕育胚胎做準備，若未發生受精則會脫落。

陰道
具有彈性的管道，可以伸展以利嬰兒產出。

女性生殖器官所在
女性主要生殖器官位於骨盆內。器官與乳房的作用都受大腦某些區域所控制。

女性生殖器官

子宮、陰道、卵巢與輸卵管相互協調以產生新生命。陰道容納勃起的陰莖，使陰莖得以將精子傳遞至子宮入口（子宮頸）。卵子在卵巢內儲存發育。女性每個月會排出一個卵（在罕有情況下，會排出兩個卵），沿著一根輸卵管移動至最終目的地——子宮。如果卵子在途中與精子結合，則發育為胚胎（後稱為胎兒）並在子宮內生長，在接下來的 9 個月中，子宮會延展至其原始大小的數倍。卵巢亦會分泌對生殖過程至關重要的激素。

生殖期

剛出生的女嬰，卵巢中含有 100 到 200 萬個未成熟的卵，隨著時間流逝，卵的數量逐漸減少。至青春期僅剩約 40 萬個。通常，每個月只排一個卵。儘管新技術可延長某些婦女的生育機會，但婦女的生殖期是有限的。通常生殖期自青春期開始，至停經約 50 歲左右結束。然而男性即使年齡更大仍具有生育能力。

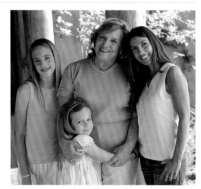

以家庭的方式
成熟的卵由卵巢釋放，自青春期開始直至停經結束。女人的生育能力從 27 歲左右開始逐漸遞減，35 歲以後則急速下降。

性激素

女性性激素雌激素與黃體素主要由卵巢分泌，負責青春期的性發育及身體變化（請參閱第 43 頁）、月經週期（請參閱第 44 至 45 頁）與生育能力。雌激素與黃體素的分泌受腦垂腺（大腦底部的微小腺體）所產生的黃體生成素（LH）及濾泡刺激素（FSH）所控制；而腦垂腺則受下視丘所調控。性激素亦會影響情緒：許多女性於月經週期會經歷情緒變化，這與激素的波動相呼應。此外，儘管女性體內的男性性激素睪固酮含量相對較低，但它在女性體內仍然會發揮作用。

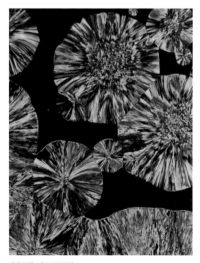

黃體素晶體
這張高倍放大且彩色的顯微照片顯示了黃體素的晶體。此種激素使子宮內膜增厚並增加血液供給量，為子宮內膜受孕做準備。

性激素對於女性身體的影響

女性性激素雌激素與黃體素對於月經週期與更廣泛的生理影響具有關鍵作用。女性體內亦存在男性性激素睪固酮。

激素	影響
雌激素	雌激素會促進性器官生長與青春期第二性徵的生理變化。在卵巢中，雌激素會促進卵子的發育，並稀釋子宮頸黏液，使精子更容易滲透。雌激素濃度於卵子釋放之前達到高峰（排卵期），同時會刺激子宮內膜增生。
黃體素	黃體素每個月都會幫忙促使子宮內膜增生，並於懷孕時維持子宮內膜。若未懷孕，則黃體素濃度下降，形成月經。黃體素亦會為乳房產生乳汁（泌乳）做準備。
睪固酮	儘管睪固酮於女性體內濃度較低，但確實會影響女性身體。睪固酮負責青春期的突然增長與生長板之關閉，預示兒童時期的結束。

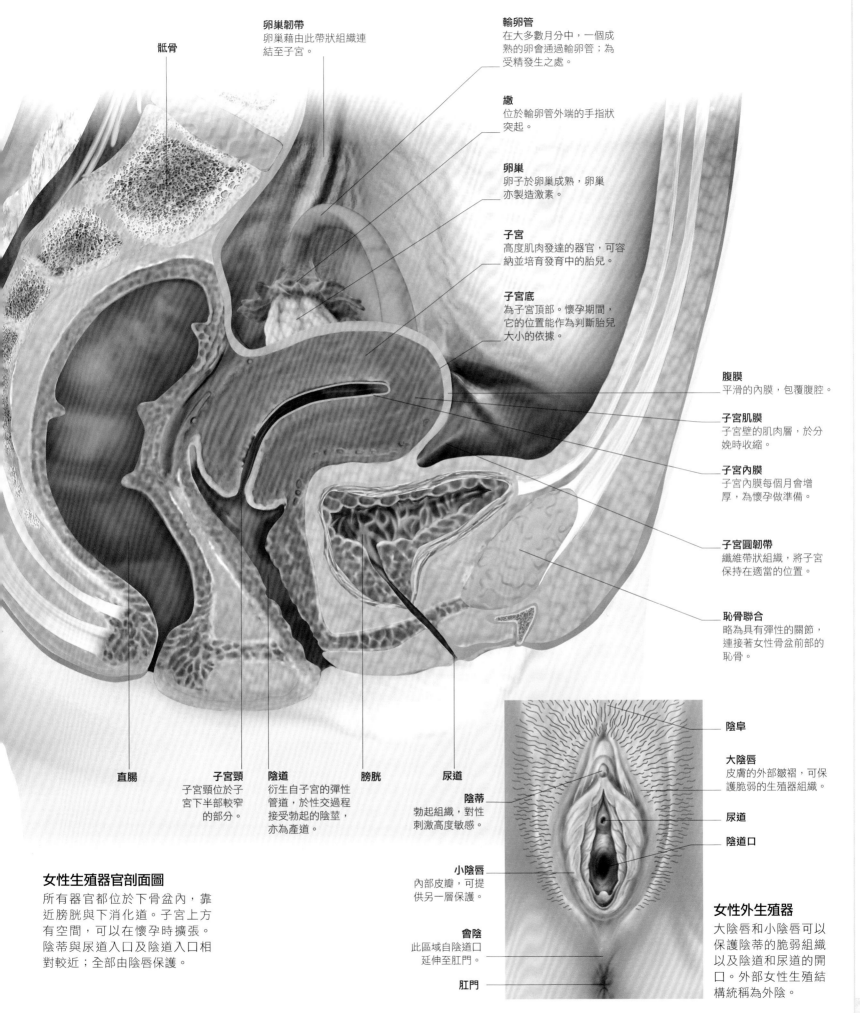

骶骨

卵巢韌帶
卵巢藉由此帶狀組織連結至子宮。

輸卵管
在大多數月分中,一個成熟的卵會通過輸卵管;為受精發生之處。

繖
位於輸卵管外端的手指狀突起。

卵巢
卵子於卵巢成熟,卵巢亦製造激素。

子宮
高度肌肉發達的器官,可容納並培育發育中的胎兒。

子宮底
為子宮頂部。懷孕期間,它的位置能作為判斷胎兒大小的依據。

腹膜
平滑的內膜,包覆腹腔。

子宮肌膜
子宮壁的肌肉層,於分娩時收縮。

子宮內膜
子宮內膜每個月會增厚,為懷孕做準備。

子宮圓韌帶
纖維帶狀組織,將子宮保持在適當的位置。

恥骨聯合
略為具有彈性的關節,連接著女性骨盆前部的恥骨。

直腸

子宮頸
子宮頸位於子宮下半部較窄的部分。

陰道
衍生自子宮的彈性管道,於性交過程接受勃起的陰莖,亦為產道。

膀胱

尿道

陰蒂
勃起組織,對性刺激高度敏感。

小陰唇
內部皮瓣,可提供另一層保護。

會陰
此區域自陰道口延伸至肛門。

肛門

陰阜

大陰唇
皮膚的外部皺褶,可保護脆弱的生殖器組織。

尿道

陰道口

女性生殖器官剖面圖

所有器官都位於下骨盆內,靠近膀胱與下消化道。子宮上方有空間,可以在懷孕時擴張。陰蒂與尿道入口及陰道入口相對較近;全部由陰唇保護。

女性外生殖器

大陰唇和小陰唇可以保護陰蒂的脆弱組織以及陰道和尿道的開口。外部女性生殖結構統稱為外陰。

35

卵巢與輸卵管

卵子由卵巢產生並在此儲存成熟，直到排卵期被排出。成熟的卵子沿著輸卵管排至子宮，若在途中受精，則受精卵會於子宮壁著床，從而展開妊娠期。

卵巢

成對的卵巢位於骨盆兩側，會產生成熟的卵子（卵），若與精子結合，可形成新生命。卵巢亦會產生雌激素與黃體素；這些激素控制性發育（請參閱第43頁）與月經週期（請參閱第44至45頁）。卵巢只有杏仁般的大小，但是包含成千上萬個未成熟卵。自青春期開始，卵巢濾泡及其內含的卵開始一連串發展週期並由卵巢釋放。卵子排出後進入輸卵管。空的卵巢濾泡則在卵巢中產生激素以維持妊娠穩定。

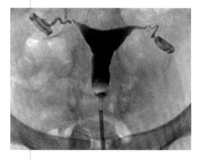

X光透視圖
探針從陰道傳送染料，使子宮、卵巢與輸卵管能清楚顯示於圖像中。

輸卵管壺腹
受精現象多於此長條區域發生。

卵巢髓質
卵巢的中央部分，包含血管與神經。

原始濾泡
這是最早出現的未成熟濾泡，出生時即存在。

初級濾泡
濾泡開始發育，此階段稱為初級濾泡。

卵巢韌帶
帶狀組織，連結卵巢至子宮。

次級濾泡
隨著進一步發展，初級濾泡變為次級濾泡。

子宮
高度肌肉發達的器官，可容納發育中胚胎，後稱胎兒。

血管

卵巢皮質
濾泡的各階段發展均在此進行。

80

0 歲（年齡）

12

16

脂肪細胞，或稱脂肪組織，會產生少量的雌激素。

卵巢於停經後分泌雌酮

圖例
- 雌二醇
- 雌三醇
- 雌酮

卵巢濾泡自青春期開始，至停經為止，會產生雌二醇。

50

胎盤於妊娠期間製造雌三醇。

40

黃體
由空濾泡所形成，產生雌激素與黃體素。

排卵前濾泡
此名稱用於指稱接近排卵期的成熟濾泡。

雌激素群

雌激素是一組類似的化學物質，其中三種於體內分泌較多：雌二醇、雌三醇和雌酮。這些激素的多寡，在女性生命的各個階段皆不相同，但是主要的激素——雌二醇——在整個女性生殖期中（自初經至停經）占主導地位。雌激素主要於卵巢產生，少數由腎上腺製造，腎上腺位於腎臟頂部與脂肪細胞（脂肪組織）中。過於肥胖可能與雌激素分泌過多有關，可能會影響卵巢功能，降低生育能力。

女性一生中雌激素的變化
雌激素的類型會因女性的生理階段不同而有所差異。雌二醇為生殖年齡中最具影響力的激素。

卵巢與輸卵管內部
成熟的卵子自卵巢表面釋放，進入骨盆並被手指狀突起的「繖」捕捉，進入附近漏斗狀的輸卵管末端。卵子沿著輸卵管前進（約12公分）到達子宮。

輸卵管

輸卵管位於子宮的兩側，負責將成熟卵子由卵巢輸送至子宮。輸卵管的各種功能皆有助於無法自主移動的卵子前往其目的地 —— 最初，由輸卵管繖捕捉卵子，隨後，管腔內的肌肉壁與蠕動的纖毛會推動卵子前進。輸卵管有三個主要部分：最外層的漏斗部、壺腹部（通常會發生受精的部位），與最裡面的峽部。每個部位的直徑和微觀結構各不相同；例如，峽部壁的肌肉特別厚實，使卵子能順利運送到子宮。如果發生受精，受精卵（合子）會沿著輸卵管進行分裂，準備於子宮壁著床。

輸卵管
盤繞的內部表面為褶襞，有一層平滑肌包圍管腔。

繖
精細的手指狀突起，協助將卵子捕捉至輸卵管。

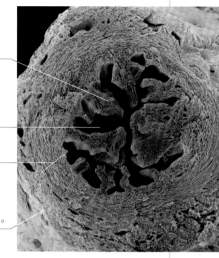

上皮
高度折疊的表面，內有纖毛細胞與無纖毛細胞。

管腔
盤繞於輸卵管內的內腔。

肌壁
包圍輸卵管的光滑肌肉層。

漿膜
輸卵管壁的外層。

輸卵管的微觀結構
此顯微圖顯示輸卵管壺腹部之橫斷面；可清楚看見管壁的多層結構。

輸卵管各個區域
範圍最廣的為漏斗狀的漏斗部，用以承接卵子。壺腹部與最裡層的峽部，有肌肉發達的內壁以有效推動卵子或胚胎。

輸卵管峽部
最短最窄的區域，由此開口進入子宮。

輸卵管壺腹
輸卵管中最長的部分，有明顯的突起。

輸卵管漏斗
最外層的結構，最接近卵巢。

繖是一種像手指般向外發散的結構，能夠把卵子拉進輸卵管中。

薄層肌肉

管腔可協助輸送

肌肉壁將胚胎推進至子宮

內腔擴展以提供空間使卵子受精並輸送卵子

輸卵管峽部剖面圖

輸卵管壺腹剖面圖

輸卵管漏斗剖面圖

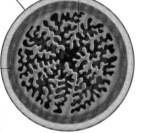

輸卵管如何運送卵子

自卵（卵子）離開卵巢起，輸卵管即開始將卵子運送至輸卵管中間三分之一處，以便精子進入卵子（受精），其後再運送至子宮。輸卵管外端的繖部結合纖毛律動，將卵子運送到輸卵管末端的喇叭狀底部。一旦進入喇叭狀底部，肌肉收縮所形成的波動與纖毛運動，可將卵子運送至子宮。

輸卵管

卵（卵子）

肌肉收縮
輸卵管內壁一部分的平滑肌收縮，可將卵子往前推進。

肌肉舒張
平滑肌收縮區域的前段肌肉會舒張，以便卵子前進。

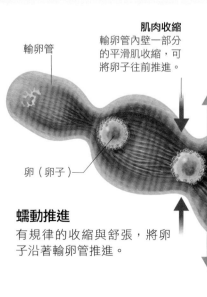

蠕動推進
有規律的收縮與舒張，將卵子沿著輸卵管推進。

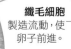
往子宮

上皮細胞放大圖
部分內襯細胞覆有細小絨毛以協助卵子沿著輸卵管前進；其他細胞則為卵子提供養分。

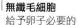

纖毛細胞
製造流動，使卵子前進。

無纖毛細胞
給予卵子必要的養分與支持。

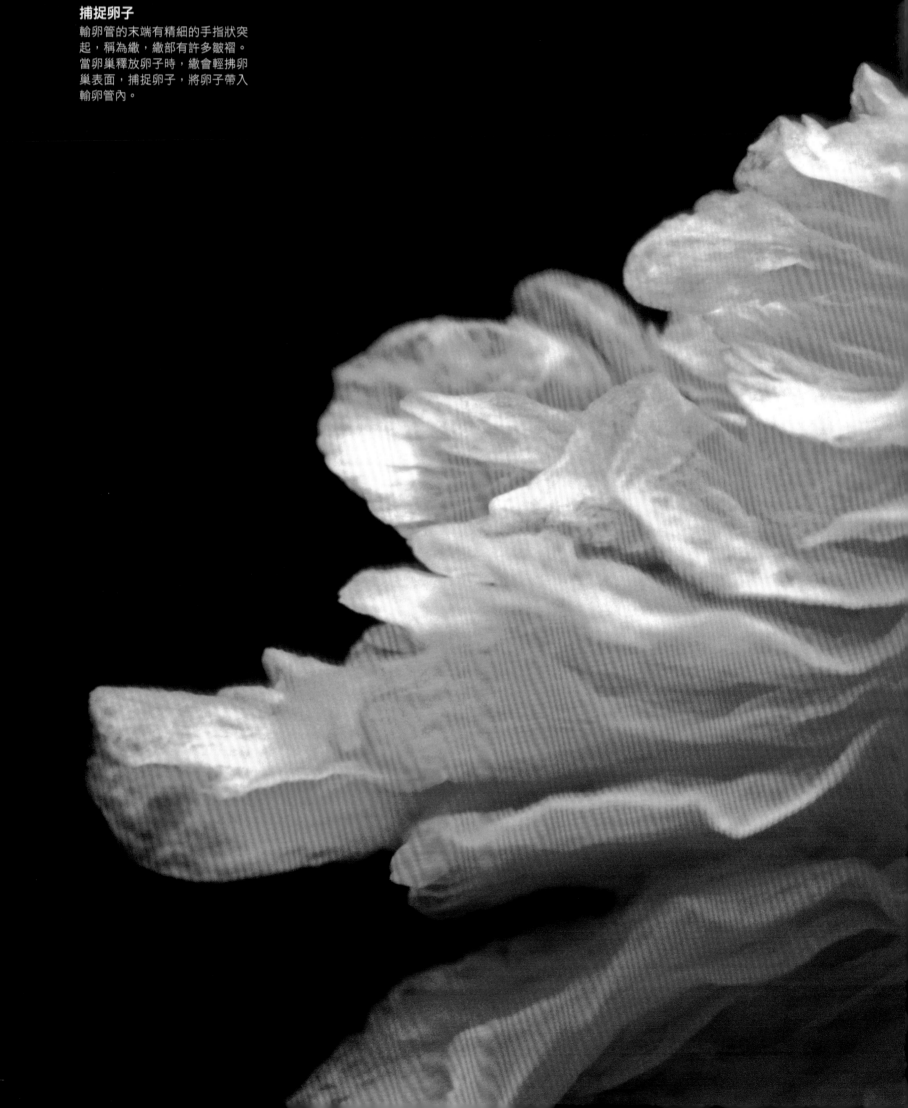

捕捉卵子

輸卵管的末端有精細的手指狀突
起，稱為繖，繖部有許多皺褶。
當卵巢釋放卵子時，繖會輕拂卵
巢表面，捕捉卵子，將卵子帶入
輸卵管內。

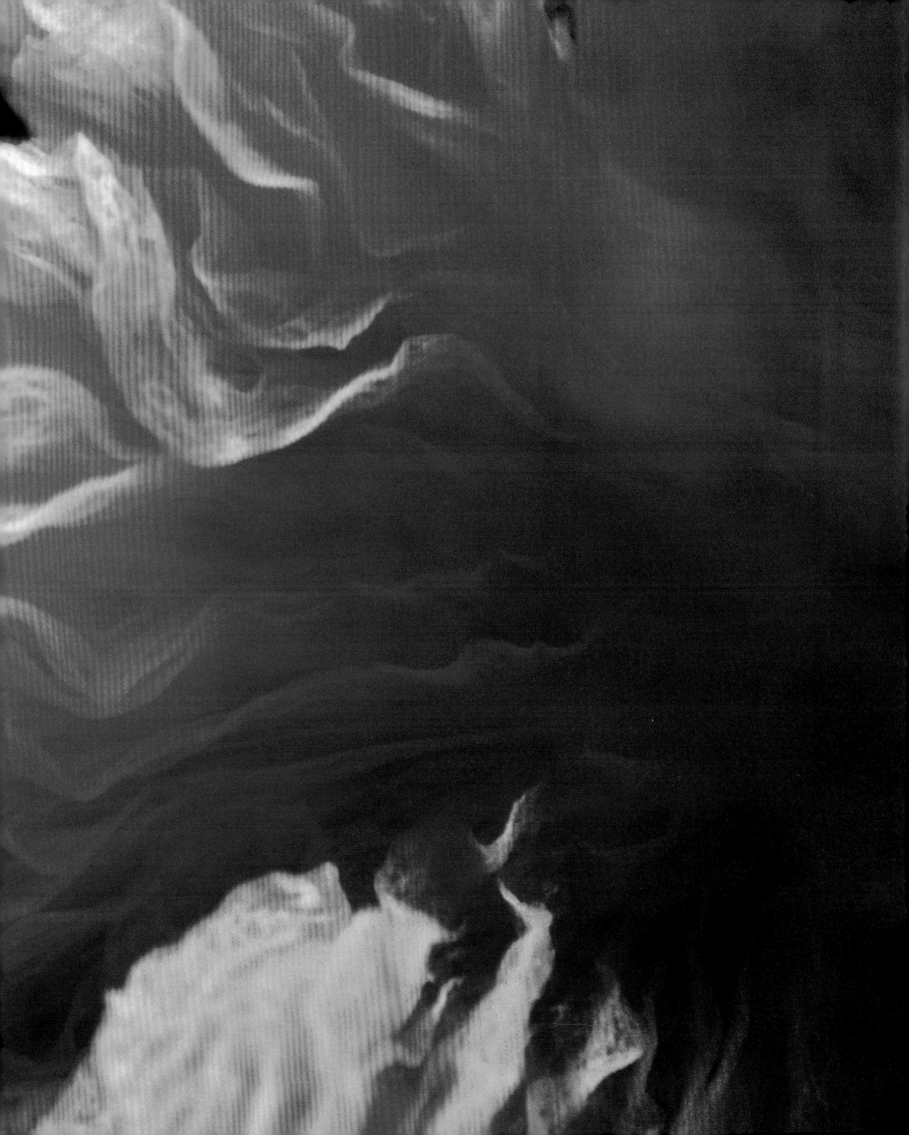

子宮、子宮頸與陰道

為迎接可能來到的受精卵，子宮內膜每個月都會發生結構上的變化。子宮是胎兒在懷孕期間發育的處所；子宮頸和陰道則是胎兒來到這個世界的出口。

子宮

子宮主要由肌肉組成，為受精卵著床之處。在懷孕期間，隨著胎兒的成長，子宮的大小會擴大到原本的數倍。子宮壁由三層組織構成：外層為子宮外膜，中間為子宮肌層，內層為子宮內膜。子宮內膜每個月會增厚，準備好讓受精卵著床；若卵子未受精，則子宮內膜脫落。子宮的結構可分為：圓頂形的子宮底、主體部分與頸部（即子宮頸）。

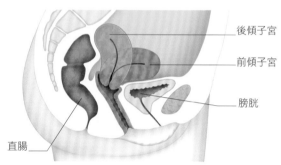

後傾子宮

前傾子宮

膀胱

直腸

子宮的位置

子宮的角度因人而異，大多數女性的子宮向前傾斜（前傾）；約20%女性的子宮向後傾斜（後傾）。

子宮的擴張

子宮壁主要由肌肉組成，具有驚人的擴展能力以適應不斷增長的胎兒。宮底高度為評估胎兒成長的指標。宮底高度以公分表示，可對應至約略的懷孕週數，相當便利。

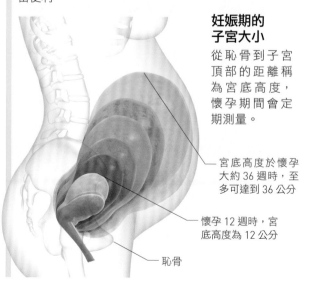

妊娠期的子宮大小

從恥骨到子宮頂部的距離稱為宮底高度，懷孕期間會定期測量。

宮底高度於懷孕大約36週時，至多可達到36公分

懷孕12週時，宮底高度為12公分

恥骨

子宮內膜

子宮內膜包括機能層與基底層；前者每個月會增厚，直到月經來潮時因激素濃度下降而脫落；基底層則不會脫落，會於經期結束後，促使機能層重新增生。子宮內膜有獨特的血液供應：基底層有直動脈，而機能層有螺旋動脈。大多數的身體動脈皆可分支為小動脈與微血管，之後再合併為小靜脈和靜脈。子宮內的螺旋動脈亦是如此，螺旋動脈內的分流處直接連結靜脈。當體內激素濃度下降，子宮內膜收縮，會導致螺旋動脈彎曲，通過分流處流至靜脈，血流量減少進而完全停止。機能層無法獲得血液，組織因而死亡，微血管叢和靜脈湖破裂，形成月經出血。

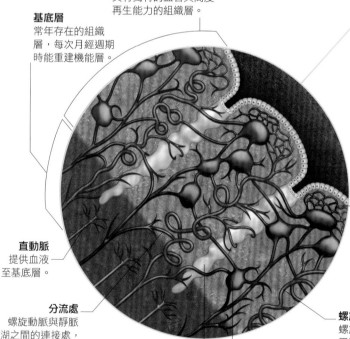

機能層
具有獨特的血管與高度再生能力的組織層。

基底層
常年存在的組織層，每次月經週期時能重建機能層。

直動脈
提供血液至基底層。

分流處
螺旋動脈與靜脈湖之間的連接處，為子宮內膜收縮的起始處。

子宮內膜腺體
於月經週期分泌黏液與其他物質。

靜脈湖
血液於月經初期、組織層尚未破裂時，於此處形成血池。

微血管叢
單細胞壁血管網路，將小動脈連結至小靜脈。

螺旋動脈
螺旋動脈的生長快於周邊組織，因此即將生成機能層時會產生捲曲的現象。

子宮內皮細胞結構

排列在子宮內膜的細胞薄層稱為子宮內皮細胞；其細緻的結構具有每月脫落與自我更新的能力。子宮內膜有其獨特的血管系統：基底層內有直動脈；機能層內則有螺旋動脈，會隨著機能層的增生而捲曲。

女性生殖道內部

子宮為女性生殖道的中央區域，最上角連結兩條輸卵管，下方則與陰道連結，在子宮頸形成出口。

子宮腔

子宮內膜
子宮的最裡層。

子宮肌層
子宮中間的肌肉層。

子宮外膜
子宮的最外層。

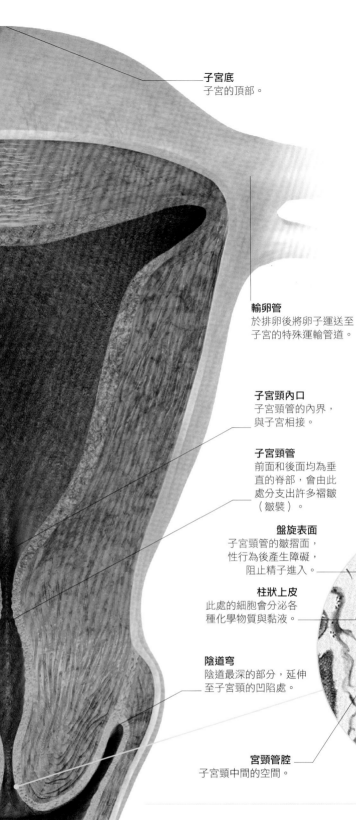

子宮底
子宮的頂部。

輸卵管
於排卵後將卵子運送至子宮的特殊運輸管道。

子宮頸內口
子宮頸管的內界，與子宮相接。

子宮頸管
前面和後面均為垂直的脊部，會由此處分支出許多褶皺（皺襞）。

盤旋表面
子宮頸管的皺摺面，性行為後產生障礙，阻止精子進入。

柱狀上皮
此處的細胞會分泌各種化學物質與黏液。

陰道穹
陰道最深的部分，延伸至子宮頸的凹陷處。

宮頸管腔
子宮頸中間的空間。

子宮頸外口
子宮頸的外部邊界，與陰道相接。

陰道
由肌肉組成、具有彈性的管道，連接子宮頸與外陰；陰道中排列著被稱為皺襞的脊狀組織。

子宮頸

其外口連接至陰道，為子宮的頸部，常被稱為子宮頸，連接子宮與陰道。子宮頸管的盤旋表面覆有高度分化的特定細胞，會阻礙精子前進；同時亦會分泌黏液，黏液性質與組成在月經週期中各有不同的特性。大部分的週期階段中，黏液特質不利於精子，而在排卵期則對精子有利。（請參閱第 44 至 45 頁）。對精子活動有利的黏液富含較多水分，可作為精子的儲存所，使精子的壽命延長超過 24 小時。懷孕時，黏液封住子宮頸口，可保護子宮頸免於外部細菌或異物進入。

子宮頸柱狀上皮

子宮頸的上皮內有柱狀細胞，會分泌子宮頸黏液。月經週期的激素變化會影響黏液的分泌。

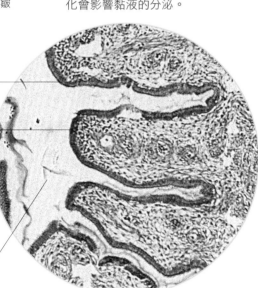

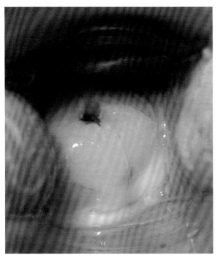

子宮頸仰視圖
此子宮頸仰視圖顯示子宮頸外口。若女性未經陰道分娩，子宮頸外口較緊密；若女性經陰道分娩，則子宮頸外口較不緊密。此圖中的子宮頸黏液較白且富含水分。

子宮頸黏液特性

子宮頸黏液量受到月經週期激素的影響而有所變化。月經週期中的最佳受孕期可用黏液作為評估指標（請參閱第 79 頁）。

有利於精子的黏液特性	不利於精子的黏液特性
分泌量大	分泌量少
延展性高，彈性佳	延展性低，彈性差
水分較多，較稀薄	水分較少，較黏稠
呈鹼性（pH 值較高）	呈酸性（pH 值較低）
呈羊齒狀結晶	呈球狀結構
未含不利於精子的抗體	含有不利於精子的抗體

陰道

陰道主要由肌肉組成，具有彈性，連接子宮與外陰。發生性行為時，陰道擴張，接受陰莖並於分娩時大幅擴張，作為胎兒的產道。月經期間，血液與組織經由陰道自體內排出。陰道壁包含外層、中間肌肉層與內層上皮細胞，上皮細胞摺疊產生脊，形成皺襞。陰道表面不會產生分泌物，而是藉由子宮頸分泌物產生潤滑。陰道中含有天然的細菌，形成酸度極高的環境，可保護陰道免於細菌感染。

皺襞

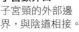

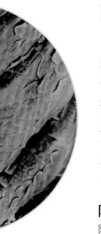

陰道皺襞

陰道內壁的脊，稱為皺襞，性交及分娩時可使陰道壁高度擴張。

乳房

乳房功能與生殖器官的功能密切相關。乳房於春青期發育，妊娠期間及分娩之後為了分泌母乳、哺育新生兒，則會作進一步的調整。

乳房的組織結構

乳房由腺體組織、脂肪及一些結締組織所構成，由結締組織保持乳房外形。乳房組織中有乳腺葉，當中的乳腺細胞會形成乳腺泡。乳腺泡中的小管匯聚成為輸乳管通往乳頭。妊娠期間，體內雌激素與黃體素的濃度增加，促使乳腺及乳腺管準備分泌乳汁（請參閱第 174 至 175 頁）。女性乳房的形狀取決於基因、乳房內的脂肪組織量以及肌肉張力。

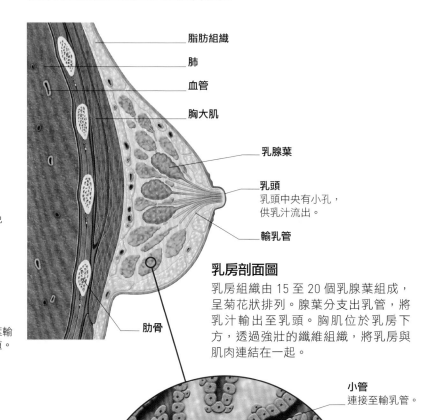

脂肪組織

肺

血管

胸大肌

乳腺葉

乳頭
乳頭中央有小孔，供乳汁流出。

輸乳管

肋骨

乳房剖面圖

乳房組織由 15 至 20 個乳腺葉組成，呈菊花狀排列。腺葉分支出乳管，將乳汁輸出至乳頭。胸肌位於乳房下方，透過強壯的纖維組織，將乳房與肌肉連結在一起。

乳暈
乳頭旁一圈顏色較深的部分。

乳頭
位於乳暈中央。

輸乳管
將乳汁由乳腺葉輸送至乳頭的管道。

乳腺葉
內有分泌乳汁的細胞。

小管
連接至輸乳管。

乳房小泡
位於每個乳腺葉的末端，屬於多種腺體組織之一。

脂肪細胞
組成脂肪組織，屬於多種脂肪細胞之一。

上皮細胞
於泌乳期間分泌並釋出乳汁。

乳房微觀組織

此乳房組織放大圖顯示了乳房小泡，乳房小泡位於大量脂肪細胞裡，內有泌乳細胞。乳汁由細微的小管流出。

乳房的特徵

乳房由許多腺體組成。每位女性的乳房大小與形狀不盡相同，但泌乳組織的數量則大多相近。乳暈圍繞著乳頭，乳頭內含肌肉組織，受到刺激時會挺立。輸乳管則負責將乳汁自乳腺葉引導至乳頭。

女性青春期

為女性生理的重要階段，這個階段女性性器官發展成熟並有明顯的身體變化。青春期開始於 10 至 14 歲之間，通常持續 3 或 4 年。

青春期生理變化

青春期的生理變化有其特定順序。初期乳房的發育稱為乳房初長，是青春期第一階段的生理變化，乳蕾開始生長，乳頭周圍的一小部分開始自胸壁突出（請參閱右側圖示）。大約 6 個月之後，恥骨毛髮開始生長，之後是腋下（腋窩）出現毛髮。逐漸地，乳房腫脹，恥骨與腋窩毛髮增多，生殖器成熟。子宮擴大，第一個月經期（月經初潮）來臨。隨著上述變化，女性身高增加，身體輪廓改變，臀部與骨盆變寬。男性青春期大約比女性遲兩年發生。

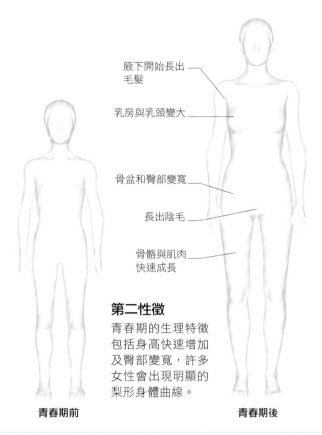

腋下開始長出毛髮

乳房與乳頭變大

骨盆和臀部變寬

長出陰毛

骨骼與肌肉快速成長

第二性徵
青春期的生理特徵包括身高快速增加及臀部變寬，許多女性會出現明顯的梨形身體曲線。

青春期前　　　　　青春期後

乳房發育

女性乳房發育可分為五個階段。第一階段為乳房初長，乳頭變高。接著，乳暈處的乳蕾開始發育，乳頭及其周圍組織自胸壁突出。第三階段，乳暈變大，乳房組織進一步發育。第四階段，乳頭與乳暈自乳房處突出。最後，乳房形成完整的輪廓。

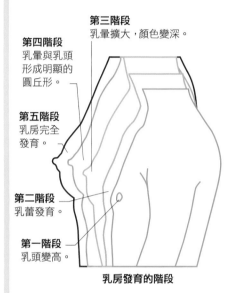

第三階段
乳暈擴大，顏色變深。

第四階段
乳暈與乳頭形成明顯的圓丘形。

第五階段
乳房完全發育。

第二階段
乳蕾發育。

第一階段
乳頭變高。

乳房發育的階段

激素控制

青春期由大腦下視丘所釋放的性腺激素釋放素（GnRH）所催動。此釋放素會刺激腦垂腺分泌兩種激素：濾泡刺激素（FSH）與黃體生成素（LH）。FSH 與 LH 會使卵巢分泌兩種激素：雌激素與黃體素。青春期重要的生理變化以及隨後數年每個月的月經週期皆與雌激素與黃體素有密切關係（請參閱第 44 至 45 頁）。此兩種激素的釋放以負回饋的方式調控：卵巢激素濃度升高，刺激雌激素與黃體素分泌的激素則減少。

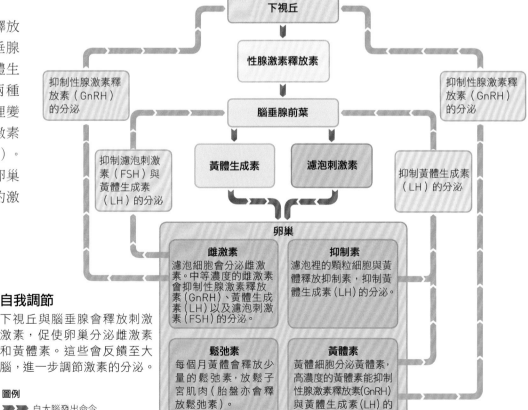

下視丘

性腺激素釋放素

抑制性腺激素釋放素（GnRH）的分泌

腦垂腺前葉

抑制性腺激素釋放素（GnRH）的分泌

抑制濾泡刺激素（FSH）與黃體生成素（LH）的分泌

黃體生成素　濾泡刺激素

抑制黃體生成素（LH）的分泌

卵巢

雌激素
濾泡細胞會分泌雌激素。中等濃度的雌激素會抑制性腺激素釋放素（GnRH）、黃體生成素（LH）以及濾泡刺激素（FSH）的分泌。

抑制素
濾泡裡的顆粒細胞與黃體釋放抑制素，抑制黃體生成素（LH）的分泌。

鬆弛素
每個月黃體會釋放少量的鬆弛素，放鬆子宮肌肉（胎盤亦會釋放鬆弛素）。

黃體素
黃體細胞分泌黃體素，高濃度的黃體素能抑制性腺激素釋放素（GnRH）與黃體生成素（LH）的分泌。

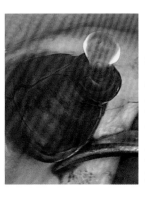

排卵
腦垂腺位於大腦底部，體積細小，會分泌黃體生成素（LH）刺激卵巢內的濾泡破裂，使女性每個月釋放成熟的卵子。

自我調節
下視丘與腦垂腺會釋放刺激激素，促使卵巢分泌雌激素和黃體素。這些會反饋至大腦，進一步調節激素的分泌。

圖例
自大腦發出命令
藉由負回饋調控產生抑制作用

女性生殖週期

女性體內會不斷產生卵子，但是每個月只排一個卵。為使受精卵著床
於子宮，體內激素每個月都會產生週期性的波動，子宮內膜亦會改變。

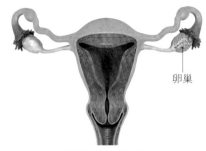

卵巢

卵巢於體內的位置

濾泡熟成與排卵

　　自濾泡發育成熟（濾泡生成）直到卵巢釋
放卵子大約需要 28 週。從出生到青春期，未
成熟的卵子會持續保留在卵巢中保持不變的
狀態。但一旦性發育成熟，內含卵子的濾泡，
就會開始成熟，具有明顯的發展階段——從
原始濾泡到初級濾泡、次級濾泡，然後是三
級濾泡。最後，釋放成熟的卵子（排卵），
留下紅體發展成黃體。在女性生殖期中，只
會排出 400 個左右的成熟卵子；其他的卵子
則會退化死亡。

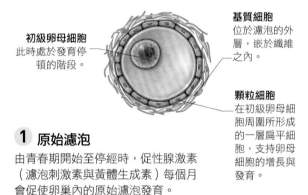

初級卵母細胞
此時處於發育停
頓的階段。

基質細胞
位於濾泡的外
層，嵌於纖維
之內。

顆粒細胞
在初級卵母細
胞周圍所形成
的一層扁平細
胞，支持卵母
細胞的增長與
發育。

1 原始濾泡
由青春期開始至停經時，促性腺激素
（濾泡刺激素與黃體生成素）每個月
會促使卵巢內的原始濾泡發育。

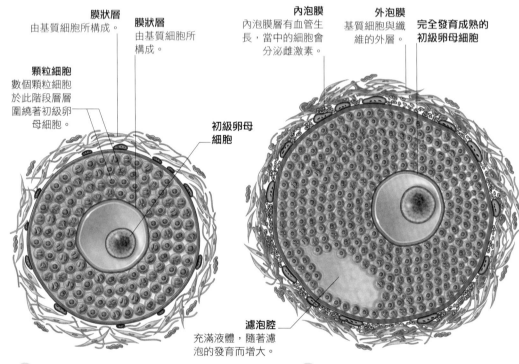

膜狀層
由基質細胞所構成。

膜狀層
由基質細胞所
構成。

顆粒細胞
數個顆粒細胞
於此階段層層
圍繞著初級卵
母細胞。

**初級卵母
細胞**

內泡膜
內泡膜層有血管生
長，當中的細胞會
分泌雌激素。

外泡膜
基質細胞與纖
維的外層。

**完全發育成熟的
初級卵母細胞**

濾泡腔
充滿液體，隨著濾
泡的發育而增大。

2 初級濾泡
顆粒細胞大量分化，由扁平狀變為立方體狀。接
受體開始發育，感應到濾泡刺激素（FSH）的濃
度變化，開始產生大量的卵母細胞與濾泡細胞。

3 次級濾泡
膜狀層進一步分化為兩層。顆粒細胞開始分泌
濾泡液，集中於濾泡腔。此階段會大量產生濾
泡，但並非所有濾泡皆能成功發展成熟。

1	1	2	3	4	5	6	7	8	9	10	11	12	13	14

週

月經週期（日）

月經週期

　　月經週期約為 28 天，始於子宮內膜的剝
落。此種剝落導致血液自陰道排出，稱為月
經，為期數天。此後，子宮內膜開始再次增
厚，供受精卵著床。子宮內膜最適合受精卵
著床的時期，稱為受精期；受精期於排卵前
五天開始，大約持續一個星期。若卵子並未
受精，子宮內膜則會剝落，月經週期再次開
始。月經週期由四種激素交互作用所引發，
此四種激素分別為：濾泡刺激素（FSH）、
黃體生成素（LH）、雌激素與黃體素。月
經週期的前半段稱為濾泡期；後半段於排卵
後，稱為黃體期。

激素

濾泡刺激素（FSH）的濃度每個
月會上升，促使卵子成熟，其後
黃體生成素（LH）激增，使卵
子釋放。卵子釋出前，雌激素濃
度達到巔峰，而後黃體素濃度上
升，促使子宮內膜增厚。

圖例
── 濾泡刺激素
── 黃體化激素
── 雌激素
── 黃體素

子宮內膜

雌激素和黃體素會造成子宮內
膜增厚（約 6 公厘），為胚胎著
床做準備。若沒有受精卵著床，
則機能層脫落，於下一個週期再
重新開始。

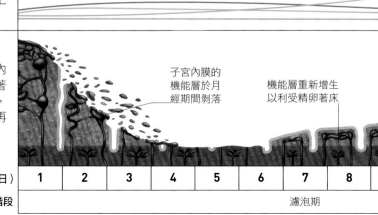

子宮內膜的
機能層於月
經期間剝落

機能層重新增生
以利受精卵著床

月經週期（日）	1	2	3	4	5	6	7	8
月經週期的階段					濾泡期			

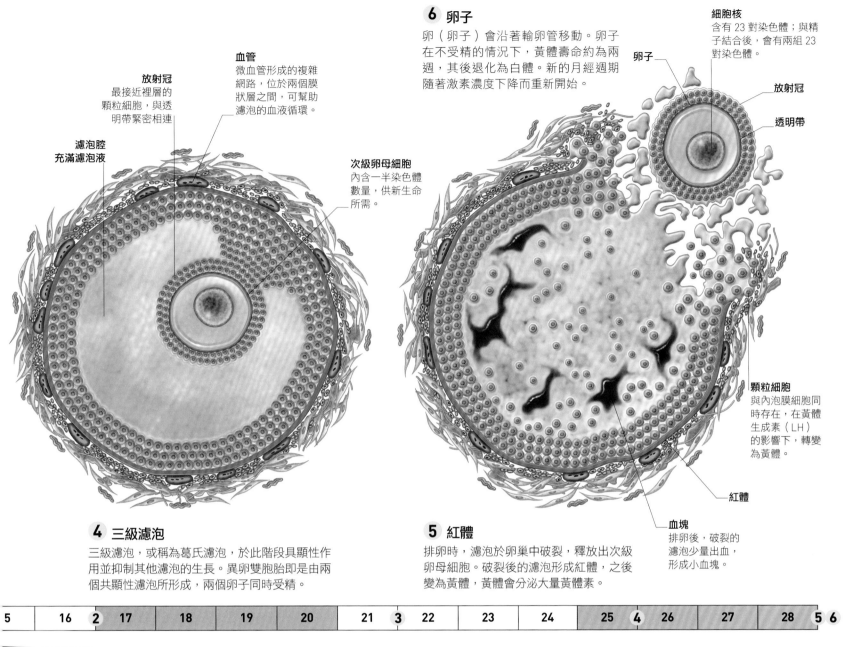

6 卵子

卵（卵子）會沿著輸卵管移動。卵子在不受精的情況下，黃體壽命約為兩週，其後退化為白體。新的月經週期隨著激素濃度下降而重新開始。

血管
微血管形成的複雜網路，位於兩個膜狀層之間，可幫助濾泡的血液循環。

放射冠
最接近裡層的顆粒細胞，與透明帶緊密相連

濾泡腔
充滿濾泡液

次級卵母細胞
內含一半染色體數量，供新生命所需。

細胞核
含有 23 對染色體；與精子結合後，會有兩組 23 對染色體。

卵子

放射冠

透明帶

顆粒細胞
與內泡膜細胞同時存在，在黃體生成素（LH）的影響下，轉變為黃體。

紅體

血塊
排卵後，破裂的濾泡少量出血，形成小血塊。

4 三級濾泡

三級濾泡，或稱為葛氏濾泡，於此階段具顯性作用並抑制其他濾泡的生長。異卵雙胞胎即是由兩個共顯性濾泡所形成，兩個卵子同時受精。

5 紅體

排卵時，濾泡於卵巢中破裂，釋放出次級卵母細胞。破裂後的濾泡形成紅體，之後變為黃體，黃體會分泌大量黃體素。

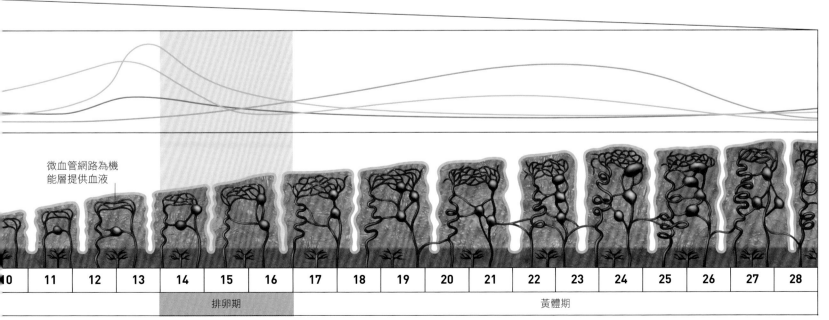

| 5 | 16 | 2 | 17 | 18 | 19 | 20 | 21 | 3 | 22 | 23 | 24 | 25 | 4 | 26 | 27 | 28 | 5 | 6 |

微血管網路為機能層提供血液

| 10 | 11 | 12 | 13 | 14 | 15 | 16 | 17 | 18 | 19 | 20 | 21 | 22 | 23 | 24 | 25 | 26 | 27 | 28 |

排卵期　　　　　　　　　黃體期

人體裡有張設計好如何生長、發育及運作的藍圖，那張藍圖就在 DNA 裡面，而 DNA 則蜷縮在每個細胞的細胞核中。

新生命開始孕育之初，會接收各半來自父母親的 DNA 遺傳指令。雖然 DNA 組成單純，但是遺傳指令解讀起來卻是件複雜又龐大的工程。除此之外，有時還可能出現錯誤。

了解 DNA 如何編碼解碼，可以更加了解小孩如何遺傳父母各方面，以及某些疾病發生的原因。

遺傳學

生命分子

人類以及世界上所有生物都是由數個化學分子像積木般，一個接一個組合出
複雜的編碼指令，然後再依此建造出身體，才得以生存以及創造新生命。

DNA、基因及染色體

人體的架構和運作主要都是由氧核糖核酸決定，去氧核糖核
酸就是種 DNA 化學分子單位。DNA 分子構造中包含著基因，
依序編寫在染色體中。DNA 的基礎元件是四種核苷酸：腺嘌
呤（A）、鳥嘌呤（G）、胞嘧啶（C）與胸腺嘧啶（T），這
些都是基因編碼的字母。簡單來看，基因就是一段 DNA 序列，
可以依照上面的編碼進一步合成蛋白質。如果基因是細胞的指
令編碼，那麼需要進一步解碼；蛋白質則是細胞裡的工人，負
責執行重要工作以維持細胞運作。蛋白質可以組成酶。酶負責
監督人體裡每一個化學反應。

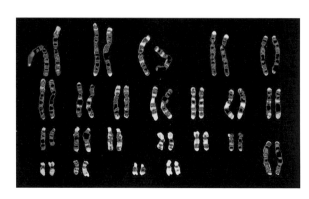

核型

高等生物的DNA
位於染色體，整
組稱為核型。左
圖是光學顯微
鏡照片，可以看
到人類的 46 條
染色體，分為 23
對，右下方的 XX
染色體代表是
女性。

調節序列　　內含子　　外顯子

基因

基因構造

基因分為不同的區段，外顯子含
有編碼可以合成蛋白質，外顯子
之間的非編碼序列稱為內含子。
蛋白質可以結合至調節序列上，
控制轉錄及轉譯（請見 50 頁）。

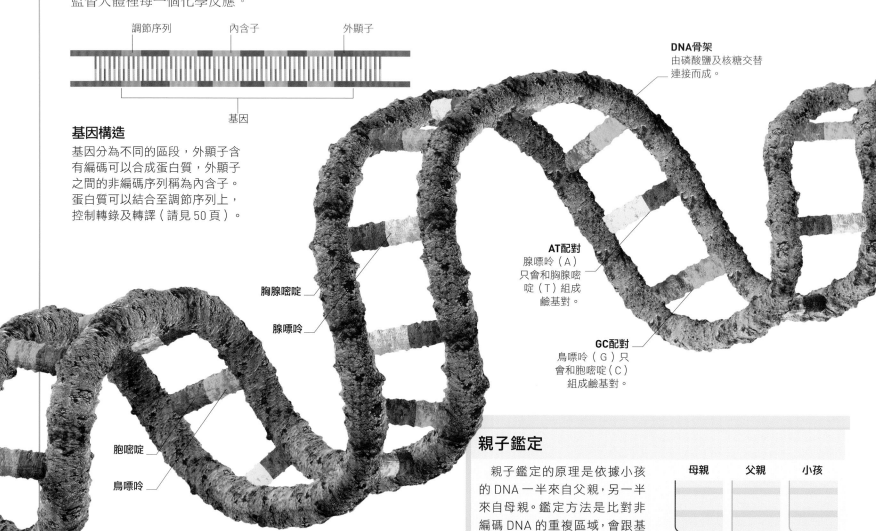

DNA骨架
由磷酸鹽及核糖交替
連接而成。

胸腺嘧啶

腺嘌呤

胞嘧啶

鳥嘌呤

AT配對
腺嘌呤（A）
只會和胸腺嘧
啶（T）組成
鹼基對。

GC配對
鳥嘌呤（G）只
會和胞嘧啶（C）
組成鹼基對。

DNA雙螺旋

基因指令就存在於雙螺旋結構之中。鹼基對組成重要編碼，
彼此互補產生微弱的鍵結，使得雙股 DNA 彼此連接在一起。
這種鍵結在讀取序列時可以輕易地打開。細胞核裡的 DNA 會
緊緊纏繞成一團，稱為染色質，需要時才鬆開。

親子鑑定

親子鑑定的原理是依據小孩
的 DNA 一半來自父親，另一半
來自母親。鑑定方法是比對非
編碼 DNA 的重複區域，會跟基
因一樣由父母遺傳給小孩，如右
圖所示，有相同的波峰表示有
親緣關係。

波峰相符

小孩的波峰應該要分別來自父
親和母親，如果有其他波峰，
可能表示父親另有其人。

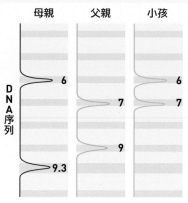

母親　　父親　　小孩

DNA序列

6　　　7　　　6

　　　　　　　7

　　　　9

9.3

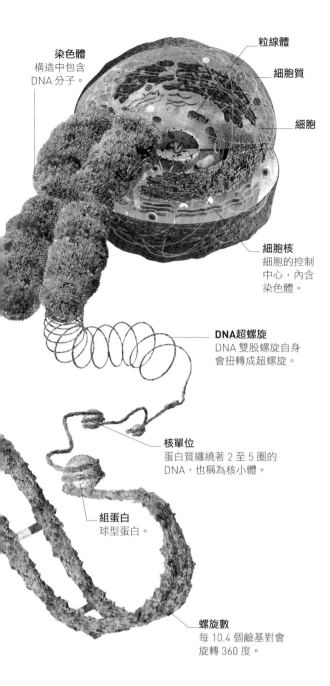

染色體
構造中包含 DNA 分子。

粒線體

細胞質

細胞

細胞核
細胞的控制中心，內含染色體。

DNA超螺旋
DNA 雙股螺旋自身會扭轉成超螺旋。

核單位
蛋白質纏繞著 2 至 5 圈的 DNA，也稱為核小體。

組蛋白
球型蛋白。

螺旋數
每 10.4 個鹼基對會旋轉 360 度。

人類基因體

基因體是一個生物的全部遺傳編碼。從 1990 年起各國科學家紛紛組成團隊，彼此爭相解開人體基因體 30 億對鹼基，這項任務稱為人類基因體計畫，旨在科學家解讀人類的 DNA 後，可以更進一步了解健康與疾病。如此一來，就可以用不同方式治療阿茲海默症、癌症或心臟病，為個人量身打造治療藥物。每個人在特定序列上的鹼基都有差異，因此人類基因體計畫的樣本來自數名匿名捐贈者，以便取得最常見的序列。人類基因體計畫於 2003 年完成，結果顯示出人體具有 2 萬至 2 萬 3,000 個基因，不過仍有少部分基因體的序列鹼基尚未研究透徹。

7號染色體

化學染色可以讓染色體顯現出一條條帶狀結構，這種方法可以用來定位基因。如右圖的 7 號染色體，上面含有人體細胞中 5% 的 DNA。

DFNA5基因
編碼可以轉譯成 DFNA5 蛋白質，會影響內耳耳蝸功能，與正常聽力息息相關。

DDC基因
可以產生一種酶，作用於腦部及神經系統，對於製造多巴胺和血清素這兩種腦部神經傳導物質非常重要。

KRITI基因
目前尚未完全了解其功能，但是已知與血管等結構生成有關，包括腦血屏障。

OPNISW基因
影響視網膜細胞，有這個基因才能看見色彩，識別光譜中的藍紫色端。

SHH基因
會產生一種蛋白質，稱為「音蝟」，這種蛋白質存在於胚胎中，會影響腦部、脊椎、四肢及眼睛發育。

性別篩選

性別是由父親決定，因為只有精子攜帶不同的性別染色體：X 染色體及 Y 染色體。目前尚不清楚是否存在自然機制可以影響性別，但是受孕環境可能具有影響力。人工操控性別有一種方式是利用精子篩選，讓精液中擁有特定染色體的精子數量增加，另一種方式是體外受精時先篩選胚胎再植入子宮。在一些國家，如果篩選性別不是基於醫學理由被視為違法。

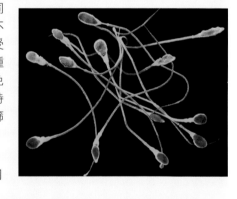

X 精子和 Y 精子
可以從彩色電子顯微鏡照片看出精液中有相同數量的 X 精子和 Y 精子。

性別決定

是什麼讓寶寶成為男生或女生呢？性別是由一對特別的染色體所決定，也就是 X 染色體和 Y 染色體。X 染色體比 Y 染色體還要長許多，並且攜帶更多基因。這對染色體有時稱為第 23 對染色體。女性會帶有一對 X 染色體，也就是 XX。男性則有一個 X 染色體和一個 Y 染色體，所以是 XY。第 23 對染色體上的基因會開啟或關閉重要的發育過程，決定性別是男是女。舉例來講，Y 染色體上有個重要的基因名為 SRY，功能是讓胎兒發育成男性。Y 染色體上還有其他基因與男性生殖健康有關。女性擁有兩個 X 染色體，其中一個通常在胚胎早期不會活化。

X染色體
攜帶人體約 5% 的 DNA。

Y染色體
攜帶人體細胞約 2% 的 DNA。

性染色體
第 23 號染色體可能是 XX（女性）或 XY（男性）。X 染色體上有多達 1,400 個基因，Y 染色體只有 70 至 200 個基因。

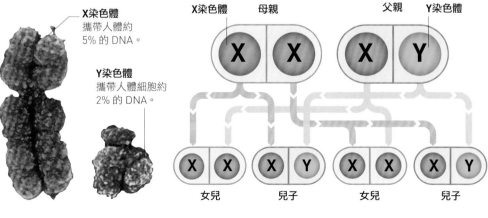

X染色體　母親　　　父親　Y染色體

X　X　　　　X　Y

X　X　X　Y　X　X　X　Y

女兒　　兒子　　　女兒　　兒子

男孩或女孩？
嬰兒的性別是由爸爸的精子決定，如果精子帶有 Y 染色體，讓卵子受精後小孩就是男生，精子帶有 X 染色體就會是女生。無論小孩是男生或女生，媽媽提供的都是 X 染色體。

DNA如何運作

DNA 控制著人體細胞中的所有活動，就像交響樂團的指揮一樣。DNA 其中一項最重要的功能是複製 DNA，以便製造新的身體細胞和生殖細胞，將 DNA 傳承下去。

轉錄和轉譯

　　DNA 藍圖在解讀前，必須先把指令轉換成一種可以解碼的形式。DNA 中的資訊會先被複製成一種中間型態分子，稱為信使 RNA（mRNA）。mRNA 會從細胞移動到蛋白質組裝單位，也就是核糖體的位置。mRNA 作為模板，再指引蛋白質的小單元，也就是胺基酸組裝成蛋白質，這個過程稱為轉譯。胺基酸的排列順序是由 mRNA 上的密碼子決定，每三個鹼基組成一個密碼子。

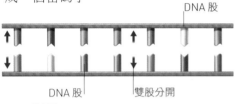

DNA 股
DNA 股　雙股分開

1 分開
酶會打開雙股 DNA，並將其中一股 DNA 作為模板合成信使 RNA，也就是 mRNA。mRNA 在整個蛋白質合成過程中只是一個暫時存在的中間產物。

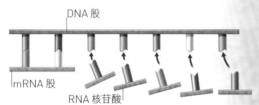

DNA 股
mRNA 股
RNA 核苷酸

2 轉錄
mRNA 的核苷酸單位會依據 DNA 編碼互補原則（例如腺嘌呤與胸腺嘧啶互補），一個一個字母複製出編碼長鏈。

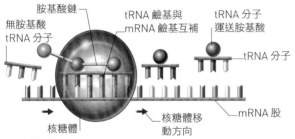

無胺基酸 tRNA 分子
胺基酸鏈
tRNA 鹼基與 mRNA 鹼基互補
tRNA 分子運送胺基酸
tRNA 分子
核糖體
核糖體移動方向
mRNA 股

3 轉譯
DNA 訊息會在細胞核外的核糖體，由小型轉運 RNA（tRNA）運來胺基酸，依據密碼子排列連接，轉譯成蛋白質。

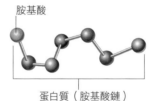

胺基酸
蛋白質（胺基酸鏈）

4 組成蛋白質
胺基酸會鏈結成蛋白質，胺基酸序列則決定蛋白質的 3D 結構，對蛋白質功能有很大的影響。

新細胞形成
細胞無時不刻都在分裂，所以基因體是否正確複製及分配非常重要。每個細胞死亡前平均會分裂超過 50 次。

細胞膜
細胞分裂過程中會分成兩半。

紡錘絲
連接每對染色體中心。

中心粒
由中空管組成，細胞分裂前會先複製。

胞器
細胞質中的特化構造，細胞分裂時會分成兩邊。

有絲分裂

　　人體不斷產生新細胞是為了取代舊細胞、老細胞及瀕臨死亡的細胞；或者增加特定功能的細胞數目，例如增加免疫細胞數目可以對抗感染；孩童身體也會因應身高增加而合成更多肌肉組織細胞。細胞想要產生新細胞，就必須正確複製自身，也就是要非常小心地拷貝 DNA 指令。有絲分裂時會複製 DNA，過程中可以製造出第二套一模一樣的染色體，使得細胞 DNA 暫時倍增。細胞分裂前一刻，兩套染色體會俐落又精準地分開，讓新細胞各有一套完美複製的染色體藍圖。

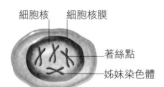

細胞核　細胞核膜
著絲點
姊妹染色體

1 準備
有絲分裂前，母細胞會生長並且複製遺傳物質，每條染色體都會從單條染色體變成姊妹染色體。

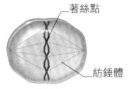

著絲點
紡錘體

2 對齊
此時細胞核消失。姊妹染色體（染色分體）會排列在紡錘體上。

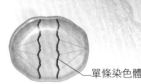

單條染色體

3 分開
此時染色分體是母細胞染色體數量的兩倍，會朝向紡錘體兩端分開。

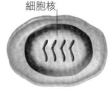

單條染色體
細胞核膜

4 分裂
新細胞開始分裂，各自擁有一套彼此相同的染色體，之後則位於細胞核裡面。

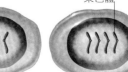

細胞核
染色體

5 隔開
最後會形成兩個完全相同的細胞，各自擁有一套完整的 46 條染色體。染色體之後會纏繞成染色質，待在細胞核中直到下次細胞分裂。

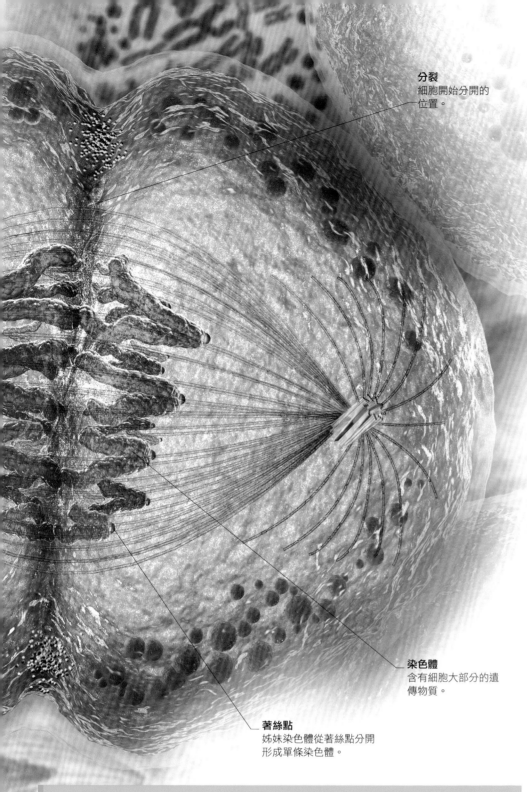

分裂
細胞開始分開的位置。

染色體
含有細胞大部分的遺傳物質。

著絲點
姊妹染色體從著絲點分開形成單條染色體。

減數分裂

　　減數分裂是一種特殊的細胞分裂，用來產生生殖細胞，也就是卵和精子。每個人身上的 DNA 皆分別各半遺傳自父母親，因此生殖細胞與其他細胞不一樣，只有體細胞一半的 DNA。卵和精子都有 23 條染色體，受精後才會變成完整一套的 46 條染色體以形成胚胎。生殖細胞還有一個地方與眾不同，就是生殖細胞的染色體雖然來自父親或母親，但並非單單只是複製而已。事實上，生殖細胞中染色體的基因會像洗牌一樣重組，這個過程就叫做基因重組。

1 準備
睪丸或卵巢中的母細胞會生長到體積變成兩倍，遺傳物質也複製成兩套，形成姊妹染色體。

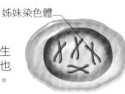

姊妹染色體

2 配對
父母親的染色體複製後會配對，在重組過程中相互交織，彼此交換基因或染色體片段。

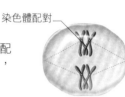

染色體配對

3 第一次分裂
母細胞分裂時，配對的姊妹染色體彼此拉開，分配到新的子細胞。

染色體配對

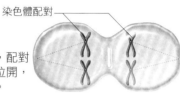

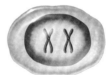 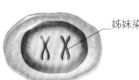

姊妹染色體

4 兩個子細胞
子細胞的遺傳物質與母細胞並不完全相同，但是每個子細胞都有 46 條染色體，必須再減半才能變成生殖細胞。

單條染色體

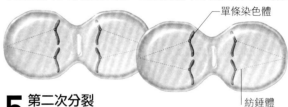

紡錘體

5 第二次分裂
細胞核消失，紡錘體出現，把姐妹染色分體拉開，分到四個新細胞中。此階段的遺傳物質已不是二倍體了。

染色體

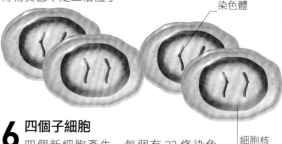

細胞核

6 四個子細胞
四個新細胞產生，每個有 23 條染色體。每個新細胞的遺傳物質都與其他細胞不同，是母細胞染色體的隨機組合（詳情請見左方説明欄）。

基因重組

　　減數分裂的配對階段時，基因會隨機洗牌，也就是基因重組。每個細胞都有兩套染色體，一套從父親來，另一套則來自母親。重組過程中，每對染色體會進行互換，也就是交織在一起並且交換 DNA 片段。

染色體互換

每對染色體交換的過程就像樂透，可能交換少部分基因或者整條染色體臂，目的在於混合生殖細胞中的基因組合。

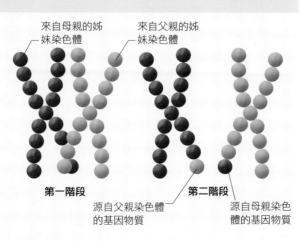

來自母親的姊妹染色體　　來自父親的姊妹染色體

第一階段　　**第二階段**

源自父親染色體的基因物質　　源自母親染色體的基因物質

遺傳規律

為什麼有些人的鼻子長得跟叔公或舅公一樣，有些人的奇特幽默感就像表兄弟姊妹或堂兄弟姊妹一樣呢？了解基因遺傳規律可以幫助我們理解這個現象。當然除了遺傳以外，後天也會影響遺傳性狀表現。

家族樹

DNA 雖然在每一代都會隨機洗牌，但還是具有規則和單純的數學特性，可以用來解釋遺傳關係。一個人的 DNA 有各半來自父母親，父母親的基因也是各半來自其父母親，也就是說每個人身上都有四分之一的基因來自祖父母或外祖父母。雖然兄弟姊妹彼此不同，但是大約有一半的基因相同。遺傳關係最親近的就是同卵雙胞胎，彼此基因 100% 相同。相較之下，我們與父母親其兄弟姊妹的孩子只有 12.5% 的基因相同。

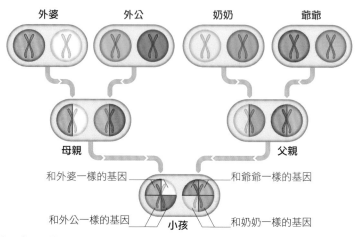

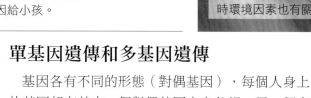

基因相同的部分
每一代共享的基因都會減半。一個人從父母分別遺傳一半的基因，然後也遺傳自己一半的基因給小孩。

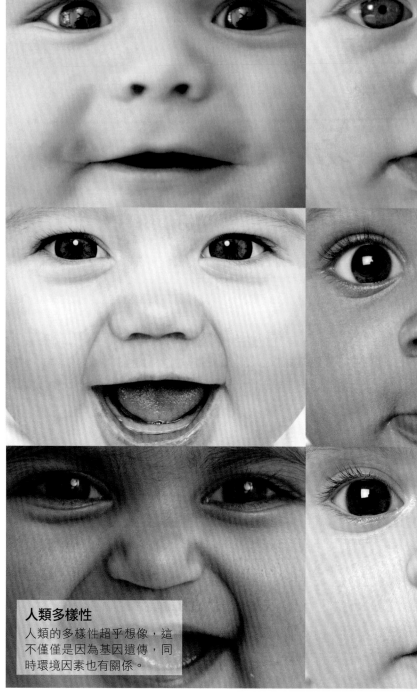

人類多樣性
人類的多樣性超乎想像，這不僅僅是因為基因遺傳，同時環境因素也有關係。

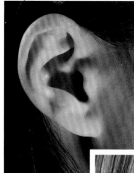

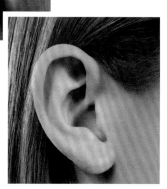

耳垂分開或不分開？
一般認為耳垂與臉頰邊緣分開或連在一起取決於單一基因，不過近期有科學家認為這個問題其實更加複雜。

單基因遺傳和多基因遺傳

基因各有不同的形態（對偶基因），每個人身上的基因都有其中一個對偶基因來自父親，另一個來自母親。子代基因表面往往要看對偶基因組合類型，也要考量基因是單獨就可以決定性狀，還是需要其他基因一起發揮作用。最簡單的遺傳型態就是一個基因決定一個性狀，舉例來講，某些疾病如亨丁頓舞蹈症就是由一個基因遺傳決定。通常，一個對偶基因不是顯性就是隱性。當父母親中的一人遺傳給小孩顯性基因，另一個給隱性基因，顯性基因會表現出來，只要一個顯性基因就可以表現。隱性性狀只能在一個人獲得兩個隱性對偶基因時才會表現出來。然而，有許多性狀都是由一個以上的基因一起決定，例如眼睛顏色。不過也是按照上述道理運作，只是會更難預測其結果表現。

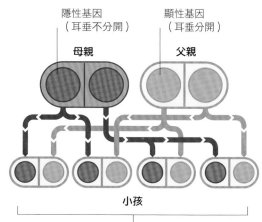

顯性基因與隱性基因
上圖呈現出耳垂性狀遺傳的一種可能情況。如果一個人要表現出隱性性狀，耳垂基因必須是兩個隱性對偶基因。上圖中小孩的耳垂都與臉頰邊緣分開，但也都帶有隱性基因，所以小孩的下一代可能會出現耳垂與臉頰邊緣沒有分開的表現結果。

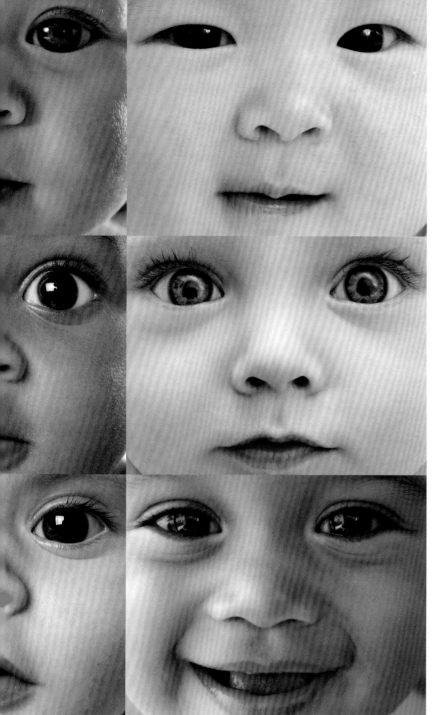

性聯遺傳

　　性染色體 X 和 Y 上面有些基因與生殖功能無關。這些基因遺傳的方式取決於是在 X 染色體或 Y 染色體上，以及染色體上的對偶基因屬於顯性還是隱性。舉個例子，因為男性是 XY，也就是只有一條 X 染色體，所以會遺傳到 X 染色體相關基因，也會遺傳給自己的女兒，但不會遺傳給兒子。如果父親 X 染色體上的對偶基因是隱性，女兒就會帶有隱性基因而不表現出來，如果是顯性基因則會表現。女性由於有兩條 X 染色體，全身細胞會隨機不活化其中一條 X 染色體，所以女性很少表現出與 X 染色體相關隱性疾病，因為女性的其他細胞通常會表現出正常的那個備用對偶基因。

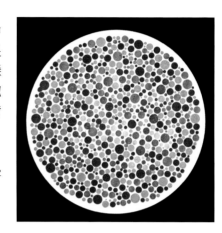

色盲

右圖的紅點中有個綠色的數字 74，這個圖常常拿來測試色盲。色盲是 X 染色體相關隱性疾病，所以大多發生在男性身上。

基因與環境

　　基因與環境之間的互動相當複雜，而且往往不斷變化，人身上的諸多性狀都受到這兩者影響，也就是我們經常聽到的先天論與後天論。人格、智力與身高等性狀都無法二元畫分，而是像光譜般各自落在不同點上。一個人會有什麼樣的人格、智力及身高不僅受到父母遺傳影響，同時也受外在環境影響，例如家庭教養方式、社經地位、營養、物質條件或氣氛等。憂鬱症、心臟病、思覺失調症以及癌症等許多病症可能同時受到遺傳與環境兩方面影響。所以說，人身上的基因可能讓自己很容易受到某個正面或負面的環境因子影響，使人往正向或負向發展。目前已經有以同卵雙胞胎為研究對象，探討特定性狀有多少比例是由遺傳決定。

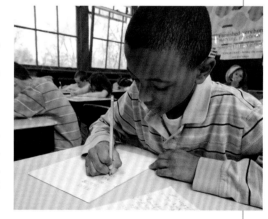

先天決定智力？

有半數人類的 IQ 是受到遺傳影響。但一個小孩能否表現出遺傳優勢還要看後天影響。即使缺乏先天優勢，只要後天環境好還是可能彌補。

隔代遺傳

　　近年來科學家發現基因會受到環境影響而在人體內開啟關閉，這門學問稱為表觀遺傳學。表觀遺傳也會遺傳，意思是祖父母輩因環境影響而產生的基因表現變化，可能會遺傳給後代。舉例來講，研究指出飢荒會影響某些基因表現，後代肥胖可能與此有關。

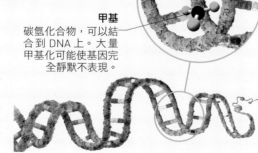

甲基
碳氫化合物，可以結合到 DNA 上。大量甲基化可能使基因完全靜默不表現。

基因關閉

甲基結合到鹼基上時會關閉基因。DNA 的高程度甲基化區域顯示為不活化。甲基化狀態可能遺傳給後代。

性狀成因

環境	環境加上遺傳	遺傳
• 語言（只受環境影響）	• 身高	• 血型（全由遺傳決定）
• 宗教（只受環境影響）	• 體重	• 眼睛顏色（全由遺傳決定）
• 文化（只受環境影響）	• 智力	• 髮色（全由遺傳決定）
• 環境壓力敏感度，例如輻射（環境為主要因素）	• 人格	• 某些遺傳疾病，例如亨丁頓舞蹈症（全由遺傳決定）
	• 多因子影響的疾病如心臟病	• 禿頭（幾乎完全由遺傳決定）

遺傳問題與調查

人的一生中 **DNA** 會自行複製上百萬次，令人驚訝的是幾乎不會出錯，不過有時還是可能出現問題。

基因問題起源

DNA 出現變化時（可能是正常細胞運作過程中出現內部問題，或是遭受外界環境中突變原影響），可能在三個層面出現問題。第一個層面是基因發生改變，影響所編碼的蛋白質。第二個層面是染色體數目產生變化。第三個層面是一個以上的基因改變，且存在環境誘發因子。除此之外還有第四個層面，就是粒線體 DNA 受到影響，但是比起其他三個層面，粒線體受影響比較少見。

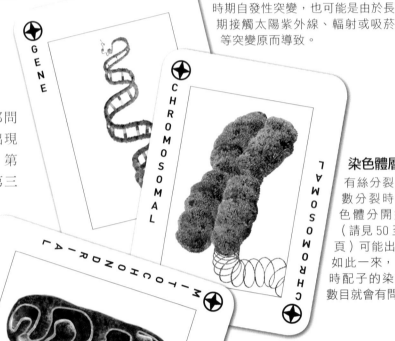

基因層面
基因出錯可能源自父母遺傳或胚胎時期自發性突變，也可能是由於長期接觸太陽紫外線、輻射或吸菸等突變原而導致。

染色體層面
有絲分裂或減數分裂時，染色體分開過程（請見 50 至 51 頁）可能出錯。如此一來，受精時配子的染色體數目就會有問題。

染色體層面
細胞中粒線體 DNA 可能出現突變。粒線體能夠提供能量給細胞，讓細胞正常運作。粒線體的 DNA 編碼可以產生蛋白質，協助粒線體自身正常發揮功能。

多因子層面
有些疾病是由於數個基因突變，加上環境因素導致容易罹患病症，例如阿茲海默症和乳癌，都是受到許多因子影響。

突變

突變就是 DNA 序列編碼發生永久改變。小的突變可能只有一個鹼基字母改變，大的突變可能是一大段染色體發生變化。染色體突變的影響大小要看結構改變的範圍及位置，以及 DNA 是否遺失，通常發生在精子或卵，以及胚胎發育早期。基因突變可能是因為父母遺傳，也可能是胚胎時期出現自發性突變。不過，基因突變最常發生在體細胞，原因大多是精密的 DNA 複製系統出了點錯。突變如果損害到基因正常功能，就會造成不良後果。

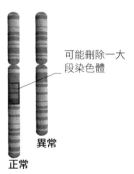

可能刪除一大段染色體

異常

正常

刪除
染色體片段可能斷裂。遺傳物質遺失愈多影響愈大。此外，也要視刪除片段的功能而定。

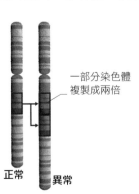

一部分染色體複製成兩倍

正常

異常

複製
染色體片段可能出現錯誤，若複製超過一次，重複片段可能發生兩次以上。

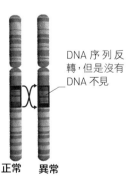

DNA 序列反轉，但是沒有 DNA 不見

正常　異常

反轉
染色體上可能有片段前後出現斷裂，重新插入時卻顛倒過來。這種情況通常沒有 DNA 不見。

不同類型的基因突變

基因突變可能源自不同類型錯誤，對基因功能的影響則是要看是否改變了 DNA 讀取以及改變情況而定，也要看後來有沒有其他變化會影響基因所產生的蛋白質。

突變類型	正確編碼	錯誤編碼
移碼突變（框構位移） DNA 的讀取框是以三個鹼基字母為一個單位，以此轉譯成胺基酸。突變會改變讀取結果，使胺基酸產生變化。	CAT CAT CAT CAT ↑ 三鹼基字母讀取框架	AT**C AT**C ATC ATC ↑ 序列往右移動跑進下一個讀取框，所以 CAT 變成 ATC。
刪除突變 基因中有少部分或大量 DNA 鹼基字母移失。	CAT CAT CAT	CAT CTC ATC ↑ 少了「A」
插入突變 插入額外的 DNA，無論插入單一核苷酸或較大片段，都可能破壞基因功能。	CAT CAT CAT CAT	CAT CAT **A**CA TCA ↑ 多了「A」
重複突變 這種突變是額外插入一小段相同的 DNA 序列，使得基因無法發揮正常功能。	TAG GCC CAG GTA	TAG GCC CAG **CAG** ↑ CAG 片段重複
錯義突變（誤義突變） 編碼中有一個鹼基字母變成其他，導致序列編碼變成另一種胺基酸。	CAT CAT CAT	CAT CAT C**C**T ↑ 「C」變成錯的「A」

遺傳諮詢

如果家族中有人罹患囊狀纖維化或癌症等遺傳疾病，可以到遺傳諮詢門診尋求專業建議，了解自身罹病風險或者是否會遺傳給小孩。遺傳諮詢師可以提供建議以防受到環境催化而發病，也能視情況為家族成員檢測，或說明有哪些治療選項。懷孕婦女如果產前檢查結果異常，通常會與遺傳諮詢師討論。如果小孩患有疾病或學習障礙並且與遺傳有關時，家長可能也需要接受評估檢查。除此之外，遺傳諮詢師還能評估未出生嬰兒是否可能帶有問題基因。遺傳諮詢師可以告訴準媽媽基因檢測結果，說明治療及處置選擇。

家族樹病史

遺傳諮詢師評估遺傳疾病發生的風險時，會詳細記錄患者及家族成員是否健康或罹病，產生一個像右側這樣的家族樹。

圖例
■ 罹癌
■ 罹癌
□ 健康
□ 健康

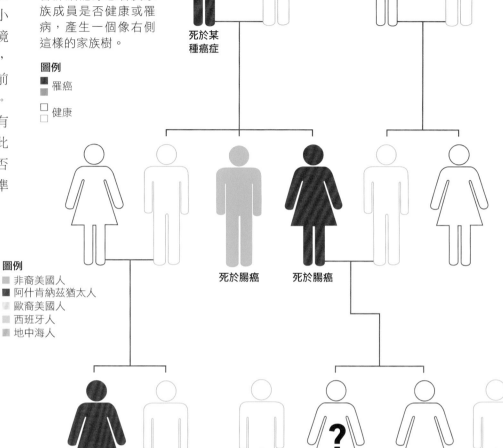

死於某種癌症

死於腸癌

死於腸癌

子宮內膜（子宮）癌確診

尋求遺傳諮詢的女性

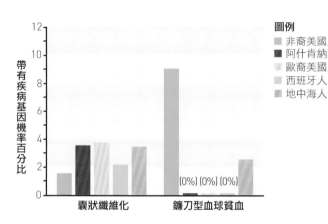

圖例
■ 非裔美國人
■ 阿什肯納茲猶太人
■ 歐裔美國人
■ 西班牙人
■ 地中海人

帶有疾病基因機率百分比

12
10
8
6
4
2
0

囊狀纖維化　鐮刀型血球貧血

(0%) (0%) (0%)

遺傳疾病與種族

某些人種比較容易帶有問題基因。上圖顯示，檢測各種族群後發現，非裔美國人有更高機率（9%）帶有鐮刀型血球貧血的基因。

基因篩檢

某些病症的基因檢查可以在懷孕早期進行，或者讓新生兒接受檢查，以便早期治療，例如苯酮尿症。除此之外，也可以在長大後出現病症前接受篩檢，了解是否有基因導致容易罹病，例如 BRCA1 基因與乳癌有關。產前檢查包括羊膜穿刺，取出羊膜囊內的液體，當中懸浮著胎兒脫落的細胞，檢查羊水細胞可以得知染色體是否異常，確認是否罹患某些疾病，例如唐氏症。

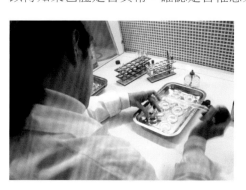

胚胎植入前檢測

假如某種嚴重遺傳疾病風險很高，某些國家允許實驗室裡的人工受精胚胎先接受檢測，篩選健康胚胎再植入子宮。

救命寶寶

有時候，胚胎篩選會用來產生救命寶寶，以救助患有嚴重疾病而性命垂危的手足，例如臺灣較少見的戴布氏貧血（Diamond-Blackfan anaemia）。救命寶寶因為經過胚胎植入前基因檢測，所以本身沒有罹患疾病，還可以與手足組織配對成功。救命寶寶出生後，他們的臍帶血或骨髓幹細胞可以用來治療手足。

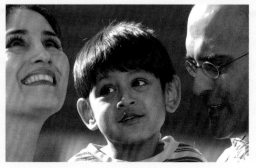

生來救命

2003 年，扎因·哈什米（Zain Hashmi，左圖）的父母在英國打贏官司，所以可以再孕育一個組織配對成功的健康手足，用來治癒罹患乙型地中海貧血症而身體虛弱的扎因。

懷孕前還有許多事情超乎表面的複雜，其中也不乏許多科學原理。人類的性始於感官刺激與荷爾蒙交互作用。感官與荷爾蒙都會造成吸引力。當生殖器與大腦之間不斷透過神經系統彼此交流，慾望、性興奮和性高潮隨之產生。人類與絕大多數動物不同的地方是，性行為的目的可以是歡愉，不一定是為了生育子女。性行為除了愉悅以外，往往伴隨著需要避免意外懷孕的需求，於是乎人類發明了多種避孕方法。

性的科學探討

性的演化

性別通常分為男性和女性，性也代表繁衍後代，這兩種情況都與演化有關。物種因為演化得以適應環境並且大量散布，因此生生不息，基因也是如此。

什麼是性？

人類的性別一眼就可以從外生殖器判斷，但是許多動物只能靠性染色體或生殖細胞（配子）大小來判斷。女性或雌性通常有較大的生殖細胞（卵），男性或雄性的生殖細胞體積則小得多（精子）。生物演化早期的情況卻與此不同，當時生殖細胞大小彼此差不多，結合後產生子代。配子演化出不同大小，可能是因為有些配子變得更小後，可以用更快的速度移動而成為優勢，但這也代表著與之結合的配子需要增大體積，結合後才能產生差不多的條件繁衍後代。

精子
細胞體積小同時具有泳動能力。

卵
細胞體積大且相對較缺乏運動能力。

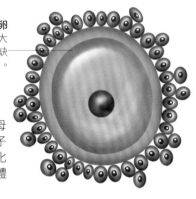

生殖細胞相對大小
有些物種的繁衍方式，例如酵母菌，依然是產生差不多大小的配子彼此結合，但是許多生物已經演化出新的方式，於是雌性生殖細胞體積變得比雄性生殖細胞大得多。

為什麼要有性？

性的主要功能是複製自身基因產生新的後代，這也是基因延續的方法。許多動物只有在雌性的繁殖期才會有繁衍行為，人類則不同，不過有些動物像是海豚也把性行為當作獲得歡愉的方式。這種人類本能已經演化出新的意義，讓男人與女人得以結合成為夫妻（擇偶）。夫妻關係在過去非常重要，因為以前單靠一方很難養育幼兒長大。性會誘發腦垂腺釋放催產素，這種荷爾蒙在擇偶方面有非常大的影響力。

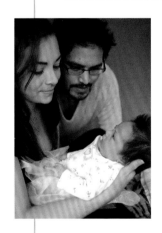

基因複製
父母的基因就活在孩子的身上，不過雙方只能把自身一半的基因給小孩。

性歡愉
人類演化歷史中大多數時間，性都是獲得歡愉的方式。這方面的藝術呈現也屬普遍，例如上方古代希臘圖像中便帶有性暗示意味。

精子競爭

只有女性和雌性能夠完全確保孩子是自己的，所以男性和雄性為了增加受精機率，必須找出方法讓自己的精子可以比潛在競爭對象更具優勢。有些動物，包括蝴蝶在內，會產生兩種精子，第一種讓卵子受精，第二種會在過程中協助第一種精子（副精子）。想要成功受精，產生更大量的精子也是一種方法。有些物種會與許多對象發生性行為，因此需要產生更多精子，也得有更大的睪丸。人類的性生活比一些猿類還要活躍，所以人類男性的睪丸比例上比大猩猩還要大。

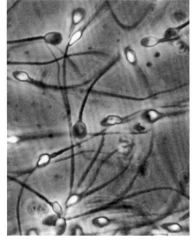

適者生存
一般而言，人類精液中每毫升有超過 1,500 萬 個精子。每個精子彼此競爭，想要成為與卵子結合的那一個，只有最符合條件的精子才會成功。

雙性人

雙性人出生時就擁有男性與女性兩種生殖器，原因可能是荷爾蒙失調，看起來既像男人也像女人。不過，雙性人未必可以同時用兩種生殖器進行生育。動物中的真性陰陽體同時擁有雄性及雌性的生殖器官，且都可以用來繁衍後代。蛞蝓、蝸牛等都有演化出來這種優勢，因為這些動物單獨生活，很少遇見同類，假如某次遇到了就可以有兩倍的機會成功繁殖。

無性繁殖

有些生物採用無性繁殖，用自我複製的方式產生下一代。無性繁殖的方式有許多種（見右側），但是每一種都不需要受精，因此產生子代的速度比有性生殖更快，且子代基因與親代完全相同。但無性繁殖無法創造基因多樣性。基因多樣性的好處是可以克服環境變化。不過對許多生物而言，無性繁殖依舊是很成功的策略，尤其適合那些不太需要與更適應環境的生物競爭，或者生存環境較少變化的物種。

優勢與缺點

無性繁殖最常出現在單細胞生物身上，例如細菌，不過許多植物和真菌也採取這種方式，有些大型動物如鞭尾蜥蜴也有無性繁殖行為。

優勢	• 不需要尋找伴侶。 • 能量可以用在複製新個體上。 • 繁殖方法快速。 • 子代身上不需要有配偶一半基因，親代基因可以完整遺傳給子代。
缺點	• 沒有基因多樣性（無法淘汰不適合的基因）。 • 無法適應環境變遷。

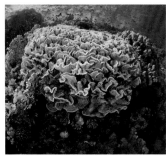

複製

有一些動物，例如珊瑚可以完全複製自己的基因產生後代。不過珊瑚也可以進行有性生殖。

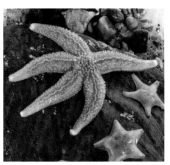

再生

再生是指動物從親代的斷肢長成新個體。海星的繁殖方式便是如此，但是斷肢必須要有中心體盤的一部分才能再生。

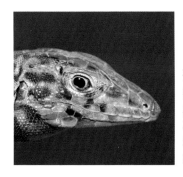

孤雌生殖

孤雌生殖是由雌性卵子發育成後代，不需要雄性精子受精。鞭尾蜥蜴就是如此繁殖的。

有性生殖

有性生殖需要兩性的基因結合，方式是透過生殖細胞受精。這種方式不一定需要插入式性行為，某些魚類的生殖細胞會釋放到水中，而不是進入雌性體內。生殖細胞都是單倍體，也就是只有正常染色體數目的一半，生殖細胞結合後形成二倍體細胞，此時才含有完整整套染色體。有性生殖產生的子代，可以具備極大的基因多樣性，從而觸發天擇。當環境發生變化，生物個體如果具備某些基因可以適應新環境，就能夠生存下來。不具備該種基因的個體則會死亡。這個現象顯示，有性生殖的生物更能夠隨著時間演化下去。

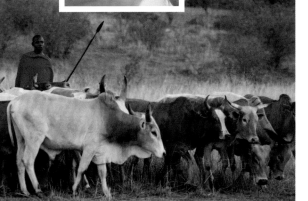

乳糖耐受

人類是演化到近代才開始攝取乳製品。早期社會中只有少數人具備可以消化乳糖的基因。乳糖是在牛奶中發現的糖類。當人類開始畜養牛羊並食用乳製品時，有些人因為具備乳糖耐受基因而產生優勢故繁衍增加，使乳糖耐受基因變得更加普遍。有些社會並沒有習慣飼養牛羊產奶，這時就很常發生乳糖不耐。

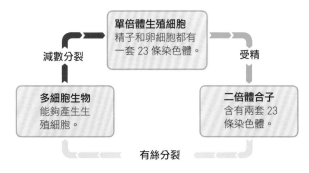

減數分裂	單倍體生殖細胞 精子和卵細胞都有一套 23 條染色體。	受精
多細胞生物 能夠產生生殖細胞。		二倍體合子 含有兩套 23 條染色體。

有絲分裂

生殖細胞結合

母細胞有 46 條染色體，減數分裂後產生單倍體，變成 23 條染色體。親代的生殖細胞彼此結合後，產生二倍體，接著有絲分裂成生命個體（請見 50 至 51 頁）。

優勢與缺點

有性生殖是目前生物主要的繁殖方式。動物界生物主要採取有性生殖，但是也見於動物界之外。

優勢	• 兩個親代可以創造基因多樣性。 • 物種更容易適應環境。 • 遺傳疾病發生機率較低。
缺點	• 需要時間才能找到配偶。 • 受孕不一定成功。 • 親代只能遺傳一半的基因給子代。

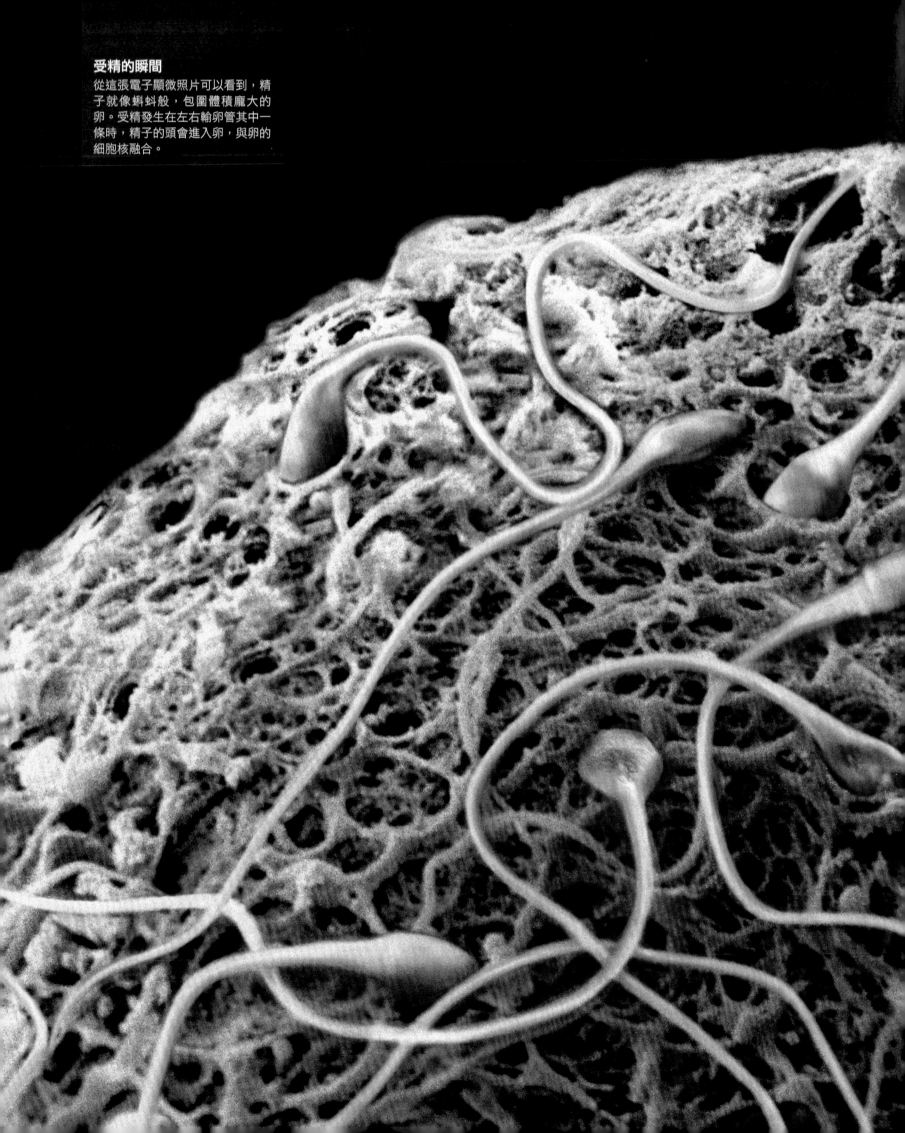

受精的瞬間

從這張電子顯微照片可以看到，精子就像蝌蚪般，包圍體積龐大的卵。受精發生在左右輸卵管其中一條時，精子的頭會進入卵，與卵的細胞核融合。

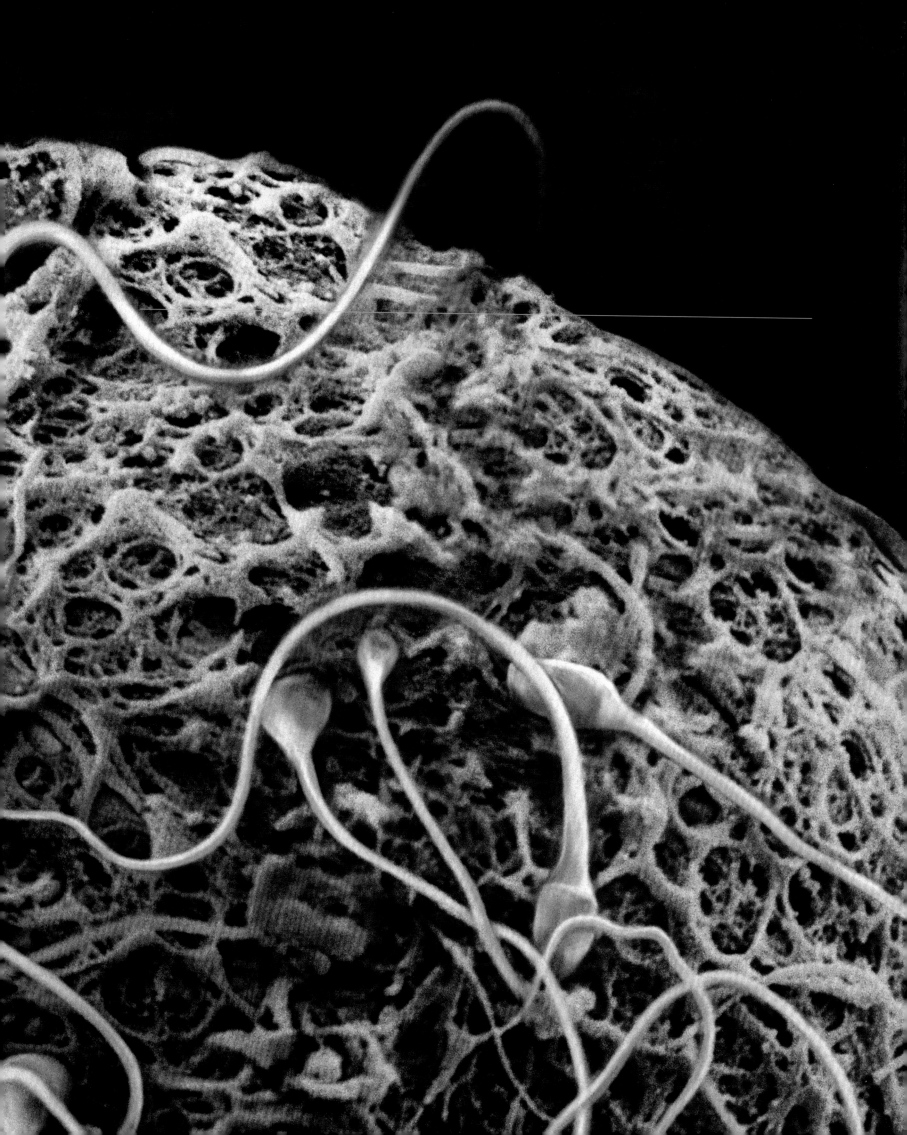

吸引力

性吸引力可能源自一種無法解釋的本能，但是這種看來神奇的化學反應背後其實有許多因素交互作用。一般認為費洛蒙這種化學訊號，加上荷爾蒙作用、視覺感知等其他未知因素，會讓我們受到其他人吸引。

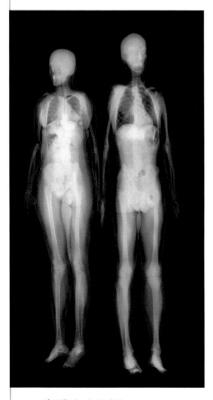

身體大小比例

婚配制度的性生活較活躍或者會形成長期配偶關係，例如人類就是如此，女性和男性的外觀會比較近似。

婚配制度如何影響外觀

　　動物生活的環境對婚配制度影響很大，也會間接對動物外觀產生巨大影響。如果環境中有許多動物生活，一大群雌性動物可能會由一隻雄性動物守護，此時雄性的身形就會比雌性大上許多，並且長出可以作為武器的身體構造，例如巨大的鹿角，用來與其他雄性打鬥，以爭取雌性的占有權。環境無法供養大型群體時，打鬥就沒有好處了，此時雄性動物可能會用華麗的外表來吸引雌性，例如色彩繽紛的羽毛，傳達出自己適合成為伴侶的訊號。

炫耀

孔雀尾巴上眼斑數量比競爭對手多時，意味著一條傳向雌孔雀的訊息：自己的基因更適合，可以遺傳給後代好基因。

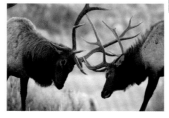

武器

雄性紅鹿會為了雌鹿的交配權大打出手。假如雄鹿的角不足以嚇阻對手，隨即會發生一場激烈的打鬥。

同型交配

　　同型交配這種生物傾向會使得雌性挑選配偶時，選擇與自己特性類似的雄性。人類下意識會用這種方式挑選伴侶，通常有相似外表和思考邏輯的人會成為夫妻。人類的這種本能可能是經由演化而來，因為這種方式更可能達成長期穩定的關係。在早期人類演化歷史中，長期穩定關係相當重要，因為小孩如果同時有父親和母親照顧，其生存機率更大。

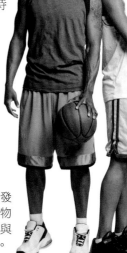

相近的體型

實行多夫多妻制或是發展長期一對一關係的物種（例如人類），雄性與雌性的體型較為相近。

月經週期與擇偶

　　月經週期的荷爾蒙波動會影響女人如何評價男人的吸引力。受孕期（排卵前後）的大多數時間，女人比較容易受到男性特質強烈的男人吸引，也就是基因差異較大的對象。這種吸引作用是無意識的，一般認為這種現象是因為與這類型男性結合可以產生遺傳學上最適合的後代。但是不在受孕期時，女人會偏好基因與自己類似、男性特質不強烈的對象，因為這樣更有可能形成夥伴關係照顧子代。雖然女人演化成在尋找配偶時傾向選擇基因最適合的男性，但是組成長期夥伴關係時則是挑選似乎更具備照顧性格的男性。

排卵與吸引力

掃描式電子顯微鏡的假色圖中，可以看見排卵瞬間釋出的卵子（粉紅色）。女人在排卵前後，潛意識中會更容易受到基因上最適合的男性吸引，也就是適合讓自己受孕產生後代的對象。

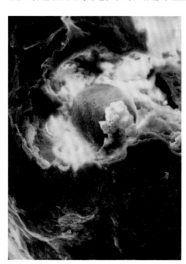

圖表

每次表演小費收入（縱軸：0, 50, 100, 150, 200, 250, 300, 350, 400）

月經週期階段（橫軸：月經期、排卵期、黃體期）

圖例
— 女性未服用避孕藥
— 女性服用避孕藥

隱蔽排卵

研究顯示鋼管舞者在排卵期獲得的小費更多。這個現象顯示出排卵前後行為變化即使不明顯，也能讓男人分辨出女人是否處在受孕期。

避孕藥的作用

　　口服避孕藥通常會抑制排卵，也就是打亂一些不明顯的訊號傳遞，讓女人無法受到具有男子氣概且基因與自己差異較大的男人吸引。這個現象的長期影響目前尚未明瞭。不過，這個作用或許可以促使女性挑選基因與自己更相似的男性，儘管理論上其後代優勢可能較小。口服避孕藥也可能影響關係穩定性，因為女性服用後會開始用不同的方式看待伴侶。

費洛蒙

費洛蒙是化學物質，同種動物散發出來彼此溝通用。有些動物用費洛蒙來標示領地範圍。螞蟻用費洛蒙留下線索，引導其他螞蟻找到食物，或者警示危險。費洛蒙對擇偶有很大的影響作用。許多物種，甚至可能包括人類在內，雌性都是用費洛蒙傳達準備好交配的訊號。研究顯示女性在排卵期時所挑選的服飾，更容易吸引男性。費洛蒙可能也是人們更容易受到基因與自己差異較大之人吸引的原因，因為如此一來後代可能具有更高的基因多樣性。

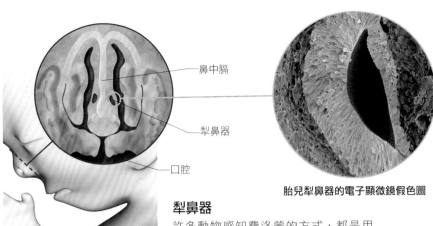

胎兒鼻腔剖面圖

鼻中膈
犁鼻器
口腔

胎兒犁鼻器的電子顯微鏡假色圖

犁鼻器

許多動物感知費洛蒙的方式，都是用鼻子裡的犁鼻器。人類只在胎兒時期有犁鼻器，之後隨著發育便會退化。

臉部的對稱性

對男性而言，臉部的吸引力，取決於臉部特徵是否足夠男性化；對女性來說，則取決於臉部特徵是否足夠女性化。臉部的對稱性，會影響我們的下意識，判斷臉部是否男性化或女性化。一般認為，臉部較為對稱或是臉部特徵比較符合性別的人，健康問題較少。所以臉部特徵也許是暗示別人自己有多健康的方式之一。臉部特徵越對稱或是越男(女)性化的人，可能是品質較好的生育對象。

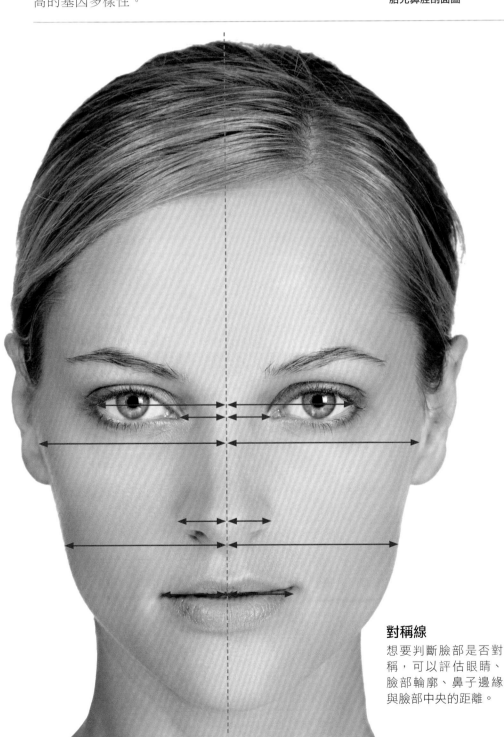

對稱線

想要判斷臉部是否對稱，可以評估眼睛、臉部輪廓、鼻子邊緣與臉部中央的距離。

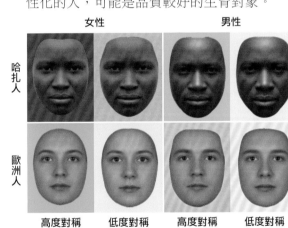

女性　　　　　男性

哈扎人

歐洲人

高度對稱　低度對稱　高度對稱　低度對稱

臉部對稱高低

上圖是從兩個人種的照片所合成的臉部圖片，分別呈現出高度及低度臉部對稱。

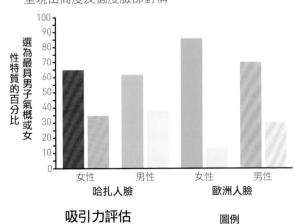

選為最具男子氣概或女性特質的百分比

女性　　男性　　女性　　男性
哈扎人臉　　　　歐洲人臉

吸引力評估

這項研究認為，臉部對稱度較高的臉，比起對稱度較低的臉，會被視為較男(女)性化。

圖例
高度對稱
低度對稱

慾望與性興奮

慾望與性興奮是有意識的性行為前奏。這些人類基本本能的發生，需要大腦、神經網路及荷爾蒙的複雜交互作用，協調身體對於感官及肉體刺激的反應。

是什麼驅動慾望？

性慾望通常源自於數種感官慾望訊號的綜合作用。視覺、聲音、味道、觸覺、甚至味覺都有助於誘發慾望。周邊神經系統偵測到刺激後，會把神經脈衝傳導給大腦的體感覺皮層，將五官得到的刺激化為感覺。想像和思考對接下來會得到什麼樣的好事一樣時，涉及到大腦許多區域，這些區域加起來稱為邊緣系統，與慾望有很深的關係。感官與想像受到刺激後，神經脈衝傳遞到下視丘，轉化為慾望及性刺激。

親吻

親吻是能高度誘發性慾的誘因。親吻需要運用嘴唇和舌頭等主要的敏感帶，還有身體上的親密接觸，啟動觸覺、味覺和嗅覺的感官刺激。

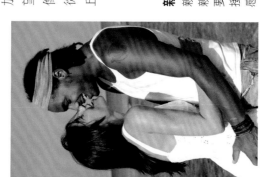

主要敏感帶

敏感帶分布密於神經以感受刺激。如上圖，大腦處理這些區域會處理神經傳遞而來的訊號，其區域大小比例與敏感帶的神經末梢數量有關。

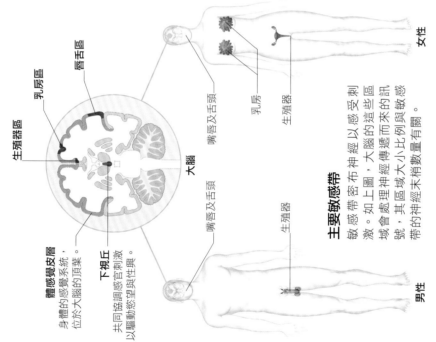

生殖器區
唇舌區
乳房區
體感覺皮層
身體的感覺系統，位於大腦的頂葉。
下視丘
共同協調感官刺激以驅動慾望與性興奮
大腦
嘴唇及舌頭
生殖器
乳房
嘴唇及舌頭
生殖器
女性
男性

分泌

男人的睪固酮是由睪丸細胞分泌（光學顯微鏡圖片中粉紅色部位）；女人則由卵巢分泌。

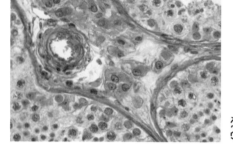

慾望的波動

慾望在一生中起起伏伏，這點可能有許多原因，包括荷爾蒙及心理因素等。以女人來講，慾望會規律地隨著月經週期中的短暫荷爾蒙變化而有所不同。睪固酮也與男人女人的長期慾望有關。青春期起會感覺到慾望快速增長，此時睪固酮濃度也開始升高。然而，慾望和睪固酮在年齡增長後都會逐漸降低。男人的睪固酮濃度高峰出現在35歲左右，女人則在停經後會各種性荷爾蒙濃度都大幅下降。

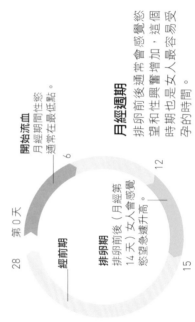

開始流血
月經期間慾望通常在最低點。

經前期
排卵期
排卵前後（月經第14天）女人會感覺慾望急速升高。

第0天
6
12
15
28

月經週期

排卵前後通常會感覺慾望和性慾增加，這個時期也是女人最容易受孕的時間。

性興奮傳遞路徑

訊號從生殖器傳遞到大腦，是藉由感覺神經以及副交感和交感神經系統（屬於自律神經系統，負責管理體內功能）。下視丘也會調節訊息傳導，發出訊號住下傳遞到脊髓，與副交感神經會產生交互作用，從生殖器到脊髓，直接作用於副交感神經，提高生殖器的性興奮，包括勃起組織脹大，同時向大腦傳遞訊號，放大性興奮。這一連串活動會起來建立起來後，直到爆發點才會停下，並輪到交感神經發揮作用而產生性高潮。

性反應

男人和女人的性興奮都是由脊髓和大腦間脈衝傳遞所控制；神經訊號為複雜交互作用而產生性興奮，最後化為性高潮。想要避免在過早時機不對時出現性興奮，橋腦（位於腦幹）可以經由交感神經傳遞抑制訊號。

圖例
交感神經纖維
副交感神經纖維
陰部神經

1 腦部訊號
神經脈衝從下視丘傳到脊髓，在生殖器產生性興奮；愉悅的感覺隨後會回傳到大腦。抑制訊號則由橋腦發出。

下視丘
橋腦
脊髓

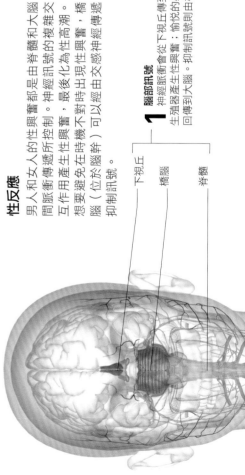

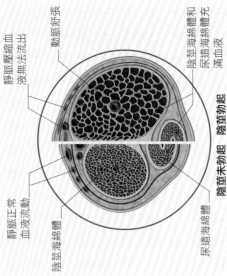
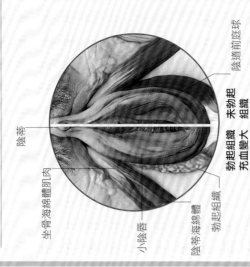

脹大

產生性興奮時，男性陰莖和女性的陰蒂陰唇這些勃起組織會開始充血，這是因為接受到副交感神經纖維傳來訊號。陰莖脹大勃起直立並變得堅硬才能夠插入，陰蒂陰唇脹大可以讓女人從性交中獲得更多愉悅感。

靜脈正常血液流動
動脈舒張
陰莖海綿體
尿道海綿體
陰莖未勃起
陰莖勃起
靜脈壓縮血液無法流出
陰莖海綿體和尿道海綿體充滿血液

男性勃起組織

性興奮時，動脈會供應血流使陰莖脹大，過程中有大量血液進入海綿狀勃起組織。靜脈會受到壓縮，防止血液從陰莖流出，如此一來便可以維持勃起。

陰道前庭球
未勃起組織
勃起組織充血變大
陰蒂
小陰唇
坐骨海綿體肌肉
陰蒂海綿體
勃起組織

女性勃起組織

女性的勃起組織與男性類似，但是尺寸小很多。性興奮使得陰莖海綿體充血變大時，陰蒂海綿體也會變大。血液使得陰蒂海綿體充血變大，陰蒂勃起。外生殖器（陰戶）在性興奮時也會充血脹大。

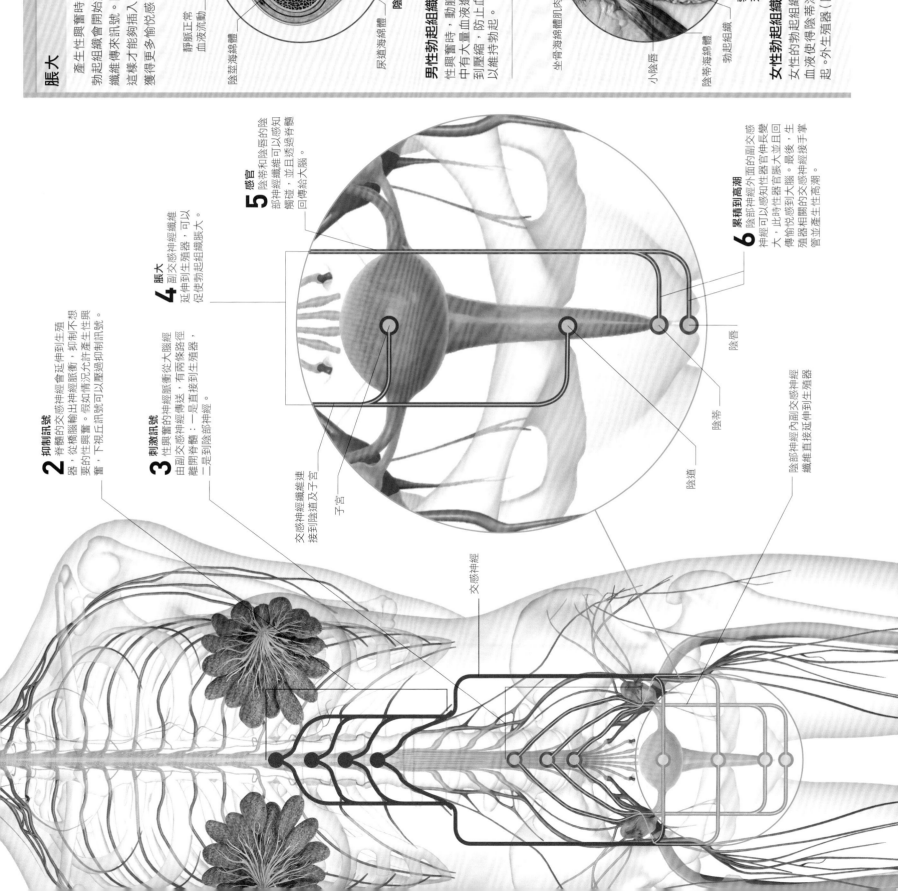

2 抑制訊號
脊髓的交感神經會延伸到生殖器，從橋腦輸出神經脈衝，抑制不想要的性興奮。假如情況允許產生性興奮，下視丘訊號可以壓過這些抑制訊號。

3 刺激訊號
由副交感神經的神經脈衝從大腦傳送，離開脊髓，有兩條路經傳送到性殖器，一是直接到性生殖器，一是到陰部神經。

4 脹大
副交感神經纖維延伸到生殖器，可以促使勃起組織脹大。

5 感官
陰蒂和陰唇的陰部神經纖維可以感知觸碰，並且透過脊髓回傳給大腦。

6 累積到高潮
陰部神經可以感知性器官伸長脹大，此時性器官會脹大並且傳回大腦。最後，生殖器相關的交感神經接手掌管並產生性高潮。

交感神經纖維連接到陰道及子宮
交感神經
陰部神經內與副交感神經纖維直接延伸到生殖器
子宮
陰道
陰蒂
陰唇

性的行為

人類的性行為是為了受孕，以及肉體愉悅和情感連結。大多數動物則不一樣，性只是用來繁衍。

性行為

性行為通常是陰莖插入陰道。這個動作需要陰莖勃起以及足夠的潤滑，才能順利進入陰道而不會感到疼痛。陰道腺體分泌物具有潤滑作用，男性生殖器官部位的副性腺分泌物則可以潤滑男性尿道。陰莖的頭部（陰莖頭）有數百個感覺神經末梢，在陰莖進出陰道時會受到刺激。這個動作也會刺激陰蒂陰道的神經末梢。性愉悅不斷產生累積後通常會出現性高潮。男性比女性容易性高潮。

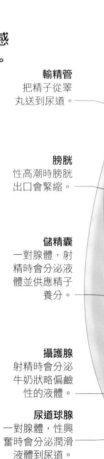

輸精管
把精子從睪丸送到尿道。

膀胱
性高潮時膀胱出口會緊縮。

儲精囊
一對腺體，射精時會分泌液體並供應精子養分。

攝護腺
射精時會分泌牛奶狀略偏鹼性的液體。

尿道球腺
一對腺體，性興奮時會分泌潤滑液體到尿道。

會陰肌肉
性高潮時收縮以緊閉肛門避免排便。

尿道
雙重管道，既可以排尿亦可為射精之用，性高潮時會阻止尿液排出。

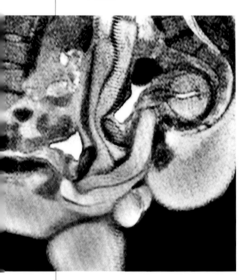

插入

此 MRI 磁振造影掃描顯示性行為過程中，陰莖大部分都在陰道外側。陰莖插入時大致上呈現迴旋鏢形狀。

性行為

性行為時刺激生殖器部位神經末梢最後產生性高潮，於是精液從男性身體進入女性生殖通道。假如性行為的時間就在排卵時，結果便可能受孕。

性的階段

男人與女人的性都可以分成四個階段。第一階段是興奮，肉體或精神上引起性慾的刺激產生性興奮，勃起組織出現潤滑並且脹大。第二階段是高原期，勃起組織會脹至最大，性興奮達到最強烈。前兩個階段的時間長短不一。第三個階段為時短暫，是性高潮發生的時候。性高潮後便是不應期，此時勃起組織放鬆，男性會有段時間無法再次勃起。

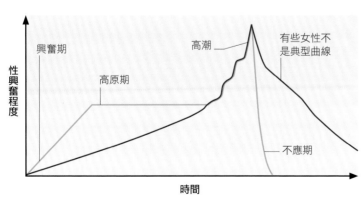

圖例
— 典型曲線
— 非典型女性曲線

興奮期
高原期
高潮
有些女性不是典型曲線
性興奮程度
不應期
時間

性興奮

左圖呈現出性的四階段典型曲線圖（綠線）。大多數人經歷的四個階段都差不多，但是女人的性反應曲線（紫線）可能與典型曲線不同。

愛的荷爾蒙

催產素是由腦垂腺分泌進入血流中，運送到乳房及子宮等器官。催產素有許多功能，其中也會關係到性行為、高潮、懷孕、分娩、泌乳及伴侶關係。有人認為催產素可以維繫夫妻在性行為後形成穩定配偶關係（請見 58 頁）。

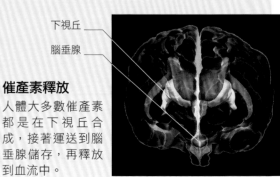

下視丘
腦垂腺

催產素釋放

人體大多數催產素都是在下視丘合成，接著運送到腦垂腺儲存，再釋放到血流中。

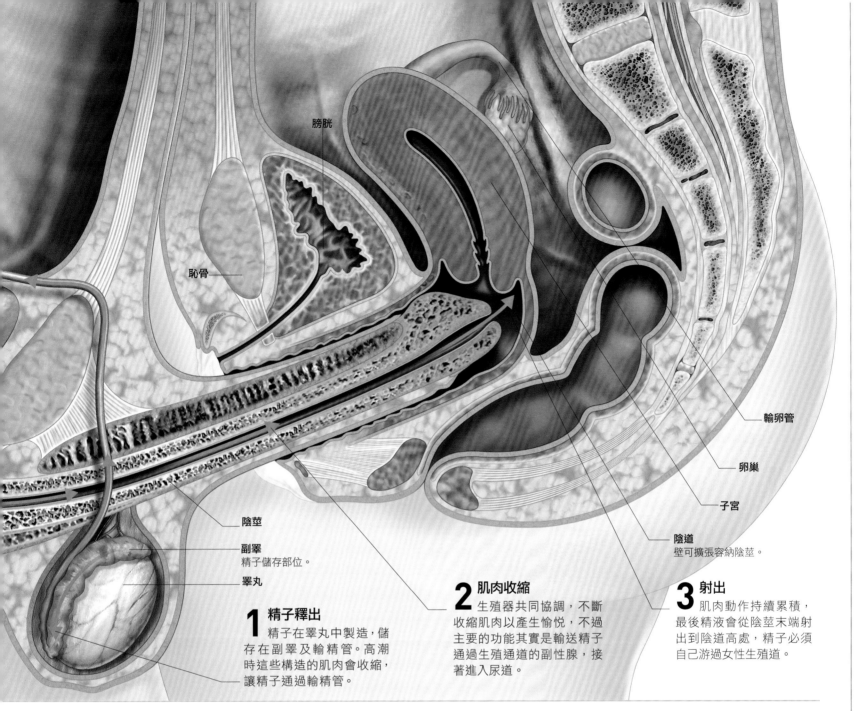

膀胱

恥骨

陰莖

副睪
精子儲存部位。

睪丸

輸卵管

卵巢

子宮

陰道
壁可擴張容納陰莖。

1 精子釋出
精子在睪丸中製造，儲存在副睪及輸精管。高潮時這些構造的肌肉會收縮，讓精子通過輸精管。

2 肌肉收縮
生殖器共同協調，不斷收縮肌肉以產生愉悅，不過主要的功能其實是輸送精子通過生殖通道的副性腺，接著進入尿道。

3 射出
肌肉動作持續累積，最後精液會從陰莖末端射出到陰道高處，精子必須自己游過女性生殖道。

性高潮

高潮是性愉悅的最高點，為交感神經之作用（請見 64 至 65 頁）。高潮相關的交感神經從下背薦骨區離開脊髓，延伸到下骨盆肌肉，讓這些肌肉可以做出規律收縮。交感神經也會讓膀胱出口收縮緊閉，所以高潮時不會發生排尿。每次高潮時肌肉收縮數目可能不同，通常會有 10 到 15 條肌肉收縮。

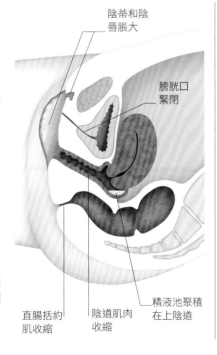

陰蒂和陰唇脹大

膀胱口緊閉

直腸括約肌收縮

陰道肌肉收縮

精液池聚積在上陰道

精子在女性高潮時
精液聚集在上陰道，精子必須泳動直到通過子宮頸。性高潮收縮可能有助於打開子宮頸，讓精液移動到輸卵管。

射精

男性下骨盆肌肉規律收縮，例如陰莖底部球海綿體肌肉收縮，會把精液從生殖通道射出。精液內含有精子和輸精管液體，以及儲精囊、攝護腺、尿道球腺等副性腺分泌液體。精液屬於鹼性，可以抵消陰道的酸性，讓精子泳動。高潮時第一次和第七次收縮會射出精液到陰道頂部。精子獲能以後才能活化，具備使卵受精的能力（請見 80 頁）。

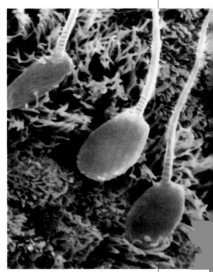

精子的路程
此顯微鏡假色圖顯示出精子在女性生殖道中。黏膜細胞（紫色）會分泌液體包覆並保護精子。

節育

人類節育行之有年，以避免發生不想要的懷孕。現今已有許多種可行方法，大多數人都可以找到適合自己的方式。

節育重要性

對許多人來講，節育單純是在享受性愛之餘可以免於懷孕恐懼。不過，其實節育也是一個很重要的環節，讓全世界的女人更有機會發揮所長。此外，節育也對性的衛生與健康有巨大貢獻。開發中國家藉由減少非預期懷孕，讓女性有機會接受教育以及出門工作。

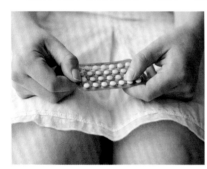

懷孕選擇
避孕藥及其他節育方法讓人類可以享受性愛，規畫在適合的時候懷孕。

節育方法

天然方法，像是中斷性交以及阻隔法，都有數百年使用歷史。現代方法是從 1960 年代開始盛行，目前主要的節育方式有阻隔法、荷爾蒙法及子宮內避孕器（IUD）。這些都可以拿來作為避孕方法，避免精子讓卵子受精，或者避免受精卵在子宮著床。

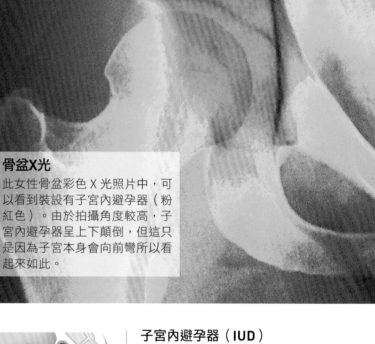

骨盆X光
此女性骨盆彩色 X 光照片中，可以看到裝設有子宮內避孕器（粉紅色）。由於拍攝角度較高，子宮內避孕器呈上下顛倒，但這只是因為子宮本身會向前彎所以看起來如此。

阻隔法

阻隔法是利用物理屏障避免精子接觸卵子，主要有四種方法：男用保險套、女用保險套、宮頸帽及避孕隔膜。保險套通常用完需要拋棄；宮頸帽和避孕隔膜則可以使用一段時間。阻隔法都是阻止精子通過子宮頸進入子宮，以避免懷孕。保險套還能預防性傳染病。阻隔法廣為大眾所用是因為價格較低廉也容易使用，但是避孕效果可能比其他方式差一點。假如女性每次性行為都使用保險套，還是有 2% 的機率可能懷孕。宮頸帽和避孕隔膜的避孕成功率比保險套更低，但是可以同時使用殺精劑（一種可以殺死精子的凝膠）增強避孕效果。

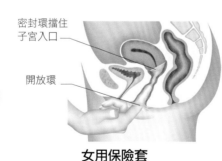

密封環擋住子宮入口
開放環

女用保險套
由塑膠或橡膠製成薄袋狀構造，前後有兩個彈性環，一個放在陰道深處，另一個放在體外。

子宮內避孕器（IUD）

子宮內避孕器必須由醫師置入體內，可以放置數年，具有長期避孕效果。子宮內避孕器主要有兩種，一種由銅製成，另一種含有黃體素。兩種都可以刺激子宮釋放前列腺素，讓卵和精子無法在子宮生存。黃體素釋放型子宮內避孕器（也稱為子宮內投藥系統）還能使子宮內膜變薄，增加子宮頸黏液，並且阻止排卵。子宮內避孕器的功能是避免受精，但也能避免著床。

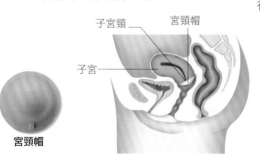

男用保險套
通常由乳膠製成。將男用保險套穿戴在陰莖上再進行性行為，用完就該丟棄。

子宮頸　宮頸帽
子宮

宮頸帽

宮頸帽
小型彈性帽狀結構，由橡膠製成，置於陰道高處，緊密附著在子宮頸以擋住子宮入口。

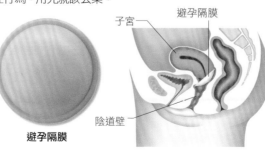

子宮　避孕隔膜
陰道壁
避孕隔膜

避孕隔膜
避孕隔膜比宮頸帽大。結構呈圓頂狀，外圍是彈性環，可以固定在陰道壁上，阻擋子宮入口。

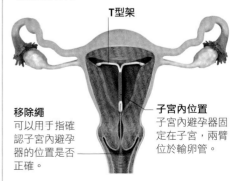

T型架

移除繩
可以用于指確認子宮內避孕器的位置是否正確。

子宮內位置
子宮內避孕器固定在子宮，兩臂位於輸卵管。

裝設子宮內避孕器
先以小型工具量測子宮大小，然後才裝設子宮內避孕器。黃體素子宮內避孕器通常尺寸較大，較不容易放入未生育女性體內。

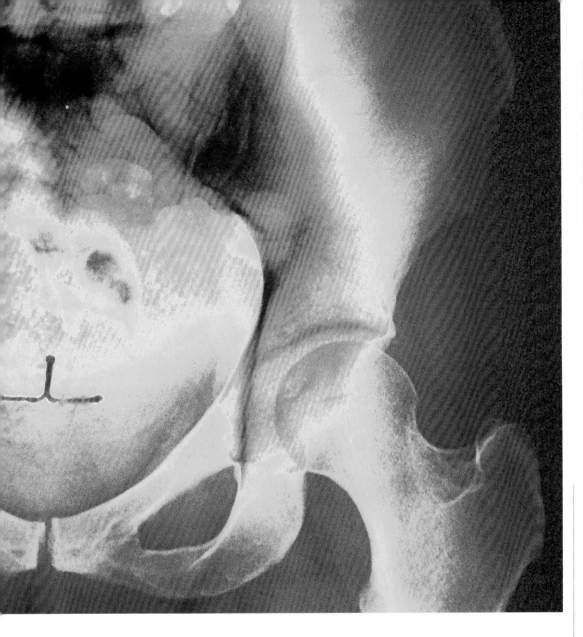

荷爾蒙法

荷爾蒙法中最常見的是複方口服避孕藥，含有高濃度雌激素和黃體素，這兩種成分也天然存在於人體中。每個月黃體素和雌激素自然減少時，腦垂腺會產生濾泡刺激素（FSH）和黃體生成素（LH）促使排卵。避孕藥含有高濃度雌激素和黃體素，可避免上述排卵機制。避孕植入裝置、避孕貼及陰道環也都能穩定釋放荷爾蒙以阻止排卵。單一黃體素避孕藥（俗稱迷你丸）亦可避免排卵，不過成功機率比複方避孕藥低。迷你丸的主要作用是使子宮頸黏液變得更加黏稠，從而阻礙精子前往輸卵管。

利用荷爾蒙避孕

避孕藥中的荷爾蒙成分可以用不同方式打斷月經週期，因此可以依據個人情況調整。

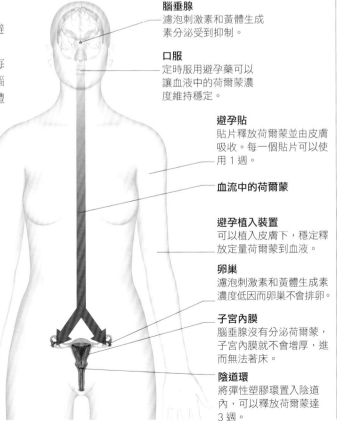

腦垂腺
濾泡刺激素和黃體生成素分泌受到抑制。

口服
定時服用避孕藥可以讓血液中的荷爾蒙濃度維持穩定。

避孕貼
貼片釋放荷爾蒙並由皮膚吸收。每一個貼片可以使用1週。

血流中的荷爾蒙

避孕植入裝置
可以植入皮膚下，穩定釋放定量荷爾蒙到血液。

卵巢
濾泡刺激素和黃體生成素濃度低因而卵巢不會排卵。

子宮內膜
腦垂腺沒有分泌荷爾蒙，子宮內膜就不會增厚，進而無法著床。

陰道環
將彈性塑膠環置入陰道內，可以釋放荷爾蒙達3週。

雌激素作用

雌激素有許多種，但皆是由濾泡刺激素和黃體生成素刺激卵巢製造。脊椎動物的生殖週期全都與雌激素有關。雌激素是複方口服避孕藥的重要成分，事後避孕藥中也有。避孕方法中使用的雌激素通常是人工合成，但是有些處方藥的雌激素萃取自懷孕母馬尿液。

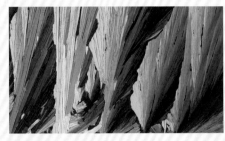

雌二醇
光學顯微鏡照片中可以看到雌二醇結晶。雌二醇是其中一種雌激素，可以控制月經週期。

緊急避孕

事後避孕藥是統稱，其實有許多種不同藥物，作用皆是在無防護措施性行為後避免懷孕。有些事後藥含有類黃體素荷爾蒙，其他可能同時含有雌激素和黃體素，美服培酮（mifepristone）只有特定國家允許用於緊急避孕，可以抑制黃體素作用。雖然成分不同，但是事後藥都是用兩種方式避免受精：一是延遲排卵，二是增加精子接觸卵的難度。然而，主要的作用機制還是延遲排卵，因此假如排卵已經發生，事後避孕藥的作用就會下降。子宮內避孕器的效果比避孕藥更好一些，也可以作為緊急避孕措施，因其可以阻止受精卵著床。

臨時措施

緊急避孕設計用於避孕失敗時。有些藥物或子宮內避孕器可以用於性行為發生後以避免懷孕。

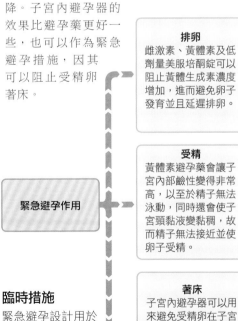

緊急避孕作用

排卵
雌激素、黃體素及低劑量美服培酮錠可以阻止黃體生成素濃度增加，進而避免卵子發育並且延遲排卵。

受精
黃體素避孕藥會讓子宮內部鹼性變得非常高，以至於精子無法泳動，同時還會使子宮頸黏液變黏稠，故而精子無法接近並使卵子受精。

著床
子宮內避孕器可以用來避免受精卵在子宮內膜著床。高劑量美服培酮也可以避免著床，但是低劑量的作用目前尚不清楚。

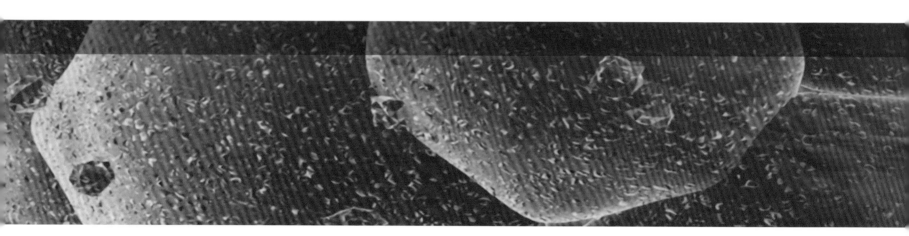

排卵時，女性卵巢內成熟濾泡會破裂釋出卵子。卵子從輸卵管往下移動到子宮時，如果遇到精子就可能受精。受精卵經過許許多多複雜過程後，會先變成一團細胞球。一段時間後，細胞球發育成胚胎，初步具有人類基本型態，胎兒開始可以做出動作和反應，最後發育完整成為嬰兒，做好準備以離開母體生存。母親的身體在懷孕過程中，會出現一系列變化，以支持胎兒生長並為他們提供養分。

從受孕到分娩

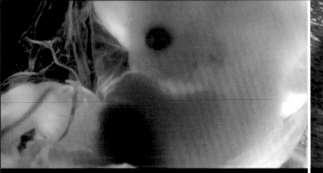

眼芽和肝

胎兒8週大時已經出現原始眼睛構造。腹部黑色區域是發育中的肝臟。

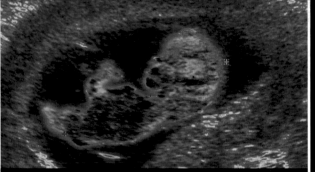

第12週超音波

超音波可以測量胎兒，協助計算已懷孕多久並且追蹤生長情況。

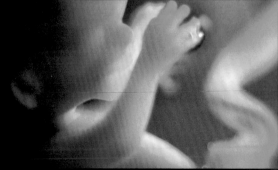

外耳及手指腳趾

第12週時可以看見頭部側邊有小小外耳，手指和腳趾也都已經分開。

第一孕期
1至3個月｜1至12週

單細胞受精卵在第一孕期時埋入子宮，漸漸地會看起來像小小的人類，
胚胎的主要器官系統也在這個時期逐漸開始正常運作。

第一孕期會出現大幅度成長發育。單細胞受精卵快速分裂成胚胎，然後長成胎兒。雖然器官還需要許多時間成長與成熟，但是第一孕期尾聲時胎兒已經看起來像個人類，具備臉部五官及感覺器官，小小的四肢末端也有手指和腳趾，甚至已經長出味蕾、指紋與腳指甲。大腦、神經系統及肌肉全都開始運作，胚胎出現不隨意反射，包括一些比較大的動作、吞嚥、打嗝、呵欠和排尿等。

這個時期人類的初始發育可能面臨許多危險。當器官形成時，胚胎尤其容易受到有害物質影響，例如藥物、汙染以及感染。第一孕期是最容易發生先天損傷的時期，流產也最常在此時發生，但是隨著第一孕期逐漸到了尾聲，風險也會大幅降低。雖然女性可能在第3個月前都還沒意識到自己懷孕，但是應該會發覺腰圍變大，也會出現其他早期症狀，例如感到噁心。許多女性可能會選擇在懷孕前三個月過後才宣布自己懷孕。

時間線

	第1週	第2至3週	第4週	第5至6週
母親	懷孕是從月經開始算起。月經後一個月內受孕就會懷孕。卵巢濾泡逐漸成熟，準備好排卵。	濾泡刺激素（FSH）會讓卵在濾泡內成熟。濾泡移動到卵巢表面並且破裂，釋放出成熟卵子。子宮內膜增厚做好懷孕準備。排卵時，基礎體溫會上升，子宮頸黏液變得稀薄。	子宮內膜增厚準備好接受囊胚並提供養分。子宮頸形成黏液塞，保護子宮避免感染。	即使還沒發現下一次月經沒來，驗孕時也可能呈陽性。早期懷孕症狀可能包括噁心、排尿次數增加、疲倦及乳房敏感。

第1個月	第1週	第2週	第3週	第4週	第2個月	第5週	第6週

	第1至2週	第3週	第4週	第5至6週
胎兒	成熟卵子從卵巢釋出後，會從輸卵管往下移動到子宮。假如女性在排卵期有性行為，精子會往上游到輸卵管與卵子接觸，因此可能受精。	假如受孕成功，受精卵會從輸卵管往下移動。分泌人類絨毛膜促性腺激素（hCG），暫時停止月經週期。	囊胚著床在子宮內膜，發育出一個中間是液體的結構，之後會變成卵黃囊，把胚胎細胞跟胎盤細胞分開。	胚胎分裂成三層結構，細胞開始特化。最外層形成神經管，之後會發育成腦和脊髓。中間層鼓起處形成心臟，會分裂成四個腔室，讓血液在全身循環。

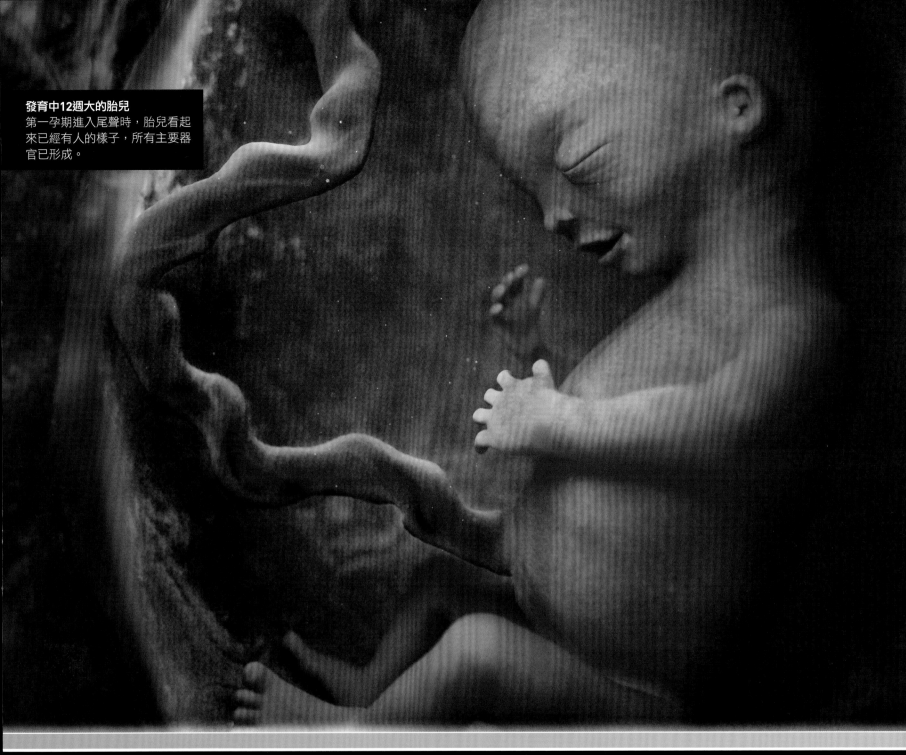

發育中12週大的胎兒
第一孕期進入尾聲時，胎兒看起來已經有人的樣子，所有主要器官已形成。

第7至8週

代謝加速、心肺效率上升，血量也會增多以供應懷孕時期所增加的需求。
體重可能明顯增加。
有些女性會出現噁心、味覺和嗅覺敏感以及想要吃東西。

第9至10週

胸圍腰圍增加，可能覺得衣服緊。
子宮變大可能壓迫到下脊柱導致背痛。
血流增加可能會讓有些女性感到燥熱不舒服。
荷爾蒙變化會增加陰道分泌物。

第11至12週

子宮變大往上超出骨盆範圍，在恥骨上方也能感覺到子宮。
肚子可能開始突出。
精神變好，頻尿症狀緩解。
可能受到靜脈曲張或痔瘡困擾。
乳頭、乳暈及雀斑顏色變深。臉上可能出現褐斑。

| 第7週 | 第8週 | 第9週 | 第10週 | 第11週 | 第12週 |

第3個月

第7週

腸鼓起形成胃。

肢芽發育出槳狀末端。

第8週

胎盤逐漸發育形成，卵黃囊開始消失。

四肢變長，發育出手肘及相連的手指腳趾。原始尾巴縮小。

第9至10週

鼻子、嘴巴及嘴唇幾乎已完全長好，眼睛移到臉的前面。眼瞼相連覆蓋眼球。

從膀胱長出芽，往上生長連接發育中的腎臟。
性腺發育成睪丸或卵巢，卵巢開始產生卵子。

第11至12週

 嘴巴可以開合，也可以吞嚥，還長出小牙胚。
應該可以聽到心跳。

 腦細胞快速增加，大腦發育並分成兩個半球。
胎兒出現反射動作，腹部受壓時會有所反應。

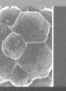

1個月 | 1至4週

懷孕是從女性最後一次月經開始算起，從此時開始的兩週內，身體已經做好準備可以受孕。受精卵一邊快速細胞分裂，一邊移動到子宮著床，胚胎會在子宮發育。

第 1 週

　　子宮內膜在上一個月經週期已經增厚，做好準備接受受精卵。假如沒有受孕，增厚的內膜會脫落。假如這個月受孕了，這次月經就算是懷孕的開始。女性如果計畫好要懷孕，可能已經開始攝取葉酸，要注意飲食健康加上規律運動，讓身體用最好的狀態迎接懷孕。女性為了盡可能地提高受孕機率，可能也會測量基礎體溫，記錄子宮頸黏液變化，計算何時排卵。月經週期的荷爾蒙變化會促使左右卵巢數個濾泡成熟。

身體監測
女性觀察自身細微變化，可以察覺何時排卵。

月經
電子顯微鏡照片中可以看到，子宮內膜上層在月經時剝落。下層會重新生成子宮內膜。

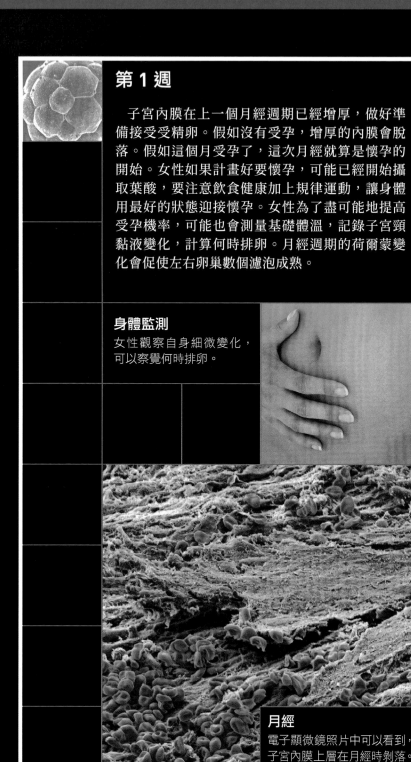

第 2 週

　　月經流量減少後，週期性荷爾蒙變化受到腦垂腺調控，會讓子宮內膜再度增厚以準備懷孕。於此同時，卵巢濾泡開始成熟。第2週結束時，其中一個濾泡會完全成熟並且在卵巢表面破裂。排卵時基礎體溫（休息時身體最低溫度）明顯升高，子宮頸黏液也會變得稀薄且具有延展性。排卵後，卵子會由輸卵管末端葉狀體（輸卵管的繖部）捕捉，緩緩沿著輸卵管往下移動，準備好看看是否有精子來了。月經週期第14天時進行性行為，是受孕的最好時機。

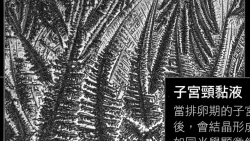

子宮頸黏液
當排卵期的子宮頸黏液乾掉後，會結晶形成蕨狀紋路，如同光學顯微鏡照片所示。

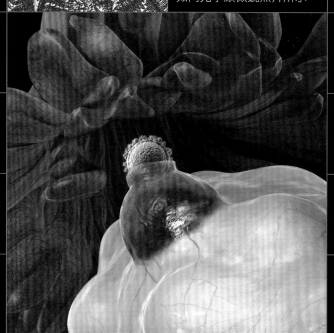

排卵
大約在月經週期第14天，濾泡刺激素和黃體生成素會急遽增加，讓卵巢表面出現一個鼓起，破裂後會釋出成熟卵子。

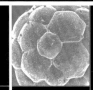

第 3 週

單次射精可以射出將近3億5,000萬個精子，但是只有千分之一可以通過子宮頸進入子宮，最後只有200個抵達有卵子的那個輸卵管。受孕時，單一精子會進入卵子，接著阻絕其他精子進入。受精卵會製造一種稱為人類絨毛膜促性腺激素（簡稱hCG）的荷爾蒙，不斷刺激黃體素生成，以維持子宮內膜，並且停止月經週期。卵子從輸卵管往下移動，同時分裂形成兩個細胞的合子，接著變成一團小細胞，稱作胚葉細胞。受精卵抵達子宮時，已經變成大約100個細胞的球狀體，稱為囊胚。

性行為
陰莖深入陰道的性姿勢有助於受孕，性行為後抬腿也有幫助。

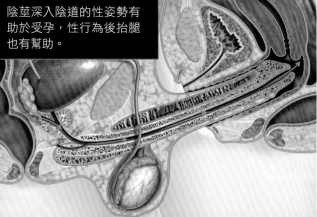

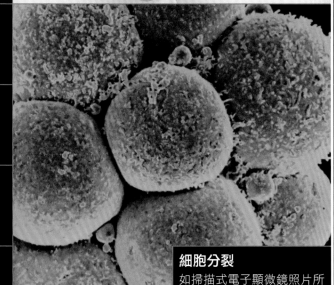

細胞分裂
如掃描式電子顯微鏡照片所示，最初的合子會不斷分裂變成一團胚胎細胞。

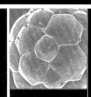

第 4 週

受孕後平均第6天時，囊胚就會抵達子宮，此時子宮內膜已經呈現增厚狀態，準備好著床以及提供養分。荷爾蒙也會使得子宮頸黏液變濃稠，在子宮頸形成塞子，可於懷孕過程保護子宮避免感染，因為感染源可能從陰道進入跑到上頭。此時，囊胚會形成中間充滿液體的腔狀結構並分成兩層細胞。外層（滋養層）伸入子宮內膜，形成胎盤；內層物質會形成早期胚胎（胚球層），細胞則分化成兩層胚盤。中間充滿液體的腔狀構造會變成卵黃囊，在早期幾週提供胚胎養分，直到胎盤產生。

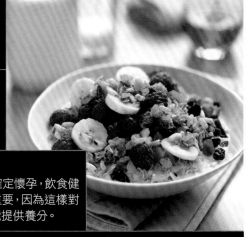

飲食均衡
即使還沒有確定懷孕，飲食健康還是非常重要，因為這樣對胚胎有益也能提供養分。

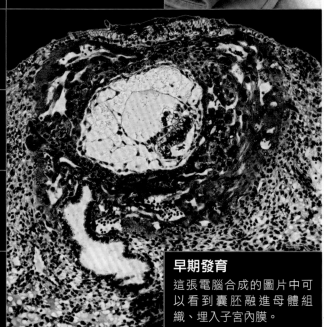

早期發育
這張電腦合成的圖片中可以看到囊胚融進母體組織、埋入子宮內膜。

1個月｜1至4週
母體與胚胎

每次月經週期開始時，女性身體也同準備迎接懷孕。

月經剛開始後的兩週內不會出現排卵徵兆，也不會為了懷孕而產生子宮內膜變化。子宮內膜剝落後會產生新的內膜，並且在接下來一兩週內增厚。在黃體素和雌激素的影響下，子宮內膜變厚，充滿養分以便協助受精胚胎順利成功著床。

每次月經的受孕機率大約40%。受孕成功的第一條線索可能是出現輕微著床出血，有時可能會誤以為是小流量月經，不過月經通常來得比較晚。第4週左右時可以驗孕看看是否懷孕。

母體

🫀 每分鐘65下
🩸 收縮壓107 mmHg／舒張壓70 mmHg
💧 4.26公升

胚胎著床時，hCG荷爾蒙開始釋放。母親尿液驗孕可偵測得到hCG。

20%

女性中大約有20%的人在懷孕前幾週時，會變得對氣味更加敏感。

卵子釋放後會存活24小時等待受精。

懷孕4週母體

圖中看到的母體與正常女性身體解剖圖看起來無異，因為此時還太早所以看不到母體主要器官的內部位置和大小出現任何明顯變化。

肺
圖中肺在正常位置。懷孕時橫膈膜會往上，屆時肺必須產生新的適應。

腸
橫結腸正常位置是位於胃下方、小腸上方。隨著懷孕時間增加，腸會往上位移，因為子宮會擴張超出骨盆。

子宮
子宮大小差不多是一顆梨子，受到骨盆保護。

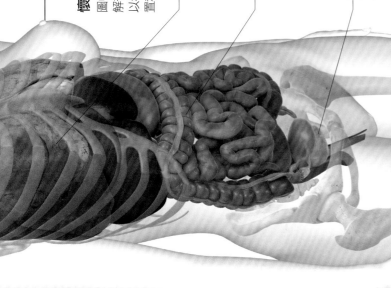

統計數據

胚胎

胚胎的性別是由精子決定。假如精子攜帶Y染色體，胚胎就是男性；X染色體則使胚胎變女性。

胚胎3週大時，心藏開始跳動，速度相對較慢，約每分鐘20到25下，第3個月時心跳速度會大幅增加到每分鐘157下。

1公釐

第28天時，胚胎每天會長大1公釐，但比例上還是頭比較大。

經過細胞分裂後，囊胚進入子宮腔準備著床時，大約有100到150個細胞，呈現球體並且分為三層。

1 2 3 4 5 6 7 8 9 10 11 12 13 14 15 16 17 18 19 20 21 22 23 24 25 26 27 28 29 30 31 32 33 34 35 36 37 38 39 40

第2週

許多精子抵達卵子，隨即開始試圖進入卵子。當有一個精子成功鑽進去後，卵子外壁會去極化，阻止其他精子進入使卵子受精。

放線冠
體積相對較大的卵細胞四周包圍著較小的放線冠細胞。

輸卵管
受精發生在輸卵管最寬的部位，也就是壺腹。

受精
精子快要從外壁進入使卵子受精。

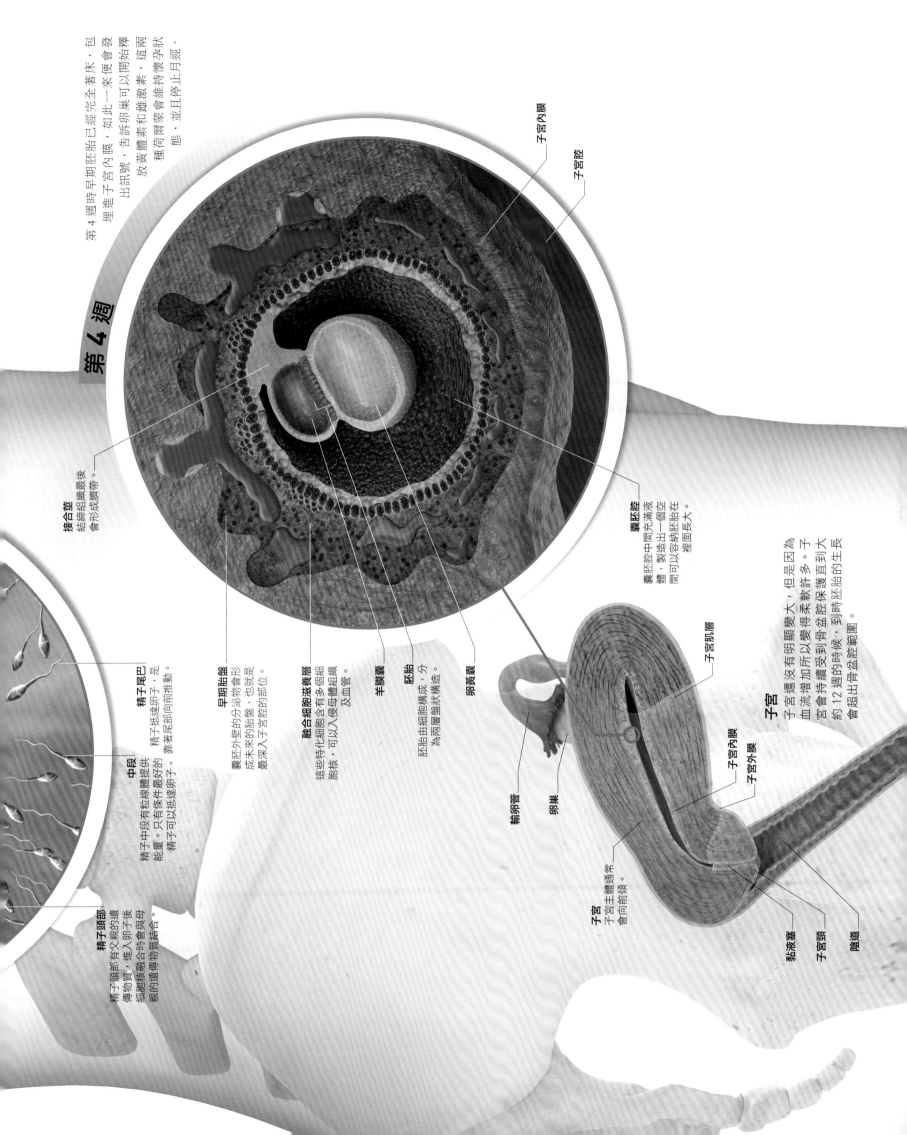

第 4 週時早期胚胎已經完全著床，包埋進子宮內膜，如此一來便會發出訊號，告訴卵巢可以開始釋放黃體素和雌激素，這兩種荷爾蒙會維持懷孕狀態，並且停止月經。

子宮內膜

子宮腔

接合莖
結締組織最後會形成臍帶。

囊胚腔
囊胚腔中間充滿液體，製造出一個空間可以容納胚胎在裡面長大。

早期胎盤
囊胚外壁的分泌物會形成未來的胎盤，也就是最深入子宮腔的部位。

融合細胞滋養層
這些特化細胞合有多個細胞核，可以入侵母體組織及血管。

羊膜囊

胚胎
胚胎由細胞構成，分為兩個層層狀構造。

卵黃囊

精子頭部的遺
精子頭部有父親的遺傳物質，進入卵會與母細胞核融合時會與母親的遺傳物質結合。

中段
精子中段有粒線體提供能量。只有條件最好的精子可以抵達卵子。

精子尾巴
精子抵達卵子，是靠著尾部向前推動。

子宮肌層

輸卵管

卵巢

子宮內膜

子宮外膜

子宮
子宮還沒有明顯變大，但是因為子宮持續變軟，到骨盆腔保護直到大約 12 週的時候，到時胚胎的生長會超出骨盆腔範圍。

子宮
子宮主體通常會向前傾。

黏液塞

子宮頸

陰道

母體

開始懷孕時

從受孕起，母體會產生荷爾蒙變化，讓子宮準備好接受懷孕（著床）並且適應發育中胚胎的未來需求。為了適應懷孕，子宮的體積會增大超過 500 倍，身體會發生許多荷爾蒙及代謝變化，以便平衡母體與胎兒的需求。一般孕期從排卵算起平均為 266 天（38 週）。簡單來講，懷孕週數是從最後一次月經的第一天算起，所以通常會提早兩週，因此也可以算成懷孕 280 天（40 週）。

排卵
通常在月經週期第 14 天，受孕可能發生在排卵之後

最後一次月經
視為懷孕的第一天。

超過妊娠週數
懷孕時間超過一般的 40 週。

足月
胎兒視為足月。

早產
第 24 至 37 週時，胎兒已足以存活且發育完整。

預產期
最後一次月經的第一天後 280 天。

預產期計算
這張簡便的年曆盤可以用來計算，從最後一次月經首日算起，預產期是什麼時候。

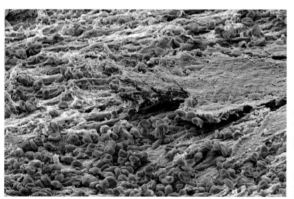

月經
電子顯微鏡照片顯示，子宮內膜（紅色層）剝落。紅點是紅血球，來自底層血管。

葉酸

葉酸屬於維生素 B 的一種，水果及許多綠色蔬菜都含有葉酸，可以降低脊柱裂風險（脊髓脊椎缺陷）達 75%。然而，即使非常注意飲食健康，還是可能無法提供足量葉酸，因此都會建議女性計畫懷孕時補充葉酸。葉酸應從懷孕前三個月開始攝取，持續直到孕期初期的三個月時結束。

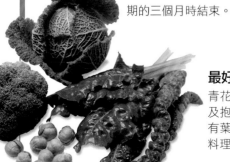

最好的蔬菜
青花椰菜、菠菜及抱子甘藍都含有葉酸。最好的料理方式是蒸。

子宮變化

受孕後，子宮只有 6 天就可以準備好迎接囊胚。卵巢排卵後，空濾泡會分泌雌激素和黃體素，停止月經週期。子宮內膜會增厚，以致於更好地接受受精卵，也會變得更黏稠以利著床。腺體分泌增加，雌激素和黃體素濃度升高，血流供應量增大。不是所有的受精卵都可以著床成功，有時著床可能發生在子宮外，也就是子宮外孕。子宮內膜只有單單一兩天可以接受著床。

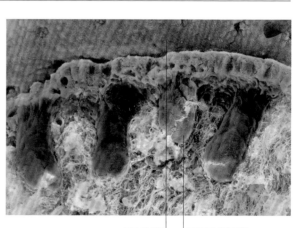

子宮內膜
月經後會重新生成。

子宮內膜腺體
可以分泌產生子宮內膜以迎接著床。

子宮內膜

每次月經週期結束時，子宮內膜的外層剝落；內層深處的腺體層不會一起剝落，會保留到下一次月經週期。

排卵監測

排卵時間可能因月經週期長短而不同，只要沒有懷孕通常是在月經第 14 天以後。若女性生理期不規律則難以預測排卵時間點，測量基礎體溫和評估子宮頸黏液變化可以用來推算受孕期。卵子釋出後假如沒有受精只會生存 24 小時。受孕期只比 24 小時稍微長一點，精子在輸卵管則可以具有活性達 48 小時，有些精子最多甚至可以維持活性長達 80 個小時。

男性生育力

男性從青春期開始便具有生育力，並且能夠持續終生。男性生育力與射精量沒有很強的關聯，但是精子的數目、形狀與活動力有關。診察夫妻生育問題時，實驗室精液分析是很重要的檢查項目。雖然年齡增長後精子數目會下降，但這點並不會明顯損害生育能力。排卵期的前幾天禁慾可以增加受孕機會。有些情況或病症可能損害生育力（請見 222 至 223 頁），但是建立良好生活習慣也能增進生育能力，例如少抽菸、少喝酒。

排卵階段

體內變化

基礎體溫

溫度計需要可以測量 0.2 至 0.5℃ 變化，因為排卵時基礎體溫變化就是這麼小。每天都必須記錄體溫，因為體溫突然上升是很重要的線索。

月經週期

詳細記錄每次月經週期，可以觀察是否規律。月經週期平均 28 天，但是 21 天到 35 天都算正常範圍。月經週期不規律是指許多個月的月經時間長度都不一樣，會很難計算排卵時間。

子宮頸黏液

子宮頸黏液受到雌激素影響，會在排卵時發生變化，以便精子穿過子宮頸管。此時黏液具有延展性、清澈且酸性減少，可以讓精子有更好的活動力。接下來，黃體素發揮作用時，黏液性質會變得完全相反，濃稠的子宮頸黏液便會阻擋精子。

分泌物溼潤度檢查

我們可以用大拇指和食指測試子宮頸黏液狀態。假如黏液相對清澈、含水量高、能夠微微拉開很可能正處於排卵期。

排卵誘發因素

黃體生成素（LH）突然增加會促使優勢濾泡排卵。濾泡刺激素（FSH）會使優勢濾泡成熟。排卵前 12 至 24 小時，黃體生成素濃度會增加到十倍，使卵巢中優勢濾泡破裂釋放出卵子。

圖例 ——濾泡刺激素 ——黃體生成素

受孕

受孕的發生，是上億個精子中的其中一個精子成功
進入卵子。不過，精子必經先游過子宮頸和子宮再
進入輸卵管，通常只有少數精子可以到達。

卵子從卵巢釋出後會從輸卵管繖部進入輸卵管，其中
繖部的形狀如葉子一般。受精通常發生在輸卵管中段較
寬敞的部位，稱為壺腹。男性射精時會釋出上億個精子，
但不是每一個都能抵達輸卵管。這一點極為重要，因為
唯有如此才可以盡量讓條件最適合的精子抵達並且使卵
子受精。

第15天 卵子的通道

輸卵管繖部捕獲卵子以後，卵子會沿
著輸卵管往下移動到壺腹。受精通
常在壺腹發生，時間大多在排
卵後 1 至 2 天內。

卵子的路徑

壺腹 通常在此受精。

200至300個 精子 進入左右輸卵管。

卵巢

繖

10萬個精子 進入子宮腔。

第12至14天

精子競爭

2 至 6 毫升精液中含有上億
個精子。雖然精子一開始泳
動的速度不快，但是接觸到
子宮頸黏液和有利的子宮環
境後，便可以每分鐘前進 2
至 3 公厘。

6,000萬至8,000萬個精子 通過子宮頸。

2至3億個精子 進入陰道。

精子獲能

精子進入陰道後就可以泳動，但是抵達子宮前
其活動力會受限，因為唯有子宮的環境才有利於
精子，酸性也比較低。精子一開始沒有辦法使卵
子受精，必須等到獲能以後才可以。精子獲能需
要除去精子頭部（頂體）表面蛋白質，才能進入
卵子。獲能所需時間不長，但是每個精子只能獲
能一次。通常只有最強壯、最成熟的精子可以完
全獲能並且游向卵子。

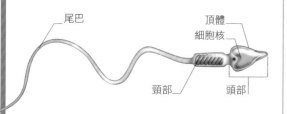

尾巴　頂體　細胞核　頸部　頭部

第14天

排卵

排卵時通常只會有一個優勢濾泡成
熟。28 天月經週期中，排卵一般在第
14 天。假如週期短，排卵就會提早；
週期長則排卵較晚。只要月經週期規
律，成功受精的機率大約是 40%。

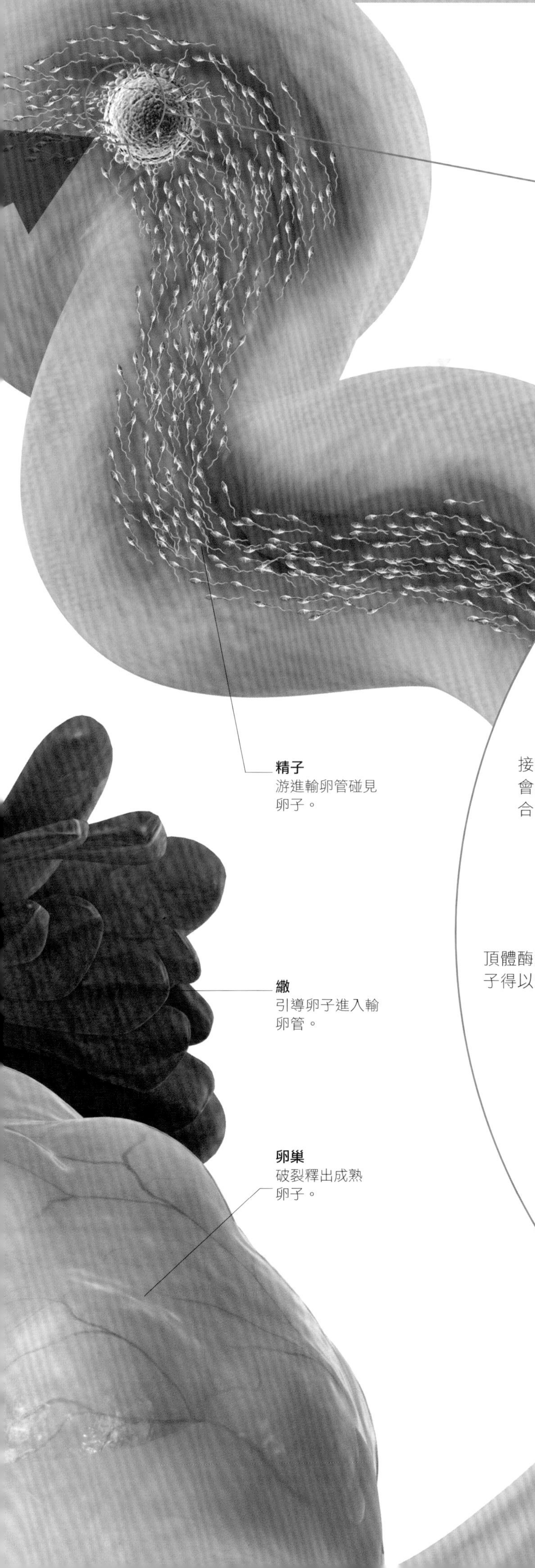

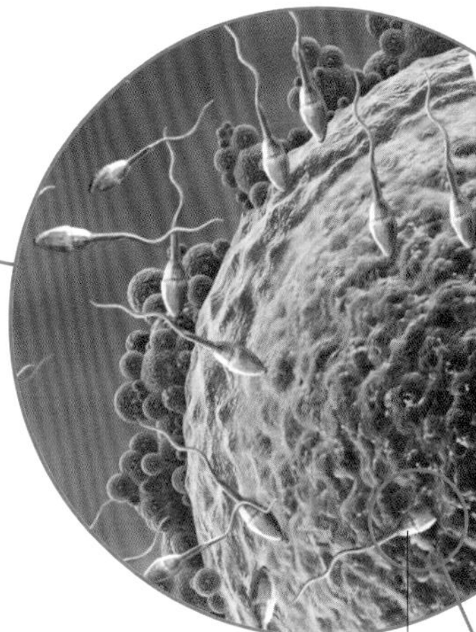

第16天

受精

需要許多精子同時刺激卵子周邊的放射冠，才會啟動頂體反應。這使唯一一個精子能夠穿過透明帶內層，進入卵子。除非精子數目非常少，否則射精後，通常在 5 至 20 分鐘內就會有數百個精子抵達卵子。

卵子雙層膜

正在鑽進卵子的精子

精子
游進輸卵管碰見卵子。

纖
引導卵子進入輸卵管。

卵巢
破裂釋出成熟卵子。

第16至17天

配子融合

精子進入卵子後，會立即促使透明帶發生反應，阻止其他精子進入。卵原核完成最後一次減數分裂後，卵原核與精原核彼此靠近，最後一次減數分裂後，卵原核與精原核彼此靠近，接著彼此的細胞膜消失並融合在一起。

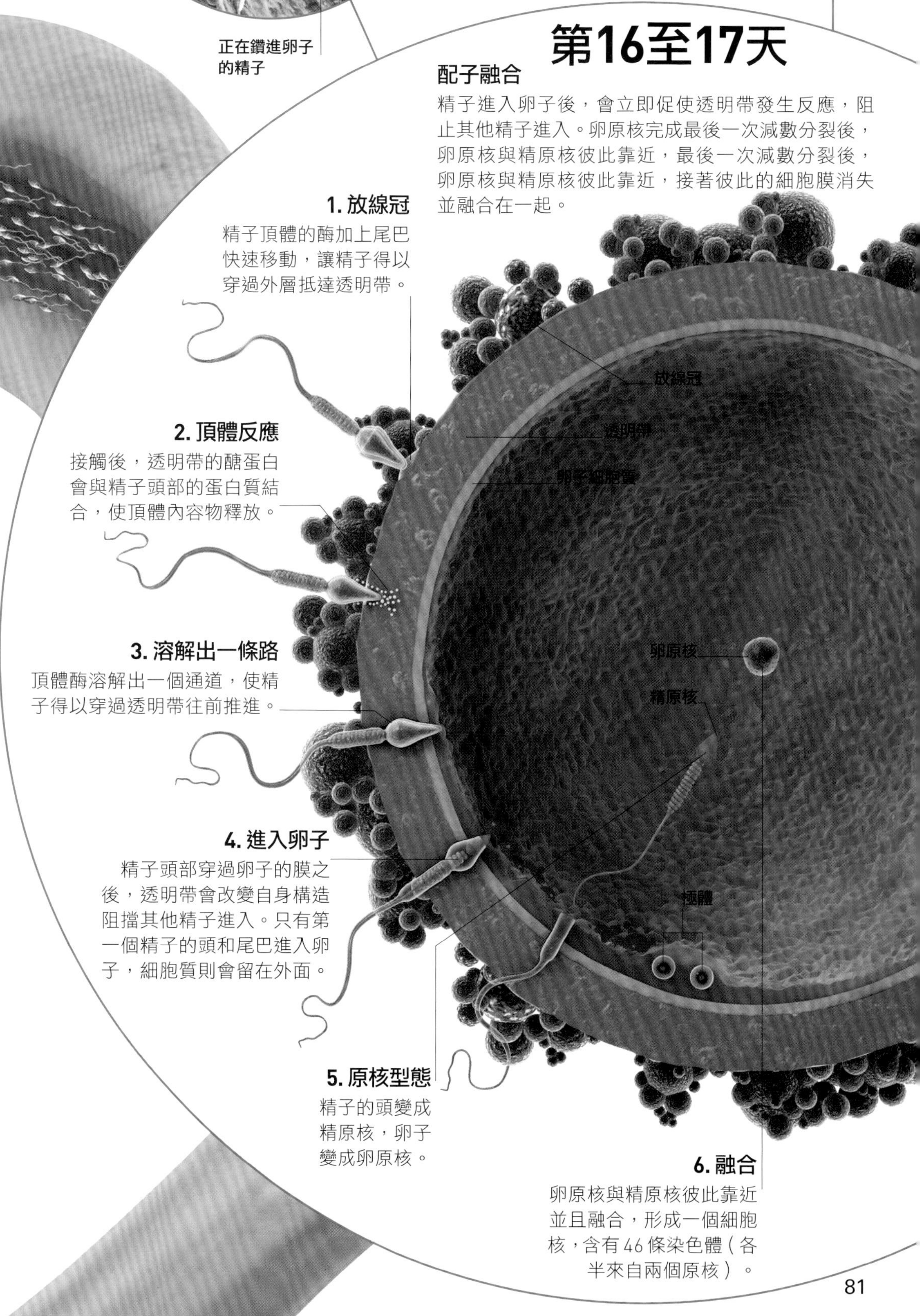

1. 放線冠
精子頂體的酶加上尾巴快速移動，讓精子得以穿過外層抵達透明帶。

2. 頂體反應
接觸後，透明帶的醣蛋白會與精子頭部的蛋白質結合，使頂體內容物釋放。

3. 溶解出一條路
頂體酶溶解出一個通道，使精子得以穿過透明帶往前推進。

4. 進入卵子
精子頭部穿過卵子的膜之後，透明帶會改變自身構造阻擋其他精子進入。只有第一個精子的頭和尾巴進入卵子，細胞質則會留在外面。

5. 原核型態
精子的頭變成精原核，卵子變成卵原核。

6. 融合
卵原核與精原核彼此靠近並且融合，形成一個細胞核，含有 46 條染色體（各半來自兩個原核）。

放線冠

透明帶

卵子細胞膜

卵原核

精原核

極體

81

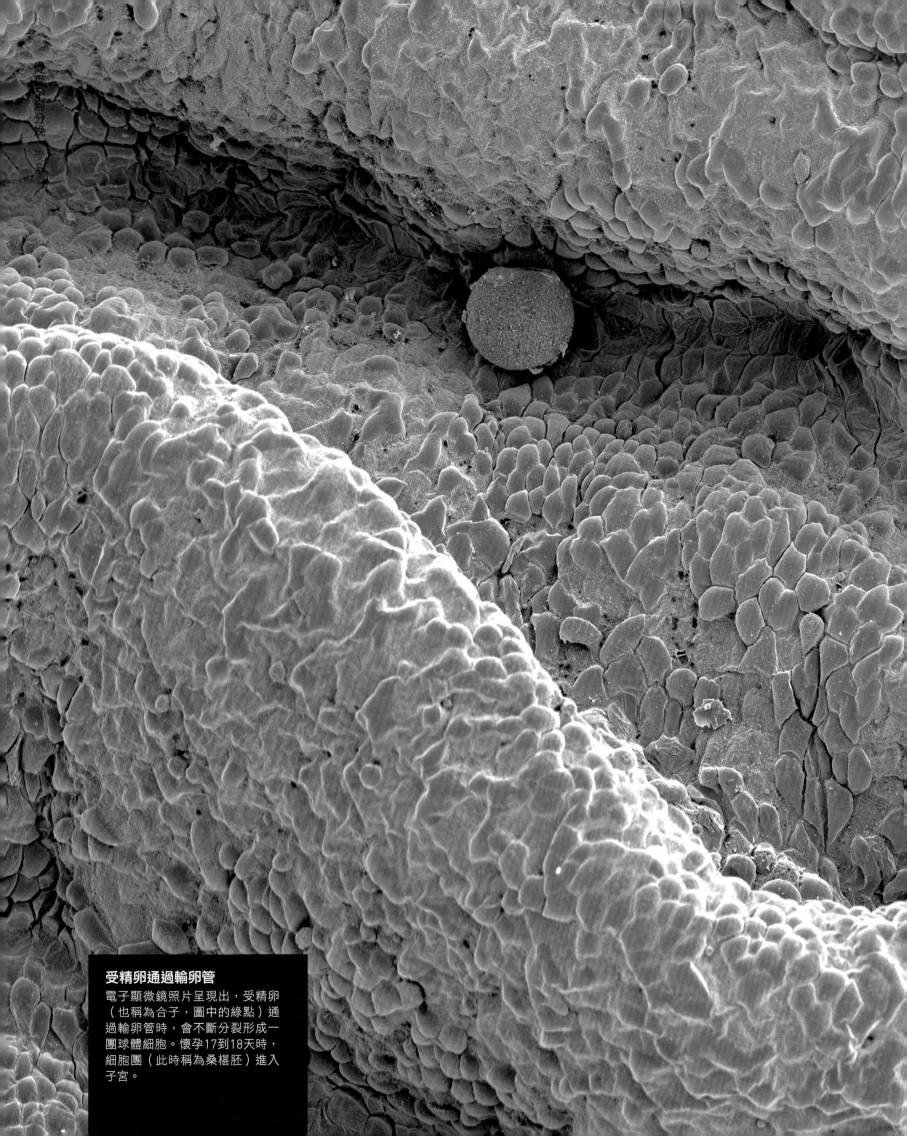

受精卵通過輸卵管

電子顯微鏡照片呈現出，受精卵
（也稱為合子，圖中的綠點）通
過輸卵管時，會不斷分裂形成一
團球體細胞。懷孕17到18天時，
細胞團（此時稱為桑椹胚）進入
子宮。

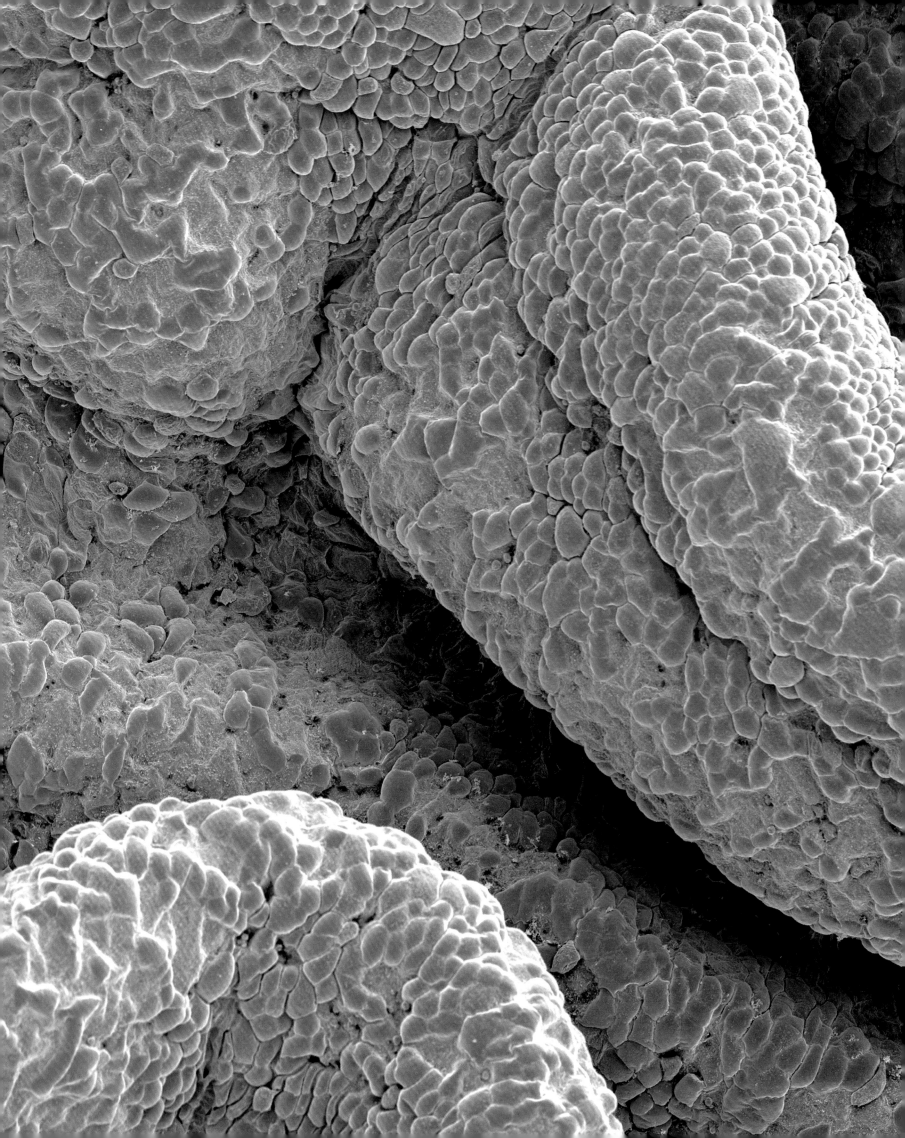

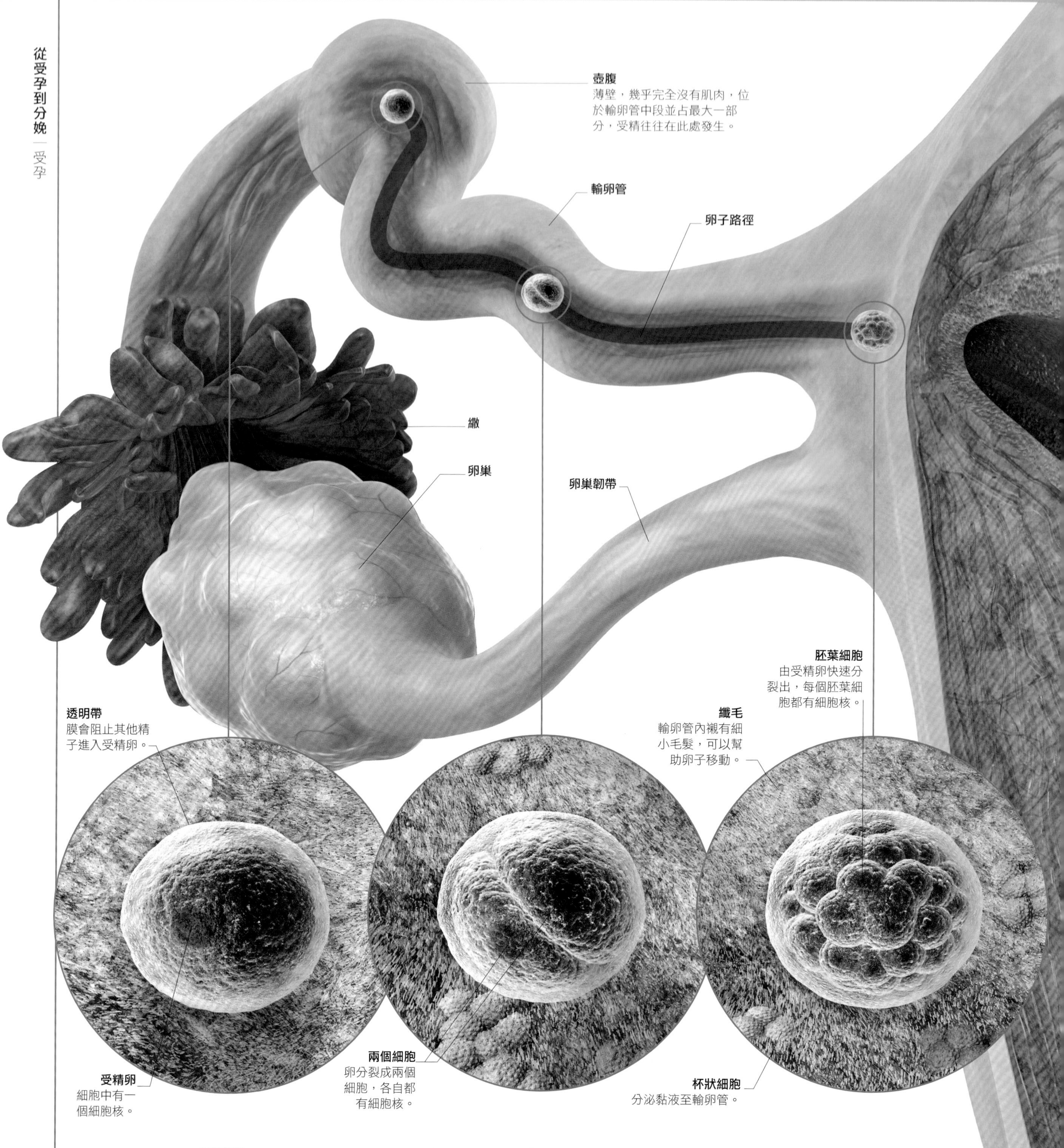

壺腹
薄壁，幾乎完全沒有肌肉，位
於輸卵管中段並占最大一部
分，受精往往在此處發生。

輸卵管

卵子路徑

繖

卵巢

卵巢韌帶

胚葉細胞
由受精卵快速分
裂出，每個胚葉細
胞都有細胞核。

透明帶
膜會阻止其他精
子進入受精卵。

纖毛
輸卵管內襯有細
小毛髮，可以幫
助卵子移動。

受精卵
細胞中有一
個細胞核。

兩個細胞
卵分裂成兩個
細胞，各自都
有細胞核。

杯狀細胞
分泌黏液至輸卵管。

第17天 受精卵
此時透明帶內會去極化，
避免其他精子繼續進入卵子內部。精原核和
卵原核結合產生「合子」，接著合子準備進
行第一次細胞分裂。極少數狀況中，兩個精
子會同時使卵子受精，變成葡萄胎（請見
227頁）。

第18天 合子
受精24小時以內，合子
會複製細胞核中的遺傳物質，有絲分裂成
兩個細胞（請見50頁）。一連串快速的細
胞分裂後，會產生16至32個細胞，稱為胚
葉細胞，這些細胞形成桑椹胚。morula是
拉丁文，意思是桑椹。

第20天 桑椹胚
此階段的桑椹胚
還是在透明帶裡面，原因可能是之前
細胞分裂並沒有先經過細胞生長。桑
椹胚會沿著輸卵管移動到子宮腔著床。

從受精到著床

著床前，受精卵會快速分裂，但是整體大小不會改變，外層依舊包覆著透明帶，具有保護作用。
為了進一步著床以及生長，囊胚會在透明帶上製造一個孔洞再穿過去，把自己包埋進子宮內膜。

受精卵並非全數都能成功著床。黃體素會刺激子宮內膜做好著床準備，這個荷爾蒙是由卵巢排卵後產生。黃體素使子宮內膜變厚，充滿養分以滋養囊胚。假如卵子的通道阻塞，可能會著床在輸卵管，導致子宮外孕（請見 227 頁）。著床會促使 hCG 分泌，使黃體開始產生荷爾蒙，維持懷孕前 11 至 12 週的子宮內膜。

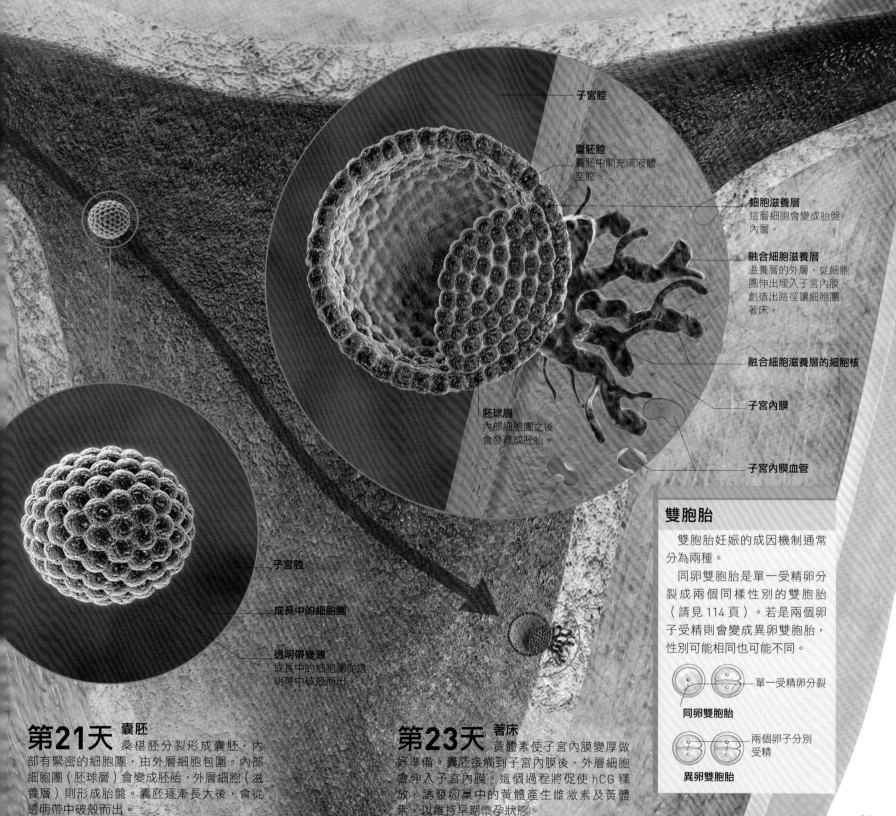

子宮腔

囊胚腔
囊胚中間充滿液體空腔。

細胞滋養層
這層細胞會變成胎盤內層。

融合細胞滋養層
滋養層的外層，從細胞團伸出埋入子宮內膜，創造出路徑讓細胞團著床。

融合細胞滋養層的細胞核

子宮內膜

子宮內膜血管

胚球層
內部細胞團之後會發育成胚胎。

子宮腔

成長中的細胞團

透明帶變薄
成長中的細胞團從透明帶中破殼而出。

雙胞胎

雙胞胎妊娠的成因機制通常分為兩種。

同卵雙胞胎是單一受精卵分裂成兩個同樣性別的雙胞胎（請見 114 頁）。若是兩個卵子受精則會變成異卵雙胞胎，性別可能相同也可能不同。

單一受精卵分裂

同卵雙胞胎

兩個卵子分別受精

異卵雙胞胎

第21天 囊胚
桑椹胚分裂形成囊胚，內部有緊密的細胞團，由外層細胞包圍。內部細胞團（胚球層）會變成胚胎，外層細胞（滋養層）則形成胎盤。囊胚逐漸長大後，會從透明帶中破殼而出。

第23天 著床
黃體素使子宮內膜變厚做好準備。囊胚接觸到子宮內膜後，外層細胞會伸入子宮內膜。這個過程將促使 hCG 釋放，誘發卵巢中的黃體產生雌激素及黃體素，以維持早期懷孕狀態。

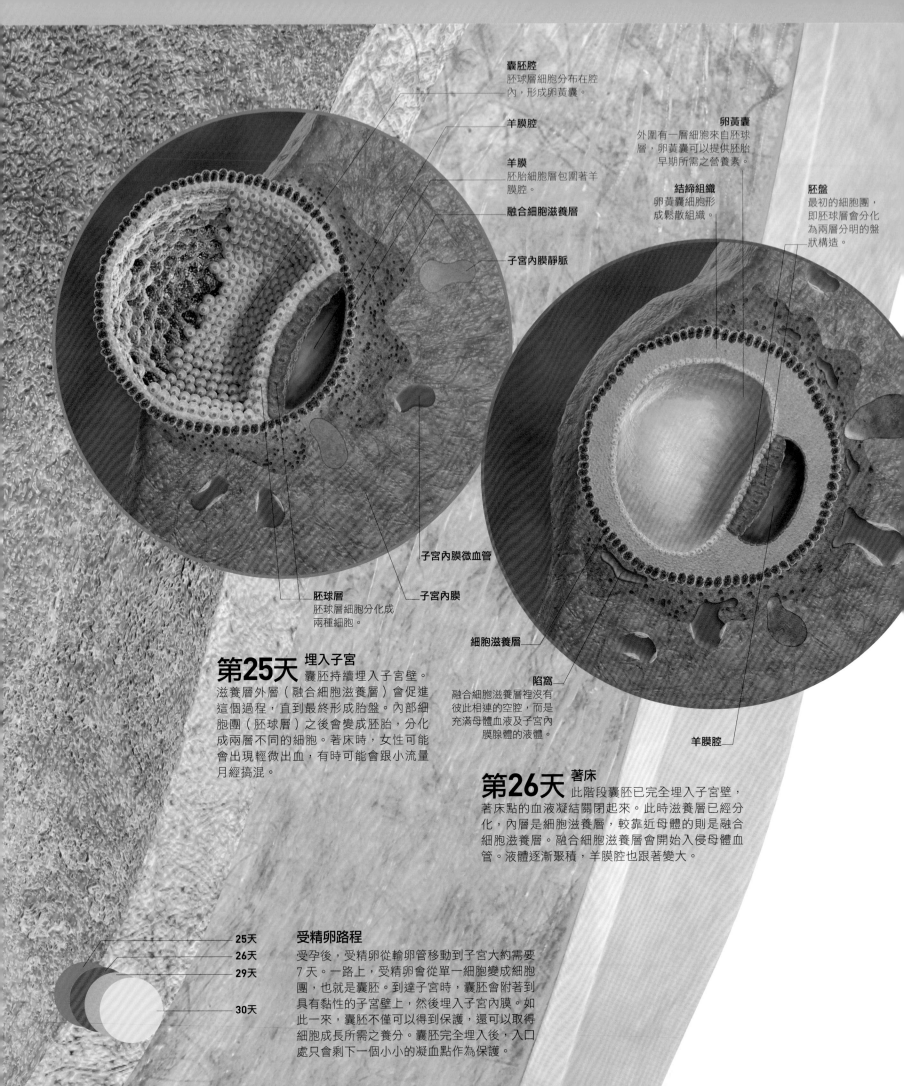

囊胚腔
胚球層細胞分布在腔
內，形成卵黃囊。

羊膜腔

羊膜
胚胎細胞層包圍著羊
膜腔。

融合細胞滋養層

子宮內膜靜脈

卵黃囊
外圍有一層細胞來自胚球
層，卵黃囊可以提供胚胎
早期所需之營養素。

結締組織
卵黃囊細胞形
成鬆散組織。

胚盤
最初的細胞團，
即胚球層會分化
為兩層分明的盤
狀構造。

子宮內膜微血管

胚球層
胚球層細胞分化成
兩種細胞。

子宮內膜

細胞滋養層

陷窩
融合細胞滋養層裡沒有
彼此相連的空腔，而是
充滿母體血液及子宮內
膜腺體的液體。

羊膜腔

第25天 埋入子宮

囊胚持續埋入子宮壁。
滋養層外層（融合細胞滋養層）會促進
這個過程，直到最終形成胎盤。內部細
胞團（胚球層）之後會變成胚胎，分化
成兩層不同的細胞。著床時，女性可能
會出現輕微出血，有時可能會跟小流量
月經搞混。

第26天 著床

此階段囊胚已完全埋入子宮壁，
著床點的血液凝結關閉起來。此時滋養層已經分
化，內層是細胞滋養層，較靠近母體的則是融合
細胞滋養層。融合細胞滋養層會開始入侵母體血
管。液體逐漸聚積，羊膜腔也跟著變大。

25天
26天
29天
30天

受精卵路程

受孕後，受精卵從輸卵管移動到子宮大約需要
7天。一路上，受精卵會從單一細胞變成細胞
團，也就是囊胚。到達子宮時，囊胚會附著到
具有黏性的子宮壁上，然後埋入子宮內膜。如
此一來，囊胚不僅可以得到保護，還可以取得
細胞成長所需之養分。囊胚完全埋入後，入口
處只會剩下一個小小的凝血點作為保護。

胚胎發育

成功著床很重要，是囊胚長成早期胚胎的關鍵。囊胚在子宮成功著床後會重新建構內部，並且深埋進子宮內膜。

囊胚會分化出兩種內部細胞，一種是胚球層，未來會形成胎兒；另一種是滋養層，會發育成胎盤。滋養層有兩層，內側細胞層（細胞滋養層）用細胞排列出一道牆，之後會形成母體與

胎兒血液的最後一道屏障。外側細胞層（融合細胞滋養層）沒有像牆壁那樣的邊界，但細胞彼此相連，可以延伸侵入甚至破壞母體組織。如此一來，囊胚便能深埋入子宮內膜。

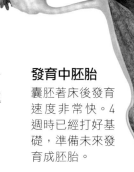

發育中胚胎
囊胚著床後發育速度非常快。4週時已經打好基礎，準備未來發育成胚胎。

融合細胞滋養層
由許多細胞相互連結而成。

空腔
結締組織內的空隙，會逐漸變大並融合，取代結締組織。

細胞滋養層
細胞滋養層中每個細胞都有完整的細胞膜包覆。

卵黃囊
卵黃囊逐漸變小時絨毛膜腔變大。

絨毛膜腔
空腔融合最後形成絨毛膜腔（大型液體腔，包覆羊膜囊及卵黃囊）。

接合莖
絨毛膜腔形成後，留下一個區域的結締組織，未來會變成臍帶。

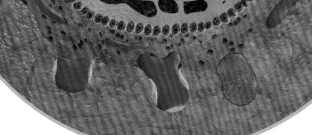

血液網路
呈網狀構造形成微血管，彼此不斷侵蝕融合。

第29天 空腔形成
卵黃囊進一步從外層細胞屏障被分隔開來。融合細胞滋養層持續侵入母體血管，形成網狀以輸送富含營養的血液。結締組織內開始形成空腔並且融合。

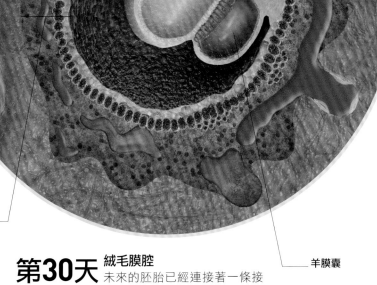

絨毛膜
由兩層滋養層組成，加上其餘結締組織，會形成胎盤的主要部分。

第30天 絨毛膜腔
未來的胚胎已經連接著一條接合莖。雖然羊膜腔比卵黃囊小，但是會持續擴大，大約8週就會環繞胚胎。卵黃囊可供給養分給胎兒，隨後變成第一個製造紅血球的部位。

羊膜囊

孕期安全

懷孕時世界感覺危機重重，充滿可能傷害成長胎兒的潛在危險。
小從感染、藥物，大至動物、家用化學品，甚至食物等一切都可能是隱憂。
幸好只需要一些實用的注意事項，就能盡量減少危險，更加確保懷孕健康。

感染危害

女性懷孕時免疫系統會受到抑制，以免身體排斥胎兒。然而，這也表示母體更容易受到某些感染，甚至因而產生併發症。除了影響母體健康，有些感染原亦可能通過胎盤危害發育中胎兒。特殊風險包括食物汙染、傳染病及動物傳染病，尤其是貓。

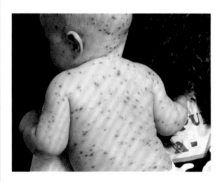

先天感染

德國麻疹、水痘、麻疹與巨細胞病毒（CMV）等傳染病可能通過胎盤，造成胎兒先天感染，導致各種先天缺陷。雖然非常罕見，但是第一孕期發生感染的風險往往最高。孕婦應避免接觸患有傳染病的人，並且按時施打疫苗。

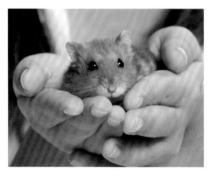

動物接觸

有些動物及排泄物會攜帶疾病，可能危害發育中的胎兒。孕婦應遠離貓砂、鳥籠、爬蟲動物、嚙齒動物或幼小綿羊。貓不可以靠近廚房和餐桌，摸過貓以後也應該要洗手。做園藝時不能光著手，要戴手套之類避免接觸到貓的排泄區域。

感冒、流感與疫苗

由於懷孕時免疫系統受到抑制，女性會更容易感冒和得流感，甚至因而產生併發症。想要降低感染風險，可以遠離有感冒或流感症狀的人，避免到人群擁擠的地方，觸摸過許多人碰觸的物體後要洗手，例如水龍頭、電話或門把。每年施打流感疫苗預防併發症，也可以降低新生兒出生後前六個月受到感染。

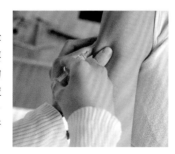

弓漿蟲感染症

這種罕見感染症是由寄生蟲引起，動物糞便、鳥類排泄物、肉或魚沒有煮熟、土壤、受到汙染的水果蔬菜中都可能含有這種寄生蟲。感染尤其好發於第二孕期，可能導致腦損傷、先天異常、流產、死產、早產或新生兒體重過輕。最常見的感染來源是家貓和沒有煮熟的肉類，因此要特別注意飲食衛生。

化學用品

孕婦最能夠避免接觸到的就是化學用品，不過還是有一些注意事項可以參考：盡量減少使用化學用品，使用時注意通風良好，穿戴保護裝備並遵守使用說明的安全注意事項。

居家環境

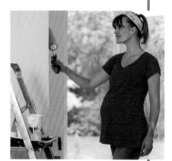

雖然很多孕婦都擔心清潔劑可能造成危害，但是清潔劑其實是相對沒有風險的。要注意的是，漂白劑不可以混合其他清潔劑，且盡量不要讓孕婦接觸烤箱清潔劑。農藥和殺蟲劑即使是有機產品，也可能導致先天缺陷、懷孕併發症或流產，應盡量避免接觸，尤其是第一孕期時。長時間接觸油漆中的化學物質也可能增加流產風險，還可能導致先天缺陷。雖然目前沒有確切證據指出染髮劑會損害胎兒，但也應該要注意減少接觸那一類化學藥劑。挑染或條染比整頭染還要好一點，指甲花等植物型染劑也是不錯的選擇。

藥物

任何於懷孕期間所使用的處方藥、成藥、草藥或娛樂用藥，都有可能經由胎盤，被胎兒吸收。雖然沒辦法完全不使用藥物，但是孕婦可以聽從醫師的建議來使用比較安全的藥物。成藥使用要小心，因為成藥的成分可能相當複雜。

吸菸

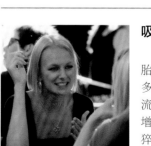

懷孕時吸菸對母體及胎兒都不好。吸菸與許多問題相關，包括增加流產和早產風險，還會增加新生兒體重過輕、猝死或呼吸問題等等的機率。

物理危害

　　懷孕時母體為胎兒提供了全面保護，但還是需要特別注意避免物理危害。有些女性會注意到重心改變加上韌帶變鬆可能導致受傷，例如更容易發生扭傷。建議懷孕時要更加注意安全，採取一些可行的預防措施，例如穿戴支撐力足夠的平底鞋，避免從事肢體接觸類型運動以及其他危險活動，開車時繫上安全帶。假如發生嚴重的跌倒、意外或受傷，必須立即就醫。

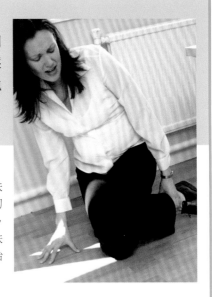

旅行

　　旅行主要有兩種風險：感染及意外。為了減少風險，應仔細查詢目的地資訊，並且諮詢醫師是否需要接種及其他措施以預防疾病感染。一定要注意飲水安全及食物衛生。孕婦有較高的風險發生腿部血栓（深層靜脈栓塞，簡稱 DVT）因此應該避免在飛機上久坐。

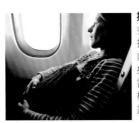

搭飛機

多數航空公司都接受懷孕 35 週以內的孕婦搭乘。如果有特殊醫療需求的女性，搭機前應先由醫師評估。

安全帶

安全帶的腰帶位置應位於孕婦肚子下方，靠近髖骨的位置，肩帶也應該避免壓迫到腹部。

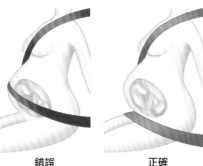

錯誤　　　　正確

意外和跌倒

　　懷孕時往往免不了絆倒或跌倒。由於身體重心改變，關節韌帶變得鬆弛，平衡感會受到影響，許多女性也會感到頭暈。假如跌倒或撞擊後出現流血、疼痛或胎兒活動減少，應該立即就醫。

工作環境

　　大多數女性懷孕時會繼續工作，幾乎不需要做出調整，但是雇主有責任確保孕婦不會接觸到有害物質或過多體力活動。有些雇主可能會允許孕婦減少工時、增加休息時間、縮短站立工作時間，或者換張比較安全的椅子。

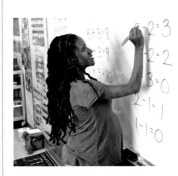

牙齒保健

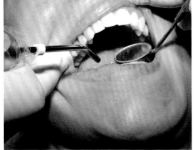

　　良好口腔衛生在懷孕期間尤其重要。荷爾蒙變化會增加牙齦疾病風險，這點也與早產風險增加有關。大多數牙科治療對孕婦而言都很安全，但是假如懷孕一定要告知牙醫，因為孕婦最好避免接受某些處置和治療，例如 X 光及特定種類抗生素。

壓力

　　壓力會使心跳加快、血壓上升，分泌壓力荷爾蒙。目前有少數證據指出嚴重壓力尤其在早期懷孕時會導致早產、新生兒體重過輕，甚至流產或死產。每天的生活應保持放鬆、規律運動、健康飲食及充足睡眠。

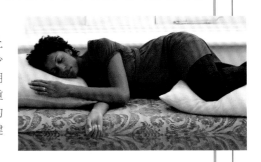

輻射

　　X 光可能危害發育中胎兒，因此女性若覺得自己可能已經懷孕，一定要告知醫師或牙醫。假如需要做胸腔或腹部 X 光、電腦斷層掃描（CAT）、放射線檢查和治療，必須審慎衡量效益與危害。許多科學家認為，超音波或者電腦、行動電話、電線桿、電線、機場掃描裝置散發出的電磁場都具有小幅風險。

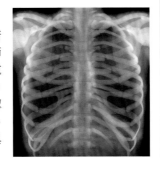

體溫過高

　　第一孕期時體溫過高可能增加胎兒脊椎畸形風險。孕婦應避免三溫暖和熱水浴，因為只要 10 到 20 分鐘就可能讓體溫升高到危險程度。泡澡危害風險比較低，因為上半身會接觸到相對涼爽的空氣，水溫通常也比較低。

睡眠

　　懷孕婦女可能發現很難找到一個舒服的睡姿，尤其是懷孕晚期應該要避免仰臥，因為仰臥可能導致子宮壓迫到血管。起床或許比睡覺還要困難，因為必須慢慢爬起來，以避免暈厥、拉傷腹部肌肉或加重背痛。

飲食與運動

飲食和運動兩者對孕期整體健康都非常重要。吃得營養再加上規律運動可以幫助胎兒成長及健康發育，維持母體最佳狀態，做好生產準備。

體重增加

大多數女性懷孕時會增加 10 至 13 公斤，若是體重增加的更多，產生併發症的風險會上升，例如子癲前症及糖尿病等。體重增加不足則可能導致早產或新生兒體重過低。懷孕前也需要考量體重。如果有任何疑慮，可以詢問醫師或營養師，以設定合理的目標體重。

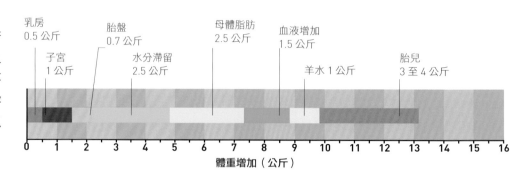

乳房 0.5 公斤
子宮 1 公斤
胎盤 0.7 公斤
水分滯留 2.5 公斤
母體脂肪 2.5 公斤
血液增加 1.5 公斤
羊水 1 公斤
胎兒 3 至 4 公斤

0 1 2 3 4 5 6 7 8 9 10 11 12 13 14 15 16
體重增加（公斤）

飲食限制或避免食用

平常有些食物吃了也算是健康飲食的一部分，但是在懷孕時則會帶來風險，因為那些食物導致中毒的風險較高，也可能含有特定微生物或毒素傷害胎兒。理想狀態下，女性從開始嘗試懷孕起就應該要遵守懷孕健康飲食指南。然而，假如懷孕並不在計畫之中，一旦確定懷孕了就應該儘早開始採行健康飲食方案。

軟質乳酪和乳製品

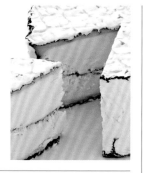

乳製品如果未經巴斯德低溫殺菌，懷孕婦女食用後有感染李斯特菌的風險，尤其需要注意軟質乳酪及藍紋起司，例如布利起司、斯蒂爾頓起司或卡門貝爾起司，否則可能導致流產、死產或新生兒死亡。硬質乳酪和茅屋起司則是安全良好的鈣質來源。

肝醬及動物肝臟

肝醬或蔬菜凍派都可能含有李斯特菌，應該避免食用。動物肝臟、香腸及肝醬都有大量的維生素 A（視黃醇），過量有可能導致先天缺陷（高劑量綜合維生素或魚肝油亦含有維生素 A，也應避免攝取）。

未煮熟蛋

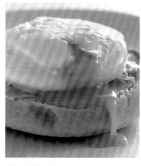

生蛋或半熟蛋可能含有沙門氏桿菌而導致食物中毒。蛋應煮熟到蛋黃完全凝固且沒有流動，食品中如果含有生蛋，例如蛋黃醬，或者含有半熟蛋，都應該避免食用。

咖啡因和酒精

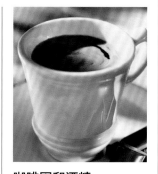

高劑量咖啡因一直以來都與新生兒體重不足及流產有關，因此應該要限制咖啡因攝取量。目前還不確定酒精攝取安全量是多少，因此最好還是完全不喝酒。

富含脂肪魚類

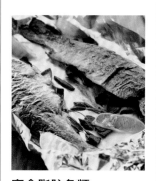

孕婦健康飲食中應包含攝取沙丁魚、鯖魚等富含脂肪的魚類。但魚類脂肪會累積許多汙染物質，亦可能對胎兒造成傷害，所以懷孕婦女每週最多只能攝取兩份，同時應避免食用鯊魚、馬林魚和劍魚。

飲食衛生

食物中毒可能造成危害。其中某些類型，例如弓漿蟲感染症（請見 88 頁）會帶來特殊風險。廚房表面應維持清潔，如廁後、準備食材前、處理完生肉或吃飯前都必須洗手。

購買食材、儲藏及備料

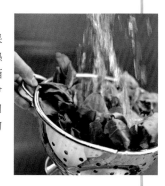

千萬注意不要超過「保存期限」。生食應該與熟食分開，生肉應放在冰箱最下方位置，肉汁才不會滴下汙染其他食物。生肉和沙拉水果應使用不同的砧板，蔬菜要清洗削皮。

重複加熱食物

食物加熱或冷藏以後比較不會有害蟲。再次加熱食物時，應至少加熱兩分鐘，直到冒出蒸氣。無論是何種加熱方式，都必須加熱到滾燙才能上餐，且必須馬上食用。食物不可以加熱超過一次。烹煮調理包時千萬要遵循說明。

烹煮食物

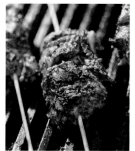

沒有全熟的肉類和魚肉可能含有細菌、病毒或寄生蟲，有機會導致食物中毒或其他疾病。冷凍食品解凍和烹煮時需要正確的溫度及足夠時間，也不要放到涼了才吃。

健康飲食

懷孕前和懷孕期間採行健康飲食，可以確保身體儲備足夠養分，擁有一個健康的孕期。飲食均衡包含各大類食物，也可以確保孕期體重增加但不超過健康標準。

營養

健康均衡的飲食包括大量未精製且富含碳水化合物的澱粉類食物（馬鈴薯、全麥麵包或全穀類），每天至少五份水果或蔬菜，加上足夠的肉類、魚或其他高品質蛋白質（蛋、堅果或豆類）。牛奶、乳製品或其他鈣質來源對於胎兒成長尤其重要。

高鐵食物
1 至 2 份。

蛋白質
2 至 3 份。

新鮮水果
4 至 5 份。

乳製品
2 至 3 份。

每日建議攝取量

蔬菜
4 至 6 份。

未精製碳水化合物
4 至 6 份。

營養補充品

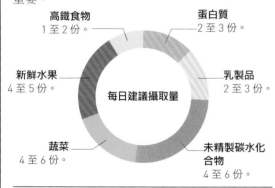

女性準備懷孕時，建議每日攝取 400 微克葉酸，從停止避孕起開始攝取，直到第一孕期結束為止。葉酸有助於預防先天缺陷，例如脊柱裂。有些女性可能還需要額外攝取綜合維生素、維生素 D、阿斯匹靈、Omega-3 油類及鐵等。

草藥

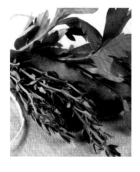

大多數草藥用於烹煮時都很安全，但是要注意避免使用羅勒、鼠尾草及奧勒岡葉。千萬不要用胡薄荷，因為可能導致流產，也不要用小白菊或蘆薈。懷孕晚期喝覆盆子葉茶可以讓分娩更順利更快。

活動與運動

除非身體有健康或懷孕方面問題，一般而言女性繼續維持懷孕前的身體活動習慣很安全。但是假如活動中可能受傷或顛簸，那就還是避免比較好。跌倒、顛簸或腹部重擊可能導致早產，女性若曾經流產，建議避免高強度運動及活動。如果有任何疑慮，可以諮詢助產士或醫師。

孕期健康運動

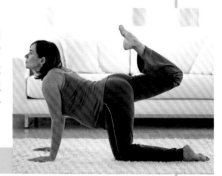

懷孕期間和備產時，運動都可以帶來許多好處。運動可以維持身體健康、強化肌肉、促進循環，還可以預防靜脈曲張、便祕及背痛。不過，懷孕時可能比較難大量運動。疲勞和喘的程度是極佳的參考，懷孕前的運動強度也是很好的參考，懷孕時並不適合展開嚴格的運動計畫。如果感覺到疼痛或暈眩，一定要馬上停止運動。

適當運動

高風險	運動時提高警覺	推薦
活動時有強力衝擊或顛簸，或者會減少氧氣攝取量的運動，都建議不要做，尤其是懷孕第 12 週以後。此外也建議不要做高意外風險的運動。	懷孕時間愈長，可能會愈難以進行某些活動。隨時注意身體感覺，出現不適症狀時就馬上停止。	隨著體重增加以及重心改變，非負重運動和輕柔有節奏的運動都非常推薦。
• 騎馬　• 高空跳傘　• 滑雪或溜冰　• 潛水	• 網球　• 跑步　• 上健身房　• 舞蹈　• 高強度有氧運動	• 游泳　• 腳踏車　• 走路　• 瑜珈（非仰臥式）　• 太極拳

骨盆底肌肉訓練

訓練骨盆底肌肉可以避免子宮重量帶來不便，並且強化生產時用到的肌肉。此外還能減少產後失禁或脫垂。骨盆底肌肉訓練，也稱為凱格爾運動，不但簡單而且可以隨時做。目標訓練肌群是排尿到一半停止時用到那些肌肉，但是不需要緊縮腹部或臀部肌肉。收緊目標肌群 3 秒鐘，再放鬆 3 秒鐘，重複 10 次，每天做三輪，之後逐漸加強到收緊 10 秒並重複 25 次，盡可能多做幾次。

骨盆底肌肉

陰道周圍肌肉組成懸吊結構，支撐骨盆腔器官（膀胱、子宮及腸子）。

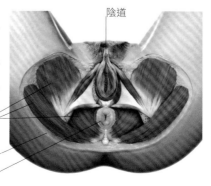

陰道

骨盆底肌肉

骨盆

肛門

分娩運動

生產需要體力，所以身體狀況愈好愈能夠順利生產。只要是規律運動都有幫助，建議至少每週三天做半小時運動。深蹲可以強化大腿肌肉，盤腿可以增加骨盆關節柔軟度。

性行為

通常來講，懷孕時進行性行為很安全。性姿勢要注意避開腹部，不過胎兒其實也會受到羊水的緩衝保護，子宮頸黏液塞也可以預防感染。假如曾經流產、早產、出血或有其他併發症，醫師可能會建議避免從事性行為。

2個月 | 5至8週

這個時期將出現大幅成長：胚胎從米粒大小長到覆盆子般大，重要器官的成長速度也非常快。女性子宮長大到葡萄柚大小，腰圍增大，胸部也變大。

第 5 週

兩層胚盤發育為三層盤狀構造。外層（外胚層）形成神經管，之後會發育為腦和脊髓。皮膚、毛髮、指甲及汗腺都是由這一層發育而成。中間層（中胚層）發育為許多身體構造，包括心臟及骨骼。內層（內胚層）會變成甲狀腺、肺、腸和胰臟。早期胎盤，也就是絨毛膜絨毛，開始發育形成血管，但是此階段養分仍然是由卵黃囊供給。此時驗孕可能呈現陽性，即使女性尚未察覺月經沒來，也可能出現一些症狀，像是噁心、脹氣、排尿次數增加或乳房不適。

驗孕
藥局販售的驗孕棒可以檢測hGC荷爾蒙，胚胎著床後會產生這種荷爾蒙。

神經管
這張核磁共振（MRI）中可以看到，神經管沿著胚胎中線往下延伸。

第 6 週

胚胎大約4公厘長，身體彎曲呈C字型，有一條原始尾巴，肢芽開始從軀幹長出。臉部的深色點是眼睛形成的位置，頭部兩側的小型凹陷最後會變成耳朵。首先發育的器官是心臟，反映出胚胎的養分需求隨著成長逐漸增大。心臟形成兩個管狀結構，之後會再分隔成獨立腔室。此時心跳每分鐘100至140下，像幫浦般把血液打到全身。此時超音波掃描已經可以看得到心臟。胚胎的中樞神經系統發育連接早期肌肉，胚胎開始活動，不過此時母親不一定會感受到，可能要到懷孕更晚期時才會有感覺。

體重增加
第6週時有些女性可能注意到體重稍微增加。這種現象很正常也很健康。

6週大的胚胎
6週大的胚胎漂浮在充滿液體的羊膜囊內，可以清楚看見肢芽及眼睛。

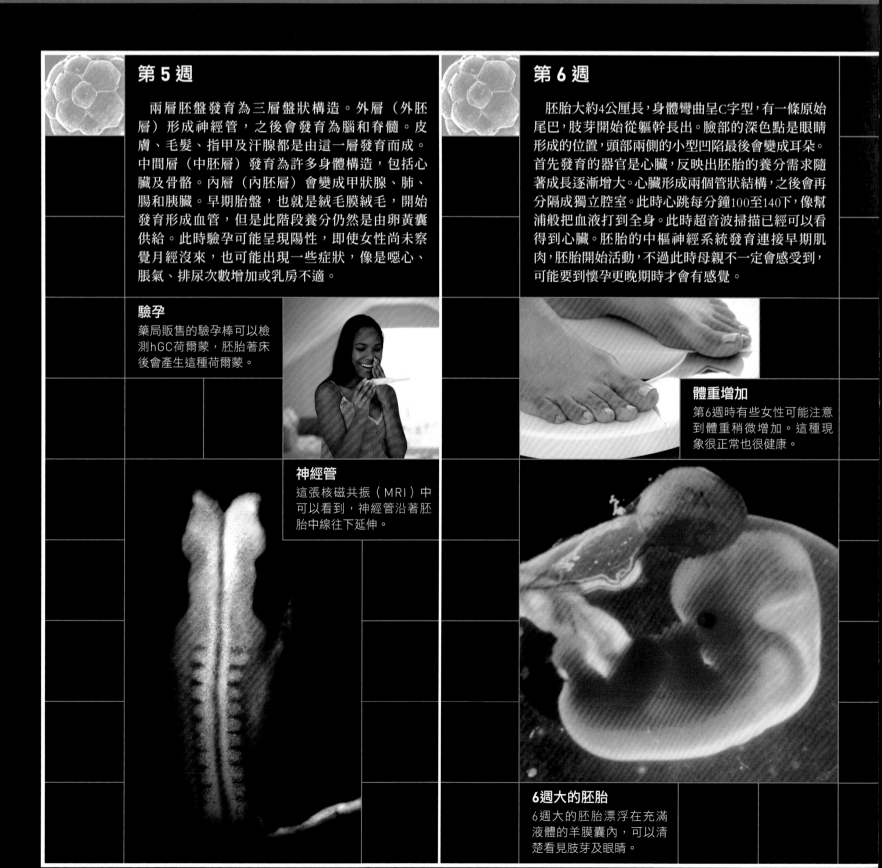

第 7 週

　　胚胎持續快速生長至大約8公厘，大約是腰豆大小。肢芽發育出掌狀末端，之後會形成手指腳趾。眼睛雛形發育出水晶體和視網膜，肝臟形成並且開始製造紅血球。胎兒皮膚下逐漸可以看見明顯的靜脈。卵黃囊開始萎縮，絨毛膜絨毛持續發育，此時必須從母體血流提供愈來愈多氧氣及養分給胎兒。女性可能開始覺得衣服腰部有點緊不太舒服。吃東西時味覺通常會發生變化，有些女性開始討厭特定食物。有些女性在循環血流量增加時，可能會感到頭痛。

第 8 週

　　隨著第2個月進入尾聲，胚胎大小約1.4公分，就像覆盆子那麼大，所有主要器官已經開始形成。原始尾巴逐漸消失，四肢變長，發育出蹼狀手指及腳趾，形成每個人都獨一無二的指紋。手肘發育出來，手臂呈彎曲並且可以移動。腦部更加成熟，心臟瓣膜形成，原始血液循環開始朝向正常血流方向流動。肺臟開始生長，呼吸道發育並且連接回喉部。母體子宮此時大約是小顆葡萄柚大小，可能壓迫下脊柱，有時會導致背痛。母親的腰圍會變粗，乳房也可能看起來變大，不過仍然沒辦法從外觀明顯看出來已經懷孕。

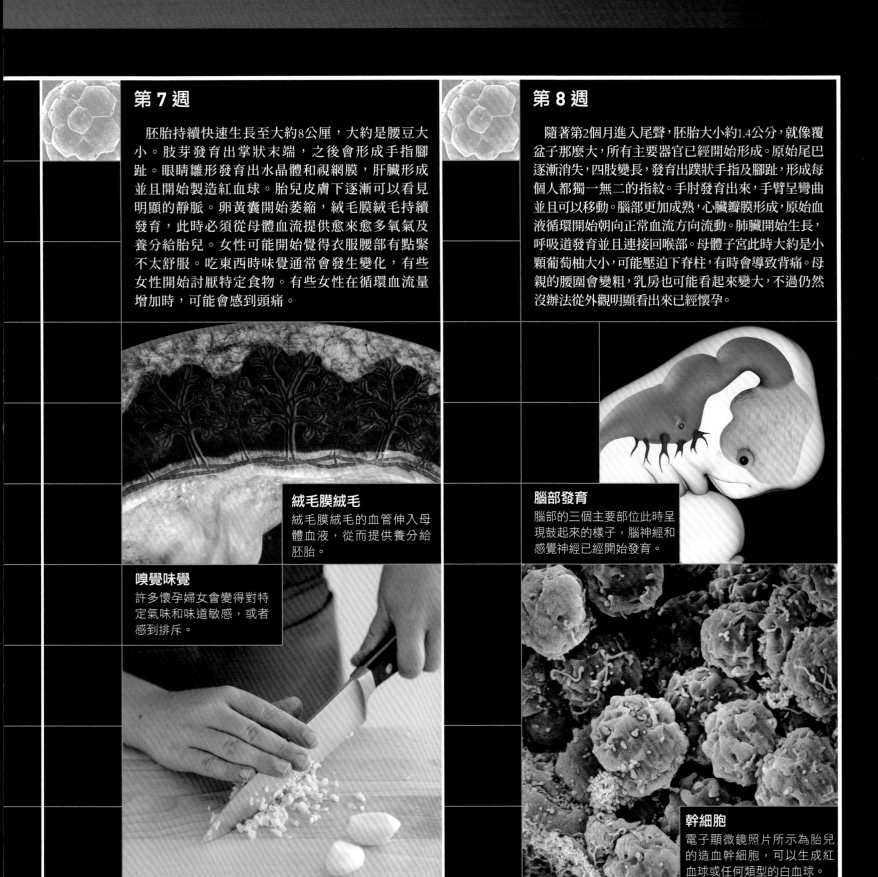

絨毛膜絨毛
絨毛膜絨毛的血管伸入母體血液，從而提供養分給胚胎。

嗅覺味覺
許多懷孕婦女會變得對特定氣味和味道敏感，或者感到排斥。

腦部發育
腦部的三個主要部位此時呈現鼓起來的樣子，腦神經和感覺神經已經開始發育。

幹細胞
電子顯微鏡照片所示為胎兒的造血幹細胞，可以生成紅血球或任何類型的白血球。

2個月｜5至8週
母體與胚胎

在這個懷孕階段，許多孕婦會開始感到身體不適（通常不只在早晨），疲勞感增加，需要更常上廁所排尿。這些都是常見的早期懷孕症狀。這些症狀很多都是荷爾蒙的副作用，卵巢分泌這些荷爾蒙是為了支持胚胎生長發育。接下來兩週，胚胎會變得更像人類。腦部成長速度極為快速，使得頭部大小占了整個身體的一半。胚胎維持彎曲、無重力漂浮在羊膜囊內。第8週時所有器官系統已經形成，完整但是尺寸很小，功能還非常有限。

母體

- 每分鐘66下
- 收縮壓106 mmHg／舒張壓69 mmHg
- 4.33公升

400毫克

孕婦每日應繼續攝取400毫克葉酸，直到第12週。

懷孕8週的母體

有些女性在懷孕早期可能沒有發生任何變化，有些女性則可能因為生理大幅變化導致相當強烈的反應。

胃
噁心感從第6週開始變得常見，通常要到第12週才會消失。黃體素可能增加胃酸逆流或胃灼熱的發生機率。

腸
黃體素讓腸平滑肌放鬆，使得代謝廢物排出變得緩慢，可能導致便祕。

子宮
子宮持續稍微變大，但還是位於骨盆內。

統計數據

1 2 3 4 5 6 7 8 9 10 11 12 13 14 15 16 17 18 19 20 21 22 23 24 25 26 27 28 29 30 31 32 33 34 35 36 37 38 39 40

胚胎

- 每分鐘144下
- 1.6公分
- 1公克

1公分

此階段胎兒快速成長。在接下來差不多兩週內，大約從第6至8週時，胎兒會成長到約11公分。

懷孕第2個月期間，胚胎對藥物及其他毒素作用非常敏感。孕婦如果在這個時期使用某些藥物，可能導致胎兒長出先天缺陷，或甚至是死亡。

第8週時，心臟已經發育完整，有四個腔室。

第6週

胚胎變得更像人類。此時已經可以看見一些器官。外觀上開始出現耳朵、眼睛及肢芽。此階段生長非常快速，胚胎大小會變兩倍。

卵黃囊
最早的血液和微血管部位在卵黃囊壁形成。

絨毛
胎盤出現絨毛狀構造，在此階段生長速度比胚胎還快。

臍帶
臍帶尚短無捲曲，血管清楚可見。

體節
體節的發育在此階段可見，軀幹肌構造及皮膚。

眼睛

鰓弓
是下顎和頸的前身。

胚胎
漂浮在羊水中。

心臟
心臟幾乎發育完全，血液開始循環，心臟開始跳動。

上肢芽
位置較靠近頭部的肢芽，最後發育成雙手。

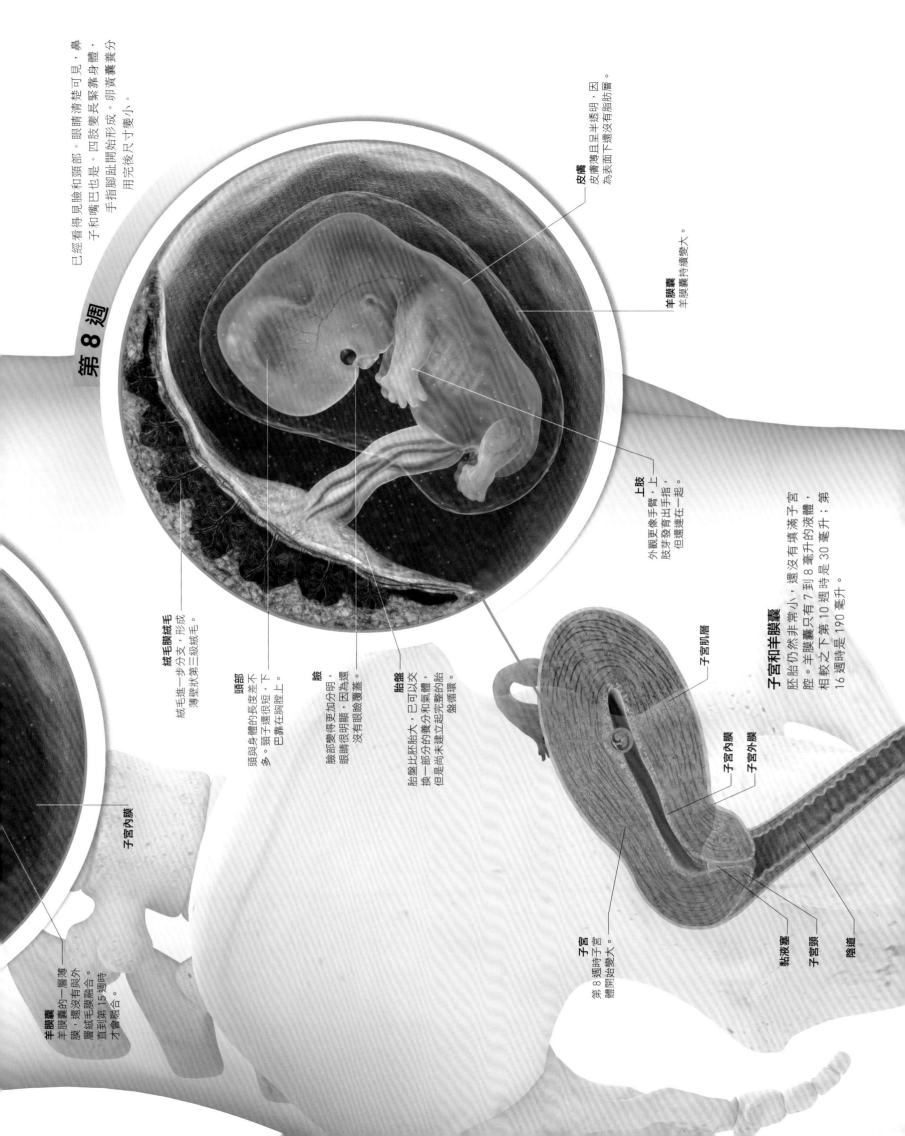

第 8 週

已經看得見臉和頸部。眼睛清楚可見，鼻子和嘴巴也是。四肢慢慢變長緊靠身體，手指腳趾開始形成。卵黃囊分用完後尺寸變小。

皮膚
皮膚薄且呈半透明，因為表面下還沒有脂肪層。

羊膜囊
羊膜囊持續變大。

上肢
外觀更像像手臂，上肢芽發育出手指，但還連連在一起。

子宮和羊膜囊
胚胎仍然非常小，還沒有填滿子宮腔。羊膜囊只有 7 到 8 毫升的液體，相較之下第 10 週時是 30 毫升；第 16 週時是 190 毫升。

子宮肌層

子宮內膜

子宮外膜

子宮
第 8 週時子宮體開始變大。

黏液塞

子宮頸

陰道

胎盤
胎盤比胚胎大，已可以交換一部分的養分和氣體，但是尚未建立起完整的胎盤循環。

臉
臉部變得更加分明，眼睛很明顯，因為還沒有眼瞼覆蓋。

頭部
頭與身體的長度差不多。頸子還很短，下巴靠在胸腔上。

絨毛膜絨毛
絨毛進一步分支，形成薄壁狀第三級絨毛。

子宮內膜

羊膜囊
羊膜囊的一層薄膜，還沒有與外層絨毛膜融合。直到第 15 週時才會融合。

2個月 | 重要變化

母體

驗孕

驗孕試劑會對人類絨毛促性腺激素（hCG）起反應，這種荷爾蒙是在受孕後產生，懷孕兩週內可以在尿液中偵測到。hCG 含有 α 和 β 兩種蛋白質分子（次單元），β 次單元僅 hCG 有，也是驗孕測量成分。現今的驗孕都很靈敏，即使還要幾天才到原本預計的下一次月經，也可以驗出懷孕。

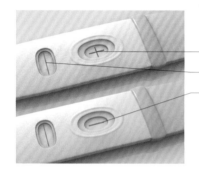

陽性結果
對照窗
陰性結果

判讀結果

左圖的驗孕試劑結果是陽性，結果窗出現藍色十字，對照窗則有一條藍線。其他試劑的結果表現方式可能不同。

子宮頸黏液塞

在受精刺激荷爾蒙的影響下，子宮頸黏液會改變黏稠度。大約 4 週時從稀薄黏液變成厚重紮實的塞子，位置就在子宮頸管，封住了通往子宮的入口。子宮頸黏液塞形成阻隔，可防止感染從陰道進入子宮。

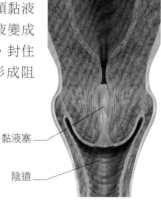

黏液塞

陰道

阻隔屏障

整個懷孕期間黏液塞都會牢牢塞住子宮頸。其中一項分娩早期徵兆就是黏液塞排出，這是因為子宮頸開始收縮打開。

對胎兒的耐受性

懷孕是一種巧妙的平衡，流產大多發生在前 12 週。此時必須使母體免疫系統不會對發育中的胚胎產生排斥，否則會將之偵測成異物並且發動攻擊，但同時還得維持身體抵禦能力對抗潛在感染原。保護胎兒免受母體免疫攻擊的機制，目前尚未完全清楚，不過已知黃體素具有很重要的功能。黃體素會形成阻斷抗體，清除胚胎所釋出的抗原。抗原這種物質會誘發免疫攻擊反應。此外，黃體素還會讓白血球變得比較不會攻擊異體組織。

異體組織

有些子宮內膜的白血球天生就比全身血液循環中的白血球具有更大耐受性，因此可以保護發育中的胚胎。

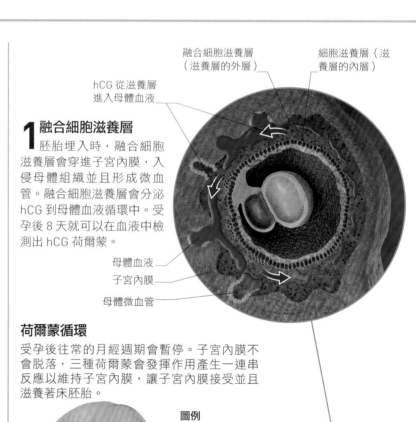

融合細胞滋養層（滋養層的外層）

細胞滋養層（滋養層的內層）

hCG 從滋養層進入母體血液

1 融合細胞滋養層

胚胎埋入時，融合細胞滋養層會穿進子宮內膜，入侵母體組織並且形成微血管。融合細胞滋養層會分泌 hCG 到母體血液循環中。受孕後 8 天就可以在血液中檢測出 hCG 荷爾蒙。

母體血液
子宮內膜
母體微血管

荷爾蒙循環

受孕後往常的月經週期會暫停。子宮內膜不會脫落，三種荷爾蒙會發揮作用產生一連串反應以維持子宮內膜，讓子宮內膜接受並且滋養著床胚胎。

圖例

➡ hCG
➡ 雌激素
➡ 黃體素

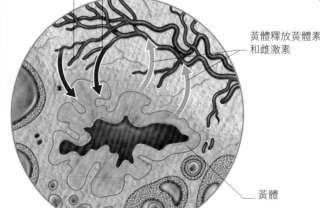

母體血液中的 hCG 會阻止黃體崩解

母體血管

2 黃體

血液中高濃度的 hCG 會刺激卵巢中黃體持續生長，否則黃體就會崩解。黃體會分泌黃體素和雌激素到母體血流中。

黃體釋放黃體素和雌激素

黃體

荷爾蒙變化

懷孕開始時，有一種荷爾蒙很重要，就是 hCG，由胚胎埋入子宮內膜時所釋放。hCG 荷爾蒙能夠維持卵巢黃體不崩解，以產生相對少量但濃度足以產生重要影響的雌激素及黃體素。雖然 hCG 從懷孕第 12 週後便開始減少，但是由下圖可以看到仍持續存有低濃度 hCG，因此整個懷孕期間驗孕結果都會呈現陽性。第 12 週後，胎盤會接手，大量分泌雌激素和黃體素這兩種荷爾蒙。黃體素會維持高濃度直到大約 28 週，之後則變成雌激素濃度較高。

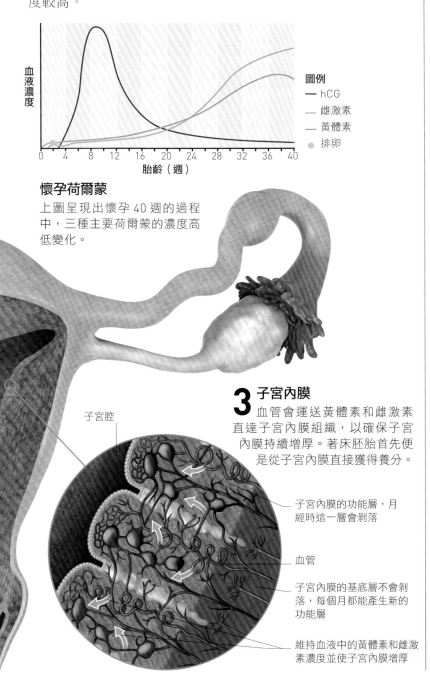

懷孕荷爾蒙
上圖呈現出懷孕 40 週的過程中，三種主要荷爾蒙的濃度高低變化。

3 子宮內膜
血管會運送黃體素和雌激素直達子宮內膜組織，以確保子宮內膜持續增厚。著床胎首先便是從子宮內膜直接獲得養分。

子宮腔

子宮內膜的功能層，月經時這一層會剝落

血管

子宮內膜的基底層不會剝落，每個月都能產生新的功能層

維持血液中的黃體素和雌激素濃度並使子宮內膜增厚

懷孕早期症狀

許多懷孕早期症狀其實是荷爾蒙遽增產生的副作用，但是荷爾蒙必須增加才能成功懷孕。每個人的症狀出現時間和強度都可能不同。此外，世界上沒有同樣的兩個孕期狀態，同一位女性也可能某次懷孕時症狀特別嚴重，另一次卻不怎麼嚴重。許多症狀在一段時間後會改善，這點似乎與 hCG 濃度有關，因為 hCG 在第 12 週後會自然減少。最常見的懷孕症狀請見下表。

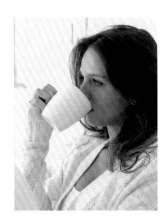

舒緩噁心感
孕吐非常常見，往往也會造成很大的困擾。定時進食可以舒緩噁心感，有舒緩效果的花草茶也有幫助，尤其薄荷茶和薑茶的效果都不錯。

早期症狀

月經沒來	女性通常在排卵後兩週出現月經，除非受精了才不會有月經，排卵前後發生性行為很容易受精。發現月經沒來時驗孕，可以非常準確發現是否已經是懷孕初期。
乳房變大且觸痛	受孕後乳房很快會出現變化，包括變大、變敏感及血管紋路改變。早期懷孕在荷爾蒙影響下，首先便是乳管系統增生，腺組織在懷孕晚期才會增加。第一孕期就會出現乳房疼痛，之後的孕期便會減輕。
疲倦	目前尚不清楚為什麼懷孕頭幾週會感覺疲倦。雖然不是每位孕婦都會感到疲倦，但大多可在第 12 週時改善。疲倦感可能與荷爾蒙改變有關，而身體會逐漸適應懷孕。
頻尿	懷孕早期的腎臟血流會增加，同時過濾能力也會變強，導致排尿次數增加，不過排尿次數過多或有疼痛感可能是因為感染，需要就醫才行。
噁心和嘔吐	一般稱為「孕吐」。噁心和嘔吐是典型的懷孕早期症狀，可能發生在白天或晚上。某些食物或氣味可能會讓孕吐變得更嚴重。雖然孕吐通常不會太嚴重，但也有非常少數的人會發生嚴重的妊娠劇吐。
口腔金屬味	味覺可能改變，例如口腔出現金屬味，或者偏好特定食物。通常懷孕過程中會恢復正常，假如沒有，生產後也會快速復原。
點狀出血和流血	著床時可能出現點狀出血，時間與月經週期差不多的話可能會誤認為是流量小的月經。懷孕時子宮頸會變柔軟，導致性行為後出現一定程度點狀出血。
便祕	黃體素可以在分娩之前避免子宮收縮，但同時也會減緩所有平滑肌收縮。如此一來便會減緩消化，進而導致便祕。

胚胎

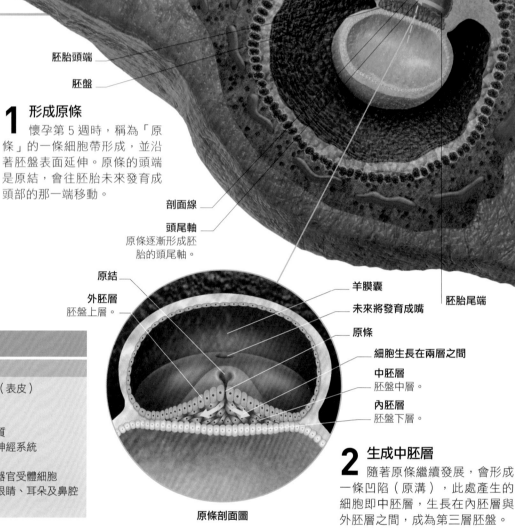

原始胚層的發育

著床之後，雙層胚盤會快速轉為三層胚盤的結構。其中稱為「原條」的一條細胞，也是第三層胚層的來源。這三層原始的胚層，是身體所有細胞的基礎，構成了人體的所有系統。外胚層構成最上層，內胚層構成最下層，中胚層則最晚出現，夾在外胚層與內胚層之間。三層初級胚層各有其發育途徑，表現出人體首次簡單的分化。許多人體結構皆是由三層胚層發育組成，不過也有一些是由單一胚層形成。

胚胎頭端
胚盤

1 形成原條
懷孕第 5 週時，稱為「原條」的一條細胞帶形成，並沿著胚盤表面延伸。原條的頭端是原結，會往胚胎未來發育成頭部的那一端移動。

剖面線
頭尾軸
原條逐漸形成胚胎的頭尾軸。

原結
外胚層
胚盤上層。

羊膜囊
未來將發育成嘴
原條
細胞生長在兩層之間
中胚層
胚盤中層。
內胚層
胚盤下層。

胚胎尾端

2 生成中胚層
隨著原條繼續發展，會形成一條凹陷（原溝），此處產生的細胞即中胚層，生長在內胚層與外胚層之間，成為第三層胚盤。

原條剖面圖

人體系統與原始胚層

內胚層	中胚層	外胚層
• 消化道	• 皮膚（真皮）	• 皮膚（表皮）
• 呼吸道	• 骨頭	• 毛髮
• 泌尿道	• 肌肉	• 指甲
• 肝臟	• 軟骨	• 琺瑯質
• 腺體，例如甲狀腺和胰臟	• 結締組織	• 中樞神經系統
• 生殖道	• 心臟	• 乳腺
	• 血球和血管	• 感覺器官受體細胞
	• 淋巴細胞和淋巴管	• 部分眼睛、耳朵及鼻腔
	• 腎臟和輸尿管	

胚胎摺疊

懷孕第 5 週結束時，胚胎已經完全分化成平扁的三層盤狀構造，接著會發生複雜立體摺疊，頭端、尾端及兩側都會出現摺疊。胚胎就此形成早期人類的形狀。胚胎摺疊會生成封閉的原始腸道，由胚胎頭端的前腸延伸而來並延伸到中腸。此時中腸與未來的卵黃囊連在一起，最後延伸到胚胎尾端的後腸。中腸與卵黃囊的連結會逐漸變窄，直到卵黃囊成為胚胎的一部分，位於臍帶的位置。早期胎盤的接合莖之後會發育成臍帶。從後腸會發育出一條小管（尿囊），突出形成接合莖，最後連接到膀胱。在發育早期階段，當大部分身體基礎部位逐漸形成時，許多物種看起來皆很相像。

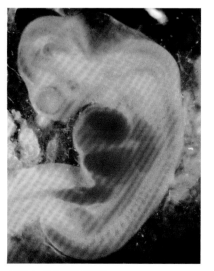

6週大的胚胎摺疊
第 6 週時胚胎已經明顯成形。從半透明的皮膚可以看到頭和肝，心臟在中央，肝在心臟右側。

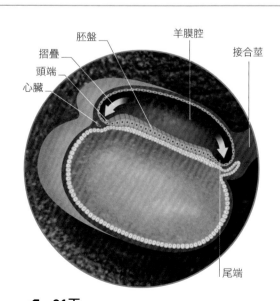

胚盤
羊膜腔
摺疊
接合莖
頭端
心臟
尾端

1 31天
胚盤的頭端和尾端快速生長，進而發生胚胎摺疊。原始的心臟是第一個發育器官，最初會在頭端附近形成小型突起。

幹細胞

人類幹細胞具有潛能可以發育成全身任何細胞，但是幹細胞進入特定路徑發育成皮膚細胞、神經細胞或肌肉纖維以後，通常就會喪失全能性。臍帶血中有大量的胚胎幹細胞，這些細胞與每個人自身的基因完全匹配，且可以培養成任何類型的細胞，有很大的機率可用於未來以治好疾病。

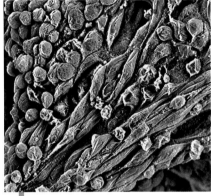

細胞特化
上方電子顯微鏡照片中的是胚胎幹細胞，具有分化能力，因此成為科學研究的重要一環。

神經管形成

神經管會發育成中樞神經系統，包括腦及脊髓。脊索出現是神經管發育的第一步，形成一排沿著胚胎背側的細胞。脊索上方的外胚層細胞塌陷，凹陷處的兩側融合，形成管狀結構。這條管狀結構正好位在胚胎中軸，並沿著胚胎身長向外延伸。最後在懷孕第 38 天時，神經管位於胚胎頭部的開口閉合，兩天後脊柱底部的開口也跟著閉合。當胚胎維持蜷曲時，神經管會看起來像是 C 字形一樣。整條神經管的管徑寬度不一，胚胎頭端的神經管會膨大成為前腦、中腦及後腦，與脊髓有所區別。

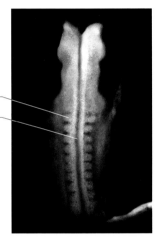

體節
神經管

體節
中胚層一節一節緊密排列成對，稱為體節。體節最早出現在懷孕第 5 週，每一天出現 3 或 4 對，從胚胎頭端開始，直到第 6 週時形成 42 對。

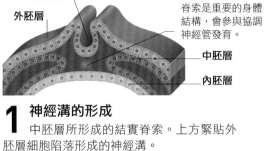

神經溝
外胚層
脊索
脊索是重要的身體結構，會參與協調神經管發育。
中胚層
內胚層

1 神經溝的形成
中胚層所形成的結實脊索。上方緊貼外胚層細胞陷落形成的神經溝。

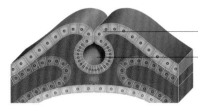

神經褶碰到彼此
早期神經管
未來脊髓位置。

2 神經褶的融合
隨著神經溝加深，神經溝邊緣（神經褶）逐漸融合，形成早期神經管。

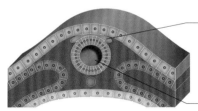

神經脊
特化細胞遷徙，許多結構開始發育。
神經管
神經褶融合，形成完整的神經管。

3 神經管的形成
神經褶彼此碰到、融合，最後與上面的外胚層分開。若沒有順利融合會導致脊柱裂。

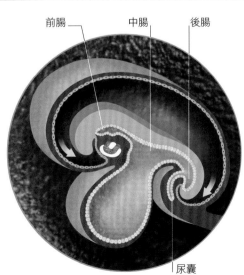

前腸
中腸
後腸
尿囊

2 38天
頭部快速膨大且胚胎變長，使得胚胎在心臟隆起處彎曲。胚胎內，神經脊細胞往外散布，形成眼睛、皮膚、神經及腎上腺。

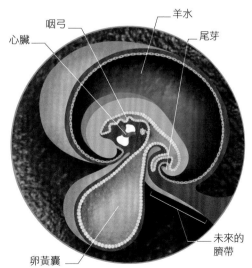

咽弓
心臟
羊水
尾芽
未來的臍帶
卵黃囊

3 42天
羊膜腔此時幾乎完全包圍胚胎。尾芽逐漸退化，頭部持續變大，咽弓組織逐漸形成未來的頸部和下顎部分。

人類的尾巴

人類幾乎不會出現尾巴，目前也尚不清楚起源為何。不像動物那種真正的尾巴，人類的尾巴沒有骨頭，只是一段有長度的皮膚，以及或多或少的神經組織，從脊柱最下方部位延伸而出。這種情況通常與脊柱最下段閉合不全有關。

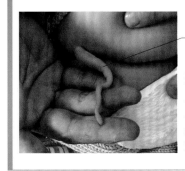

柔軟的尾巴

殘餘痕跡
人類出現尾巴時大多很短，左圖是特別長的例子，這種情況很罕見。

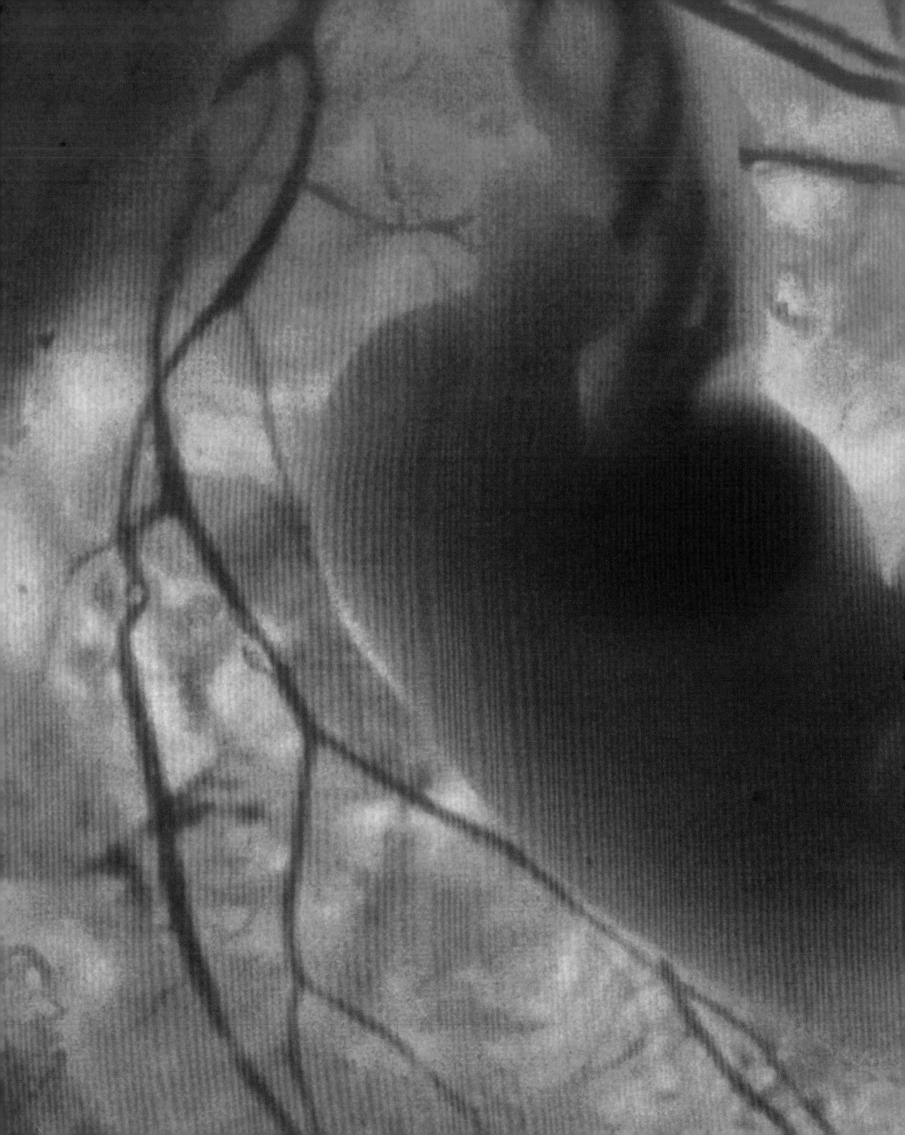

胚胎成長

7 週大的胚胎漂浮在子宮中，四周包圍著羊膜和絨毛膜。我們可以看到胚胎頭上有卵黃囊結構殘留，胚胎眼睛的視網膜也清楚可見。胚胎身體中大塊黑色部位是肝臟。

胚胎

胚胎獲取養分

胚胎起初是從卵黃囊取得養分，並靠簡單擴散排除廢物，但是這樣的方式很快就不夠用了，於是母體和胎兒之間便發育出胎盤。滋養層外層侵入子宮內膜，破壞母體微血管，在雛型胎盤處形成一個又一個血液區塊。胎盤組織會長出指狀突出，也就是絨毛，使血液接觸面積最大化。絨毛之後會變得更細更多，只需要三週內部就會出現簡單的胎兒微血管。一週後早期胎盤即可包圍整個胚胎，位置較遠的絨毛會逐漸消失，臍帶的位置會慢慢移到成熟胎盤的中央。此時養分交換仍然有限，直到第 10 週發育出正規的循環系統、第三級絨毛充滿持續循環的胎兒血流後才會變多。

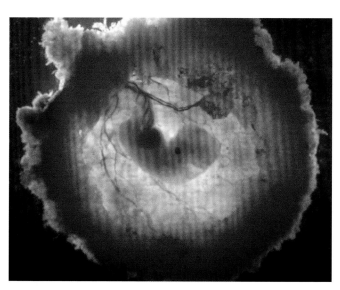

絨毛膜

囊胚的外壁是絨毛膜。第 8 週時絨毛膜開始與羊膜囊融合，這個過程可能持續直到第 15 週。最後在胎兒周圍形成雙層膜，這兩層膜在分娩開始「羊水破」時會破裂。

卵黃囊功能

卵黃囊位於胚胎以外，能提供養分支持未成熟胎兒。懷孕頭幾天，當胎盤輸送養分的功能還有限時，卵黃囊就扮演了重要的角色，用簡單的擴散方式為胚胎提供養分。卵黃囊也會透過擴散及其他方式發揮與肝臟類似的功能。構造簡單的微血管最早是在卵黃囊壁裡長出來的，攜帶氧氣的血球也是在這裡形成的。當胎盤開始發揮功能時，卵黃囊會縮小，到了懷孕末期，卵黃囊已完全消失。

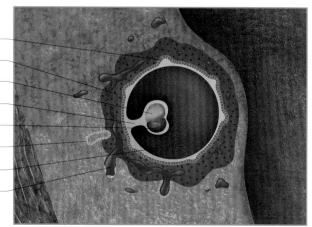

初級絨毛膜絨毛
滋養層內層形成的突起。

外滋養層

卵黃囊

接合莖

羊膜囊

子宮內膜腺體

絨毛膜囊

侵蝕
母體血液形成子宮內膜微血管以填滿子宮內膜腺體。

1 初級絨毛膜絨毛
第 26 天時會侵入外滋養層，形成簡單的葉狀結構以進入母體組織。母體血液因而流至子宮內膜腺體。

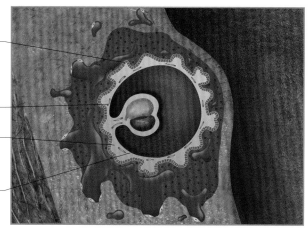

次級絨毛膜絨毛
突起變大，形成手指狀突出。

血管形成
早期血管形成於結締組織內。

結締組織
在次級絨毛膜絨毛內形成核心。

絨毛膜囊的壁
由兩層滋養層和結締組織形成。

2 次級絨毛膜絨毛
第 28 天時，微血管壁溶解形成一小塊又一小塊母體血液。母體營養交換屏障持續崩解。

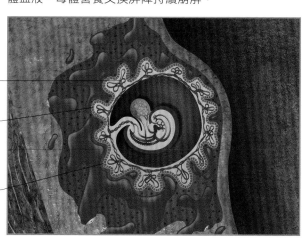

血管
在絨毛內形成網狀，連接至接合莖及胚胎。

屏障
於滋養層內層阻止母體和胎兒的血液混在一起。

擴散
絨毛發育會產生更大的表面積，有助於養分及氧氣擴散過去。

3 三級絨毛膜絨毛
進一步的分支，讓絨毛結構更完善以形成第三級絨毛。絨毛突出伸進一塊又一塊的母體血液中。胎兒微血管尚未變大，因此還無法輸送足夠的養分。

羊水

羊水可以保護胎兒避免受傷，並提供空間
給胎兒長大及活動。羊水可以促進肺臟發育，
讓胎兒保持穩定體溫。一開始羊水類似胎兒循
環中的血漿，不過等到胎兒的腎臟開始製造尿液後，
就會擴散到羊水中。懷孕晚期時，羊水會變得很濃且
類似尿液。胎兒吞嚥進羊水，在腸道吸收後再排出。
隨著懷孕時間增加，羊水體積持續變大，第 32 週時達
到 1 公升，最大可以達到 2 公升。孕期尾聲時，每天
有 0.5 到 1 公升的羊水由胎兒吞嚥變成尿液。

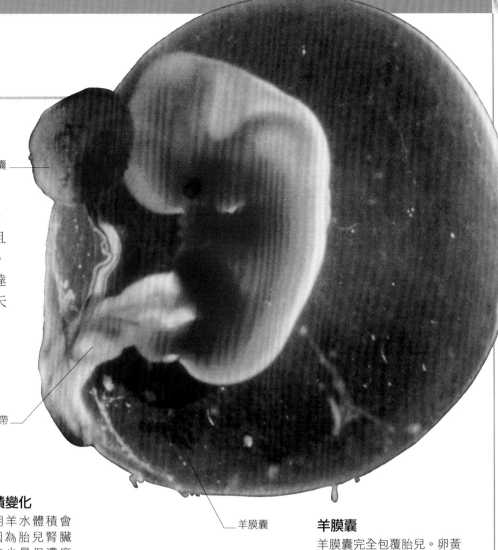

卵黃囊

臍帶

羊膜囊

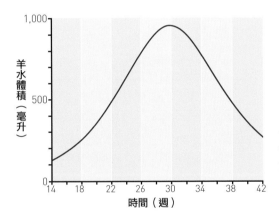

羊水體積變化
懷孕末期羊水體積會
減少，因為胎兒腎臟
開始製造少量但濃度
更高的尿液。

羊膜囊
羊膜囊完全包覆胎兒。卵黃
囊是暫時存在的構造，留在
羊膜囊外。

血液生成

從第 31 天起，原始的紅血球開始出現在卵黃囊壁，形成血島，
周圍有簡單的微血管構造。一開始的原始紅血球含有胚胎血紅
蛋白，與成熟紅血球不一樣的是，原始紅血球中央有細胞核。
第 74 天時，由胎兒肝臟製造血球，不再由卵黃囊生成。胎兒肝
臟製造的血球與原始紅血球不同，前者可以分化成任何一種胎
兒血液組成細胞。到了懷孕末期，骨髓內也會開始生成血球。

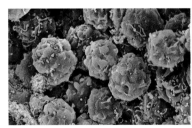

胎兒血球
電子顯微鏡照片中所示是一種幹細
胞。胎兒的這種幹細胞可以變成紅
血球或任何其他種白血球。

血球

肝臟第 37 天開始生成血球。
最早在第 10 週時骨髓會開始製
造一些血液，但主要還是由肝
臟生成血液直到出生後。紅血
球會大量生成，因為胎兒的紅
血球僅可生存 60 天，只有成人
紅血球的一半時間。胚
胎需要鐵、葉酸及維生
素 B12 才能生成足夠
的紅血球。

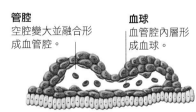

白血球

紅血球

血球類型
胎兒紅血球與成人類似，
但是血紅蛋白與氧氣的結
合力更佳。

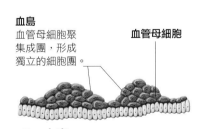 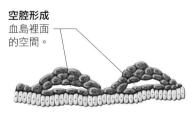

血島
血管母細胞聚
集成團，形成
獨立的細胞團。

血管母細胞

空腔形成
血島裡面
的空間。

管腔
空腔變大並融合形
成血管腔。

血球
血管腔內層形
成血球。

1 血島
血島或血液聚集在卵黃囊
及接合莖。內側細胞形成原始紅
血球，外側細胞生成微血管壁。

2 空腔形成
微血管壁和早期紅血球
的分化開始時，血島裡面出
現空間。

3 血管形成
第一顆製造出來的血球幾
乎百分之百絕對是原始紅血球。
第 3 週結束時會形成簡單的微
血管網。

2個月 | 重要發育

胚胎

器官發生

　　器官發生過程胚胎會快速發育，到了最後主要器官和外部構造都已經出現。器官發生時間從第 6 週持續到第 10 週。不同的系統會同時發育。呼吸系統起源於前腸，往外生長成口袋狀接著再形成肺。消化系統會長出腸、肝、膽囊及胰臟。首先具備完整功能的是心血管系統，包括心臟及簡單的循環構造，會隨著胚胎生長繼續調整。

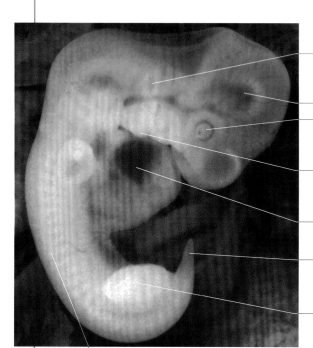

耳朵
位置就在一個小凹陷處，最後會變成耳朵。

腦
腦快速發育，頭會往前彎。

眼睛
已可見水晶體的前身，眼瞼還需要進一步發育才能覆蓋眼睛。

咽弓
五個分明的隆起會變成胎兒頭頸部的各個構造。

心臟
深色部位清楚可見，該處就是心臟的位置。

尾部
並非真的尾巴，而是皮膚延伸出來的，其中附帶脊髓。

肢芽
腿部發育徵象明顯，但現階段看起來，還不太像真正的腿。

體節
體節與神經管相接，還可以分化成皮膚、肌肉及脊椎。

早期身體結構
7 週大的胚胎已經在器官發生中期，身體各個系統的發育速度大於胚胎成長。

肺臟發育

　　肺的發育從第 50 天開始，並持續到嬰兒早期階段。原始的氣管會發育出兩條分支，接著再進一步分支成更細的管道。所有胚胎一開始的分支型態都相同，但是最後型態則每個人都不同。第 18 週時已經分支 14 次，形成樹狀呼吸結構，但是細支氣管仍很大且管壁過厚因此還不能交換氣體（呼吸作用）。第 38 週以後原始肺泡才開始出現，這時肺泡壁已經薄到可以交換氣體（請見 152 至 153 頁）。

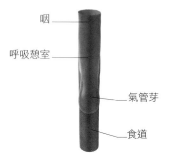

咽
呼吸憩室
氣管芽
食道

1 氣管芽
　　氣管發育的第一個徵象，由食道往外側下方長出的小袋。

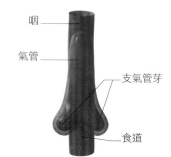

咽
氣管
支氣管芽
食道

2 支氣管芽
　　第 56 天時氣管已延伸變長許多，並分支出兩個支氣管芽，各自會形成肺。

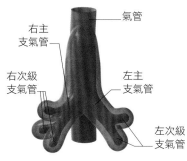

氣管
右主支氣管
右次級支氣管
左主支氣管
左次級支氣管

3 次級支氣管
　　支氣管芽以相當特定的方式分支，右側芽分支三次，左側芽分支兩次。

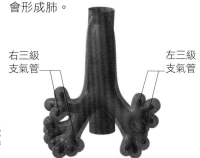

右三級支氣管
左三級支氣管

4 三級支氣管
　　第 70 天時已經在進行第三階段分支。最後右肺會形成 10 個肺節，左肺形成 8 個肺節。

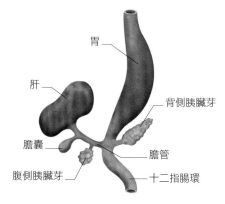

胃
肝
膽囊
背側胰臟芽
膽管
腹側胰臟芽
十二指腸環

1 9週大的胚胎
　　腸發育出特化構造，從主要管道分支而出。早期胰臟此時分為兩個芽。

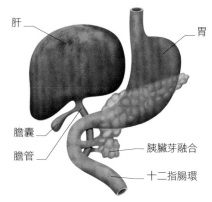

肝
胃
膽囊
膽管
胰臟芽融合
十二指腸環

2 10週大的胚胎
　　兩個胰臟芽融合在一起，膽管變長並連接膽囊到十二指腸。

消化系統

　　消化系統一開始是一條簡單的管子，連接口與肛門，期間各部位逐漸變化，第 6 週時首先形成胃。第 9 週時腸道大幅增長，無法只存在於腹腔內，會往外推到臍帶裡。第 12 週結束時，腸會再逆時鐘轉 90 度回到腹腔。第 14 週時小腸和大腸來到人體正常位置。第 17 週時，胎兒開始出現規律吞嚥動作，羊水進入腸道。雖然腸在懷孕中期以前都無法蠕動，但是腸道絨毛可以吸收液體。

心臟發育

心臟很早發育，如此一來才能把養分供應給胚胎用於發育。心血管也是第一個具備完整功能的系統。第 50 天起心臟跳動，兩三天後血液開始循環。臍帶連接點上方隆起處會發育成心臟，由兩條薄壁的管子形成，之後會從上到下彼此融合在一起。心臟出現完整結構後，便開始胚胎循環且持續不間斷。環繞和重構都會快速進行，到第 10 週結束時完成。胎兒心臟有一層特殊的內襯組織，稱為心內膜，心臟的肌肉組織（心肌）獨一無二，可以用固定節奏主動收縮。

心臟腔室分隔

心臟分為左右上腔室（心房）以及兩個下腔室（心室）。心房負責從靜脈網搜集血液，心室可以把血液送出心臟。心房和心室由牆壁般的構造隔開（心中隔），心隔會往心臟中央部位（心內膜墊）生長。瓣膜僅能單向通行，控制血流從左右心房進入對應的心室。左右心室完全分開，但是左右心房以卵圓孔相連，讓充氧血得以通過。

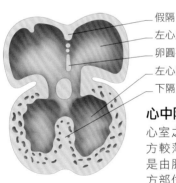

- 假隔
- 左心房
- 卵圓孔
- 左心室
- 下隔

心中隔形成

心室之間的中隔除了上方較薄的部位以外，都是由肌肉構成，因此上方部位不會像其他肌肉部位一樣收縮。

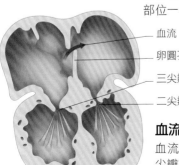

- 血流
- 卵圓孔
- 三尖瓣
- 二尖瓣

血流

血流從右心房流過三尖瓣或卵圓孔，左心房的血則流到左心室。

1 心內管

發育早期，兩條平行管會直接把血液送到胚胎頭部。

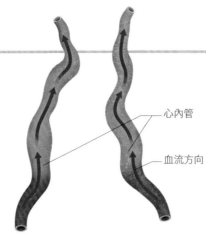

- 心內管
- 血流方向

3 分隔區塊

不明顯的窄縮畫分出不同部位，心膠質和心肌（跳動的心臟肌肉）包圍心管。

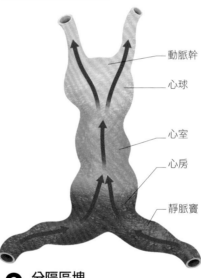

- 動脈幹
- 心球
- 心室
- 心房
- 靜脈竇

5 形成S型

第 53 天時心管彎曲成 S 型，四個腔室來到正確的空間位置。

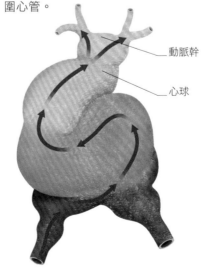

- 動脈幹
- 心球

2 原始心管

心內管從下方向上融合，最後在第 50 天時形成一個原始心管。

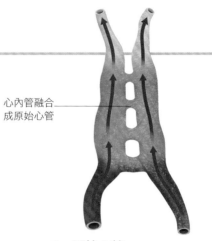

- 心內管融合成原始心管

4 心管彎曲

第 51 天時，跳動中心管變長並向右彎曲，形成一個彎。基礎的循環已經完成。

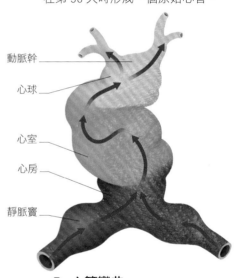

- 動脈幹
- 心球
- 心室
- 心房
- 靜脈竇

6 腔室最終位置

第 84 天時四個腔室已經完全隔開，第 91 天時心臟瓣膜就定位。

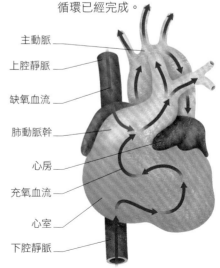

- 主動脈
- 上腔靜脈
- 缺氧血流
- 肺動脈幹
- 心房
- 充氧血流
- 心室
- 下腔靜脈

3個月 | 9至12週

胚胎會在這個月長大成胎兒，不僅具有人形也會有精神地活動。第一孕期結束時
懷孕狀態已經穩定，流產風險大幅下降，許多女性都選在這時候才公布喜訊。

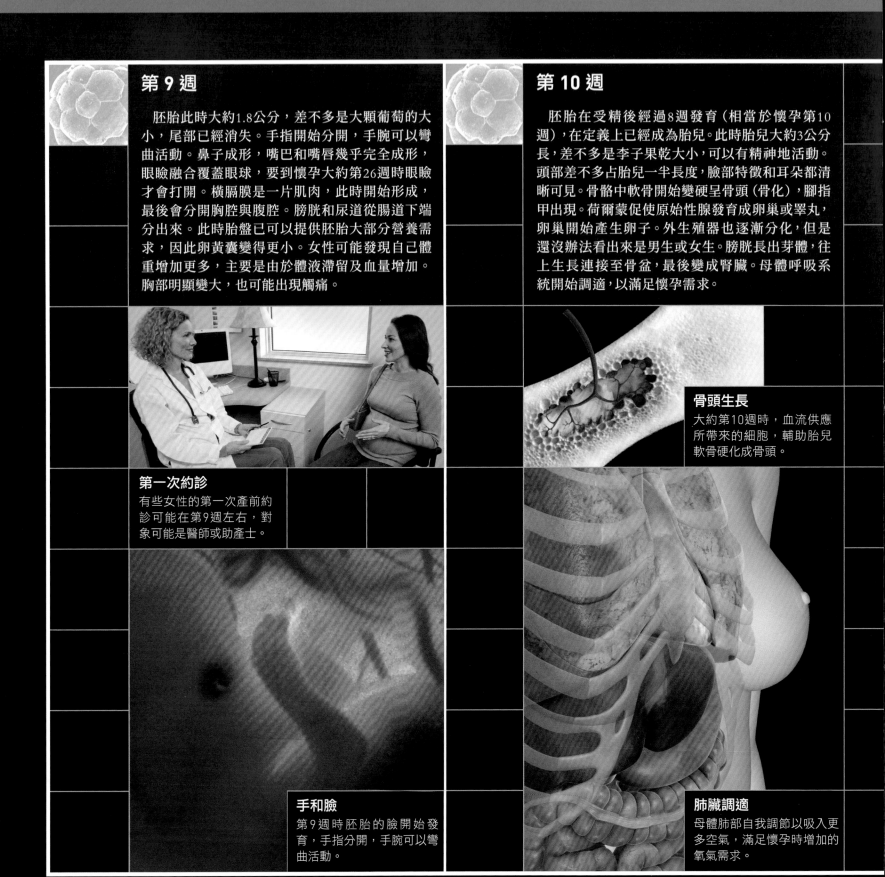

第 9 週

胚胎此時大約1.8公分，差不多是大顆葡萄的大小，尾部已經消失。手指開始分開，手腕可以彎曲活動。鼻子成形，嘴巴和嘴唇幾乎完全成形，眼瞼融合覆蓋眼球，要到懷孕大約第26週時眼瞼才會打開。橫膈膜是一片肌肉，此時開始形成，最後會分開胸腔與腹腔。膀胱和尿道從腸道下端分出來。此時胎盤已可以提供胚胎大部分營養需求，因此卵黃囊變得更小。女性可能發現自己體重增加更多，主要是由於體液滯留及血量增加。胸部明顯變大，也可能出現觸痛。

第一次約診
有些女性的第一次產前約診可能在第9週左右，對象可能是醫師或助產士。

手和臉
第9週時胚胎的臉開始發育，手指分開，手腕可以彎曲活動。

第 10 週

胚胎在受精後經過8週發育（相當於懷孕第10週），在定義上已經成為胎兒。此時胎兒大約3公分長，差不多是李子果乾大小，可以有精神地活動。頭部差不多占胎兒一半長度，臉部特徵和耳朵都清晰可見。骨骼中軟骨開始變硬呈骨頭（骨化），腳指甲出現。荷爾蒙促使原始性腺發育成卵巢或睪丸，卵巢開始產生卵子。外生殖器也逐漸分化，但是還沒辦法看出來是男生或女生。膀胱長出芽體，往上生長連接至骨盆，最後變成腎臟。母體呼吸系統開始調適，以滿足懷孕需求。

骨頭生長
大約第10週時，血流供應所帶來的細胞，輔助胎兒軟骨硬化成骨頭。

肺臟調適
母體肺部自我調節以吸入更多空氣，滿足懷孕時增加的氧氣需求。

第 11 週

此時胎兒大約5公分長，大約李子大小。嘴巴可以開合，做出打呵欠及吞嚥的動作。小牙胚在顎骨形成，手指腳趾分開，皮膚增厚，變得沒有那麼透明。心臟跳動得更快，大約每分鐘120到160下，血液快速循環整個胎兒身體。女性腹部可能稍微突出，活動時覺得更容易喘，這是因為心肺工作量增加。此時子宮仍持續變大，上方超出骨盆範圍，但反而減輕了膀胱受到的壓迫，排尿症狀會減輕，但是假如已經有靜脈屈張和痔瘡則可能變得更加嚴重，或者原本沒有此時也可能長出來。

臉部發育良好
11週大的胎兒，在此3D超音波影像中，可以看到胎兒的頭部相對較大，臉部發育良好。

肚子開始變大
有些女性可能發現衣服變緊，因為腹部開始變大往外突出。

第 12 週

胎兒此時平均長約6公分，大約奇異果大小。腦細胞快速增加，發育出兩個半球（左半球和右半球），分別控制另一側的身體。胎兒已發展出反射動作，可能會用活動回應母體腹部壓迫、吸吮拇指或拳頭、排尿。胎兒開始生成荷爾蒙，可以看見生殖器，已呈現出性別的外部特徵。一些女性此時可能已經看起來像孕婦，需要因為肚子調整衣飾。荷爾蒙變化可能導致乳頭和乳暈顏色變深，之後會變得更明顯。通常噁心感會緩解，胃口變好，懷孕的早期疲倦感消失，精神也會變好。

第一次掃描
大多數女性的第一次超音波掃描是在第12週。掃描可以用來計算懷孕時間。

單胞胎或多胞胎
第一次超音波掃描可以確認懷的是單胞胎或多胞胎。上方的超音波影像清楚顯示只有一個胎兒。

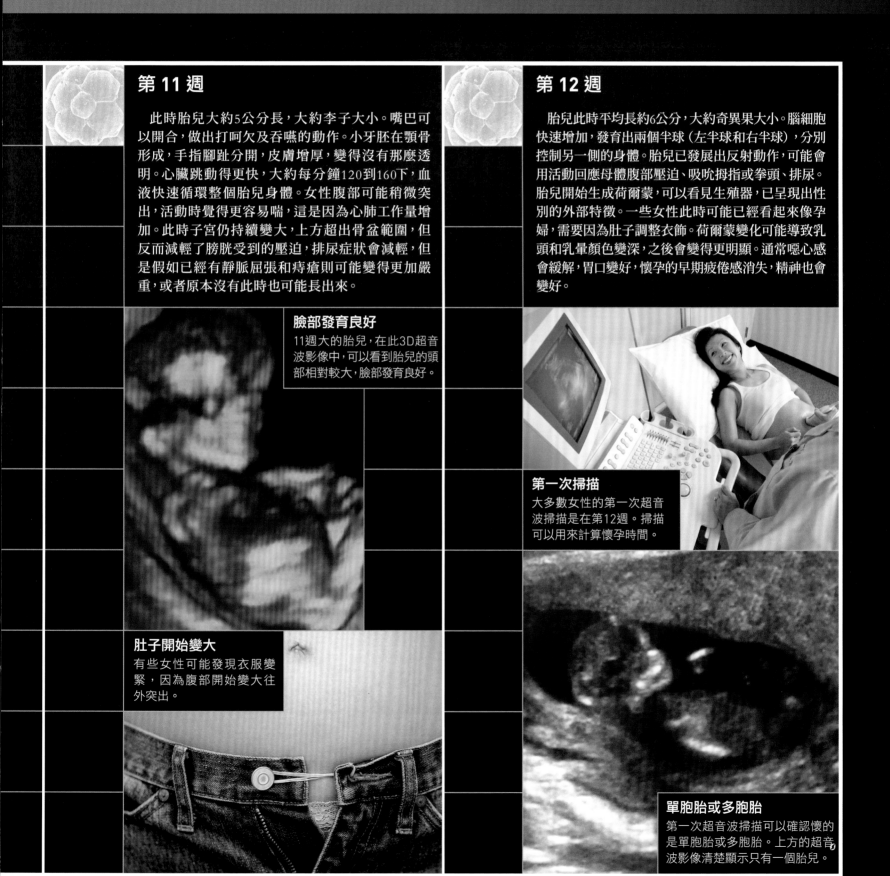

3個月 | 9至12週
母體與胎兒

早期懷孕症狀，例如疲倦和噁心，通常在這個月會達到高峰，推測可能是受到高濃度hCG荷爾蒙影響。這個月會逐漸改善由胎盤提供養分。開始胎兒時期，卵黃囊萎縮失去功能，可以輕易滿足由胎盤提供養分需求。胎盤此時胎兒更大，並排除代謝廢物及二氧化碳。這段期間的能量會直接用在使基礎器官構造發育完成。臉部愈來愈分明，形成了眼睛，耳朵也出現在正常的位置上。此時頸子仍然比較短，胎兒因此呈現前彎姿勢，頭部保持在靠近胸腔的位置。腦部快速成長因此占頭臀長的一半，但只要三週胎兒就會變成兩倍長。

懷孕12週的母體

懷孕第12週羊水體積大約是27毫升。第34週時羊水最多，達到946毫升。高濃度的黃體素可能導致某些孕婦與出現皮膚色素沉著。此時期最嚴重，第3個月時才會減輕。

胃 — 第12週時，hCG濃度達到高峰，可能讓許多孕婦出現噁心和不適感。

腸 — 黃體素濃度升高，腸道輸送變慢，因而導致便祕。高纖維飲食並攝取大量水分可以緩解症狀。

子宮 — 子宮開始變大，此時剛好可以在前傾斜，骨盆緣往上方感覺到子宮。

為了因應未來需求，孕婦呼吸會變得更深，使身體得以更有效率地吸收養分，循環系統也會供應更多血液到胎盤。

母體

- ♥ 每分鐘66下
- 收縮壓105 mmHg／舒張壓68 mmHg
- 4.4公升

27毫克

1	2	3	4	5	6	7	8	9	10	11	12	13	14	15	16	17	18	19	20	21	22	23	24	25	26	27	28	29	30	31	32	33	34	35	36	37	38	39	40

胎兒

- ♥ 每分鐘175下
- 5.4公分
- 14公克

第10週時胚胎時期已經完全結束，胚胎成為胎兒，胎兒時期開始，器官也開始早期發育。

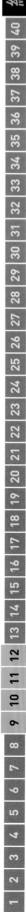

第10週

懷孕10週時胎盤效率增加，以滿足胎兒快速成長的需求。胎兒的腸子進入臍帶根部，等到11至12週時才會延伸彎回到腹腔（請見122頁）。

絨毛膜絨毛 — 第三級絨毛發育完全，出現於胎盤內，可增加養分運輸。

臍帶 — 胎兒活動會讓臍帶捲曲。

腿 — 腿部發育比手慢，腳趾尚未完全分開。

頭 — 頭占整個胎兒長度的一半，這點反映出了腦發育量。腦需要先發育，其他器官和人體系統才能成熟。

耳朵 — 耳朵離下頜線頗近，不過接下來兩到三週就會往上移到正常位置。

頸 — 頸仍然軟短，使得頭靠近胸部，胎兒呈現捲曲狀。

大約第12週時可以用超音波掃描看出胎兒的心跳及四肢。這個階段也可以看見簡單的軀幹伸展、肢動作。胎兒開始會吞嚥、胃和膀胱開始出現液體。

超音波掃描會顯示出胎兒的心跳及四肢。這個階段也可以看見簡單的軀幹伸展、肢動作。胎兒開始會吞嚥、胃和膀胱開始出現液體。

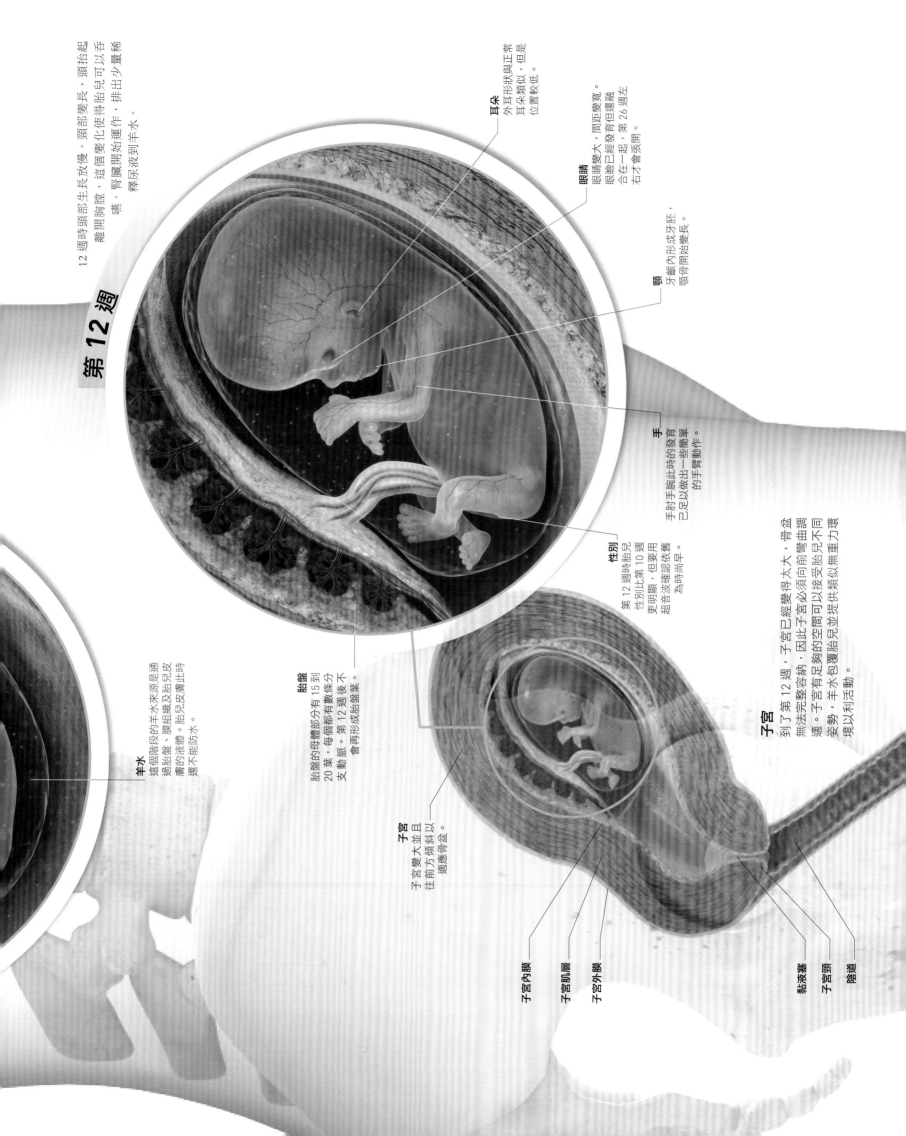

第 12 週

耳朵
外耳形狀與正常
耳朵類似，但是
位置較低。

眼睛
眼睛變大，間距變寬。
眼瞼已經發育但還融
合在一起，第 26 週左
右才會張開。

顎
牙齦內形成牙胚，
顎骨開始變長。

手
手肘手腕此時的發育
已足以做出一些簡單
的手臂動作。

性別
第 12 週時胎兒
性別比第 10 週
更明顯，但要用
超音波確認依舊
為時尚早。

12 週時頭部生長放慢。頸部變長，頭抬起
離開胸腔，這個變化使得胎兒可以呑
嚥。腎臟開始運作，排出少量稀
釋尿液到羊水。

羊水
這個階段的羊水來源是通
過胎盤、膜組織及胎兒皮
膚的液體。胎兒皮膚此時
還不能防水。

胎盤
胎盤的母體部分有 15 到
20 葉，每個都有數條分
支動脈。第 12 週後會
再形成胎盤葉。

子宮
到了第 12 週，子宮已經變得大大，
無法完整容納，因此子宮必須向前彎曲調
適。子宮有足夠的空間可以接受胎兒不同
姿勢，羊水包覆胎兒並提供類似無重力環
境以利活動。

子宮
子宮變大並且
往前方傾斜以
適應骨盆。

子宮內膜

子宮肌層

子宮外膜

黏液塞

子宮頸

陰道

從受孕到分娩

母體

早期產前照護

第一次見面時，醫師會說明懷孕知識、照護服務與生活注意事項，包括篩檢及飲食，也會解釋孕婦有權拒絕篩檢。這個時候如果有任何問題都應該提出，也可以共同討論個人照護計畫。無論早期產前照護是在醫院還是社區診所，請定期與合格產科醫師約診。醫院和照護團隊的詳細資訊都會記載在孕婦的個人紀錄。

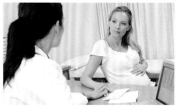

與助產士會面
最好在懷孕第 12 週前與助產士約診見面，這樣才有充足的時間可以討論懷孕的未來需求。

產前門診（第一孕期和第二孕期）

每次產前門診都會進行一些例行檢查，確認所有狀況正常，了解是否需要額外照護或醫學上需要注意的情況。

時間	門診性質
第11至14週	第一次超音波檢查以計算懷孕時間。許多醫院都可以在這個階段做唐氏症篩檢。
第16週	檢閱第一次門診的血液檢測結果。測量血壓，檢查尿液中是否有蛋白質，有的話可能是感染。
第18至20週	超音波掃描評估胎盤及胎兒發育。假如胎盤前置（請見 139 頁），會安排第 32 週再次掃描。
第20週	通常會與醫療團隊一起做懷孕計畫的最終確認，或者討論超音波結果。
第24週	假如是第一次懷孕，這次門診就會做更多常規檢查，例如血壓，並且評估子宮變大程度。

孕期常見問題

有些女性會擔心自己沒有感覺到寶寶活動，但是每個寶寶的活動情況可能都有極大（請見 138 頁）。噁心和不適感很常見，可能持續到第 20 週，胃灼熱也許會持續更久。一些不適往往隨著子宮變大和韌帶關節變鬆而出現，變得非常疼痛時就必須告訴助產士。陰道分泌物是正常現象，但是不應該出現搔癢和異味，也不該伴隨出血。排尿次數會增加，但是不應出現排尿疼痛。

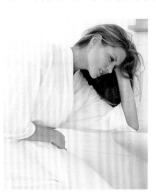

子宮疼痛
懷孕早期偶爾出現不舒服是正常現象，但持續疼痛、出血或羊水滲出則需要接受檢查。

肺臟調適

懷孕後沒多久肺臟就會快速調適，以因應氧氣需求的增加。一開始，孕婦可能會感覺喘，但肺部變化能夠提升肺臟效率。呼吸變深可以增加氧氣吸收，排出更多二氧化碳。呼吸變深是因為肋骨位置改變及橫膈膜升高，不是因為肺的結構變化。由於橫膈膜往上推，餘氣量雖然與氣體交換沒有關係，但還是會減少以增加潮氣量。潮氣量是正常呼吸時每次可以吸入的量。

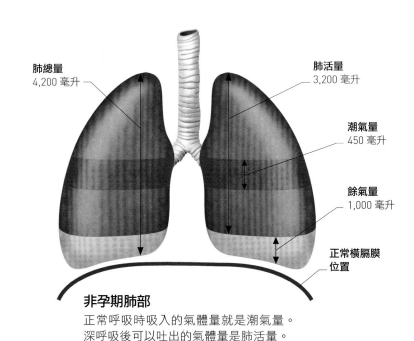

肺總量 4,200 毫升
肺活量 3,200 毫升
潮氣量 450 毫升
餘氣量 1,000 毫升
正常橫膈膜位置

非孕期肺部
正常呼吸時吸入的氣體量就是潮氣量。深呼吸後可以吐出的氣體量是肺活量。

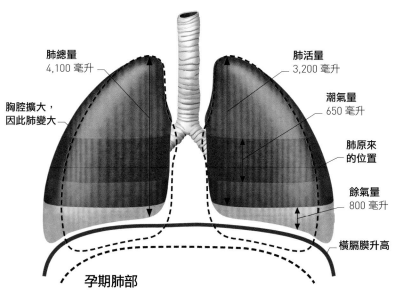

肺總量 4,100 毫升
肺活量 3,200 毫升
胸腔擴大，因此肺變大
潮氣量 650 毫升
肺原來的位置
餘氣量 800 毫升
橫膈膜升高

孕期肺部
由於橫膈膜升高，餘氣量減少，孕婦肺部的潮氣量會增加，以便吸入更多空氣。

母體傳遞免疫力

胎兒以及出生後嬰兒的保護，要靠母體透過胎盤傳遞免疫力。懷孕時多數病毒感染都是由母體免疫系統抵抗。懷孕時免疫球蛋白G（IgG）抗體會從胎盤傳給胎兒，待嬰兒出生後為其提供免疫力。哺餵母乳可以讓嬰兒獲得免疫球蛋白A（IgA）的額外保護力。然而，不是所有抗體都可以傳遞給胎兒。免疫球蛋白M（IgM）是病毒攻擊早期時製造出來的，這種抗體就太大了無法穿過胎盤。

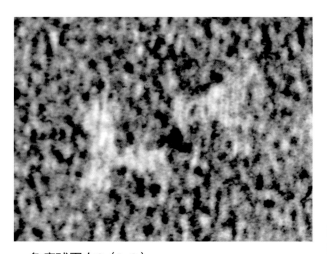

免疫球蛋白G（IgG）

彩色電子顯微鏡圖中，IgG 抗體呈現 Y 字型。IgG 是數量最多的抗體，存在於不同體液中，也是唯一可以穿過胎盤的抗體。

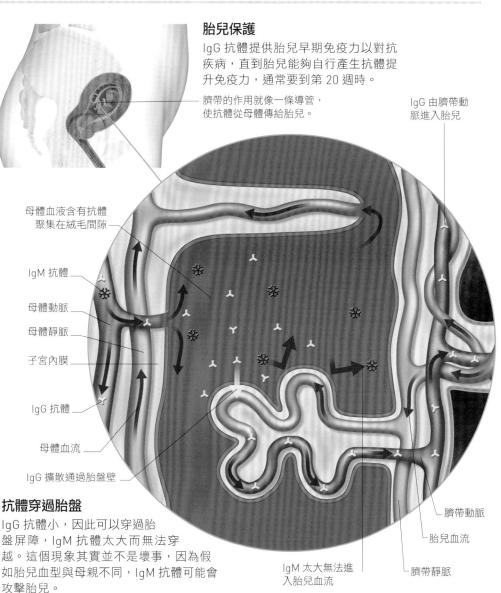

胎兒保護

IgG 抗體提供胎兒早期免疫力以對抗疾病，直到胎兒能夠自行產生抗體提升免疫力，通常要到第 20 週時。

臍帶的作用就像一條導管，使抗體從母體傳給胎兒。

IgG 由臍帶動脈進入胎兒

母體血液含有抗體聚集在絨毛間隙

IgM 抗體

母體動脈

母體靜脈

子宮內膜

IgG 抗體

母體血流

IgG 擴散通過胎盤壁

臍帶動脈

胎兒血流

IgM 太大無法進入胎兒血流

臍帶靜脈

抗體穿過胎盤

IgG 抗體小，因此可以穿過胎盤屏障，IgM 抗體太大而無法穿越。這個現象其實並不是壞事，因為假如胎兒血型與母親不同，IgM 抗體可能會攻擊胎兒。

鼻塞

鼻塞（妊娠性鼻炎）在此時是明顯的懷孕症狀，但目前還不清楚為什麼會發生。每 5 位孕婦中就有 1 人受到影響。妊娠性鼻炎常常跟花粉熱搞混，但是前者並非過敏反應。懷孕的各個時間點都可能出現鼻塞，但是生產後一兩週就會痊癒。雖然沒有絕對成功的治療方法，但簡單的處置或能改善情況，例如臥床時墊高頭部、運動或鹽水洗鼻等。醫師會區分妊娠性鼻炎和鼻竇感染，後者需要抗生素治療。

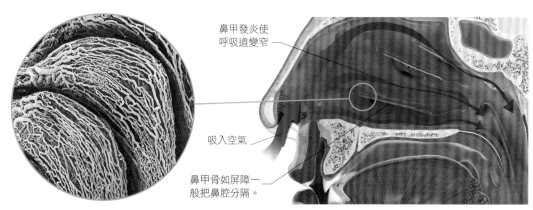

鼻甲發炎使呼吸道變窄

吸入空氣

鼻甲骨如屏障一般把鼻腔分隔。

鼻腔微血管

鼻腔黏膜有許多微血管，可以在吸入空氣後加熱。黏膜受到刺激因而導致微血管充血，讓妊娠性鼻炎惡化。

呼吸道變窄

黏液分泌過多以及鼻腔通道受到刺激，都會讓呼吸道變得狹窄。想要改善這種情況，可能需要用鹽水洗鼻。

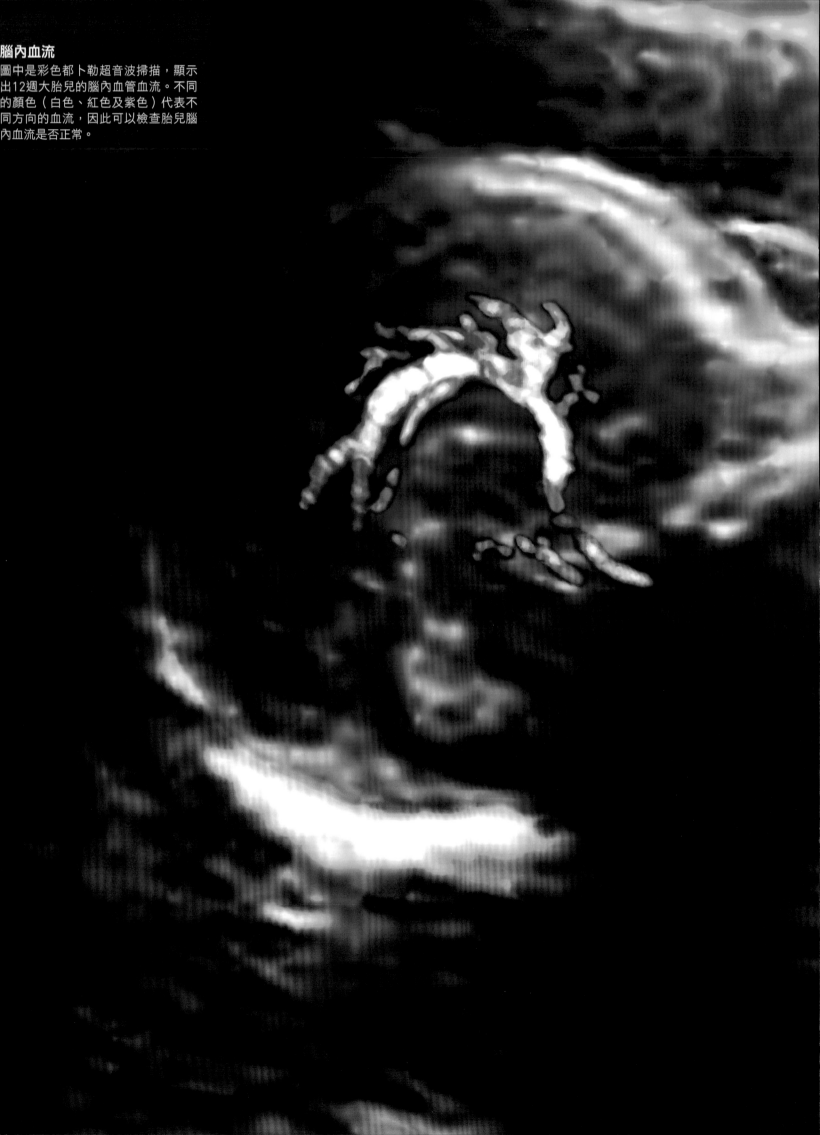

腦內血流
圖中是彩色都卜勒超音波掃描，顯示
出12週大胎兒的腦內血管血流。不同
的顏色（白色、紅色及紫色）代表不
同方向的血流，因此可以檢查胎兒腦
內血流是否正常。

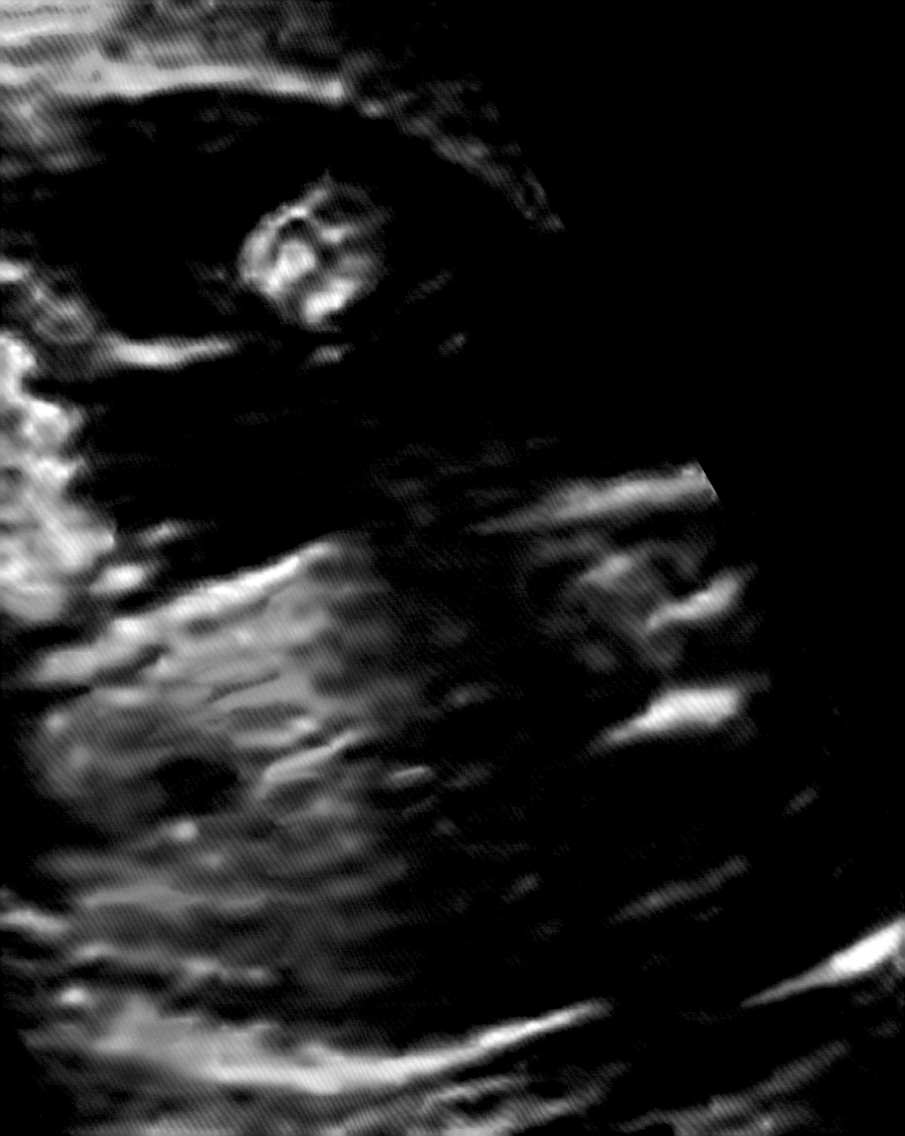

胎兒

胎盤發育

　　胎盤結構漸漸成熟，表面區域變大，母體與胎兒的血液循環屏障變薄。母體動脈壁持續受到胎兒細胞入侵，使動脈壁結構弱化，動脈因此擴大，阻隔能力降低而不斷釋出血液到絨毛間隙。胎兒那一邊，絨毛分支成第三級絨毛，漂浮在母體血液中。第9週期間絨毛會變長，第16週時絨毛達到最大長度。為了滿足成長中胎兒不斷增加的需求，胎盤會持續發育到懷孕後半期。絨毛壁也會逐漸變薄，以進一步優化養分和氣體交換，第24週以後會出現細密的分支。

臍帶

　　臍帶讓胎兒血液可以循環到胎盤（通過兩條捲曲成螺旋的動脈），將養分和氧氣提供給胎兒（用一條較寬的靜脈）。一般而言，動脈攜帶的氧氣比較多，靜脈比較少。不過在定義上，靜脈帶著血液流向心臟，動脈的方向則是離開心臟，臍帶血管是以相對於胎兒心臟的方向來命名。胎兒活動會讓臍帶逐漸變成捲曲狀，這是一種保護機制，此外還包覆膠狀物質（華通氏膠），可以避免臍帶打結。

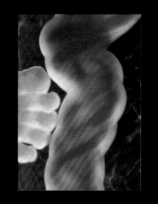

胎兒的生命線

左方照片所呈現的子宮內部，可以看到血管在一段捲曲的臍帶中。

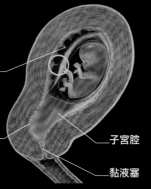

絨毛狀絨毛膜
絨毛膜的葉狀構造可以增加表面積以利氣體交換。

平滑絨毛膜
葉狀結構朝向子宮腔突出。

子宮腔

黏液塞

重要的養分

整個懷孕過程中，胎兒完全依靠臍帶取得養分及氧氣，移除代謝廢物和二氧化碳。

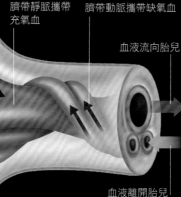

母體血管

氧氣和養分擴散進入胎兒血流

母體血液聚積在絨毛間隙

胎兒的代謝廢物送回到母體血流

臍帶靜脈攜帶充氧血

臍帶動脈攜帶缺氧血

血液流向胎兒

血液離開胎兒

氣體交換

母體和胎兒血液的交換發生在絨毛間隙。絨毛是胚胎的一部分，伸向絨毛間隙，也就是母體血液循環的地方。氣體從母體血液進到絨毛循環血液，代謝廢物的方向則相反。

雙胞胎

　　異卵雙胞胎來自兩個受精卵，因此性別可能一樣也可能不一樣。雙胞胎中92%都是異卵雙胞胎。更加罕見的情況中，受精卵會分裂成兩個一模一樣、性別也一樣的個體（同卵雙胞胎）。分裂的時間將決定胎盤是一個或兩個（絨毛膜數），以及羊膜囊是一個或兩個（羊膜數）。

1至3天後分裂
假如單一受精卵這麼早就分裂成兩個一樣的雙胞胎，彼此會完全分開。因為他們沒有分享胎盤，血液循環也會分開。不會有任何風險纏在一起。

羊膜囊分開

胎盤分開

4至8天後分裂
雙胞胎羊膜囊分開（雙羊膜），因此不會糾纏在一起，但因為胎盤共享（單絨毛膜），兩個血液循環可能混在一起。如果其中一個流失的血液比獲得的還多，可能會出現問題（請見後文）。

羊膜囊分開

胎盤共享

8至13天後分裂
沒有薄羊膜分開雙胞胎（單羊膜），而是共享胎盤（單絨毛膜）。雙胞胎共享胎盤可能導致血流供應不平衡，也就是雙胞胎輸血症候群。

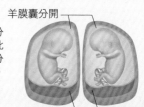

羊膜囊共享

胎盤共享

13至15天後分裂
13至15天後才分裂會導致連體嬰，頭部、胸部或腹部可能連接在一起。複雜的血液循環及不同程度的器官共用，可能在分離手術後造成嚴重不良影響。

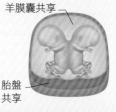

羊膜囊共享

胎盤共享

第一次超音波掃描

第一次超音波掃描通常在懷孕第 11 至 14 週時，這段期間最能準確計算懷孕時間及估算預產期，方法是測量胎兒頭頂到屁股的長度，也就是頭臀長。所有 11 至 14 週大的胎兒都是用這種測量方法。胎兒大小在懷孕後半才會出現明顯差異。在超音波儀器畫面上第一次看到胎兒時，可以看到手和腳，也能觀察到胃和膀胱裡有液體，還看得到心跳。假如胎兒不只一個，在這階段也能準確判斷羊膜囊數目和胎盤數量，幾乎不會出錯。

頸部透明帶檢查

頸部透明帶測量從第11週起就可以執行，但最晚要在13週又6天以前。這項檢查可以確認懷孕是否具有唐氏症風險。胎兒患有唐氏症時頸部區域液體會較多，加上孕婦年齡為參考，便能夠評估唐氏症風險大小。這種篩選方法有七成準確率可以找出唐氏症胎兒。近期還加入了血液荷爾蒙濃度檢查，可以更準確評估唐氏症。這套檢查組合的結果若呈現高風險，有九成的準確率可以找出唐氏症胎兒。

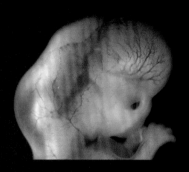

頸部液體過多

此名子宮內的胎兒頸部液體過多，就在圖片最左側。每個胎兒都有一些頸部液體，若液體量比正常多，雖然未必有確切原因，但可能指向某種遺傳疾病或某些身體構造問題。

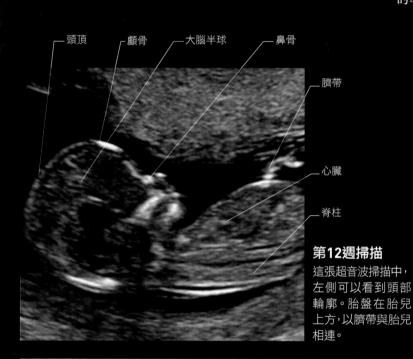

頭頂　顱骨　大腦半球　鼻骨

臍帶

心臟

脊柱

第12週掃描
這張超音波掃描中，左側可以看到頭部輪廓。胎盤在胎兒上方，以臍帶與胎兒相連。

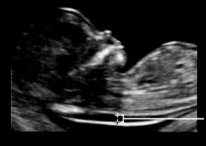

正常的掃描結果

可以看到胎兒輪廓以及下方羊膜囊，因此得以仔細測量頸部透明帶最寬的部位（兩個加號的距離）。

正常頸後厚度
如左圖，正常頸部透明帶狹窄，通常是1至3公厘（1/16至1/8英寸）。

頸部液體增多的掃描結果

假如頸部液體量比正常多，醫療照護團隊會與父母討論可能發生的影響。

較厚的頸後厚度
左圖中，胎兒的頸部透明帶超過3.5公厘（1/16英寸）。

絨毛膜取樣（CVS）

假如胎兒有比較大的風險罹患遺傳疾病或發生染色體異常，在懷孕第 10 週，甚至是第 15 週之後，都可以用絨毛膜取樣檢查遺傳物質（核型）是否正常，通常建議採用羊膜穿刺術。因為胎盤的遺傳物質幾乎與胎兒完全一樣。在超音波的輔助下，針筒細針穿過腹部進入胎盤，取出微量胎盤組織送檢。取樣位置通常在臍帶附著處。有時取樣必須把細管從子宮頸插入，再小心抽取。絨毛膜取樣或羊膜穿刺術後，每 100 位孕婦中最多有 1 人發生流產。

腹腔手術
手術時，將一根針插入腹壁（經腹路徑），從臍帶附著處抽出細胞。用超音波引導可以確保安全以及針的位置正確。

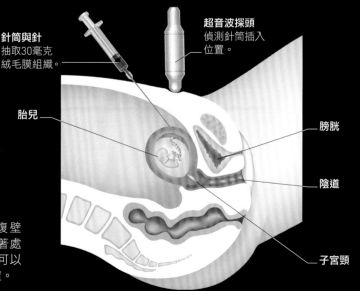

針筒與針
抽取30毫克絨毛膜組織。

超音波探頭
偵測針筒插入位置。

胎兒

膀胱

陰道

子宮頸

胎兒

腦部早期發育

　　胎兒的腦會在整個懷孕過程中發育。第 3 個月時已經發生許多重要變化。視丘此時可說是與腦連接的最大部位，是大腦左右半球的中繼站。在成對的視丘下方是下視丘，負責控制器官運作，例如心跳頻率。下視丘的下方是第三腦室，裡面充滿循環而來的腦脊髓液（CSF）。腦脊髓液由兩個側腦室內的脈絡叢製造出來。大腦半球快速變大，但是在這個階段還是平滑狀態，不是平常所知的皺褶狀態。大腦半球會呈現平滑狀態直到懷孕後半。目前只是腦發育的開端，與其他胚胎系統不同的是，在整個懷孕過程中，腦還會繼續發生重要變化。

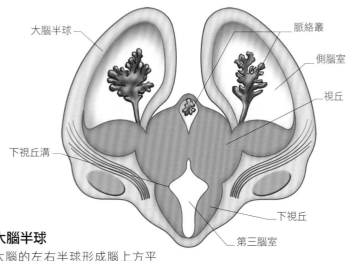

大腦半球
大腦的左右半球形成腦上方平滑表面，各自有一個脈絡叢，外觀像海藻葉。脈絡叢會產生腦脊髓液，保護腦及脊髓。

大腦半球

脈絡叢

側腦室

視丘

下視丘溝

下視丘

第三腦室

頭的剖面圖

此時胎兒雖然小到可以放在手掌中，但是發育非常快速。頭部比例相對較大，反映出大量內部生長，不過腦在此時尚未長出皺褶。

腦垂腺形成

　　腦垂腺的特別之處在於由兩個部分組成，一個是下垂袋狀的神經組織（漏斗），另一個是朝上突出的構造（拉德凱氏囊）。拉德凱氏囊這個區域與未來口腔頂部很靠近。腦垂腺前後葉的胚胎起源不同，功能也各自獨立，分別製造不同的荷爾蒙。腦垂腺後葉經由腦垂腺柄連接至下視丘，以接收神經傳導物質。這些構造會調節催產素及抗利尿激素的釋放。腦垂腺前葉會分泌神經傳導物質 β 腦內啡以及七種荷爾蒙。這七種荷爾蒙都是由回饋機制調節，分別是生長激素、黃體生成素、濾泡刺激素、泌乳素、促腎上腺皮質激素、促甲狀腺激素及黑色素細胞刺激素。

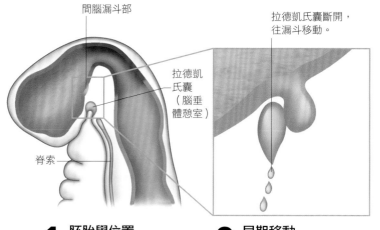

間腦漏斗部

拉德凱氏囊斷開，往漏斗移動。

拉德凱氏囊（腦垂體憩室）

脊索

1 胚胎學位置
腦垂腺有兩個葉，分別由不同的原始區域形成：拉德凱氏囊及漏斗。

2 早期移動
當拉德凱氏囊往上移動時，會斷開原本在胚胎學上的位置，也就是喉的後方。

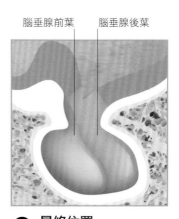

腦垂腺前葉　腦垂腺後葉

3 最終位置
當腦垂腺位於最終位置時，前後葉相連且連接至下視丘，並且由骨頭包圍。

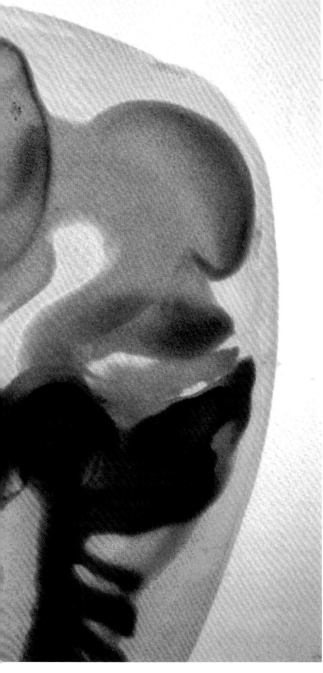

耳朵發育

耳朵分為三個部分：內耳、中耳及外耳（肉眼可見的外部構造）。外耳是由皮膚上六個小隆起發育而成（請見 150 頁），經由鼓膜連接至中耳。聲音在中耳沿著小骨傳導放大 20 倍，然後抵達內耳。這些小骨有拉丁文名稱形容各自形狀：malleus 是鎚骨（形狀像鎚子），incus 是砧骨（像鐵匠砧），stapes 是鐙骨（像馬鐙）。內耳的毛細胞會因為聲音而改變長度，其擺動則轉換成神經脈衝傳至腦。

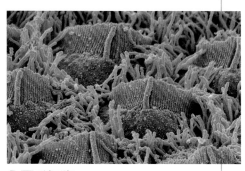

內耳毛細胞
電子顯微鏡照片中，毛細胞（肉色）位於內耳的柯蒂氏器。胎兒的毛細胞四周都是微絨毛（灰色），成人時會重新被吸收掉。

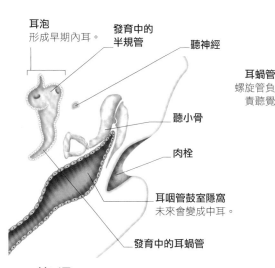

耳泡
形成早期內耳

發育中的半規管

聽神經

聽小骨

肉栓

耳咽管鼓室隱窩
未來會變成中耳。

發育中的耳蝸管

1 第5週
耳朵的三個部分：內耳、中耳及外耳，一開始各自完全分離，之後會逐漸連接在一起。

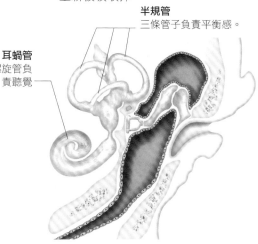

半規管
三條管子負責平衡感。

耳蝸管
螺旋管負責聽覺

2 第40週
內耳不只在螺旋狀的耳蝸處理聲音，也藉由三條充滿液體的半規管判斷頭部位置及動作。

眼睛發育

第 6 週期間，淺淺的凹陷會摺疊成中空水晶體。後方環繞著視杯，那是一個原始前腦往外延伸成口袋狀的構造。接下來兩週內，水晶體纖維增多使得水晶體變為固體。為了支持水晶體快速成長，視柄會提供大量血液至水晶體（嬰兒出生後此處就沒有血管了）。此階段眼睛沒有覆蓋物，第 6 週期間才會長出眼瞼，第 8 週時融合，直到第 26 至 27 週打開。淚腺會分泌淚液潤滑眼睛，但是出生後 6 週淚腺才具備完整功能。色素視網膜此時構造簡單，出生時才開始分化成不同層。視柄到第 8 週時會變成視神經。

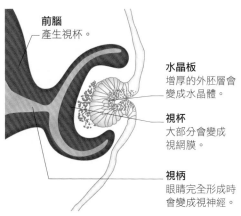

前腦
產生視杯。

水晶板
增厚的外胚層會變成水晶體。

視杯
大部分會變成視網膜。

視柄
眼睛完全形成時會變成視神經。

1 第46天
構造變得像眼睛。視杯幾乎包住水晶板，水晶板逐漸與皮膚表面分開，形成獨立的水晶體。

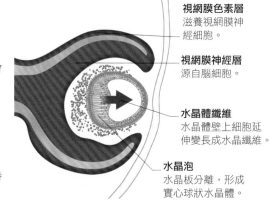

視網膜色素層
滋養視網膜神經細胞。

視網膜神經層
源自腦細胞。

水晶體纖維
水晶體壁上細胞延伸變長成水晶纖維。

水晶泡
水晶板分離，形成實心球狀水晶體。

2 第47天
中空水晶體泡閉合，水晶體纖維增多。視柄一開始是中空結構，此時內部有神經纖維，功能是作為視神經。

骨骼

**骨骼會保護支撐發育中的胎兒，一開始由軟骨組成，
但是後來會以不同的速度逐漸骨化變成骨頭，
故而骨頭可以配合胎兒長大。**

骨骼發育

骨骼源自中胚層細胞層。骨頭的形成有兩種方式。大多會先出現軟骨架構，之後才經由骨化作用變成硬骨。顱骨的扁骨會跳過軟骨階段，直接由中胚層骨化。大部分骨骼皆由軟骨細胞形成軟骨架構。每根骨頭都是經由持續不斷的骨骼生成作用才變成最後形狀，首先成骨細胞使鈣鹽沉澱；接著由破骨細胞吸收骨基質，如此重塑骨頭。

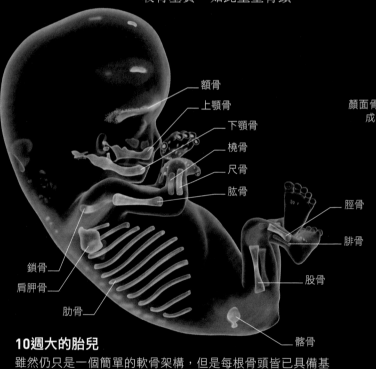

額骨
上顎骨
下顎骨
橈骨
尺骨
肱骨
脛骨
腓骨
鎖骨
肩胛骨
肋骨
股骨
髂骨

10週大的胎兒
雖然仍只是一個簡單的軟骨架構，但是每根骨頭皆已具備基本形狀。肌肉附著固定在骨頭，因此可以做出簡單的動作。

扁骨
顏面骨和額骨都是扁骨，形成時沒有經過軟骨階段。

上顎骨
下顎骨

長骨
四肢、骨盤及肩膀圓隆處都是長骨，骨組織源自軟骨基質。

17週大的胎兒
胎兒骨骼和關節已經足夠成熟，可以做出完整的動作。這個時期母親可以感覺到胎兒活動。

中軸骨
脊柱和肋骨都屬於中軸骨，骨組織源自軟骨基質。

肋骨

長骨

長骨的生成方式幾乎完全相同，都是經由骨化作用，成骨細胞會使鈣鹽沉積，只有鎖骨不是如此。每根骨頭的骨化作用皆發生在懷孕不同時期，有些骨頭甚至要到出生後才會完全骨化，例如胸骨。初級骨化作用時，中央骨領會圍繞著骨幹形成，軟骨則在兩端。出生後發生次級骨化作用，骨頭的尖端仍然是軟骨。為了讓孩童繼續長大，長骨的骨化作用直到20歲才會結束。

軟骨骺

骨組織
取代掉軟骨。

次級骨化中心
出生後和青春期時會出現在骺裡。

骺
長骨的末端。

骨幹
長骨的主幹。

滋養動脈

初級骨化中心

骨領
位於骨幹外圍，可以強化骨骼。

血管網
讓骨頭得到養分可以生長。

1 7週大的胎兒
骨幹中央的軟骨細胞會產生膠原蛋白，也就是之後鈣鹽沉澱形成骨頭處。

2 10週大的胎兒
血液流到此處後，軟骨細胞會由成骨細胞取代，開始進行骨化作用。

3 12週大的胎兒
最先骨化的部位是骨領，骨化可強化骨頭，此過程發生在骨幹外圍一圈，同時骨幹還會繼續變長變寬。

4 新生兒
出生後會進一步骨化並繼續重塑骨頭。紅骨髓是血球主要生產部位。

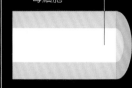
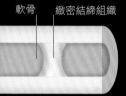
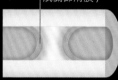
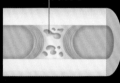
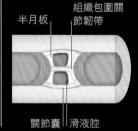

扁骨

臉和頭顱的扁骨直接從中胚層細胞變成成骨細胞，不需要經過軟骨階段。這個過程稱為膜內骨化。顱骨之間的空隙（囟門）尚未閉合，這是為了讓腦部發育之後頭可以繼續長大。這些空隙也可以使頭部在分娩下降通過產道時變小。

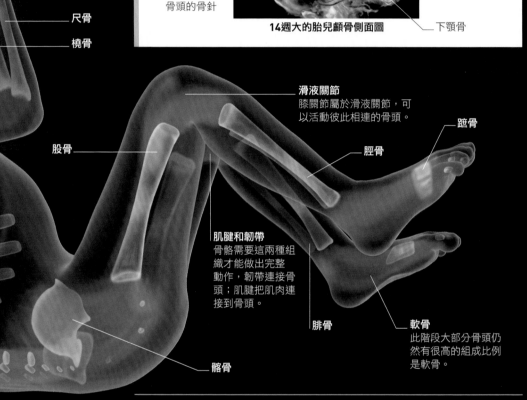

指骨

尺骨

橈骨

股骨

前囟門
頂骨
顱骨
初級骨化形成
骨頭的骨針

額骨
鼻軟骨
牙齒生長位置
下顎骨

14週大的胎兒顱骨側面圖

滑液關節
膝關節屬於滑液關節，可以活動彼此相連的骨頭。

髕骨
脛骨

肌腱和韌帶
骨骼需要這兩種組織才能做出完整動作，韌帶連接骨頭；肌腱把肌肉連接到骨頭。

腓骨

軟骨
此階段大部分骨頭仍然有很高的組成比例是軟骨。

髂骨

滑液關節

身體關節大多是滑液關節。滑液關節的構造可以做出大幅度的動作。滑液關節的骨頭末端由軟骨保護，被充滿液體的囊分開。因此關節活動時可以避免硬骨接觸摩擦彼此造成表面磨損。第15週時，所有滑液關節都已經形成，胎兒可以做出完整動作。

結締組織含有纖維母細胞

1 未分化階段
一開始的發育包含部分軟骨架構轉變（分化）成結締組織，當中含有纖維母細胞。

軟骨　緻密結締組織

2 組織分化
纖維母細胞形成結締組織緻密層，進一步刺激軟骨在兩側形成。

關節軟骨（未來變成關節滑膜）

3 進一步分化
關節軟骨形成但是關節還不能活動，要等到緻密結締組織變成充滿液體的滑液關節才行。

結締組織中的液泡

4 滑液腔形成
緻密結締組織內形成液泡，液泡結合成為充滿液體的滑液腔。韌帶開始形成並連接骨頭。

半月板　組織包圍關節韌帶

5 完整的關節
關節包覆著結締組織囊，具有保護作用，此時已可以做出完整的動作。

關節囊　滑液腔

脊柱發育

脊髓和脊椎發育息息相關。若體節（請見99頁）變成肌皮節，會形成軀幹皮膚和下方肌肉；若變成骨節則形成脊柱。為了讓脊神經從脊髓延伸出來，體節會發生再分節，分成兩個部分讓脊神經可以長出來，之後與相連的另一半結合成脊椎。

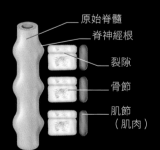

原始脊髓
脊神經根
裂隙
骨節
肌節（肌肉）

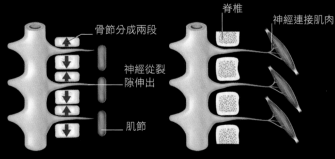

骨節分成兩段
神經從裂隙伸出
肌節
脊椎
神經連接肌肉

1 骨節形成
神經根從脊髓雛型長出來時，骨節會分成兩個部分。分隔的地方則形成裂隙。

2 骨節分開
裂隙會在每個骨節的中央變成通道，神經根從通道長出來連接到對應的肌肉組合（肌節）。

3 脊椎融合
相鄰的上下骨節會朝彼此生長，並融合在一起形成脊椎骨。脊神經會與指定的肌肉相連。

肌肉發育

人體有三種肌肉：心肌、骨骼肌（隨意肌）及平滑肌（不隨意肌）。腸道肌肉就是平滑肌。骨骼肌分布在軀幹、四肢、橫膈膜和舌頭，由體節發育而來，與脊椎骨類似。每個體節都有肌節，肌節會變成肌肉。肌節連接脊神經，因此這些肌肉可以用意識控制。懷孕第 7 週時肌肉群逐漸從原始脊柱旁長出，延伸到軀幹以及肢芽內。

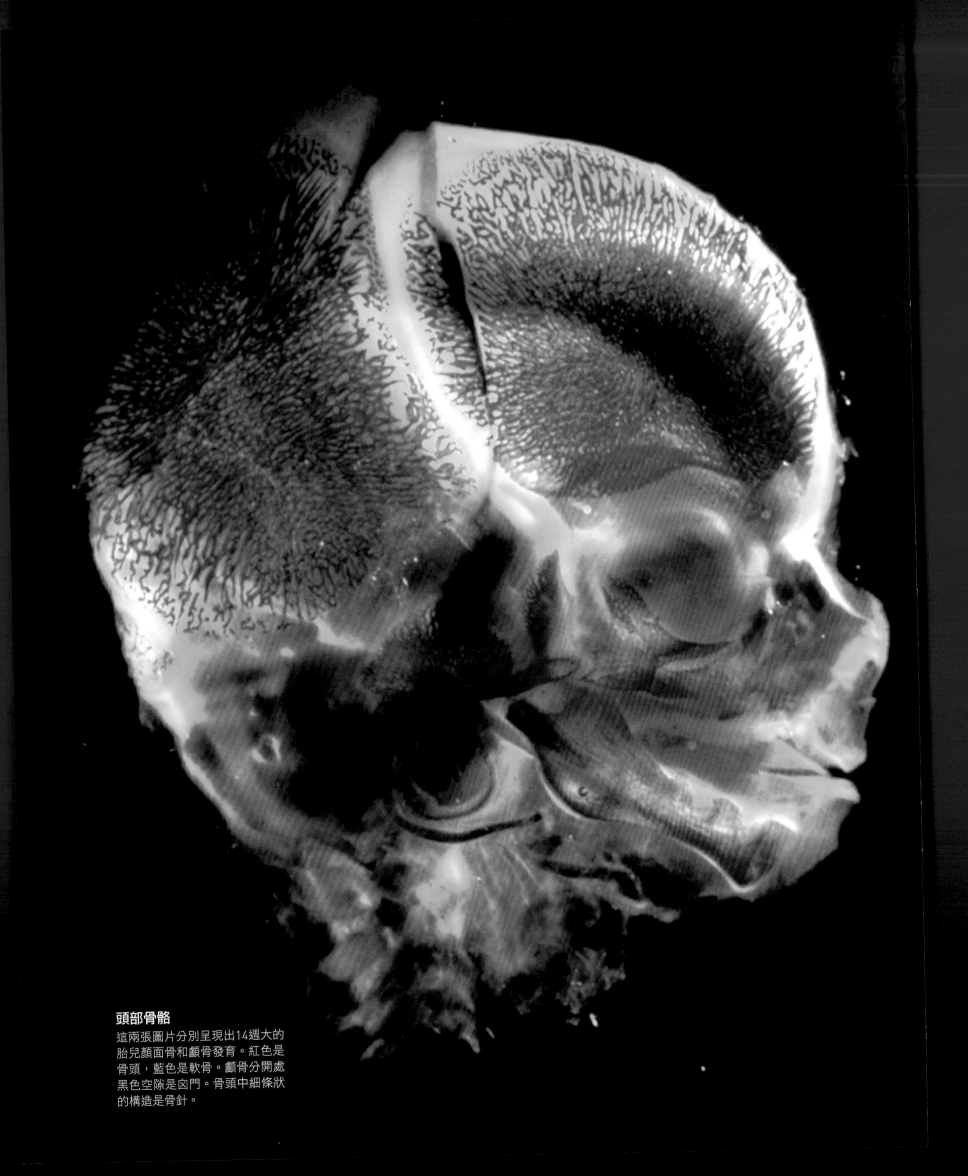

頭部骨骼

這兩張圖片分別呈現出14週大的胎兒顏面骨和顱骨發育。紅色是骨頭，藍色是軟骨。顱骨分開處黑色空隙是囟門。骨頭中細條狀的構造是骨針。

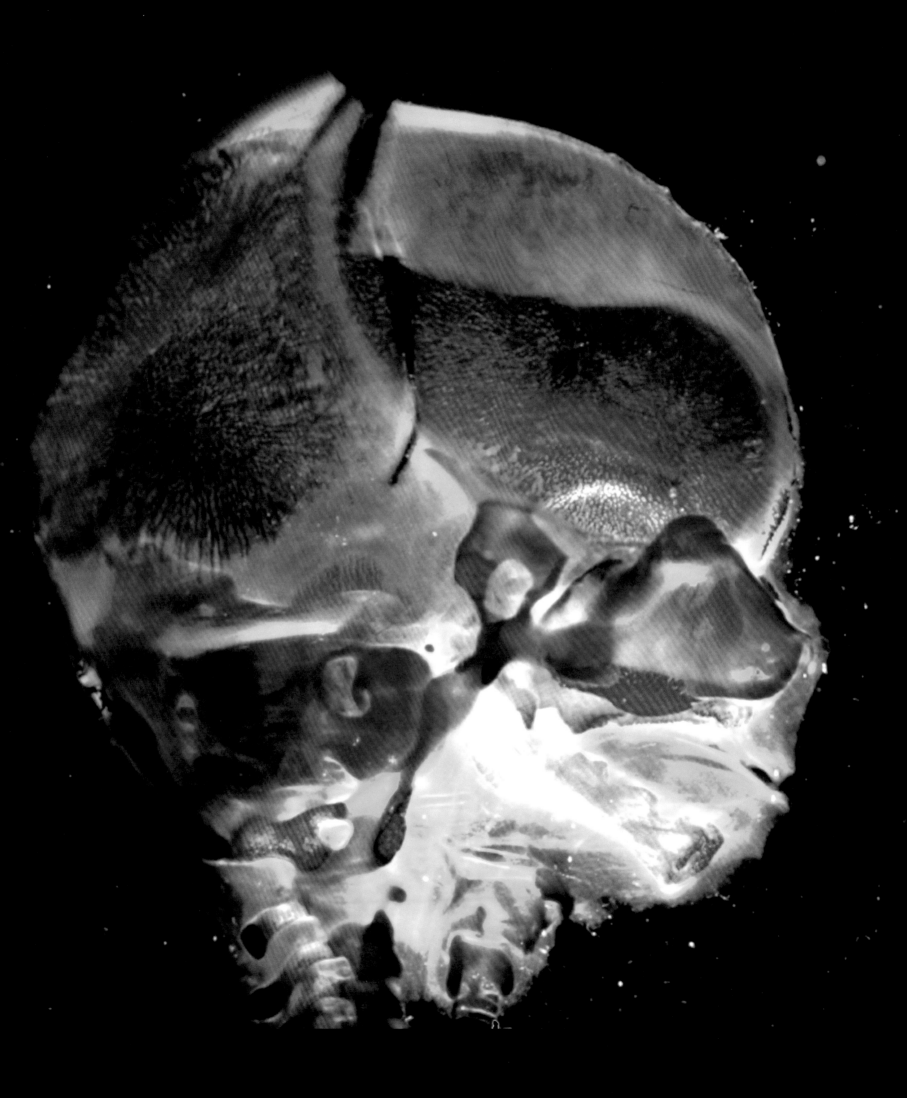

胎兒

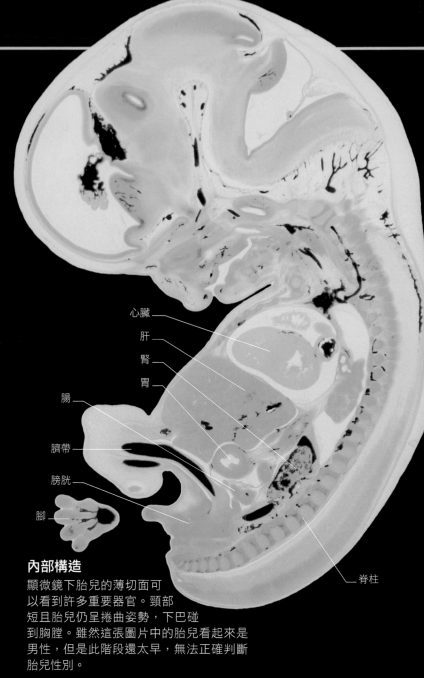

四肢形成

懷孕第 10 週時四肢關節已經形成,可以做出簡單動作。這些關節可以彎曲(屈曲)伸直,手能夠往上伸碰到臉。上肢發育時間比下肢稍微早些。四肢一開始都是肢芽,經由相同的發育模式生長,包含精密的細胞生長死亡程序。肢芽逐漸變長,在組織內形成軟骨。軟骨架構漸漸硬化,每根骨頭都是從中央往外骨化(請見 118 至 119 頁)。這個階段仍可以清楚透過薄且透明的皮膚看見四肢血管,因為此時皮膚還沒有脂肪層。

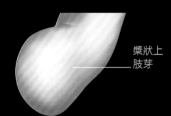

槳狀上肢芽

1 手掌
上肢一開始呈現簡單的長條狀,第6週時表面會再長出一小段,在肢芽末端發育出平滑槳狀手板。

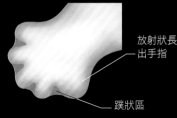

放射狀長出手指

蹼狀區

2 放射狀長出手指
手掌的邊緣出現五個短短的突出物,之後會形成手指。一週後腳趾頭的發育也是如此。

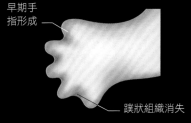

早期手指形成

蹼狀組織消失

3 早期手指
突出物變長,手指之間的細胞死亡消失,指間的蹼狀組織亦逐漸消失。

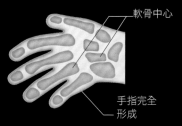

軟骨中心

手指完全形成

4 手指分開
第8週結束時,所有手指皆已分開,但是皮膚覆蓋還很薄,指紋由基因決定形狀,要等到第18週才會發育完成。

心臟
肝
腎
胃
腸
臍帶
膀胱
腳
脊柱

內部構造
顯微鏡下胎兒的薄切面可以看到許多重要器官。頸部短且胎兒仍呈捲曲姿勢,下巴碰到胸腔。雖然這張圖片中的胎兒看起來是男性,但是此階段還太早,無法正確判斷胎兒性別。

腸發育

腸管會不斷變長以分化成不同部位(請見 104 頁),但小腸的長度太長,無法完全容納在胚胎腹部,會突出進入臍帶根部。腸攜帶著血液供應,在臍帶中轉彎,轉一圈後再回到腹腔。接著大腸會固定位置,使整個腸道就定位。這個過程從第 8 週開始,到 12 週時完成。腸此時尚未開始運作,胚胎還沒辦法吞嚥羊水。

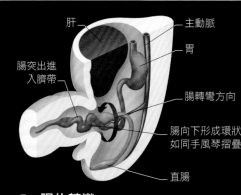

肝
主動脈
腸突出進入臍帶
胃
腸轉彎方向
腸向下形成環狀如同手風琴摺疊
直腸

1 腸的轉彎
簡單構造的腸管在臍帶根部會逆時鐘外轉90度。

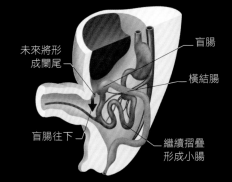

未來將形成闌尾
盲腸
橫結腸
盲腸往下
繼續摺疊形成小腸

2 腸回到腹部
腸逆時針轉180度回到腹腔。盲腸一起往下形成升結腸。

泌尿系統

一開始膀胱和腸道後段（直腸）的出口都是泄殖腔，後來才分成兩個出口，分別是腸道及膀胱的出口。膀胱兩側皆會長出短輸尿管芽，往上生長到原始腎臟，第 5 週時連接在一起。接下來四週內，兩個腎臟的位置逐漸上升，同時也更加成熟，輸尿管也跟著變長。輸尿管在腎臟分支形成集尿系統，腎臟過濾出尿液便是經由此系統。泌尿系統的發育直到第 32 週才會完成，到時候大約會形成 200 萬條分支。

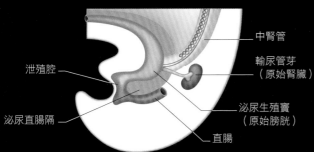

1 泄殖腔分開

泌尿直腸隔往下移動到泄殖腔膜，分開膀胱（以及尚未形成的尿道，未來會連接膀胱到體外）與直腸。

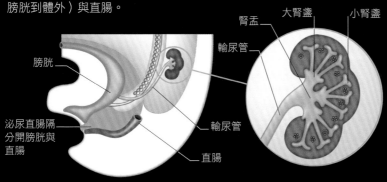

2 膀胱和直腸形成

膀胱和直腸在第7週時才會分開。直腸此時還沒有開口，並且由一層薄膜暫時覆蓋，十天後薄膜才會消失。

腎臟發育

輸尿管分支形成大腎盞，再進一步分成小腎盞。這些分支會從腎臟組織搜集尿液。

淋巴系統

血液在血管流動時會滲出液體浸泡身體細胞，過多的體液（淋巴）需要再次回收到循環系統。回收過程會經由一系列的囊，以及後來發育出的管道，統稱為淋巴系統。淋巴系統與胎兒血管系統同時發育。淋巴系統中，有一對上淋巴囊在第 5 週時形成，功能是吸收上半身的淋巴。接下來一週會形成四個下淋巴囊，吸收下半身的淋巴。淋巴囊彼此之間會進一步連結並調整構造，使大部分的淋巴得以流回上半身胸管，然後再次進入鎖骨下靜脈（在頸靜脈左側）。

生殖器官

男性和女性泌尿系統的發育都與內生殖器官形成有關。第 6 週時生殖細胞從卵黃囊移動到胎兒體內，再移動到泌尿生殖脊上，位置靠近胎兒發育中的脊柱。生殖細胞會刺激卵巢（女性）及睪丸（男性）形成，並在附近形成一對新的管（苗勒氏管），若為男性胎兒，此管未來會消失，若為女性胎兒則發育成輸卵管、子宮及上陰道。胎兒成為男性或女性，是由 Y 染色體上的基因決定。若胚胎缺乏 Y 染色體基因則發育成女性，反之則成為男性。

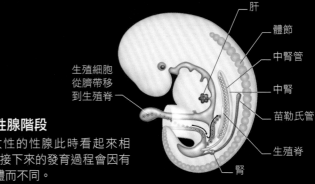

未分化性腺階段

男性和女性的性腺此時看起來相似，但是接下來的發育過程會因有無Y染色體而不同。

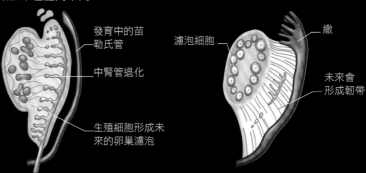

早期女性生殖器官

女性沒有Y染色體，未分化性腺為女性狀態，因而形成卵巢且內含數百萬卵母細胞，直到青春期才會開始活化。

女性生殖器官發育

苗勒氏管上方部位形成輸卵管繖部。苗勒氏管下方部位形成輸卵管其餘部位、子宮以及上陰道。

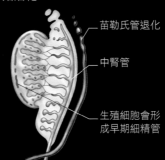

早期男性生殖器官

左右睪丸中的生殖細胞會形成塞氏細胞以支持精子發育。性腺中的萊氏細胞則會製造睪固酮，刺激男性進一步發育。

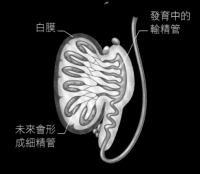

男性生殖器官發育

苗勒氏管此時仍有極少殘餘在睪丸頂部。中腎管變成輸精管，連接細精管，把睪丸連接到尿道。

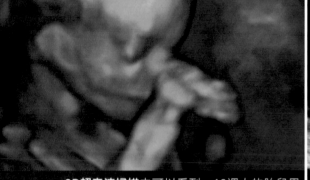

3D超音波掃描中可以看到，13週大的胎兒用手碰自己的臉。此時胎兒已經具備所有關節，可以做出完整的動作。

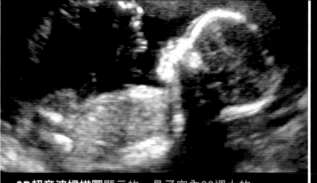

2D超音波掃描圖顯示的，是子宮內20週大的胎兒。第20週時通常會做超音波確認胎兒成長符合預期。

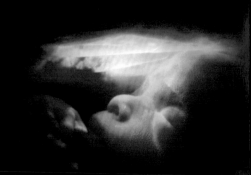

照片中是**5個月大的胎兒**，臉部五官特徵已經發育出來。眼瞼仍然融合在一起，等到第三孕期開始時才會張開。

第二孕期
4至6個月 ｜ 13至26週

第二孕期期間胎兒繼續生長發育。所有人體系統皆已具備，但是胎兒還沒有辦法獨立生存。

第一孕期的母體不適，例如孕吐和疲倦，在第二孕期開始時會逐漸減輕。血量穩定增加以及血液循環旺盛，讓準媽媽變得容光煥發。子宮最上方，或者稱為子宮底，在第4個月時會上升超出骨盆上方，讓懷孕變得明顯。子宮底會繼續上升，速度大約是每個星期1公分。子宮變化幅度可以用來估算懷孕週數，舉例來說，懷孕第20週時子宮底高度大約20公分。準媽媽第一次感覺胎兒動作稱為「初覺胎動」，通常發生在第5個月時，但假如孕婦之前曾經生過小孩可能會更早感覺到。第二孕期期間，胎兒會變大超過三倍，重量增加大約30倍。第二孕期前半段，胎兒腦部和神經系統會持續進行重要的發育。第二孕期後半段，胎兒的身體和四肢會快速生長，相較之下此時頭部生長速度較慢。因此第二孕期結束時，胎兒的比例會更接近成人。

時間線

	母親			
第13週	**第14週**	**第15至第16週**		**第18至19週**
孕婦若有噁心感此時通常會減輕。	胎盤開始第二波生長，更加緊密固定在子宮內膜。	羊膜穿刺術指的是抽取並分析羊水樣本的檢查。一般而言在15到16週之後進行，通常只有在胎兒的發育有較高風險時才會施行。		準媽媽通常在這個時候感覺到第一次胎動，或稱為初覺胎動。

第4個月	第13週	第14週	第15週	第16週	第5個月	第17週	第18週	第19週

胎兒

第13週	**第14週**	**第15週**	**第16週**	**第17週**	**第18至19週**
髓鞘開始在周邊神經系統發育。	脊柱伸直。	第一個濾泡形成。	胎兒開始規律的呼吸動作。	女性胎兒形成子宮和陰道。	眼睛和耳朵移到正確位置。
胎兒製造出第一顆白血球。	胎兒身體的比例增加，頭部看起來比較沒那麼大。	皮膚變厚且分化，形成三個不同層。		肺裡開始發育出細支氣管和肺泡。	大約第18週結束時，乳牙胚已經全部長好，十顆在上顎，十顆在下顎。

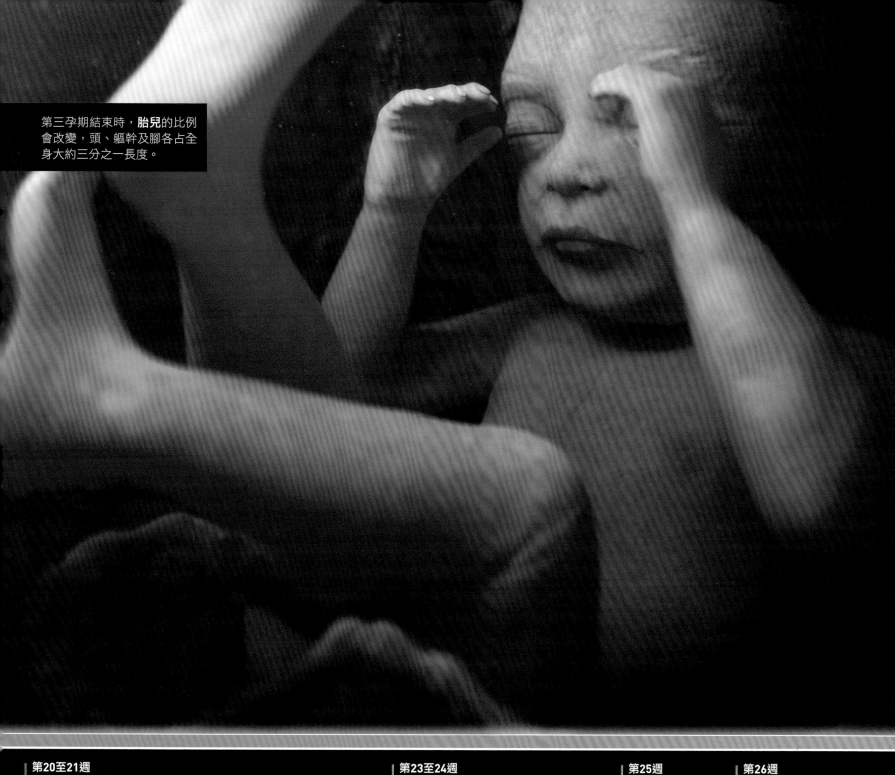

第三孕期結束時，**胎兒**的比例會改變，頭、軀幹及腳各占全身大約三分之一長度。

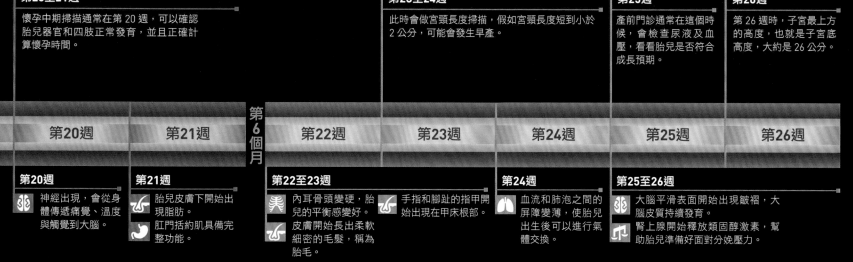

第20至21週

懷孕中期掃描通常在第 20 週，可以確認胎兒器官和四肢正常發育，並且正確計算懷孕時間。

第23至24週

此時會做宮頸長度掃描，假如宮頸長度短到小於 2 公分，可能會發生早產。

第25週

產前門診通常在這個時候，會檢查尿液及血壓，看看胎兒是否符合成長預期。

第26週

第 26 週時，子宮最上方的高度，也就是子宮底高度，大約是 26 公分。

第20週	第21週	第6個月	第22週	第23週	第24週	第25週	第26週

第20週

神經出現，會從身體傳遞痛覺、溫度與觸覺到大腦。

第21週

胎兒皮膚下開始出現脂肪。

肛門括約肌具備完整功能。

第22至23週

內耳骨頭變硬，胎兒的平衡感變好。

皮膚開始長出柔軟細密的毛髮，稱為胎毛。

手指和腳趾的指甲開始出現在甲床根部。

第24週

血流和肺泡之間的屏障變薄，使胎兒出生後可以進行氣體交換。

第25至26週

大腦平滑表面開始出現皺褶，大腦皮質持續發育。

腎上腺開始釋放類固醇激素，幫助胎兒準備好面對分娩壓力。

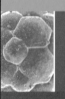

4個月 | 13至16週

第 4 個月代表進入第二孕期。子宮增大到骨盆頂端，
恥骨上方也能感覺到子宮，因此很快就能看得出來懷孕了。

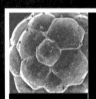

第 13 週

　　有些懷孕症狀會改善，例如孕吐；但是可能發
生便祕、消化不良等其他症狀。胎兒的汗腺出
現，頭皮上開始可以看見頭髮。頸部變得分明，
下巴更挺。頭跟身體比起來似乎還是比較大，占
頭臀長的一半。手臂跟著身體比例變長，但是腿
看起來仍然很短。肌肉系統和神經系統已經發育
到可以做出不協調的肢體動作。脊髓延伸至整個
脊椎管，大腦和周邊神經系統的神經細胞數量增
加，並移動到適當的位置。此外，神經纖維逐漸
由髓磷脂鞘包覆變得絕緣。

脖子形成
胎兒13週大時的3D超音波
圖，可以看到頸部變長，下
巴已經沒有靠在胸上。

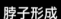

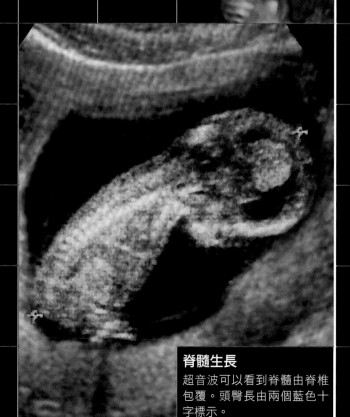

脊髓生長
超音波可以看到脊髓由脊椎
包覆。頭臀長由兩個藍色十
字標示。

第 14 週

　　母體血流量的變化讓準媽媽看起來氣色很健
康，因而有懷孕的女人最美麗一說。加上肚子變
大，美麗的氣色也是懷孕的線索。此時胎兒成長快
速，接下來幾週會變大兩倍，脂肪和葡萄糖都可以
作為能量來源，胎兒身體逐漸變得比頭還要長。
胎盤仍然擔任腎臟功能負責體液平衡，但是胎兒
的泌尿系統此時已經發育到可以製造少量稀釋的
尿液。但是膀胱目前只能容納非常少量的液體，每
30分鐘就會充滿液體而再收縮，其容量比小匙還
少。腳趾甲床長出小小的指甲。

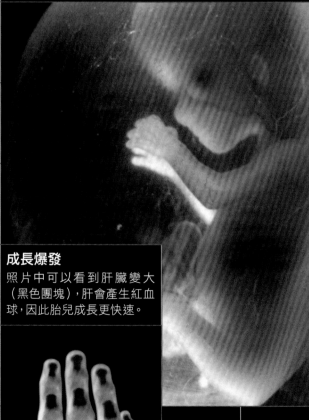

成長爆發
照片中可以看到肝臟變大
（黑色團塊），肝會產生紅血
球，因此胎兒成長更快速。

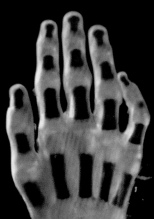

胎兒手部骨頭
左方掃描圖中，紅色區域是
手指骨頭（指骨）和手掌骨
頭（掌骨）形成的硬骨處。

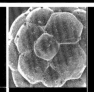

第 15 週

胎兒成長加速，母體血液提供胺基酸讓胎兒建造肌肉和器官。胎兒會喝羊水，味道受母親飲食影響。肺擴大，產生少量黏液。此時已經可以看到外生殖器官，可用超音波掃描判斷性別是男是女。在這一個月，女性胎兒的卵巢內有數十萬個卵子形成。同時，卵巢會從腹腔往下移動到骨盆。臍帶變寬變長，因此有更多充氧血及豐富養分得以從胎盤送給胎兒，同時將缺氧血和代謝廢物運送回母親身體。

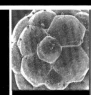

第 16 週

胎兒的臉看起來就像成人一樣，眼睛也在正確的前方位置，耳朵往上移動到正常位置。甲狀腺從舌頭根部往下移動到頸部。胎兒此時與胎盤差不多大，胎盤開始第二波成長，牢牢固定在子宮上，並提供更多血液流向胎兒。準媽媽此時有許多篩檢可以考慮，包括羊膜穿刺術，這項檢查會採集少量羊水來分析胎兒細胞。羊膜穿刺術從第15週起就可以執行，通常都是在第15至16週。假如胎兒有較高的風險發生染色體異常，例如唐氏症，通常會建議孕婦做羊膜穿刺檢查。

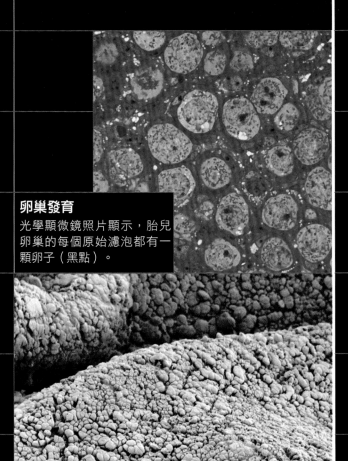

卵巢發育
光學顯微鏡照片顯示，胎兒卵巢的每個原始濾泡都有一顆卵子（黑點）。

羊膜表面
用掃描式電子顯微鏡觀察羊膜囊表面可以看到細胞，就是這些細胞包圍住羊水。

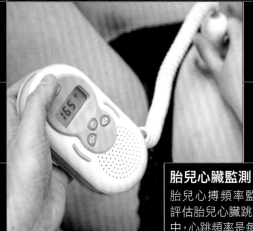
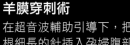

胎兒心臟監測
胎兒心搏頻率監測可以方便評估胎兒心臟跳動多快。左圖中，心跳頻率是每分鐘165下。

羊膜穿刺術
在超音波輔助引導下，把一根細長的針插入孕婦腹部的子宮取出羊水。

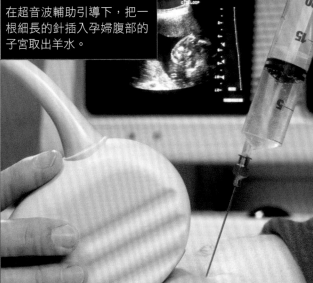

母體

- ❤ 每分鐘68下
- 🩸 收縮壓104 mmHg／舒張壓66 mmHg
- ⚖ 4.5公斤

30%

這個月血液中的hCG會下降30%。

懷孕16週的母體

血壓下降和荷爾蒙濃度上升都是這個月荷爾蒙的明顯變化。這個月荷爾蒙的變化可能是孕吐減輕的原因，通常前三個月才會孕吐。

血量和血壓

這個月的血液量明顯增加，血壓則稍微下降，之後血壓會持續上升直到分娩。

子宮變大

子宮開始變大到腹部範圍，導致腹壁變長以適應這個變化。如此一來，懷孕這一個月可見胎兒的徵兆變大，也就是孕婦肚子變大。雖然通常是在懷孕晚期肚子才會變得非常明顯，但此時可能已經因為肚子變大而出現妊娠紋。

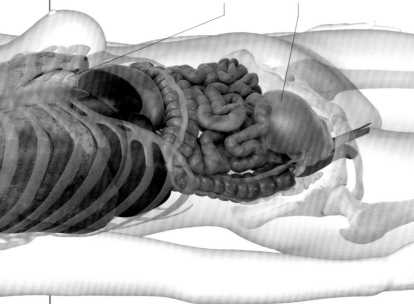

胎兒

- ❤ 每分鐘158下
- 📏 12公分
- ⚖ 100公克

100%

懷孕第4個月時胎兒變成兩倍大。

30分鐘

胎兒的膀胱每30分鐘就會排空，讓少量尿液流到羊水中。

第4個月時已經可以用手持式都卜勒超音波儀器聽到胎兒的心跳。胎兒的心跳速率比母親快兩倍。

| 1 | 2 | 3 | 4 | 5 | 6 | 7 | 8 | 9 | 10 | 11 | 12 | 13 | 14 | 15 | 16 | 17 | 18 | 19 | 20 | 21 | 22 | 23 | 24 | 25 | 26 | 27 | 28 | 29 | 30 | 31 | 32 | 33 | 34 | 35 | 36 | 37 | 38 | 39 | 40 |

4個月｜13至16週

母體與胎兒

懷孕第4個月代表進入第二孕期，疲勞和噁心等懷孕早期症狀逐漸消退，懷孕開始變得明顯，此時的孕婦往往會覺得健康狀況極好，顯得容光煥發。

各種篩檢，確認胎兒沒有發育異常的風險。假如胎兒有高風險，這個月結束時可以做羊膜穿刺術，檢查是不是有例如唐氏症這樣的問題。胎兒在這個月的生長速度依然非常快，柔軟細密的毛髮（胎毛）長出，覆蓋在皮膚上頭。胎兒開始製造少量尿液，從尿道排出到羊水。胎兒的臉部五官持續發育，比例開始看起來像成人。

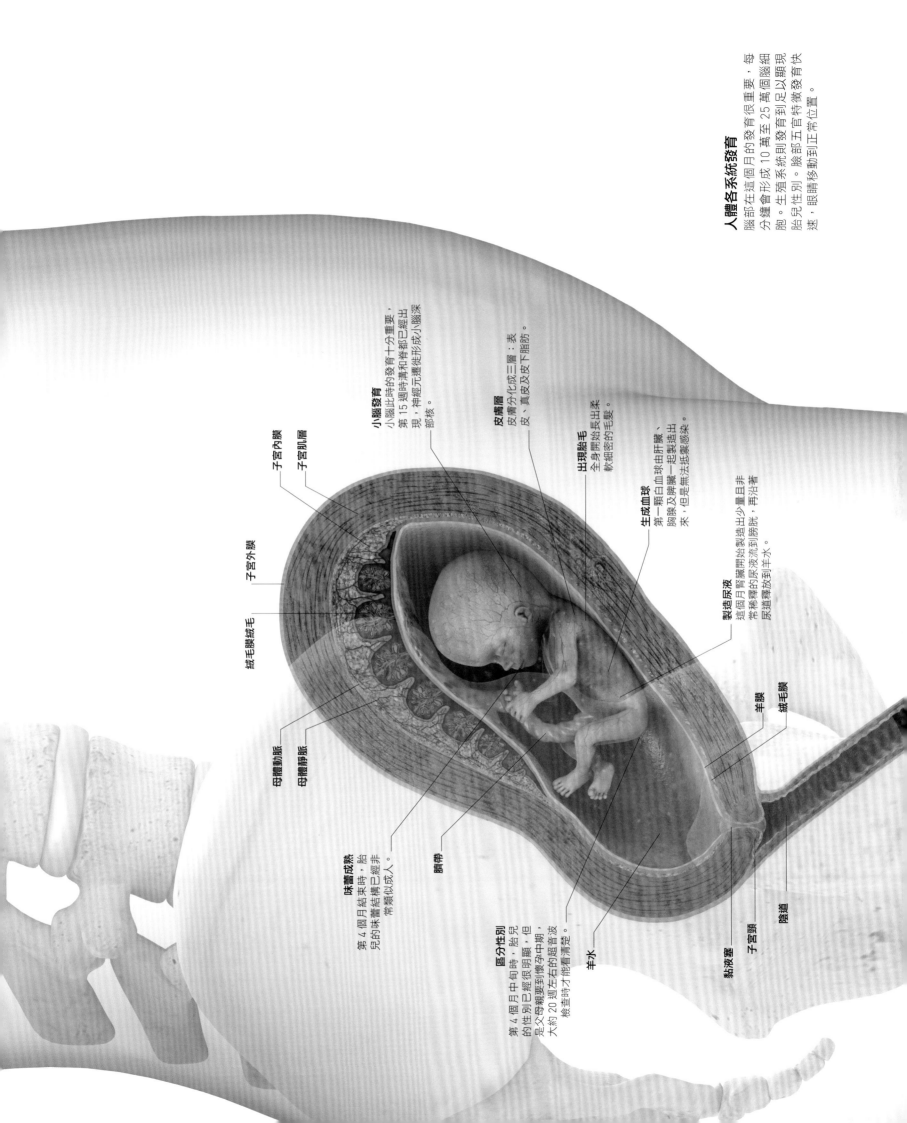

人體各系統發育

腦部在這個月的發育十分重要，每分鐘會形成 10 萬至 25 萬個腦細胞。生殖系統則發育到足以顯現胎兒性別。臉部五官特徵發育快速，眼睛移動到正常位置。

小腦發育
小腦此時的發育十分重要，第 15 週時溝和脊都已經出現，神經元還形成小腦深部核。

皮膚層
皮膚分化成三層：表皮、真皮及皮下脂肪。

出現胎毛
全身開始長出柔軟細密的毛髮。

生成血球
第一顆白血球由肝臟、胸腺及脾臟一起製造出來，但是無法抵禦感染。

製造尿液
這個月腎臟開始製造出少量且非常稀釋的尿液流到膀胱，再沿著尿道釋放到羊水。

子宮內膜

子宮肌層

子宮外膜

絨毛膜絨毛

母體動脈

母體靜脈

臍帶

味蕾成熟
第 4 個月結束時，胎兒的味蕾結構已經非常類似成人。

區分性別
第 4 個月中旬時，胎兒的性別已經很明顯，但是父母親要到懷孕中期，大約 20 週左右的超音波檢查時才能看清楚。

羊水

子宮頸

陰道

黏液塞

羊膜

絨毛膜

4個月 | 重要變化

母體

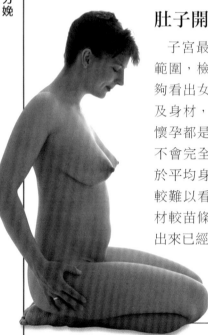

肚子開始變大

子宮最上方（子宮底）開始升高，超出骨盆範圍，檢查腹部時可以輕易摸到子宮。是否能夠看出女性已經懷孕，一部分取決於自身體重及身材，另一部分則要看體重增加多少。每個懷孕都是獨一無二的，即使同一人懷孕兩次也不會完全一模一樣。不過整體來講，若女性高於平均身高、過重或是第一次懷孕，此時都比較難以看出已經懷孕。相反的，身高較矮、身材較苗條或懷孕第二次以上，則比較早就能看出來已經懷孕。

看得見肚子變大
腰圍明顯變大，胸部也變大，但懷孕還不明顯，可以輕易用寬鬆的衣服掩飾。

孕吐減輕

10 個女人中有 7 個受孕吐影響，但是第一孕期過後就會開始緩解，通常懷孕第 14 週就會消失。只有少數孕婦會繼續發生孕吐。目前尚不清楚孕吐的確切原因，但是一直以來，孕吐都被認為與低血糖、膽汁分泌增加、雌激素和人類絨毛膜促性腺激素（hCG）濃度上升有關。

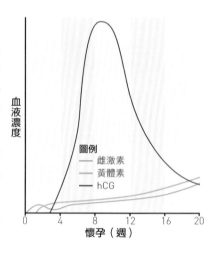

圖例
— 雌激素
— 黃體素
— hCG

血液濃度

懷孕（週）

荷爾蒙濃度影響
hCG 荷爾蒙濃度在第 12 週明顯下降，可能緩解孕吐。

懷孕的女人最美麗

懷孕會讓人看起來如同健康綻放的花朵，大約從第 4 個月開始，這一切都歸功於血液循環流量增加及血管擴張。更多血液轉移到皮膚，讓孕婦看起來容光煥發。血管擴張是因為黃體素在懷孕時濃度明顯增加。雖然懷孕時血液量增加 45%，但是紅血球的量只有增加 20%。血量增加大都是因為體液滯留。血液變得比較稀釋，導致血紅蛋白濃度下降。以前這個現象經常被診斷為貧血，許多孕婦因此服用鐵錠。現代醫師知道血液變稀是懷孕正常現象，便不會再照慣例開鐵錠了。

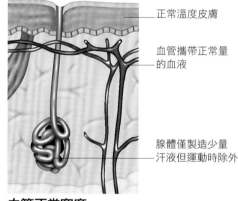

正常溫度皮膚

血管攜帶正常量的血液

腺體僅製造少量汗液但運動時除外

血管正常寬度
多少血液流到皮膚表面，通常取決於溫度、運動及生活型態因子。生活型態因子包括飲酒。

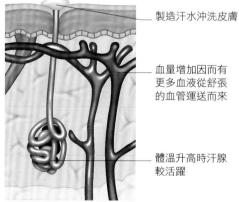

製造汗水沖洗皮膚

血量增加因而有更多血液從舒張的血管運送而來

體溫升高時汗腺較活躍

血管擴張
懷孕時會有更多血流到皮膚，因為血量增加及血管擴張（血管舒張）所致。

血壓變化

第二孕期中段血壓下降，但接著會升高。姿勢會明顯影響血壓。孕婦躺下時，變大的子宮會壓在大靜脈上，因為大靜脈就在腹腔後側。因此，血壓會受到孕婦姿勢影響，坐下、仰躺或側躺，朝向左方的血壓都不一樣。因此孕婦每次記錄血壓時，一定要用同樣的姿勢測量血壓，這樣數值才可以拿來比較。

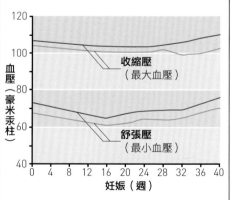

收縮壓（最大血壓）

血壓（豪米汞柱）

舒張壓（最小血壓）

妊娠（週）

血壓讀數
收縮壓（較高）和舒張壓（較低）的讀數在孕婦仰躺時都會下降，比坐著時數值小。不論姿勢為何，量血壓時袖帶都要與心臟同高。

圖例
— 坐著
— 仰躺

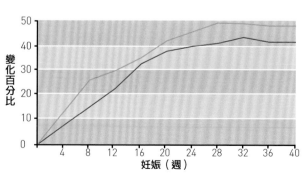

變化百分比

妊娠（週）

血液量增加
總血容積和心臟泵送量（心輸出量）會於懷孕早期增加，大約在 32 週達到高峰。

圖例
— 心輸出量
— 總血容積

胎兒

篩檢

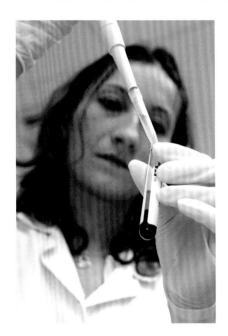

懷孕第 4 個月時有許多篩檢可以評估胎兒生長。超音波可以檢查出某些異常，其他篩檢則都必須以血液檢測及侵入性較高的手術檢查，例如羊膜穿刺術（請見下方）。孕婦可以自行決定是否做篩檢。決定之前必須盡可能了解篩檢的風險與效益。決定過程中一定要考量高風險結果可能造成的影響。遺傳諮詢師、醫師或其他專業人員，都能在父母下決定時提供協助。

分析血液檢體
測量胎盤荷爾蒙濃度可以檢測出唐氏症及許多其他胎兒異常。

唐氏症篩檢

許多檢查都可以用來預估唐氏症風險，原理皆是測量血液中荷爾蒙和蛋白質濃度。「偽陽性」是指雖顯示有高風險罹患唐氏症，但是診斷檢查之後發現並非如此。

篩檢方法	時間（週）	偵測率（%）	偽陽性率（%）
四指標篩檢	15 至 20	80	3
組合式篩檢	11 至 14	85	2
合併式篩檢	11 至 13 15 至 22	85	1
非侵入式產前檢查	≧ 10	99	0.2

羊膜穿刺術

羊膜穿刺術是從子宮取出少量羊水，送到實驗室分析。一根細長的針會從腹壁插入，同時使用超音波探頭確認針頭進入正確位置。針管從包圍胎兒的囊取出大約四小匙，也就是 20 毫升。羊水中含有活的胚胎皮膚細胞，可以用來分析基因物質。羊膜穿刺術從懷孕第 15 到 16 週起就可以做，但是通常會在第 16 週以後施行（讓羊水可以更多，降低風險）。若評估胎兒有高風險出現染色體異常，例如唐氏症（請見 237 頁），通常會建議孕婦做羊膜穿刺。羊膜穿刺術可以正確判斷胎兒的染色體數目，還能確認胎兒是男是女。懷孕晚期進行羊膜穿刺術可以預估胎兒肺部的成熟度，診斷是否有感染。

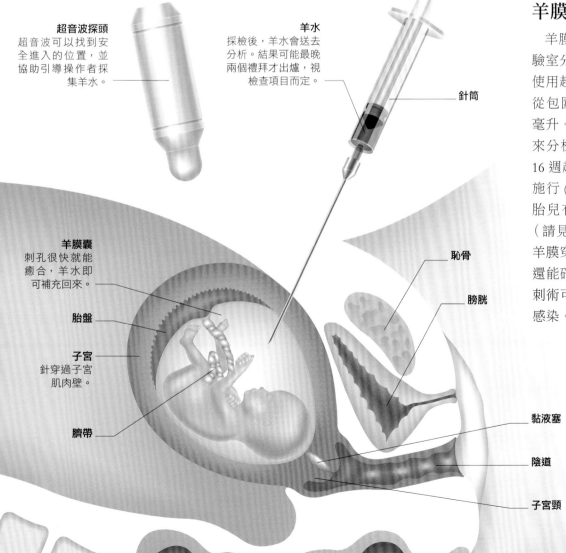

超音波探頭
超音波可以找到安全進入的位置，並協助引導操作者採集羊水。

羊水
採檢後，羊水會送去分析。結果可能最晚兩個禮拜才出爐，視檢查項目而定。

針筒

羊膜囊
刺孔很快就能癒合，羊水即可補充回來。

胎盤

子宮
針穿過子宮肌肉壁。

臍帶

恥骨

膀胱

黏液塞

陰道

子宮頸

取出羊水
手術過程需要非常小心，確保採集針不會損傷重要構造，例如胎盤。超音波檢查可以引導針頭到安全採檢位置取得羊水。

4個月 ｜ 重要發育

腦的發育

到了第 4 個月，腦已經有腰豆大小，比身體其他部位都大得多。腦細胞源自神經管中央腔內層細胞。此時腦細胞以驚人的速率增加——每分鐘 10 萬至 25 萬個，從神經管遷徙到腦隆起處。胎兒每次活動都會從肌肉傳遞電子訊號到發育中的腦，這個現象會刺激小腦及大腦半球運動皮層發育。小腦負責控制姿勢和動作；運動皮層未來與隨意肌動作發起有關。

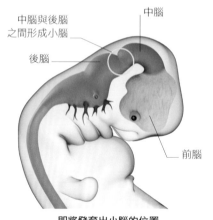

即將發育出小腦的位置

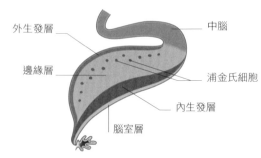

1 層分化

第 12 週時腦細胞增加，移動到表面形成外生發層灰質，浦金氏細胞也是如此。浦金氏細胞負責調節肌肉運動。

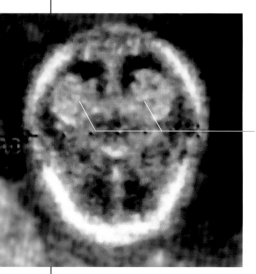

脈絡叢
腦脊髓液由脈絡叢生成，包圍神經系統。

13週大的胎兒腦部

超音波掃描 13 週大的胎兒腦部，可以看到大腦左右半球的脈絡叢。上方深色區域是充滿液體的側腦室。

2 初級裂形成

第 13 週時小腦開始摺疊形成大裂隙。發育中的腦細胞持續從內生發層向外移動。

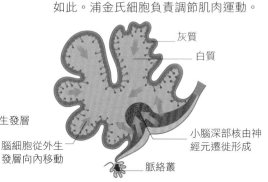

3 溝和脊發育

第 15 週時小腦已經發育出許多摺疊。這些腦迴裡有不少特化細胞，皆與胎兒動作有關。

尿液製造

大約在發育第 4 個月時，胎兒腎臟會開始製造少量尿液。小小的膀胱裝著幾毫升的稀薄尿液，每隔一段時間就釋放到羊水中，如下圖所示。隨著懷孕時間增加，胎兒的尿液製造量愈來愈多也愈來愈濃。胎兒會不斷循環喝下羊水再排出尿液。

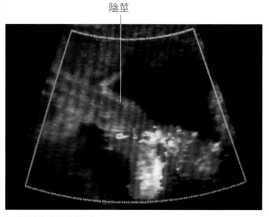

尿液排出到羊水

都卜勒超音波掃描顯示，男性胎兒（左側）從陰莖排出尿液（圖中呈現藍色、白色及紅色）到羊水。

泌尿系統發育

泌尿系統早在妊娠第 4 週就開始發育，位置在胎兒的下骨盆區域。腎臟在第 5 週開始發育。從這時起直到第 4 個月，腎臟逐漸從骨盆區域移動到腹部。第 4 個月期間，腎臟將發育到能夠製造尿液，過濾後從輸尿管送到膀胱，最後從尿道排出體外。此時女性胚胎的陰道入口和尿道開口還是同一個構造，要等到第 6 個月才會分開。

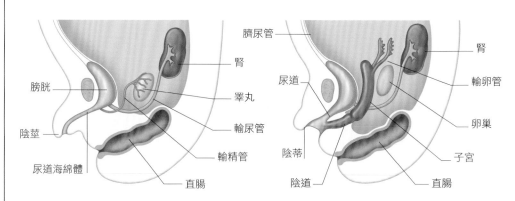

14週大的男性胎兒

男性的生殖系統和泌尿系統發育緊密相關，兩個系統共用一個身體出口及陰莖。

14週大的女性胎兒

女性的泌尿系統和生殖系統分開發育。膀胱的短尿道出口位於泌尿生殖竇，在陰道板前方。

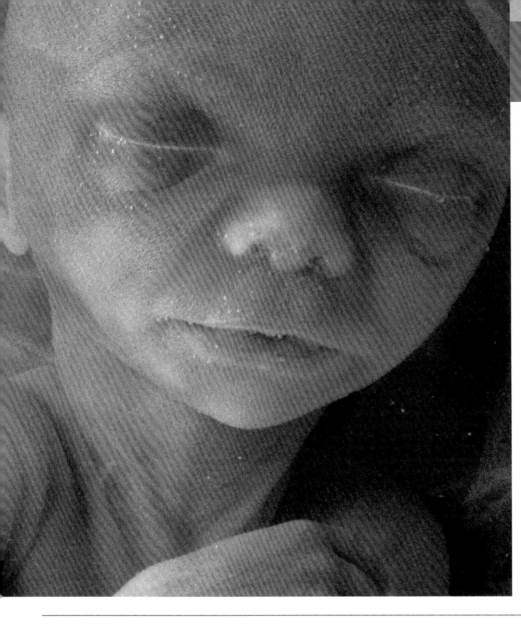

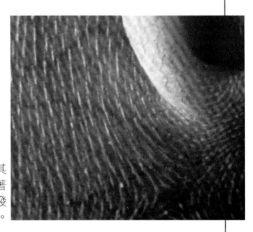

外觀變化

此時生長快速，胎兒的臉部五官特徵發育迅速。雖然胎兒的前額相對較大較突出，但眼睛已經從頭的側邊移動到前面。眼睛的位置變化讓臉看起來感覺很不一樣，雖然眼瞼尚未發育完成且仍然融合在一起，但是胎兒已經開始像個人類了。外耳形成，胎兒也已經長出一個塌鼻子。手臂、手腕、手掌及手指發育更加快速，比下肢、腳掌與腳趾還要快。皮膚薄且呈現紅色，可以清楚看到底下有許多小血管。

臉部五官特徵發育

這張照片拍攝到子宮內胎兒在第4個月時眼瞼仍融合在一起。臍帶漂浮在後方。

胎毛

4個月大的胎兒其細膩皮膚上覆蓋著柔軟的胎毛，甚至發育中的耳垂上也有。

生殖器發育

早期胚胎的發育中男性和女性其生殖器看起來一模一樣，那時稱為未分化階段。嬰兒的性別要到妊娠第4個月才能清楚辨識。男性會有兩個脊（陰唇陰囊突起）在中線融合形成陰囊，圓形隆起（生殖結）變長形成陰莖。女性的陰唇陰囊突起分開形成陰唇，包圍陰道入口。

1 未分化階段早期
生殖結和陰唇陰囊突起大約在第4週出現，此時男性和女性看起來都一樣。

2 未分化階段晚期
第6週時形成分隔，分開發育中的肛門與泌尿生殖膜。

3 第14週
妊娠第4個月中旬，外生殖器的性別已變得明顯。男性的泌尿生殖膜融合，女性的泌尿生殖膜則形成處女膜。

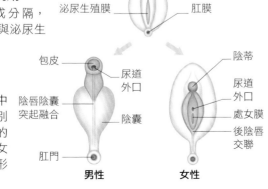

男性　　女性

子宮發育

子宮和子宮頸由苗勒氏管末端融合形成（請見對開頁）。第4個月時兩條苗勒氏管沒有融合的地方完全消失，留下一條中空肌肉管，也就是子宮。陰道單獨由陰道板形成。陰道板是由細胞聚集起來，呈平扁圓形狀，接著會往下方生長形成實心圓柱，中間則逐漸變空。妊娠第16週時陰道已經完全形成。

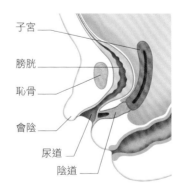

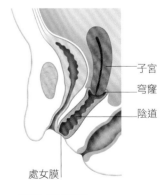

1 第14週子宮
此時子宮呈長管狀，陰道開始打開。第14週時陰道的下方開口仍連接到尿道開口，不過之後很快就會分開。

2 新生兒子宮
子宮天生稍微傾斜，在骨盆內呈現前傾。陰道下端有一層薄膜保護構造，並未完全密封，稱為處女膜。

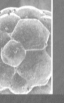

5個月 ｜ 17至21週

懷孕第 5 個月期間，胎兒身長快速增加，體重可能增加成兩倍。
子宮變大讓懷孕變得明顯，母親可能因此更加注意到子宮內有生命正在成長。

第 17 週

　　胎兒逐漸變得比胎盤大。胎盤牢牢固定在子宮內膜。胎兒的比例改變，雖然頭、手以及腳看起來還是比身體大，但是腿跟軀幹開始以不同的速度長大，身體比例將趨於正常。神經系統繼續快速生長，髓磷脂鞘開始形成在神經周圍，這個過程稱為髓鞘形成，會持續整個胎兒時期，直到兒童階段的早期。髓鞘形成可以加快身體和大腦之間電子訊號的傳遞。胎兒此時手腳活動變大，髓鞘形成會讓肢體活動變得更加協調。

呼吸練習
掃描圖中可以看到胎兒呼吸使羊水從周圍流入。羊水（紅色）從嘴巴流出。

下肢發育
腿發育比上肢慢，大約第17週時才形成兩條腿和十個腳趾。

第 18 週

　　一些孕婦可能會發現臉和肚子上出現斑點，這是因為懷孕荷爾蒙變化，分娩後就會逐漸消失。孕婦乳房開始變大，乳頭顏色變深，隨著懷孕時間增加，乳頭也會變得更加突出明顯。名為蒙哥馬利氏結節的小型潤滑腺體，出現在乳頭周圍，可能在乳房看得見大條靜脈。胎兒臉部五官已經形成，可以做出表情，例如微笑、鬼臉或皺眉。胎兒規律吞嚥羊水，經常大力打嗝，力道足以讓媽媽感覺到。胎兒皮膚呈現透明，和紙一樣薄，手指尖端形成紋路。

臉部發育
照片中是 5 個月大的胎兒，已經完全形成嘴巴、鼻子、眼瞼及眉毛。

乳房變化
乳暈長出腺體，也就是蒙哥馬利氏結節，會分泌具有氣味的油，吸引寶寶靠近乳頭位置。

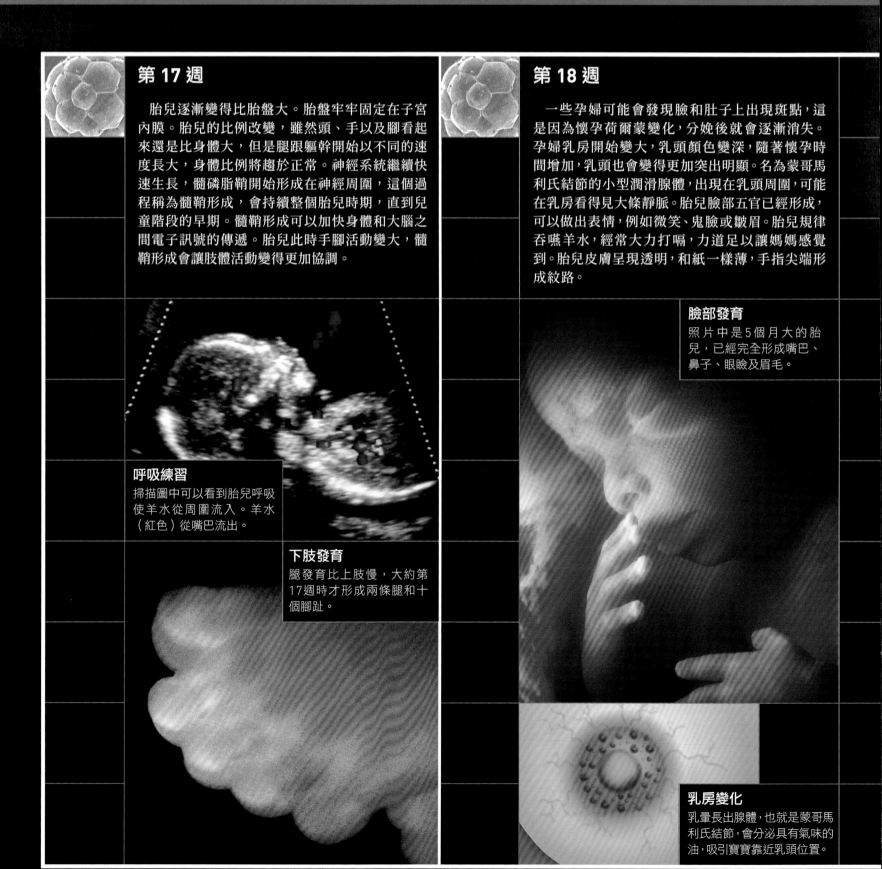

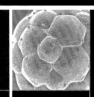

第 19 週

第19週結束時，完整的乳牙胚已經全數形成，十顆在上顎，十顆在下顎。這些小小的牙胚埋在牙齦裡面，出生後才會長出來。胎兒的眉毛和頭髮已經出現，但是眼瞼還緊密融合在一起，保護著眼瞼後方發育中的精密眼球構造。胎兒持續快速生長，子宮頂部每星期往上增加大約1公分。子宮頂部此時大約在孕婦肚臍高度。軟骨形成胎兒骨骼藍圖，此時部分區域開始變硬形成骨骼，這個過程稱為骨化作用，出生後也會繼續，以爭取兒童生長時間。

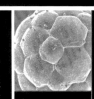

第 20 週

第18週至20週期間會做懷孕中期掃描，檢查胎兒四肢和器官是否發育正常。此時已經可以看見外生殖器，胎兒的性別在超音波上變得更加明顯。女性胎兒的卵巢從腹腔下降到骨盆腔。男性胎兒的睪丸也已經下降，但還沒有進入體外的陰囊。因為神經系統的發育，胎兒與環境互動的能力增加。最神奇的一件事是，胎兒已經可以感知一些聲音和味道，神經路徑開始發展，可以傳達疼痛、溫度及觸覺等訊息。首次開始覺察。

牙胚發育

乳牙胚開始長得像永久齒。發育中的恆牙胚在圖示左上方。

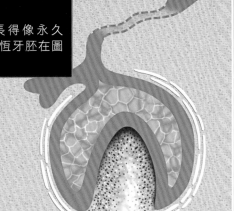

懷孕中期掃描

第20週超音波掃描，檢查胎兒主要器官及身體系統，確認發育正常。

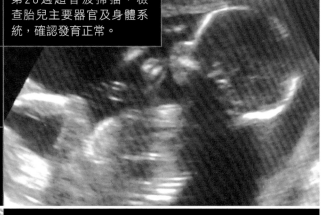

肚子變大

懷孕已經走完一半過程，子宮頂部（稱為子宮底）增高速度很快。

第 21 週

胎兒以穩定的速度成長，皮膚下方出現脂肪。雖然皮膚仍有皺摺且粉紅，但是已經發育出雙層結構也變得較不透明。手掌出現掌紋，指紋明顯可見。少量墨綠色固體胎糞混合腸內膜細胞，伴隨羊水吞入代謝廢物，會一起通過腸道。肛門括約肌在大約21週時開始具有功能。

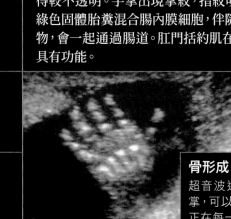

骨形成

超音波途中張開的胎兒手掌，可以看到骨頭（白色）正在每一根手指裡形成。

5個月 | 17至21週
母體與胎兒

孕婦第一次感受到胎兒活動，也稱為初覺胎動，一般都發生在這個月。孕婦可能開始出現皮膚色素變化，通常會出現一條深色的線（黑線），從肚臍往下延伸到骨盆，或是膚臉類出現褐斑。這些色素變化都被荷爾蒙變化有關，通常分娩後就會消失或變淡。孕婦乳房變大、乳頭和乳暈顏色變深。懷孕中期掃描通常在第20週，確認胎盤位置，觀察胎兒性別，檢查是否有重大胎兒異常。胎兒活動愈來愈規律，也會開始打嗝，胎質層漸漸包覆神經，讓胎兒動作更快更協調。

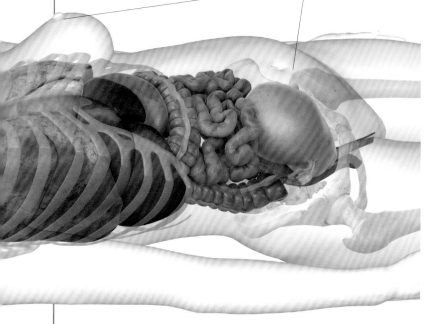

母體

- 每分鐘72下
- 收縮壓105 mmHg／舒張壓69 mmHg
- 4.6公升

20%
母體血量大約比懷孕前多20%。

孕婦第一次感受到胎兒活動，稱為初覺胎動，通常發生在這個月。子宮頂部（子宮底）升高速度大約是每週12公分。

懷孕21週母體
孕婦大多在這個月第一次感覺到胎動，乳房明顯變大，為泌乳做好準備。

乳房變化
乳頭和乳暈顏色愈來愈深，小型潤滑腺體出現在乳暈四周，看起來就像小疙瘩。

黑色素生成
黑色素生成增加，導致肚臍到下腹部出現一條深黑線。臉上也可能出現深色斑塊，形成所謂的孕斑。

統計數據

 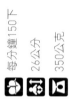

胎兒

- 每分鐘150下
- 26公分
- 350公克

50：50
胎兒在整個孕期間，體重首次跟胎盤一樣重。

90%
此時胎兒身體裡的水分含量約90%，出生後會降低到70%，成人會降低到60%。

懷孕中期超音波掃描可以檢查胎兒成長是否達標，確認胎兒性別此時在掃描螢幕上已可清楚辨識。

1 2 3 4 5 6 7 8 9 10 11 12 13 14 15 16 **17 18 19 20 21** 22 23 24 25 26 27 28 29 30 31 32 33 34 35 36 37 38 39 40

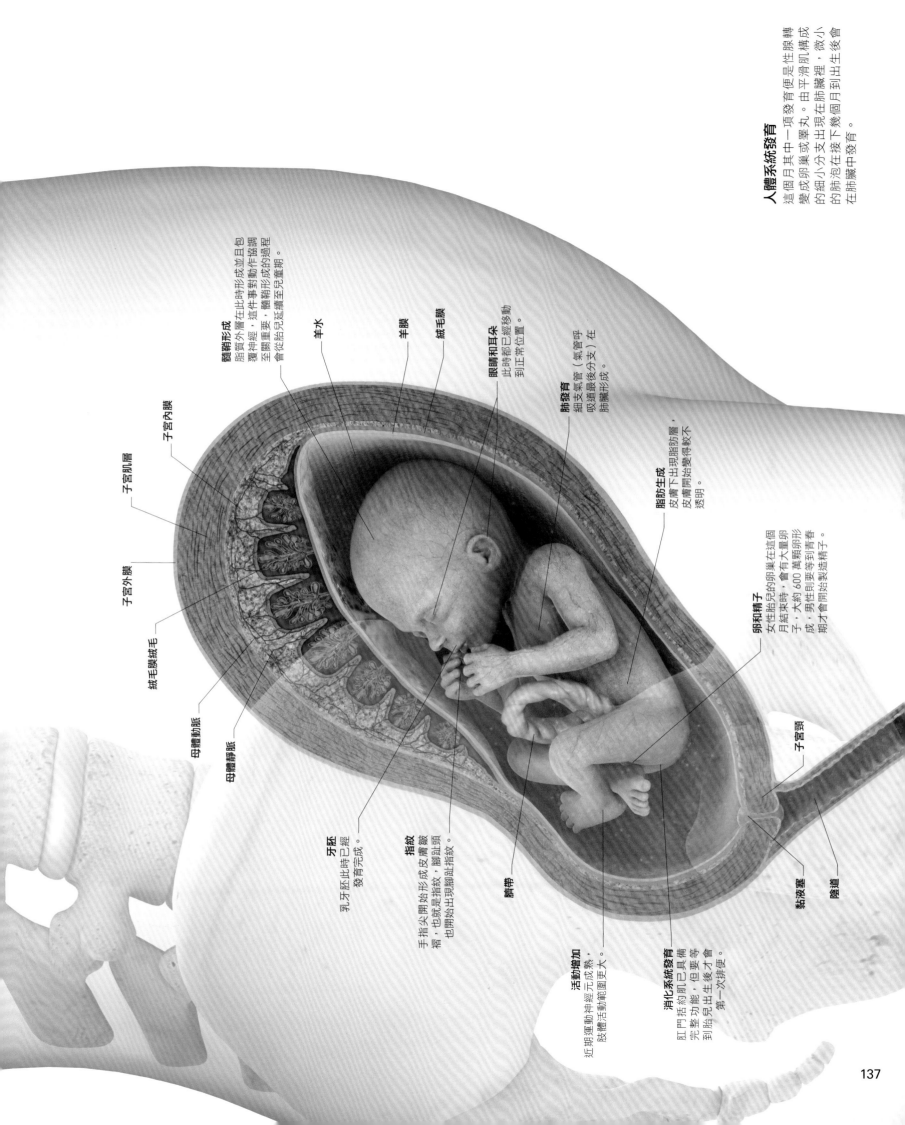

這個月其中一項發育便是性腺轉變成卵巢或睪丸。由平滑肌構成的細小分支出現在肺臟裡，微小的肺泡在接下幾個月到出生後會在肺臟中發育。

髓鞘形成
脂質外層在此時形成並且包覆神經，這件事對動作協調至關重要，髓鞘形成的過程會從胎兒延續至兒童期。

羊水

羊膜

絨毛膜

眼睛和耳朵
此時都已經移動到正常位置。

肺發育
細支氣管（氣管呼吸道最後分支）在吸呼氣管最後分支）在肺臟形成。

脂肪生成
皮膚下出現脂肪層，皮膚開始變得較不透明。

子宮內膜

子宮肌層

子宮外膜

絨毛膜絨毛

母體動脈

母體靜脈

卵和精子
女性胎兒的卵巢在這個月結束時，會有大量卵子，大約 600 萬顆卵形成；男性則要等到青春期才會開始製造精子。

牙胚
乳牙胚此時已經發育完成。

指紋
手指尖開始形成皮膚皺褶，也就是指紋，腳趾頭也開始出現腳趾指紋。

臍帶

子宮頸

黏液塞

陰道

活動增加
近期運動神經元成熟，肢體活動範圍更大。

消化系統發育
肛門括約肌已具備完整功能，但要等到胎兒出生後才會第一次排便。

母體

初覺胎動

孕婦第一次感覺到胎兒活動，稱為初覺胎動，有時會伴隨顫動。胎動是超音波掃描前很重要的階段，通常發生在第5個月。若女性沒有懷孕經驗，有可能會把胎動跟放屁搞混。懷孕第二次以後，通常會比初次懷孕婦女更快發現胎動，一部分原因在於比較了解情況，另一個原因則是子宮變得比較薄，能夠更輕易感覺到輕微動作。

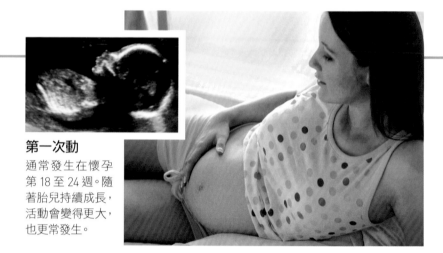

第一次動

通常發生在懷孕第18至24週。隨著胎兒持續成長，活動會變得更大，也更常發生。

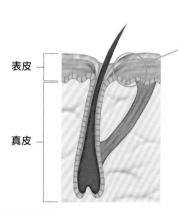

皮膚表面
斑塊色素沉澱變深出現在皮膚表面。

角質細胞
角質細胞的黑素體顆粒含量，由黑色素細胞活化程度決定。

表皮

真皮

黑色素細胞
色素生成細胞釋放出黑素體。黑色素細胞比右側細胞更加活躍，因此黑色素細胞上方的皮膚表面顏色比較深。

黑素體
含有黑色素的小體，會釋放黑色素顆粒，並擴散到黑素體上方的皮膚細胞（角質細胞）。

黑色素生成

皮膚色素變化是因為雌激素和黃體素濃度上升，導致色素細胞（黑色素細胞）受到更多刺激。所產生的色素無法被每一個皮膚細胞均勻吸收，因此產生斑塊。

皮膚色素變化

懷孕時荷爾蒙變化會影響皮膚色素沉澱，通常在這個月就會看到變化。準媽媽的身上可能會長出一條細黑色素線，從下腹延伸到肚臍，有時甚至超過肚臍。這條線稱為黑線。少數女性臉上也會長出不規則褐色塊，稱為褐斑，可能出現在顴骨、鼻子、額頭或上唇。黑線和褐斑通常在嬰兒出生後就會逐漸變淡或不見。

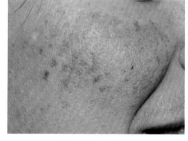

褐斑

褐色斑塊色素沉澱在臉上時稱為孕斑。

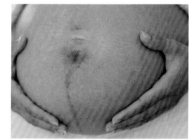

黑線

黑線的拉丁文是 linea nigra，意思是黑色的線。大約有75%的孕婦會出現黑線。

乳房變化

乳房在懷孕早期就會產生變化，這是雌激素濃度上升所致。第5個月時乳房大都會明顯變大，除此之外，可能更容易出現觸痛。乳頭及四周乳暈擴大且顏色變深，皮膚下的靜脈血管可能變得更明顯。小型潤滑腺體出現在乳暈，稱為蒙哥馬利氏結節，看起來像小疙瘩。第二孕期時乳房會製造初乳，有時會從乳頭漏出。

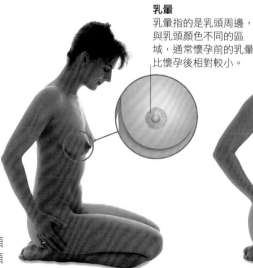

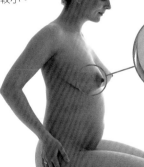

乳暈
乳暈指的是乳頭周邊，與乳頭顏色不同的區域，通常懷孕前的乳暈比懷孕後相對較小。

第二圈乳暈
出現第二圈淡淡的乳暈，周圍靜脈也可能變得更明顯。

乳頭和乳暈
第5個月時乳頭和乳暈變大，顏色也會變深。

蒙哥馬利氏結節
小腺體出現在乳暈範圍內，分泌的潤滑油脂，會吸引嬰兒靠近乳頭，可能也具有預防感染的作用。

大小和顏色

懷孕期間乳房持續變大，預備好為嬰兒提供營養。乳頭和乳暈顏色愈來愈深。

懷孕前

第5個月

胎兒

懷孕中期掃描

懷孕第 5 個月時，胎兒器官及主要身體系統都已經發育。懷孕中期的掃描通常在第 20 週，檢查發育進展是否正常，確認有無重大構造異常。重要檢查項目包括確認胎兒心臟有四個腔室並且正常搏動，也會檢查腹部，確認皮膚覆蓋內臟。因為胎兒會一直動，未必能夠一次掃描檢查所有項目，孕婦可能需要再次回診檢查。

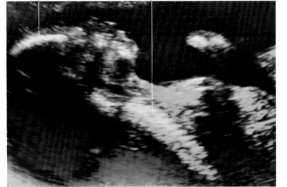

檢查脊椎
檢查脊椎位置及寬度，可以發現是否出現某些生長缺陷，包括脊柱裂。

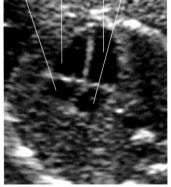

心臟發育
心臟通常是首要評估器官，需要確認四個腔室發育正常且完整。

懷孕中期掃描偵測發育異常項目

懷孕中期的掃描經常作為胎兒異常掃描，可以發現胎兒或母體的重大問題。本表列出較容易偵測的發育異常項目。

異常名稱	偵測率
無腦畸形（缺少頭頂）	99%
重大肢體異常（缺少或非常短）	90%
脊柱裂（脊髓暴露在外）	90%
重大腎臟問題（缺少或異常）	85%
唇顎裂（上唇或上顎裂開）	75%
水腦（腦部液體過多）	60%
重大心臟問題（腔室、瓣膜或血管缺損）	25%

胎盤位置

懷孕中期掃描時，超音波醫檢師會記錄胎盤附著的位置，是在子宮的前壁或後壁，或在子宮頂部，或在子宮低位（靠近子宮頸）。隨著子宮變大，低位胎盤的位置通常會變高離開子宮頸。假如孕婦檢查出低位胎盤，通常會建議在第 32 週時再次掃描，檢查胎盤位置是否會影響陰道分娩。

檢查性別

胎兒性別在卵子受精那一刻便決定了。懷孕第 12 週時，胎兒的生殖系統已經有相當的發育程度，但是性別通常還不明顯，要等到第 20 週懷孕中期掃描才能確定。這個時期，女性胎兒體內的卵巢有數百萬顆卵子，陰道開始形成中空結構。男性胎兒體內的睪丸已經固定在腹腔內，但是還沒有下降進入陰囊。陰囊突起形成實心小袋，位置在陰莖根部，掃描上可以清楚看見。除此之外，骨盆形狀也能觀察出性別。

迷信

有些「天然」方法可以確認嬰兒性別，包括懸掛一個金戒指在孕婦肚子上，假如戒指畫圓，懷的就是男孩；假如戒指前後移動就是女孩。不過，這種方法的準確度就像丟硬幣一樣。

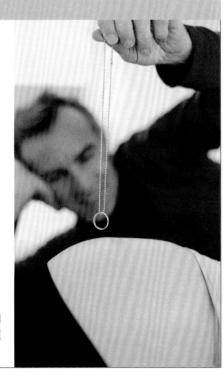

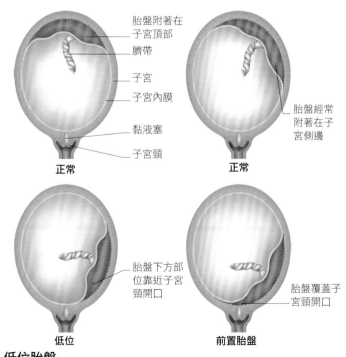

胎盤附著在子宮頂部
臍帶
子宮
子宮內膜
黏液塞
子宮頸

正常

胎盤經常附著在子宮側邊

正常

胎盤下方部位靠近子宮頸開口

低位

胎盤覆蓋子宮頸開口

前置胎盤

低位胎盤
胎盤在子宮頸上方或周圍 2.5 公分，稱為前置胎盤（請見 228 頁）。假如位置持續沒有改變，就必須剖腹產。

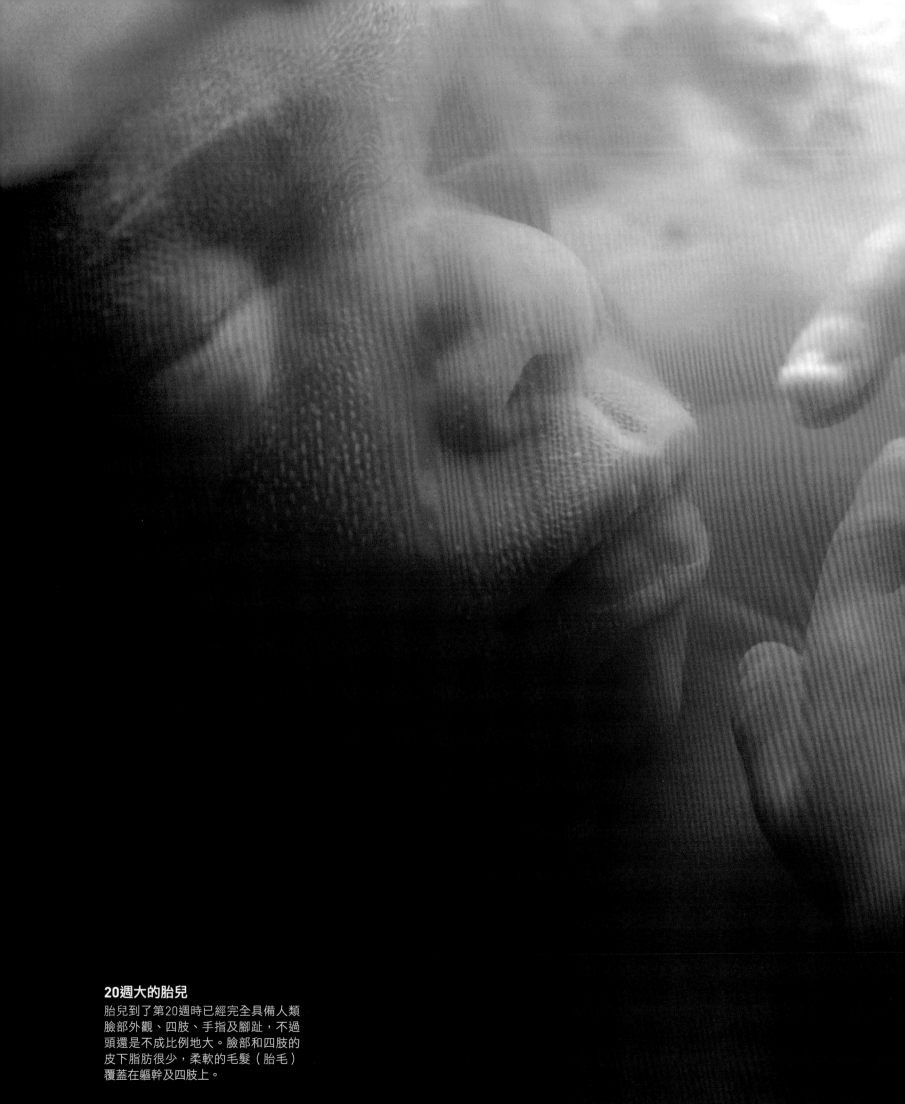

20週大的胎兒

胎兒到了第20週時已經完全具備人類
臉部外觀、四肢、手指及腳趾，不過
頭還是不成比例地大。臉部和四肢的
皮下脂肪很少，柔軟的毛髮（胎毛）
覆蓋在軀幹及四肢上。

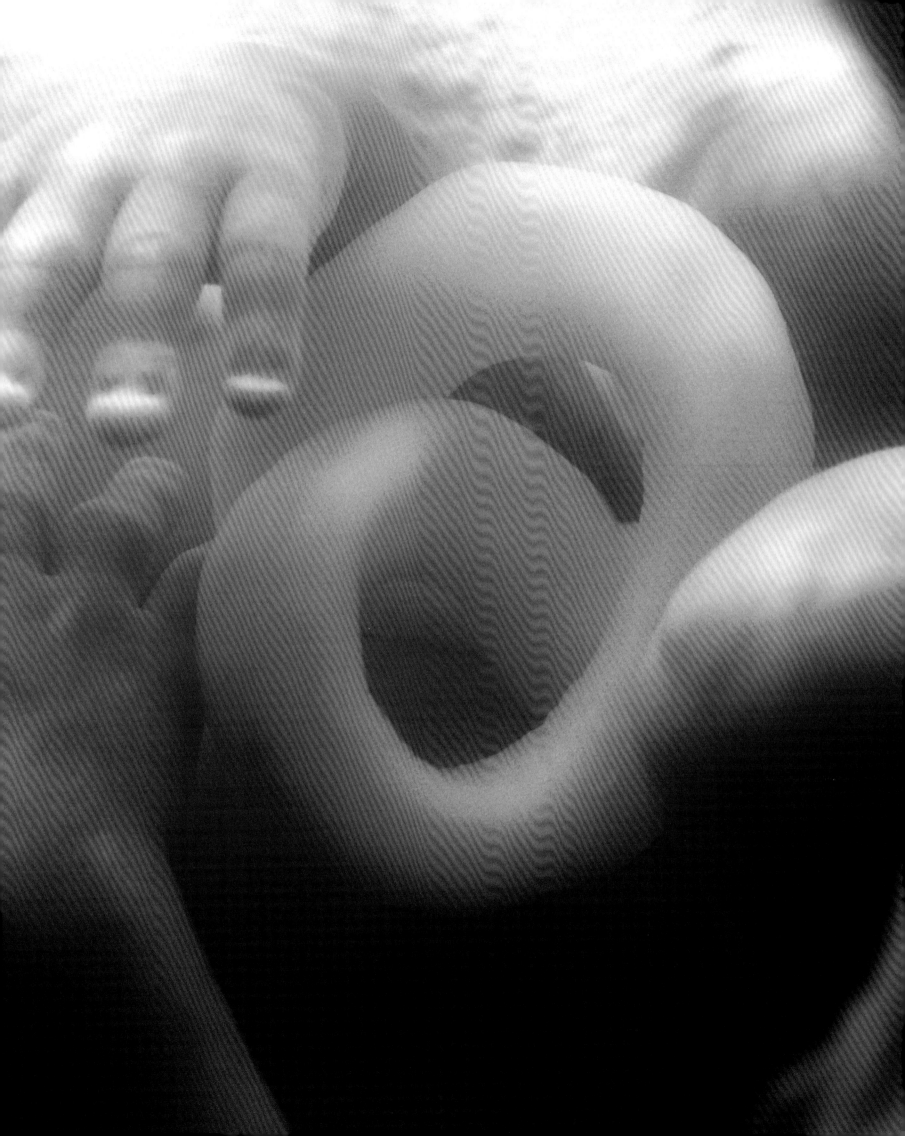

胎兒

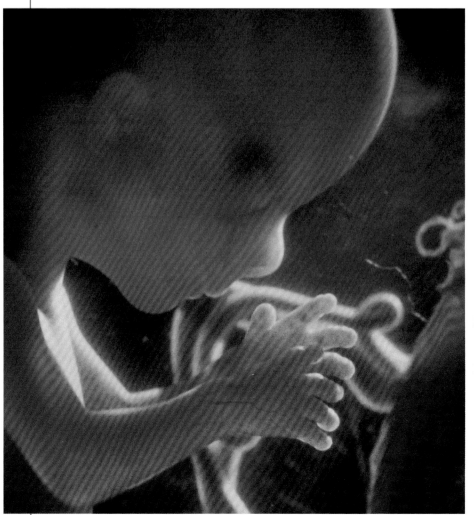

四肢變長

手臂變得更長,腿和身體亦然。跟手臂比
起來,手掌和手指看起來還是比較大。

比例變化

第一孕期神經系統的發育非常重要,這促使腦和頭都
快速成長,其大小占了胎兒整個長度的一半。第 5 個月
時胎兒的軀幹快速生長,頭跟身體的比例看起來漸漸像
成人。從這個階段到出生,身體會大幅成長,頭的生長
幅度則相對較小。頭和大腿骨的測量數值可以用來正確
計算懷孕時間,評估胎兒年齡,通常在第一次超音波掃
描(11 至 14 週)或懷孕中期超音波掃描(20 週)時測量。

身體全長比例

1			
3/4			
1/2			
1/4			

第 11 週　　　第 14 週　　　第 18 週　　　出生

生長速率改變

第一孕期的胎兒,頭比身體長得更快,後來頭的相對生長速率
會變慢,到第 5 個月時胎兒的比例看起來已經像成人。

活動增加

第 4 個月結束時,胎兒的四肢已經完全形成,
關節可以活動。胎兒能做出完整的動作,就像
足月嬰兒一樣,包括呵欠、吸吮拇指或呼吸練
習動作等。胎兒經常揮動手臂和腳,還會被巨
大的聲音嚇著。雖然大多數都是反射動作,但
是隨著神經系統髓鞘形成(請見前文),動作
會變得愈來愈協調。胎兒開始做出精密的動
作,例如摸嘴唇或吸拇指。雖然胎兒可以轉動
眼球,但是眼瞼仍然融合在一起,要等到懷孕
第 7 個月才會張開。

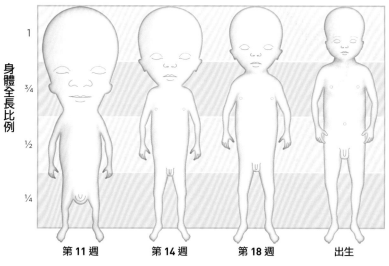

四肢活動

超音波掃描中可以看到,胎兒屈曲肌肉揮動手臂和
腳,踢打子宮。孕婦會感覺到這些動作,也經常可以
看到肚皮上出現形狀。

打嗝

胎兒從第二孕期中段會開始
打嗝,之後打嗝力量和頻率都
會增加。打嗝是因為橫膈膜非
意識控制收縮,形成一股快速
的氣流,導致聲帶之間開口(聲
門)關閉。現代的嬰兒會演化出
這個反射動作,可能是為了阻
止乳汁進入肺部,但這個說法
未經證實。

髓鞘形成

第5個月時，神經軸突連接胎兒四肢到脊髓，其中一部分會發育出一層脂質的外層包覆，這個過程稱為髓鞘形成，使神經變成絕緣狀態，因而可以在傳遞電子訊息時不會干擾周圍神經細胞。髓鞘形成後，訊息更容易從大腦傳遞到身體（反之從身體到大腦亦然），胎兒的動作因此變得更加協調，不會慢吞吞或不流暢。髓鞘形成會持續整個胎兒時期，直到兒童期早期。

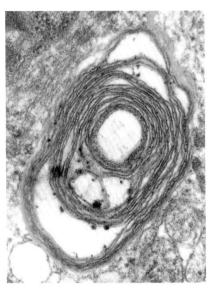

髓磷脂包圍神經軸突
電子顯微鏡照片中，髓鞘（藍色）包圍神經軸突，就像絕緣膠帶包覆電線那樣。

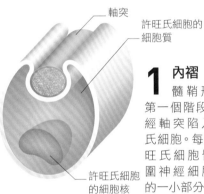

軸突
許旺氏細胞的細胞質
許旺氏細胞的細胞核

1 內褶
髓鞘形成的第一個階段，是神經軸突陷入許旺氏細胞。每一個許旺氏細胞皆會包圍神經細胞軸突的一小部分。

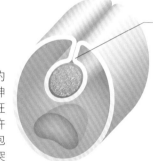

細胞膜包圍軸突

2 閉合
軸突深深地陷入許旺氏細胞後，入口處的許旺氏細胞會形成雙層膜，也就是中軸索。

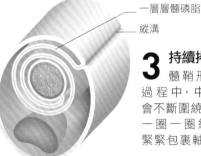

一層層髓磷脂
縱溝

3 持續捲動
髓鞘形成的過程中，中軸索會不斷圍繞軸突，一圈一圈纏繞，緊緊包裹軸突。

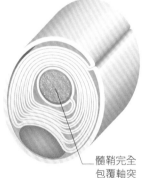

4 完成
髓鞘
多層細胞膜形成髓鞘包圍軸突，讓訊息可以在單一軸突傳遞時，不會影響其他神經活動。

髓鞘完全包覆軸突

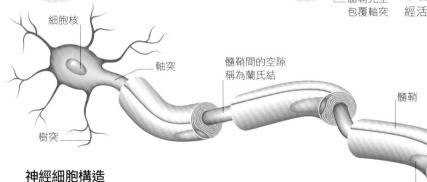

細胞核
軸突
髓鞘間的空隙稱為蘭氏結
髓鞘
樹突
許旺氏細胞的細胞核

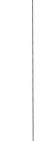

神經細胞構造
許旺氏細胞包覆神經細胞軸突，就像繩子穿過珠子那樣。電子訊號會在結間跳躍，加快神經細胞傳遞速度。

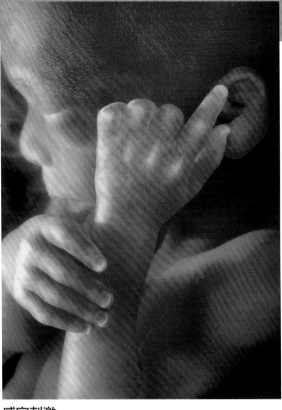

感官刺激
20週大的胎兒用左手感覺左耳，用右手握住左手。腦收到的刺激訊號來自感覺周遭，這個過程會促進覺察發展。

覺察周遭

目前尚不知道胎兒從哪個準確時間點開始覺察周遭。腦細胞（突觸）之間第一個連結，是在懷孕第12週形成的，但是真正開始覺察要等到大約第20週。覺察會發展出不同類型，例如靜止覺察時胎兒醒著但像在休息；動態覺察則是胎兒清醒並且活動，動作通常相當大。胎兒會對母親身體的聲音及外在聲響做出反應。隨著髓鞘形成和腦發育，胎兒對自己身體的覺察以及活動量都會增加。

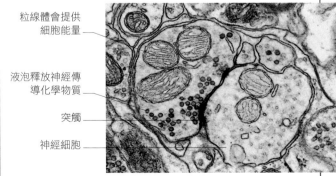

粒線體會提供細胞能量
液泡釋放神經傳導化學物質
突觸
神經細胞

神經細胞接合
電子顯微鏡照片中可以看到突觸形成神經細胞之間的連結（綠色）。神經傳導物質活化（紅點）會傳遞電子訊號。

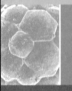

6個月 | 22至26週

第 6 個月，準媽媽即將邁向第二孕期結束。子宮和乳房變得更大，心臟泵送的血液量每分鐘都在增加。大多數孕婦在這個階段會增加約 500 公克。

第 22 週

胎兒內耳骨頭開始變硬，捲曲狀的耳蝸膜已經發育完成，可以聽到低頻聲音。胎兒在接下來幾週，將可以聽到高頻聲。神經系統此時發育到可以讓胎兒辨識子宮內聲音，例如媽媽的呼吸、心跳、腸胃蠕動，以及媽媽說話的聲音。胎兒可能更常對聲音做出明顯反應，也可能發育到會因為巨大聲響做出驚嚇反應。隨著神經系統發育，胎兒可以做出更加複雜的動作，例如踢腿和翻筋斗，孕婦也會更常感覺到胎兒在身體裡活動。

外耳發育
最初形成在較低的脖子處，隨頸骨變大漸漸往上。此時的耳朵幾乎已在正常位置。

聽到音樂的反應
用耳機對腹部播放音樂，可能有助於刺激腦部發育。

第 23 週

此時胎兒皮膚上開始累積一層堅硬的保護蛋白質，稱為角質蛋白，最厚的地方是手掌和腳掌。皮膚非常皺，覆蓋著油質胎脂和柔軟胎毛，在液體環境中可以保護胎兒，也可能具有保溫作用。指甲開始出現在甲床，長出眼瞼和眉毛。細小的血管出現在肺裡。微血管與未來的肺泡之間變薄，使嬰兒出生後得以交換氣體。特化肺內膜細胞（肺泡壁細胞）逐漸出現，生成表面張力素，以減少表面張力，使肺泡在出生後可以更順利擴大。

肺泡發育
光學電子顯微鏡下，肺泡裡的肺泡壁細胞。接下來幾週該細胞會分泌表面張力素。

眼瞼融合
照片中的胎兒眼瞼緊緊融合在一起。胎兒用手觸碰嘴唇這個動作可以促進神經發育。

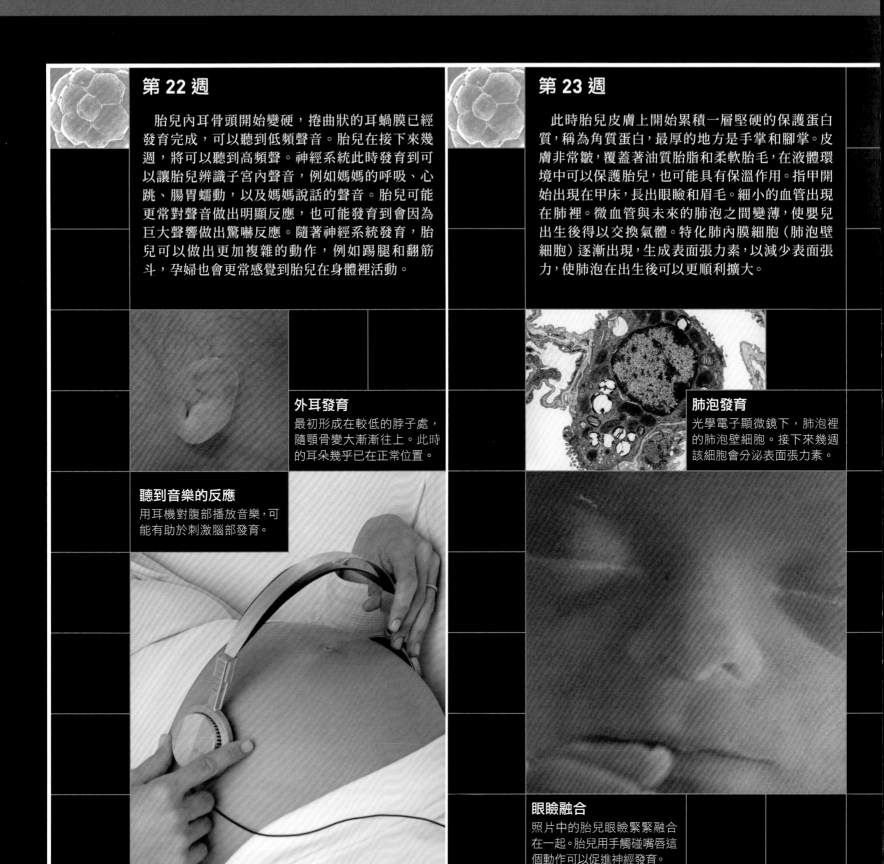

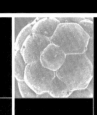

第 24 週

　胎兒腦部與視覺聽覺發育相關的部位變得更加活躍。記憶也在發展，此時的腦波活動已與新生兒類似。從嘴和唇可以看出感覺更加靈敏，胎兒也更常打嗝及打呵欠。身體和腿的生長幅度追上頭部。恆牙胚出現在牙齦裡，鼻孔張開。

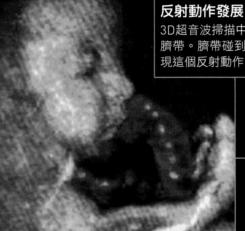

反射動作發展
3D超音波掃描中，胎兒抓著臍帶。臍帶碰到手掌時會出現這個反射動作。

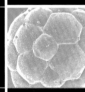

第 25 週

　胎兒快速成長，長出肌肉及脂肪。母體子宮跟著變大，往上擴張也往外突出。孕婦重心因此改變，必須調整姿勢才能維持平衡。這些變化可能導致某些問題，例如背痛。子宮變大的同時也會擠壓到胃和橫膈膜，故而不太能深呼吸，這可能增加胃酸逆流或消化不良等症狀。胎兒的大腦變得更加複雜。神經細胞（神經元）產生新的連結，形成許多神經傳遞路徑，某些路徑從身體接收感覺訊息，另一些則發出指令協調隨意和不隨意肌肉動作。

神經連結
顯微鏡照片中，胎兒每個腦細胞體（紅色）都有許多樹突（綠色），可以傳遞神經脈衝給其他神經細胞。

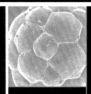

第 26 週

　胎兒大腦的灰質（皮質）架構已經形成。灰質區域的神經活動與意識、人格及思考能力有關。大約此時胎兒的手掌協調也會大幅增加。胎兒可以握拳，可能常常吸吮拇指。大腦表面仍然光滑，但是皮質逐漸成熟，之後會摺疊形成一般所知的皺褶。男性胎兒的睪丸從骨盆下降到陰囊。眼瞼從第9週發育形成後就維持融合，此時才分開。胎兒經常眨眼，也可能轉身朝向強光透進母親腹部處。

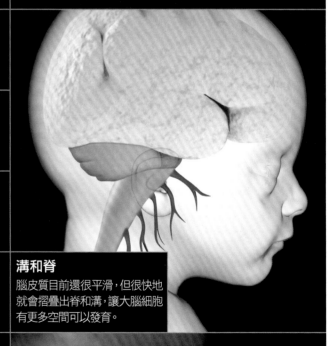

溝和脊
腦皮質目前還很平滑，但很快地就會摺疊出脊和溝，讓大腦細胞有更多空間可以發育。

知覺發育
3D超音波照片中，胎兒處於第二孕期尾聲，已經可以張開眼睛。

6個月｜22至26週
母體與胎兒

第二孕期邁向結束，大多數孕婦會感覺身體狀況良好，氣色看起來也不錯。不過，這個月肚子附近可能會開始長出妊娠紋，性慾也可能變小。此時可以做陰道超音波測量子宮頸長度，用來預測早產風險。假如前一次懷孕發生晚期流產，通常會建議做這項檢查。胎兒身體系統發育已達到一定程度，可以開始用胎盤提供的能量和養分累積一些脂肪，因此胎兒體重會快速增加。紅血球先前只在肝臟生成，這個月則開始在長骨的骨髓運合成。假如胎兒在第6個月底提早出生，在新生兒加護病房接受照護下，有差不多中等程度的存活機率。

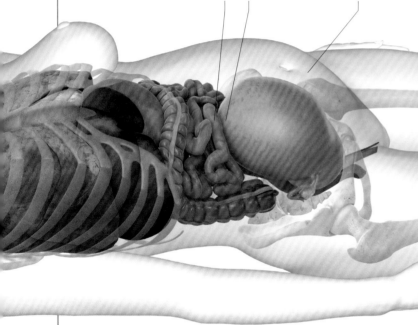

母體

- ♥ 每分鐘72下
- ♀ 收縮壓105 mmHg／舒張壓70 mmHg
- ▲ 4.8公升

50%
這個月黃體素濃度上升50%，雌激素濃度也會穩定增加。

懷孕26週母體
子宮變大導致肺容積縮小，可能會感覺吸不到氣，也可能發生便秘或其他不適。

便秘
子宮變大壓迫消化系統造成便秘。

子宮底高度
子宮在恥骨以上的高度，可以用來判斷懷孕時間。第24週時高度大約24公分，子宮向上增長的速率約為每星期增加1公分。

宮頸長度掃描可以偵測子宮頸是否過早打開。

妊娠紋
子宮變大使得腹壁拉伸，導致皮膚中的膠原蛋白和彈性纖維迅速變薄，於是產生妊娠紋。

大多數胎兒此時的休息和活動時間變得更加規律。

統計數據

胎兒

- ♥ 每分鐘150下
- ↔ 36公分
- ⚖ 750公克

三分之一
頭、軀幹及腿此時各占胎兒全長三分之一。

12%
胎兒骨頭開始含有少量的鈣，大約占12%。成人骨頭則有90%都是鈣。

65%
第26週出生的早產兒有65%存活機率，相較之下第24週出生者只有25%。

1 2 3 4 5 6 7 8 9 10 11 12 13 14 15 16 17 18 19 20 21 **22 23 24 25 26** 27 28 29 30 31 32 33 34 35 36 37 38 39 40

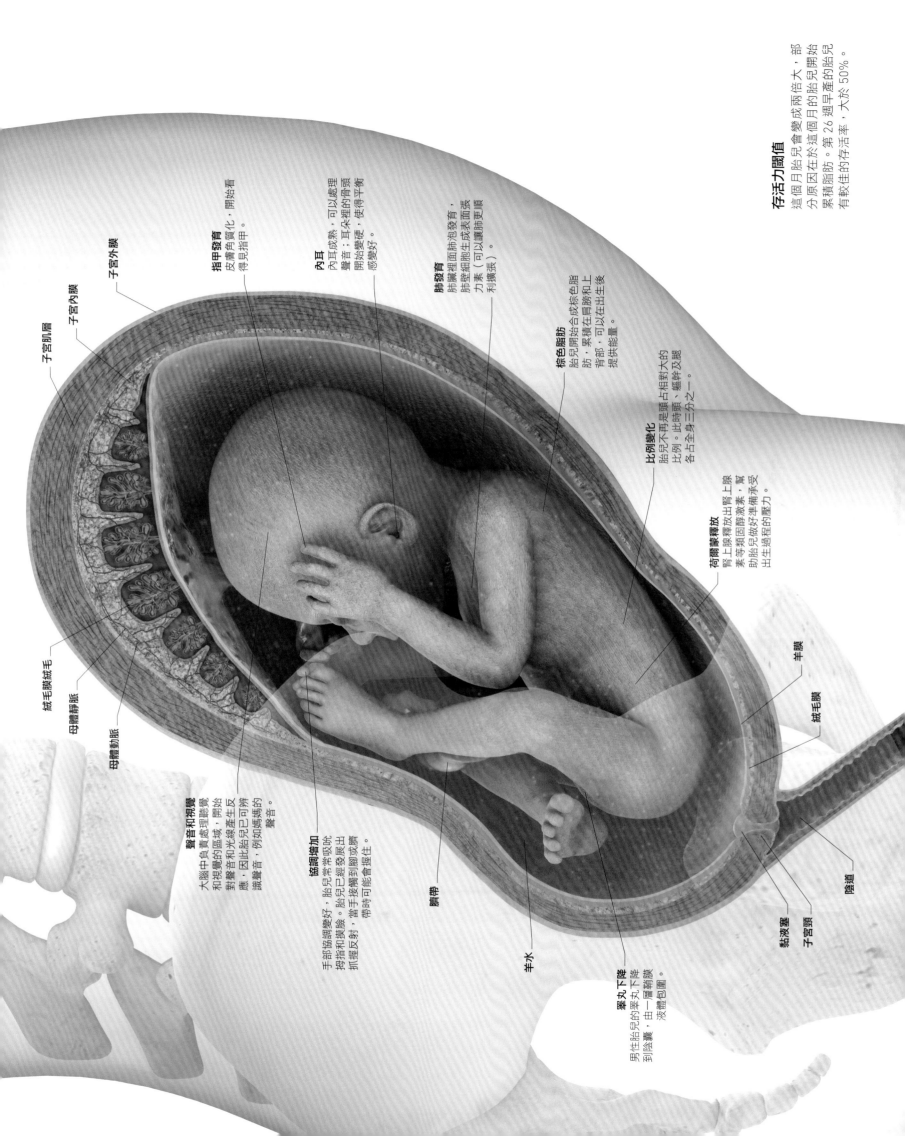

子宮肌層

子宮內膜

子宮外膜

指甲發育
皮膚角質化，開始看
得見指甲。

內耳
內耳成熟，可以處理
聲音；耳朵裡的骨頭
開始變硬，使得平衡
感變好。

肺發育
肺臟裡面肺泡發育，
肺壁細胞生成表面張
力素（可以讓肺更順
利擴張）。

棕色脂肪
胎兒開始合成棕色脂
肪，累積在肩膀和上
背部，可以在出生後
提供能量。

比例變化
胎兒不再是頭占相對大的
比例。此時頭、軀幹及四腿
各占全身三分之一。

荷爾蒙釋放
腎上腺釋放出腎上腺
素等類固醇激素，幫
助胎兒做好準備承受
出生過程的壓力。

羊膜

絨毛膜

絨毛膜絨毛

母體靜脈

母體動脈

聲音和視覺
大腦中負責處理聽覺
和視覺的區域，開始
對聲音和光線產生反
應，因此胎兒已可辨
識聲音，例如媽媽的
聲音。

協調增加
手部協調變好，胎兒
拇指和樸臉。胎兒已經發展出
抓手接觸腳到腳腳或臍
帶時可能會握住。

臍帶

羊水

睪丸下降
男性胎兒的睪丸下降
到陰囊，由一層鞘膜
液體囊包覆。

黏液塞

子宮頸

陰道

母體

妊娠紋

　　妊娠紋看起來就像皮膚上有皺紋，拉丁文是 striae gravidarum，常發生於懷孕時。妊娠紋的生成原因部分在於體重快速增加和腹壁拉伸，另一部分是因為黃體素荷爾蒙。妊娠紋一開始是紅紫色，後來會變淡成銀灰色。有些女性即使懷孕多次也不會留下妊娠紋，但是目前尚不清楚原因。懷孕早期體重過重更容易長出妊娠紋。使用保溼按摩護膚品加上攝取足夠的必須脂肪酸，可能有助於減少妊娠紋。

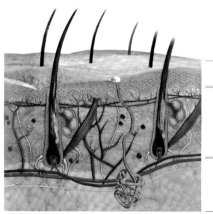

表皮
皮膚外面完整的一層，位置在妊娠紋上方。

真皮
支撐皮膚較深層的組織，這一層拉伸變薄後，會產生撕裂但無痛覺，表面會出現妊娠紋。

皮下脂肪
懷孕期間脂肪增加，累積在真皮之下，導致皮膚拉伸幅度變大。

紋路成因
妊娠紋是因為真皮的膠原蛋白和彈性纖維快速變薄及拉伸所致。

影響範圍
妊娠紋可能發生在身體任何地方，最常出現在腹部、屁股、大腿及胸部。

懷孕期間性慾變化

　　懷孕時性慾可能變高變低或維持不變，雖然女性的荷爾蒙變化可以預測，但是每個女性的性慾都不同。心理因素是一個重要變因，加上這個時期生殖器區域血流增加，潤滑也增加，事實上懷孕時會更容易達到性高潮，感受也會更加強烈。性慾低可能跟體力不支有關，尤其是懷孕最後三個月期間。這個時期血液中的泌乳素會增加以做好泌乳準備，雖然這種荷爾蒙會導致性慾降低，但並非必然如此，因為高濃度雌激素和黃體素也會減少泌乳素影響。

宮頸長度掃描

　　假如評估有早產風險，可以做陰道超音波掃描測量子宮頸長度。在超音波探頭塗上潤滑劑後插入陰道，檢查子宮頸是否變短，或者比正常長度短。除了測量子宮頸長度，也可以檢查子宮頸管上口（內口）形狀。緊縮的內口會形成 T 型，比較不會早產。子宮頸變短加上內口打開會形成 Y 型，再變成 V 型，最後變 U 型。子宮頸內口會像鑽孔般逐漸往下打開，使羊膜突出進入子宮頸，大幅增加早產機率。

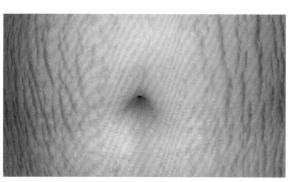

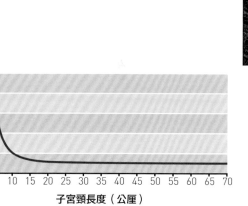

早產風險（％）／子宮頸長度（公厘）

早產風險
圖表中呈現出懷孕第 23 週子宮頸長度與早產風險的關係。若子宮頸長度少於 2 公分會增加早產風險。

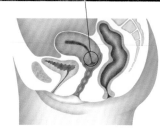

子宮頸位置

正常長度
超音波掃描中可以看到懷孕第 5 個月的子宮頸，子宮頸長度超過 2.5 公分表示正常。孕婦早產風險很低，不會因為子宮頸閉鎖不全導致無法把胎兒留在腹中到一定階段。此掃描中沒有看到胎兒。

胎兒

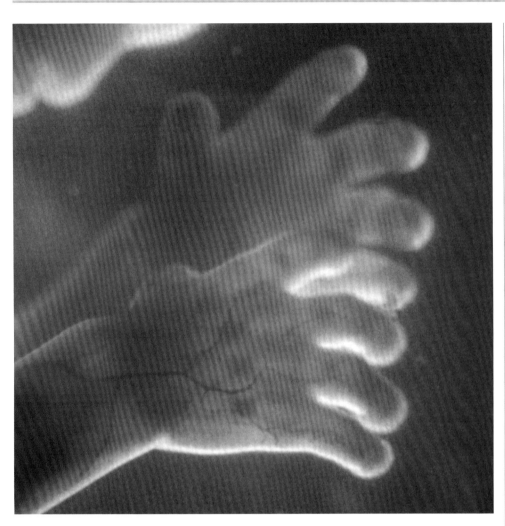

手指腳趾發育

胎兒的手指和腳趾到了懷孕第 6 個月時已經發育完全。甲床形成，開始長出指甲。胎兒早期表皮隆起在手掌和腳掌形成紋路，此時由於胎兒皮膚增厚變得不透明，紋路會變得更加明顯。紋路是由胎兒遺傳基因決定。同樣道理，指尖肉墊上的指紋也會變得更加清楚。每個人都有獨一無二的指紋，一般認為指紋的螺旋紋路可以反映出發育早期營養情況和胎盤血流量。一些研究認為，指紋可以預測哪些人晚年會罹患高血壓。

手指
這張 6 個月大的胎兒照片中，手和手指發育完全。甲床已經形成，指甲開始生長，指尖肉墊開始看得到獨一無二的指紋。

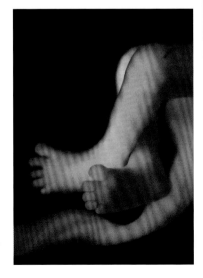

腳趾分開
這張電腦生成影像中，22 週大的胎兒腿部已經有分開的腳趾。

紅血球生成

紅血球攜帶氧氣送到胎兒全身，是胎兒體內數量最多的細胞。胚胎早期的紅血球是由卵黃囊產生，從懷孕第 3 至 4 個月起則是由肝和脾臟合成。懷孕第 6 個月時，胎兒長骨空腔裡的紅骨髓會開始製造紅血球。胎兒腎臟製造的物質和胎盤會調節紅骨髓生成紅血球。

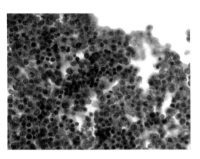

胎兒骨髓
此光學顯微鏡照片中，是胎兒骨髓切面，可以看到許多紅血球，都是由胚胎幹細胞分化而成（請見 99 頁）。

心跳

此階段胎兒心跳速率大約每分鐘 140 至 150 下。目前已知胎兒白天和晚上心跳速率有規律變化。如同孕婦的心跳速率和血壓，胎兒心跳速率和血壓在清晨（大約 4 點）最低，起床前會上升，上午中間時段則達到最高峰。雖然一般認為男性胎兒心跳速率較快，但是研究 1 萬名胎兒心跳後得到的結果是心跳與性別無關。不過，在懷孕不同階段時胎兒心跳速率的確不同。

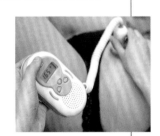

都卜勒
都卜勒胎兒心率偵測器可以從孕婦腹部偵測胎兒心跳，在螢幕上顯示心跳頻率。

胎兒心跳頻率
下方圖表顯示懷孕不同階段的胎兒心跳頻率。懷孕早期會達到高峰，之後稍微起伏直到出生。

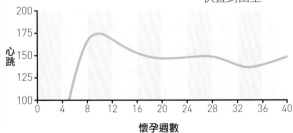

懷孕週數

149

胎兒

聽覺發展

聽覺是最早發展出的知覺。內耳、中耳及外耳分別由胚胎不同部位發育而成，但是會一起運作偵測聲音。外耳殼複雜的結構（耳廓）由六個小隆起發育而成（耳丘）。胚胎 6 週大起就看得見這六個耳丘。耳丘會逐漸變大融合形成摺疊狀耳廓。首先，耳朵會在下頸部形成。隨著顎骨發育，胎兒頭部各部位皆以不同速率成長，耳朵逐漸往上移動，直到與眼睛同高。外耳形狀可以幫助探勘搜集聲波進入耳道。聲音進入鼓膜，在中耳傳導經過三個小骨（聽小骨）到達內耳。聲音振動在內耳轉化成神經訊號，傳送到大腦處理分析。

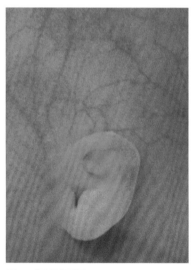

第22週的耳朵
妊娠第 22 週時耳朵幾乎已經發育完成。耳廓往上移動到正常解剖位置，在頭的一半高度，與眼睛同高。

認得母親聲音

胎兒可以區分母親與其他人的聲音。某部分是因為胎兒最常聽到母親聲音，另一部分則是因為母體是很好的聲音和振動傳導物。聲音在外面是經由空氣傳到孕婦肚子，再經由孕婦身體組織往內傳給胎兒。胎兒對周遭環境感知增加後，孕婦的聲音是胎兒第一個學會辨認的聲音。母親的聲音具有相當強大的撫慰作用，即使嬰兒出生後也一樣。

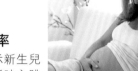

影響心跳速率
研究結果顯示新生兒聽到媽媽說話時心跳會放慢。

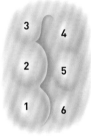
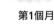

第1個月   **第6個月**

耳丘
外在耳早期胚胎時期，形成六個耳丘。耳丘變大融合後會形成摺疊狀耳廓。

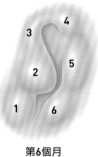

耳甲艇 — 3
對耳屏 — 4
耳輪 — 2
耳屏 — 1
耳甲 — 6
5
對耳輪

新生兒

胎兒可以聽到哪些聲音
子宮裡面充滿聲音，包括媽媽的心跳及腸的蠕動聲，換言之，胎兒在子宮裡暴露在大約 70 分貝的環境中，大約是一般對話的平均聲音大小。

胎兒習慣聲音大小

聲音來源	聲音大小（分貝）
低語	
安靜的房間	
子宮內聲音大小	
喧囂街頭	
大聲音樂	
噴射引擎	

0　20　40　60　80　100　120　140　160

反射動作發展

嬰兒出生時已經具備超過 70 種反射動作，這可以保護嬰兒度過幼年生活。反射動作就像程式一樣編寫在神經系統裡，在早期發育神經產生連結的時候形成。有些反射動作像是探索反射和吸吮反射可以幫助哺育。其他像是抓握反射則屬於生存本能，可以幫助身體維持平衡。抓握反射在懷孕第 10 週時開始發展，胎兒可以收起手指但是動作還不完整。大約 6 個月時就能做出抓握反射，雖然力量不大但是動作確實。

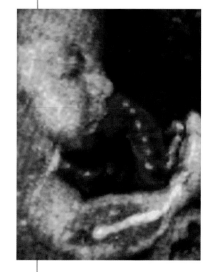

抓握反射
彩色 3D 超音波掃描中，24 週大的胎兒正在玩自己的臍帶（紫色）。

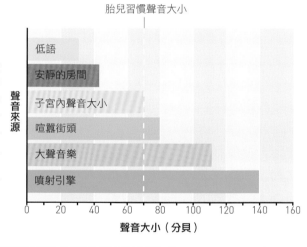

2 感覺神經脈衝都是由感覺神經元直接送到脊髓（腦與反射動作無關）。

3 脊髓中，運動神經元的細胞體啟動神經脈衝送回肌肉。

腦
脊髓

1 接受到刺激

4 有兩組肌肉與抓握相關，一組在前臂，一組在手掌，此時這兩組肌肉會被活化。

抓握反射機制
用手指輕觸嬰兒手掌，嬰兒會緊緊握住。這是由脊髓啟動的一系列快速神經活動所做出的動作。

圖例
— 感覺神經
— 運動神經

早產

一個寶寶在妊娠 37 週前出生就歸類為早產。假如早產，妊娠 24 週大的胎兒在新生兒加護病房中有中等的生存機率。新生兒會需要心肺復甦術，24 小時接受醫療專業人員照護，保持溫暖與適量的氧氣及養分供應。如果可以，建議母親要擠奶，用餵食管從嬰兒鼻口插入到嬰兒小小的胃中哺育嬰兒。持續監測非常重要，因為早產嬰兒可能發生呼吸問題，感染風險也比較大。早產兒的身體系統，包括肺和免疫功能，通常尚未完全成熟。妊娠 6 個月時，

嬰兒體型還很小，皮膚滿是皺摺，皮下脂肪也非常少。胎兒的肝還無法處理血紅素的代謝產物：膽紅素，因此會出現黃疸，皮膚呈現橘紅色。黃疸治療需要用特殊的「藍」光，把色素轉換成另一種型態，再透過嬰兒尿液和腸道蠕動排出。藍光照射時間長度需按照嬰兒出生體重、妊娠週數及血中膽紅素量而定。只要嬰兒身體狀況允許，建議父母親可以主動協助照護。肌膚接觸是件好事，可以讓寶寶感覺舒適，促進母嬰連結產生。

肺發育不完全

許多妊娠 34 週前出生的嬰胎都有某種程度的呼吸困難，主要原因是缺少表面張力素，這種化學物質由肺臟裡面的肺泡細胞分泌，可以避免肺泡塌陷。

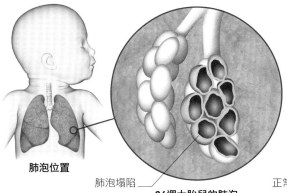

肺泡位置

肺泡塌陷

24週大胎兒的肺泡

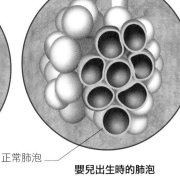

正常肺泡

嬰兒出生時的肺泡

存活率

嬰兒待在子宮時間愈長，存活率就愈高。第 24 週時，嬰兒大約有 24% 的存活機率。第 28 週時，存活機率提升到 86%。目前妊娠週數最短且長大成人的早產兒，出生在加拿大，妊娠時間是 21 週又 5 天。

存活率百分比

妊娠（週）

治療黃疸
以藍光照射新生兒，治療黃疸所造成的橘色皮膚。眼睛需覆蓋保護。

呼吸器
呼吸器可以依照嬰兒需求，提供不同量的氧氣到肺部。低正壓有助於打開小小的肺泡。

心率監測
必須隨時監測嬰兒的心臟以確認正常運作。一般心跳速率是每分鐘 140 至 150 下。

維生裝置及生理監測

下方照片是 24 週大的嬰兒在新生兒加護病房。管線和感測器負責監測新生兒身體狀況，以及輸送氧氣、奶水及藥物。

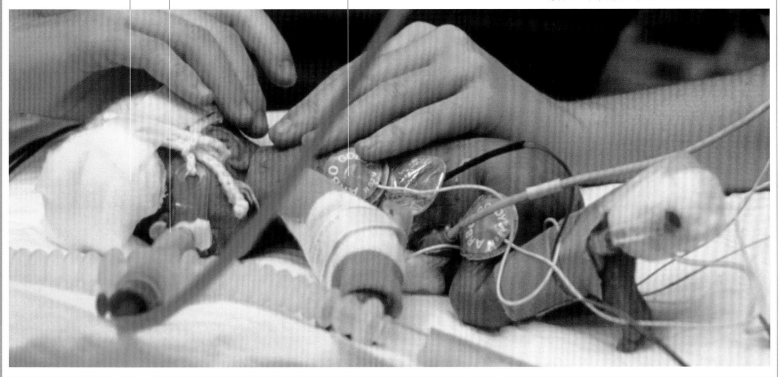

呼吸系統形成

呼吸系統經過數個階段發育而成，其中一個重要階段就在懷孕晚期。肺重要的呼吸功能要等到出生後才開始運作，出生前肺中會充滿液體。

呼吸系統通常需要數個階段方可發育完成，其中一個重要階段就在懷孕晚期。肺要等到出生後才具有至關重要的呼吸功能，出生前的肺充滿液體。胎兒在子宮內，透過胎盤獲得母體血液循環送來的氧氣。嬰兒出生後必須立即開始自己呼吸，吸入周圍空氣中的氧氣，呼出不需要的二氧化碳。下呼吸道主要是氣管，在懷孕第 5 週時開始發育。左右主支氣管分支也在同一週形成。右肺最後發育成三葉，左肺則是兩葉，這使得左側有額外空間容納心臟。肺臟發育通常在妊娠大約第 36 週時完成。因此早產兒需要醫療協助才能解決出生前幾天或前幾週呼吸困難的狀況。

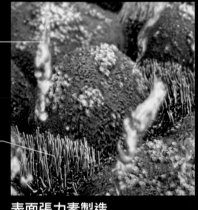

表面張力素
有助於肺泡變大變小。

肺泡第二型細胞
分泌表面張力素，表面具有柔軟的毛狀結構。

表面張力素製造

表面張力素是化學物質，由肺臟裡肺泡的特殊細胞製造，可以減少表面張力，讓肺泡更容易變大變小。上圖中，表面張力素（綠色）正由肺泡細胞釋放出來。

上呼吸系統

口、鼻及喉嚨的發育時間與下呼吸道和肺同時，但是由胚胎不同部位發育而來。妊娠第 5 週時，頭部前方變厚處會往內摺疊，形成兩顆鼻孔，這個過程會形成一個脊狀組織，後來受到發育中的上顎推擠，形成鼻子。上顎和下顎拱形從兩側長出融合後，嘴巴的形狀也就出現了。

口腔和鼻腔

鼻腔和口腔起初是由上顎分開，隨著逐漸發育，口腔和鼻腔通道在後方喉部相遇。

鼻腔
腦
口鼻膜破開
咽
初級顎
口腔
心臟
舌頭
第6週

嗅球
嗅神經
口腔
鼻甲
次級顎
第12週

氣管
主呼吸道，英文別稱為windpipe。

軟骨發育
環狀軟骨有助於呼吸道開得更大。

第4週　肺芽期

呼吸系統是由小肺芽發育而來。小肺芽從前腸分支出來。肺芽根部最後會變成氣管和喉骨，下端分支形成左右支氣管芽，之後變成左右主支氣管，接著繼續分支形成次級和三級支氣管芽。

三級芽
次級支氣管芽分支形成三級支氣管芽。

右主支氣管
分支形成三條次級支氣管芽。

腦
前腸
肺芽

卵黃囊
臍帶

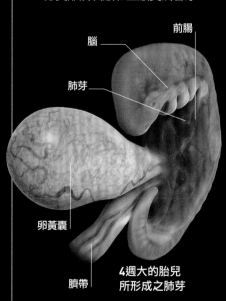

4週大的胎兒所形成之肺芽

第5週的肺

第一個分支
肺芽分支形成左右主支氣管。

第6週的肺

左主支氣管
分支形成兩條次級支氣管芽。

第7週的肺

繼續分支
接下來幾週，支氣管芽會分支許多次。

第16週的肺

第16週的肺

上皮
會很快地分化成兩種細胞。

結締組織細胞

微血管
會逐漸靠近肺泡。

第5至7週　偽腺期

發育中的呼吸系統持續分支，逐漸形成更多更小的管道。次級支氣管和三級支氣管形成以後，會再分支14次形成細支氣管，時間大約在妊娠第24週。分支過程會決定肺葉和肺小葉的位置、大小及形狀。在此時這個早期發育階段，最小的支氣管分支稱為終末細支氣管。

第16週　小管期

終末細支氣管分支形成管狀呼吸細支氣管。呼吸細支氣管末端長出圓形突出，稱為末囊，附近會長出許多血管。

小管期
支氣管末端分裂，形成管狀的呼吸性氣管。這會在支氣管末端，形成圓滑的突起，也就是所謂的「終囊」。新生的血管則緊挨在旁邊。

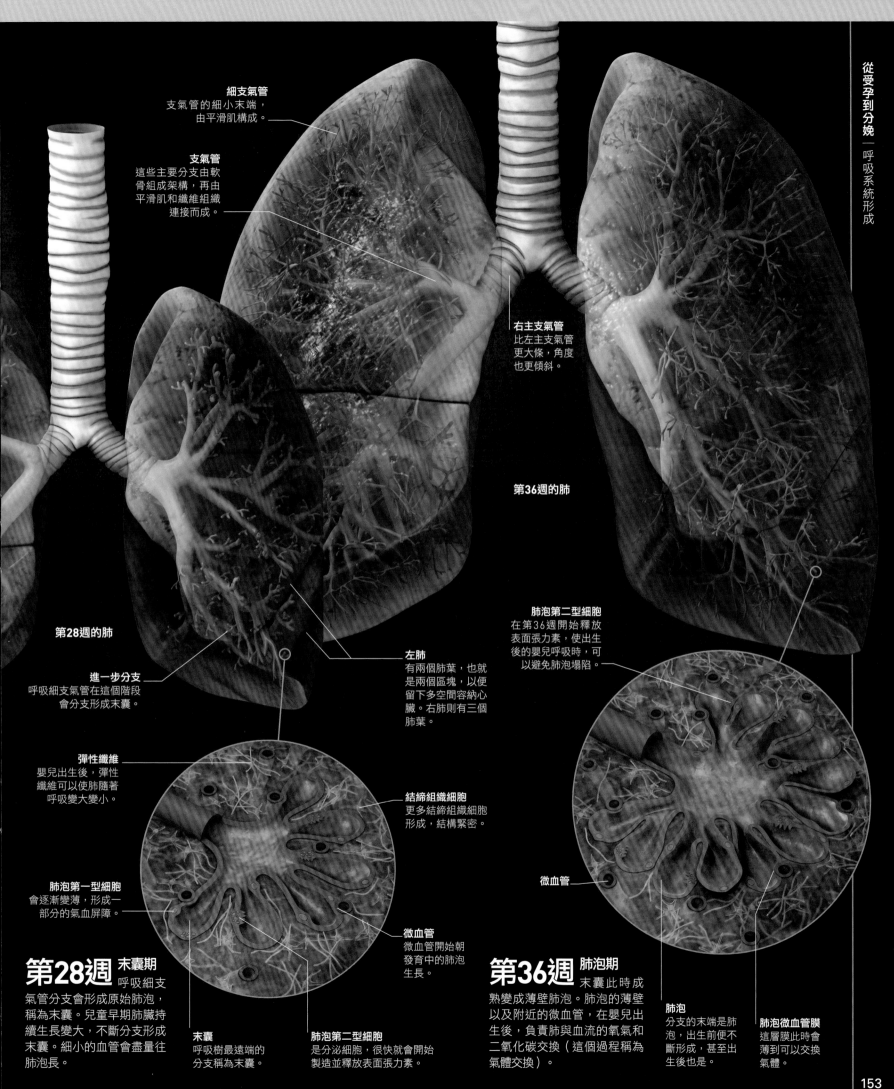

細支氣管
支氣管的細小末端，由平滑肌構成。

支氣管
這些主要分支由軟骨組織架構，再由平滑肌和纖維組織連接而成。

右主支氣管
比左主支氣管更大條，角度也更傾斜。

第36週的肺

第28週的肺

進一步分支
呼吸細支氣管在這個階段會分支形成末囊。

彈性纖維
嬰兒出生後，彈性纖維可以使肺隨著呼吸變大變小。

肺泡第一型細胞
會逐漸變薄，形成一部分的氣血屏障。

左肺
有兩個肺葉，也就是兩個區塊，以便留下多空間容納心臟。右肺則有三個肺葉。

結締組織細胞
更多結締組織細胞形成，結構緊密。

微血管
微血管開始朝發育中的肺泡生長。

肺泡第二型細胞
在第36週開始釋放表面張力素，使出生後的嬰兒呼吸時，可以避免肺泡塌陷。

微血管

第28週 末囊期
呼吸細支氣管分支會形成原始肺泡，稱為末囊。兒童早期肺臟持續生長變大，不斷分支形成末囊。細小的血管會盡量往肺泡長。

末囊
呼吸樹最遠端的分支稱為末囊。

肺泡第二型細胞
是分泌細胞，很快就會開始製造並釋放表面張力素。

第36週 肺泡期
末囊此時成熟變成薄壁肺泡。肺泡的薄壁以及附近的微血管，在嬰兒出生後，負責肺與血流的氧氣和二氧化碳交換（這個過程稱為氣體交換）。

肺泡
分支的末端是肺泡，出生前便不斷形成，甚至出生後也是。

肺泡微血管膜
這層膜此時會薄到可以交換氣體。

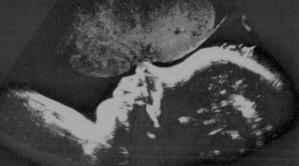

此2D超音波顯示出子宮內一個33週大的胎兒。空間變得緊縮，而且可以看出胎兒的鼻子壓在胎盤上。

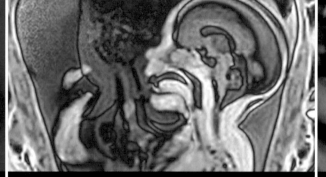

此核磁共振掃描顯示足月的雙胞胎。雙胞胎通常比單胞胎更早出生，大約在懷孕37週時。

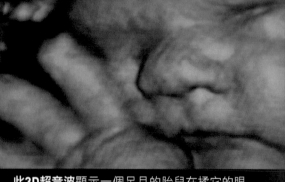

此3D超音波顯示一個足月的胎兒在揉它的眼睛。即使尚未能夠對焦，但它的眼睛已經可以睜開且對光有反應。

第三孕期
7至9個月 | 27至40週

懷孕第三孕期是成熟和快速生長的時期。
到 40 週時，胎兒的器官會發展到可以獨立生活的程度。

在第三孕期中，包含重要的胎兒發展，例如脂肪到位及身體系統的成熟，如此一來，胎兒才能在出生之後完全靠自己的身體系統運作。呼吸系統必須經歷一個特別戲劇化的轉型，才能產生第一口呼吸。為了協助此過程，空氣囊（肺泡）有一層特殊細胞會製造一種叫做表面張力素的物質，可以降低表面張力，讓肺部容易膨脹。胎兒的腦部在這最後三個月會持續擴展，故頭圍從大約 28 公分增加到 38 公分。同時，胎兒的全部身長從大約 38 公分增加到 48 公分，體重從平均 1.4 公斤增加到 3.4 公斤。最後十週是一段成長明顯的時期，此時期胎兒會增加最終足月時的一半體重。在第三孕期的尾聲，胎兒完全成形並且可能會呈現頭部在下的姿勢準備出生。因為姿勢改變會造成肌肉和韌帶扭傷，準媽媽可能在最後三個月感到背痛。由於胎兒的體重增加，疲倦也可能是個問題。在胎兒出生之後數日，乳房會開始製造淡黃色的初乳。

時間線

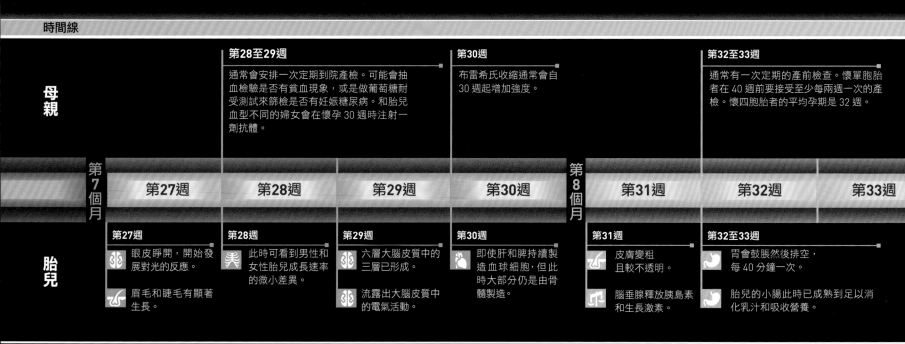

母親

第28至29週
通常會安排一次定期到院產檢。可能會抽血檢驗是否有貧血現象，或是做葡萄糖耐受測試來篩檢是否有妊娠糖尿病。和胎兒血型不同的婦女會在懷孕 30 週時注射一劑抗體。

第30週
布雷希氏收縮通常會自 30 週起增加強度。

第32至33週
通常有一次定期的產前檢查。懷單胞胎者在 40 週前要接受至少每兩週一次的產檢。懷四胞胎者的平均孕期是 32 週。

第7個月	第27週	第28週	第29週	第30週	第8個月	第31週	第32週	第33週

胎兒

第27週
眼皮睜開，開始發展對光的反應。
眉毛和睫毛有顯著生長。

第28週
此時可看到男性和女性胎兒成長速率的微小差異。

第29週
六層大腦皮質中的三層已形成。
流露出大腦皮質中的電氣活動。

第30週
即使肝和脾持續製造血球細胞，但此時大部分仍是由骨髓製造。

第31週
皮膚變粗且較不透明。
腦垂腺釋放胰島素和生長激素。

第32至33週
胃會鼓脹然後排空，每 40 分鐘一次。
胎兒的小腸此時已成熟到足以消化乳汁和吸收營養。

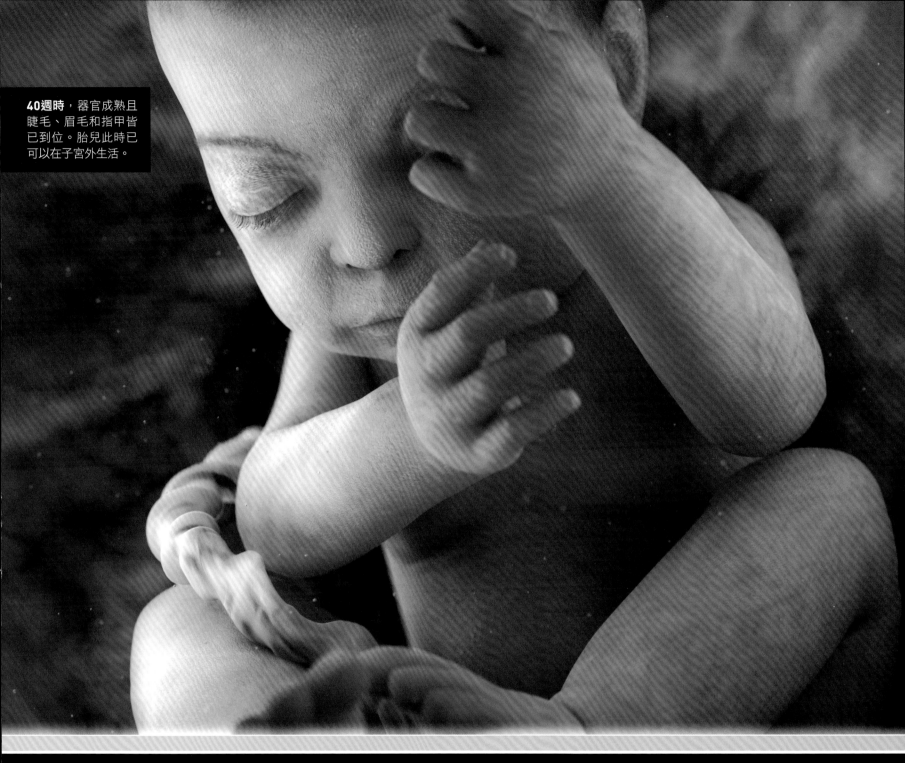

40週時，器官成熟且睫毛、眉毛和指甲皆已到位。胎兒此時已可以在子宮外生活。

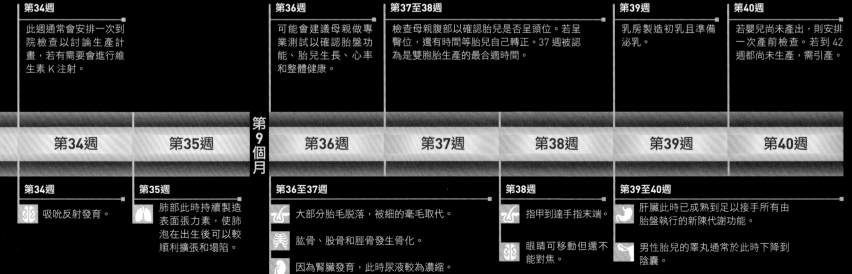

第34週

此週通常會安排一次到院檢查以討論生產計畫，若有需要會進行維生素 K 注射。

第36週

可能會建議母親做專業測試以確認胎盤功能、胎兒生長、心率和整體健康。

第37至38週

檢查母親腹部以確認胎兒是否呈頭位。若呈臀位，還有時間等胎兒自己轉正。37 週被認為是雙胞胎生產的最合適時間。

第39週

乳房製造初乳且準備泌乳。

第40週

若嬰兒尚未產出，則安排一次產前檢查。若到 42 週都尚未生產，需引產。

| 第34週 | 第35週 | 第9個月 | 第36週 | 第37週 | 第38週 | 第39週 | 第40週 |

第34週

吸吮反射發育。

第35週

肺部此時持續製造表面張力素，使肺泡在出生後可以較順利擴張和塌陷。

第36至37週

大部分胎毛脫落，被細的毫毛取代。

肱骨、股骨和脛骨發生骨化。

因為腎臟發育，此時尿液較為濃縮。

第38週

指甲到達手指末端。

眼睛可移動但還不能對焦。

第39至40週

肝臟此時已成熟到足以接手所有由胎盤執行的新陳代謝功能。

男性胎兒的睪丸通常於此時下降到陰囊。

7個月 | 27至30週

準媽媽此時進入到第三孕期。若胎兒早產,此時已可以獨立生活且在特殊照護
之下很有可能存活。主要的發育聚焦在腦部、肺部與消化系統的成熟。

第 27 週

此刻開始,男性和女性胎兒顯示出天生不同的生長速率,這會造成男孩比女孩更大更重一些。當孩子還在子宮內時,母親通常不太會注意到這項差異。胎兒此時會規律吞嚥、呵欠或做練習呼吸運動,有規則的休息、與清醒期交替的睡眠以及活動。皮膚外保護層的胎脂增厚。腎臟也在此時成熟。腎臟開始製造少量尿液進入羊水,胎脂會保護胎兒細緻的皮膚免於刺激。眉毛和睫毛正在生長,頭髮也長得愈來愈長。

伸展臉部肌肉
此第三孕期初期的胎兒3D超音波圖像顯示出打呵欠時嘴巴寬闊地張開。

倒立位
此核磁共振顯示這個子宮的形狀有助於胎兒進入頭位,但其姿勢可能會頻繁改變。

第 28 週

儘管胎兒大幅成長,子宮內仍有很多空間,胎兒可能會在子宮裡翻觔斗,有時頭部朝上,有時朝下。這些運動的綜合結果就是準媽媽會覺得腹部不同位置被踢。胎兒的手部可見皺摺,圓圓胖胖的手和微小的指甲已完整形成。在上下牙齦中間,牙胚此時形成分開的琺瑯質和象牙質層。產前檢查時,會檢驗母體血液中的血紅素值以偵測是否有貧血的跡象。亦可能執行葡萄糖耐受試驗以確認是否有妊娠糖尿病。

葡萄糖測試
尿液試紙分析使健康照顧專業人員更容易篩檢尿液中的葡萄糖、潛血、蛋白質和感染。

形成牙齒
每個牙胚皆可看到明顯分層,外層琺瑯質(白色)、象牙質(淡黃色)和髓質(紅色)。

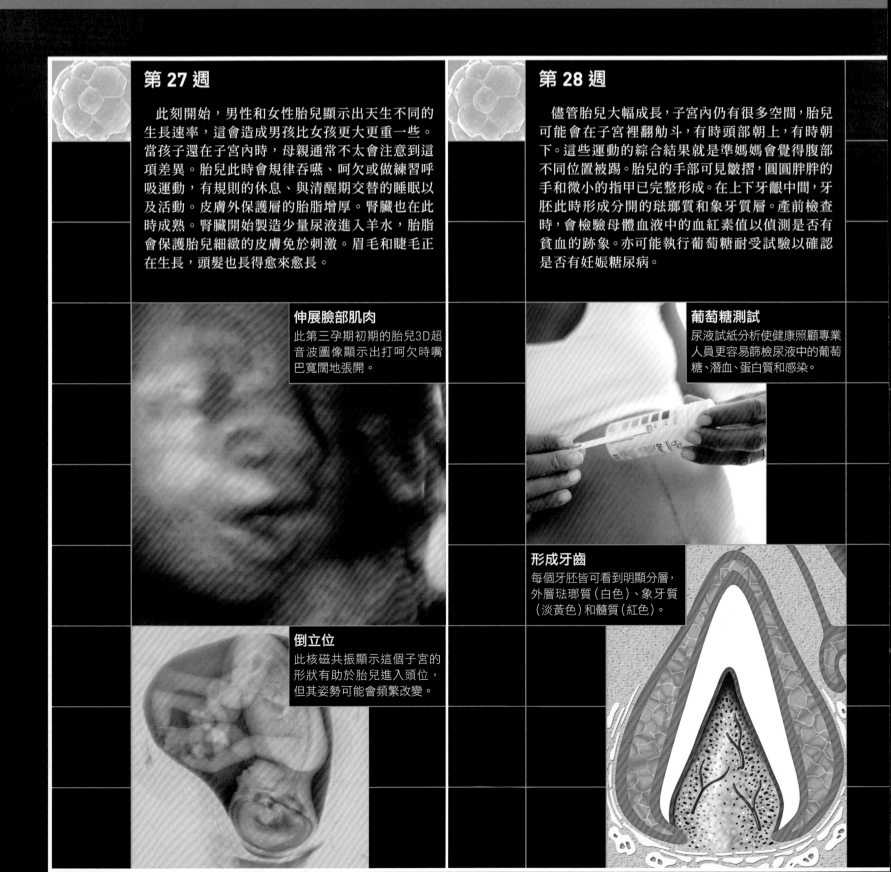

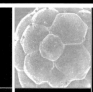

第 29 週

　　胎兒腦部表面正在增加皺摺以擴展其表面積，如此才能容納數百萬的成形神經細胞。有更多的神經獲得脂肪髓鞘以協助和彼此絕緣，如此可以加速胎兒的運動發展。包裹著胎兒和羊水的羊膜囊也在此時發育完成。羊膜囊的兩層——內層的羊膜和外層的絨毛膜滑過彼此，以減少胎兒在子宮內扭轉或翻身的摩擦。即使到了孕期最後幾週，胎兒達到最大體積時，羊膜囊仍保有驚人的彈性且可隨著胎兒生長繼續延伸。

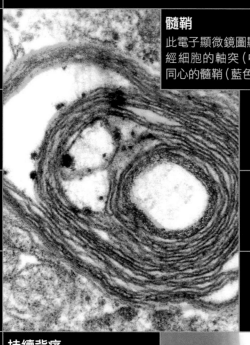

髓鞘
此電子顯微鏡圖顯示一個神經細胞的軸突（中央環）被同心的髓鞘（藍色）圍繞。

持續背痛
增大的子宮改變了重心和姿勢，時常導致背部扭傷和不適。

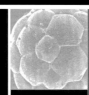

第 30 週

　　可以看到胎兒此時變圓、變腫、營養充足且在孕期最後十週體重會增為兩倍。胎兒此時有規律的睡眠—清醒期且有一半的時間在安靜地休息。母體若為Rh陰性血型，會在孕期第30週時接受一劑抗D抗體注射，另一劑則在分娩後不久注射。這可以避免懷有Rh陽性血型胎兒的母親發生免疫反應，減少母親產生自體抗D抗體的機會，以防母親未來某天再度懷有Rh陽性血型胎兒時發生問題。

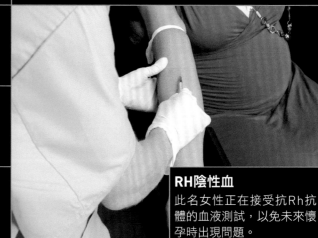

RH陰性血
此名女性正在接受抗Rh抗體的血液測試，以免未來懷孕時出現問題。

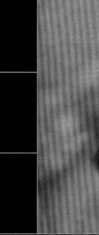

快速增加體重
此為一個第三孕期胎兒的3D超音波圖像，胎兒的臉部已充滿脂肪。

7個月 | 27至30週
母體與胎兒

第7個月象徵孕期最後三個月的開始。在第7個月的第一週，胎兒的眼皮已分開且會眨眼。營養物用在製造肌肉和脂肪的效果日益增加，故胎兒會延續前個月底開始的生長衝刺期。胎兒的腎臟此時會製造出更多尿液，並頻繁地撒到羊水中。胎兒的皮膚被一層叫做胎脂的油脂覆蓋，在正確的時機亦有幫助胎兒下降產道的功能。母親可能需要接受葡萄糖測試以確認母體妊娠糖尿病。若初期驗血液中的血型顯示母親有 Rh 陰性血型，母親通常會在此月中接受第一劑抗體 D 抗體的注射。

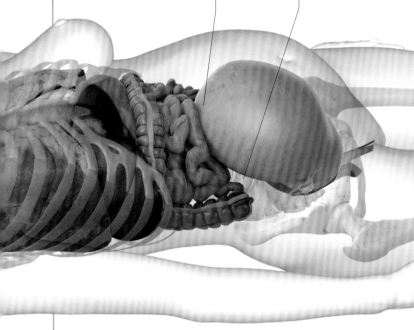

懷孕第30週的母體
母親可能因改變重心而扭傷肌肉和韌帶，致使罹患背痛。她也可能注意到胎兒聽到噪音時會驚嚇。

輕微收縮
起源於子宮底的輕微收縮，在接近月底時變得較容易被注意到。

重心改變
子宮增大時，母親的重心往前移且姿勢改變。這會增加下背腰椎的血度並造成背痛。

1 2 3 4 5 6 7 8 9 10 11 12 13 14 15 16 17 18 19 20 21 22 23 24 25 26 27 28 29 30 31 32 33 34 35 36 37 38 39 40

統計數據

母體
- 每分鐘72下
- 收縮壓106 mmHg/舒張壓70 mmHg
- 5.1公升

40%
潮氣容積——一個呼吸動作吸入和呼出的氣體量——從懷孕開始增加40%。

布雷希氏收縮
從第30週起開始強度增加

母親通常會在第7個月月底增加7公斤。

胎兒
- 每分鐘150下
- 40公分
- 1.3公斤

33%
第30週時胎兒呈臀位（臀部在下）姿勢者占所有胎兒的三分之一。不過只有3%的胎兒在分娩時仍停留在此姿勢。

10%
雙胞胎和單胞胎增加的體重在第28週前都一樣，之後雙胞胎的相對成長率會減少10%。第30週時，胎兒只有十分之一的時間醒著。

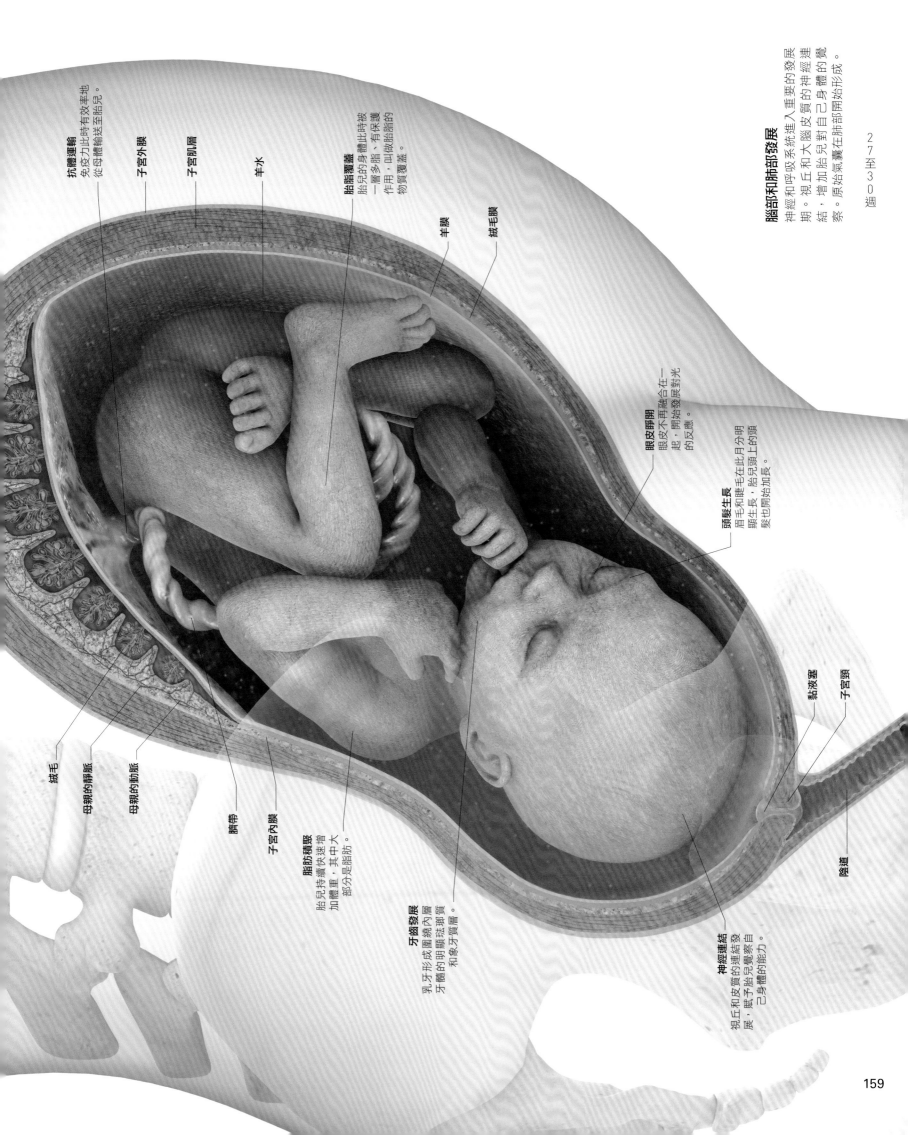

腦部和肺部發展

神經和呼吸系統進入重要的發展期。視丘和大腦皮質的神經連結，增加胎兒對自己身體的覺察。原始氣囊在肺部開始形成。

抗體運輸
免疫力此時有效率地從母體輸送至胎兒。

子宮外膜

子宮肌層

羊水

胎脂覆蓋
胎兒的身體此時被一層多脂，叫做胎脂的物質覆蓋，有保護作用。

羊膜

絨毛膜

眼皮睜開
眼皮不再融合在一起，開始發展對光的反應。

頭髮生長
眉毛和睫毛在此月分明顯生長，胎兒頭上的頭髮也開始加長。

黏液塞

子宮頸

陰道

神經連結
視丘和皮質的連結發展，賦予胎兒覺察自己身體的能力。

牙齒發展
乳牙形成圍繞內層牙髓的明顯琺瑯質和象牙質層。

脂肪積聚
胎兒持續快速地加體重，其中大部分是脂肪。

子宮內膜

臍帶

母親的動脈

母親的靜脈

絨毛

159

母體

重心改變

在第三孕期，增加的子宮體積和重量使孕婦的重心前移。為了中和此現象和維持穩定，準媽媽自然會後傾。然而，如此一來會造成沿著脊椎的長肌得更費工地把肩膀拉往後方並提高腹部。一旦肩膀往後拉，頭部自然會前傾。這些姿勢的改變會導致背部、肩膀跟頸部疼痛。

有彈性的脊椎

脊椎骨以一系列可動關節連鎖的方式產生四個平滑的彎曲以提供強度、彈性和穩定性。這些彎曲分別稱為頸曲、胸曲、腰曲和曲。當懷孕期間的重心改變時，身體往後靠是很自然的，使得有更多壓力施加在五節腰椎上。

產前課程

產前課程可以提供重要的資訊以幫助孕婦及其伴侶在情緒上和生理上都準備好面對分娩。課程通常涵蓋分娩時嬰兒及母親會發生什麼事，分娩時要採取何種姿勢以及可能會有什麼介入措施，例如剖腹產、真空吸引及產鉗協助分娩。另外也會提供呼吸運動及放鬆技巧，並討論不同的止痛方式。

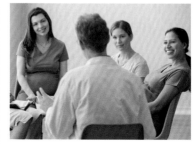

出生教育
產前課程是一個放鬆準備分娩、出生及出生後頭幾個月的方式。

產前檢查

第三孕期的定期檢查包含檢查母親的血壓、子宮高度及胎兒姿勢，也會檢驗尿液中的蛋白質、葡萄糖以及是否出現血液或其他感染症候。血液檢查則是針對貧血症候，可能還會進行葡萄糖耐受試驗。若母親的血型是 Rh 陰性且她的伴侶是 Rh 陽性（見 230 頁），應該定期檢測抗 Rh 抗體的濃度。如果濃度過高，則應該注射抗體。

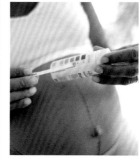

檢驗葡萄糖水平
若在準媽媽的尿液中發現葡萄糖，會需要做葡萄糖耐受試驗以確認是否罹患妊娠糖尿病。

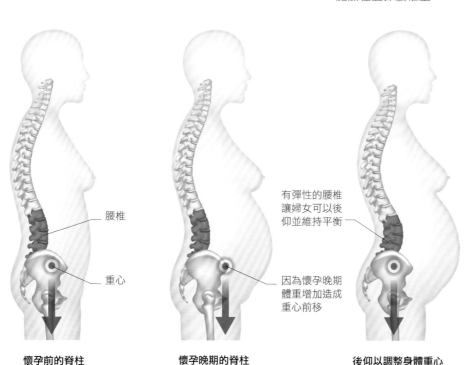

懷孕前的脊柱　　　　懷孕晚期的脊柱　　　　後仰以調整身體重心

腰椎

重心

有彈性的腰椎讓婦女可以後仰並維持平衡

因為懷孕晚期體重增加造成重心前移

懷孕中的背痛

懷孕晚期的姿勢改變使得下背部肌肉、韌帶和關節有額外的負擔，這會造成疼痛。其他增加背痛的因子包含減少運動強度、減少腹部核心位置的肌肉張力、增加鬆弛素這種荷爾蒙的分泌，此可在接近分娩時軟化韌帶，但可能造成身體多處關節發炎和疼痛。背部問題亦可能於懷孕期間沒有彎曲膝蓋而是弓背搬重物時發生。

定位疼痛區域

除了扭到的關節和韌帶不舒服，周圍的肌肉可能也會痙攣，造成更大區域的疼痛和觸痛。

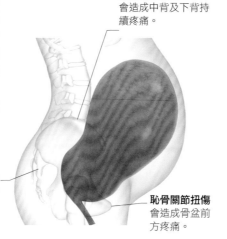

薦髂關節發炎
會造成中背及下背持續疼痛。

脊椎的壓力
會造成尾骨附近疼痛。

恥骨關節扭傷
會造成骨盆前方疼痛。

第三孕期的約診	
第28週	約診檢測妊娠糖尿病和貧血；若 Rh 血型不相容可能需要給予注射。
第34週	約診討論出生計畫；若 Rh 血型不相容可能需要給予第二次注射。
第41週	安排約診討論引產的可能性。
第41週又3天	返診至產科日間照顧單位；超音波評估胎兒健康。

胎兒

睪丸下降

發育中男性胚胎的睪丸在腹腔近腎臟處發育，可能會附著到身體兩側一個稱為引帶的韌帶。在懷孕第 28 至 35 週期間，引帶會變短變粗。這相當於一個指引，拉著睪丸經由鼠蹊管進入陰囊。移出腹腔進入陰囊可以幫助保持睪丸的冷卻，增進從青春期開始製造的精子品質。

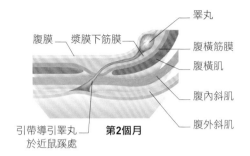

睪丸
腹膜
漿膜下筋膜
腹橫筋膜
腹橫肌
腹內斜肌
腹外斜肌
引帶導引睪丸於近鼠蹊處
第2個月

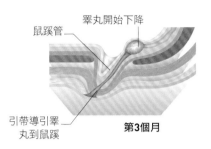

睪丸開始下降
鼠蹊管
引帶導引睪丸到鼠蹊
第3個月

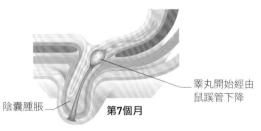

睪丸開始經由鼠蹊管下降
陰囊腫脹
第7個月

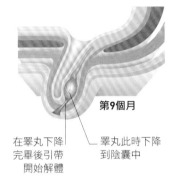

在睪丸下降完畢後引帶開始解體
睪丸此時下降到陰囊中
第9個月

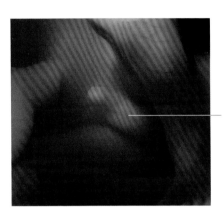

陰囊

最終的下降
睪丸應該要在出生前移至陰囊。有 1% 的足月兒和 10% 的早產兒會有一個尚未下降的睪丸。

睪丸如何移動及從哪裡移動
睪丸從腹腔下降經由鼠蹊管，這是一個狹窄、經過骨盆骨進入陰囊的隧道。一旦睪丸在陰囊中達正確的位置，兩側的引帶會衰亡。

眼睛發展

眼皮，從第一孕期的末期融合在一起，在第 7 個月初時開始分開，胎兒因此得以睜開眼睛和眨眼。每個眼睛後面的各層視網膜如今已發育完成，包含被稱為視桿細胞和視錐細胞的感光細胞。微量的光線透過母親腹壁，刺激胎兒在此朦朧的狀態下可以偵測黑、灰和白影的視桿細胞。胎兒此時可辨別明亮和黯淡、白日與黑夜的差別，且可看出自己手部、膝蓋和臍帶的輪廓。色覺則被認為要到出生之後，當視錐細胞受刺激時才出現。

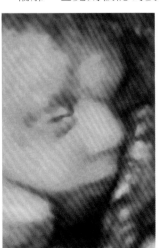

眼睛開始睜開
這張七個月大胎兒的 3D 超音波顯示它的眼皮開始分開。對光的敏感性也開始發育，且胎兒會轉向亮光處。

水晶體懸韌帶
虹膜
角膜
融合的眼皮
眼皮
水晶體

視網膜神經層
視網膜內層
玻璃體動脈

第17週

睪膜靜脈竇
虹膜
角膜
水晶體懸韌帶
睫狀體

脈絡膜
視神經
玻璃體動脈

第26週

第17和26週時眼睛的解剖圖
在 17 至 26 週時有一連串的發育發生。水晶體變得沒那麼球狀而趨於橢圓，眼皮分開，睫狀體形成讓水晶體可以移動和改變形狀。

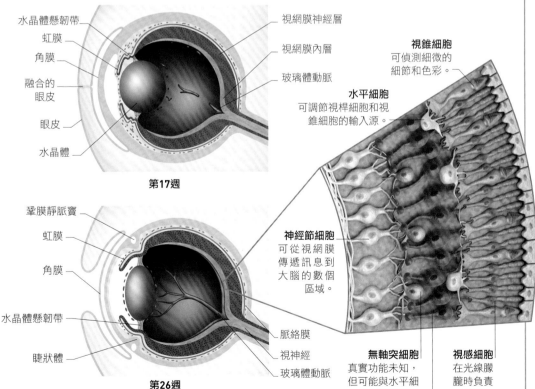

視錐細胞
可偵測細微的細節和色彩。

水平細胞
可調節視桿細胞和視錐細胞的輸入源。

神經節細胞
可從視網膜傳遞訊息到大腦的數個區域。

無軸突細胞
真實功能未知，但可能與水平細胞相似。

雙極細胞
從神經節細胞傳遞訊息到視桿細胞和視錐細胞。

視感細胞
在光線朦朧時負責視覺。

胎兒

牙齒形成

第一套 20 顆乳牙（非永久的）在孕期 8 週左右開始發育。牙胚從沿著上下顎的帶狀組織（牙板）形成。牙板指引牙胚到適合的位置後崩解。接著牙床摺疊形成鐘型結構，內層琺瑯質上皮細胞在發育中的牙齒表面堆疊堅硬的琺瑯質，而底層的牙乳頭會製造較軟的象牙質和牙髓。在第 7 個月時，琺瑯質和象牙質形成分開的層。恆齒胚於第 3 個月形成，但會潛伏直到大約 6 歲。

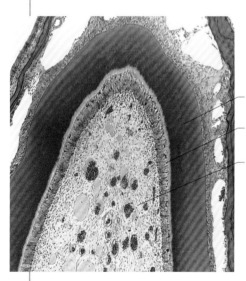

保護層
一層厚厚的堅硬琺瑯質（紅色）保護著下方較軟的象牙質（粉紅色）和牙髓（黃色）。

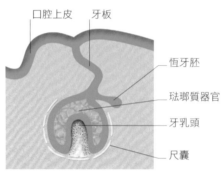

口腔上皮　牙板
恆牙胚
琺瑯質器官
牙乳頭
尺囊

1 早期鐘型階段
第 10 週時，乳牙在齒囊中形成。恆牙胚開始在齒囊旁邊發育。

擴張的牙乳頭　崩解的牙板　發育中的恆牙胚

2 晚期鐘型階段
第 14 週時，不再需要牙板連接牙齒至牙齦表面，故牙板開始崩解。

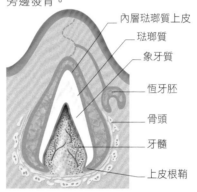

內層琺瑯質上皮
琺瑯質
象牙質
恆牙胚
骨頭
牙髓
上皮根鞘

3 琺瑯質及象牙質
懷孕第七個月時，乳牙有分明的琺瑯質及象牙質圍繞著內層的牙髓。

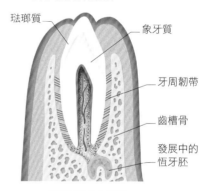

琺瑯質　象牙質
牙周韌帶
齒槽骨
發展中的恆牙胚

4 早期萌牙階段
牙齒突出到牙齦表面直到牙冠突破。乳牙在出生後 6 個月到 2 歲間長出。

肌肉和脂肪累積

胎兒的身長在孕期穩定增加。這使得超音波掃描時，測量身長來做胎齡評估相當精準。胎兒體重增加的速率一開始很慢，但在第 7 個月開始加速。肌肉和脂肪到位，胎兒開始有生長衝刺期，在懷孕第 30 週和 40 週之間體重加倍。

生長激增
胎兒的身長在懷孕期間穩定增加，但體重增加大多是從第 7 個月開始。

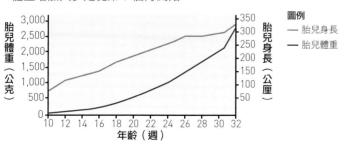

胎脂

胎兒皮脂是一白色、富含油脂的物質，在胎兒皮膚形成一外層。約在孕期第 20 週胎脂開始出現，而第 7 個月胎脂已經覆蓋大部分胎兒的身體。胎脂包含胎兒皮膚油（皮脂）、皮膚細胞及胎毛（細毛）。胎脂可以保持皮膚溼潤且免於直接暴露於羊水中。在第三孕期，腎臟的發育會使羊水富含更多濃縮的胎兒尿液。胎脂也會幫助嬰兒在分娩時潤滑產道。

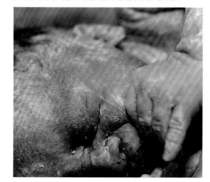

覆蓋的保護
一層又厚又滑的胎脂在出生時可能依然可見，胎脂的拉丁文是「乾酪狀的外表」之意。

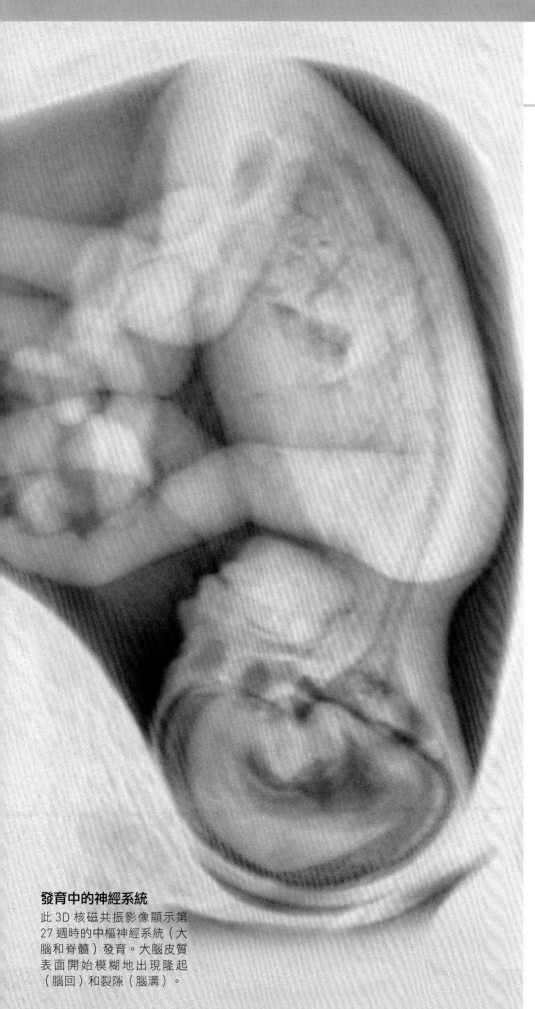

意識的誕生

意識在大體上被定義為對身體、自我及世界的感覺覺察。胎兒在第 7 個月開始發展構成意識的一部分：對身體的覺察，例如此時對嗅覺、觸覺和聲音有反應。另一個構成部分在出生後才發育。第 7 個月時，腦細胞間的連結（突觸）數目增加，跟意識、人格及思考能力有關的神經活性也在發育。很多不同的神經路徑開始在大腦和身體之間形成。一些路徑從身體接受感覺資訊，而另一些傳送指示協調自主和非自主運動。大部分的資訊經由視丘傳入大腦，資訊經過加工並傳入正確的大腦皮質區域做分析。視丘亦參與調節意識、警覺和覺察。

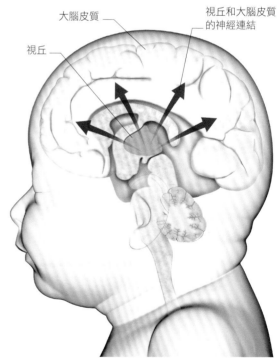

大腦皮質

視丘和大腦皮質
的神經連結

視丘

發育中的神經系統

此 3D 核磁共振影像顯示第 27 週時的中樞神經系統（大腦和脊髓）發育。大腦皮質表面開始模糊地出現隆起（腦回）和裂隙（腦溝）。

發育中的神經迴路

此圖顯示 28 週的胎兒大腦。此時，視丘（綠色區域）和大腦皮質的連結形成。視丘的其中一種角色是加工感覺訊息。此連結形成讓訊號可以從視丘轉達到皮質相關部分。

8個月 | 31至35週

在懷孕的第 8 個月，胎兒以戲劇性的速率增加體重。所有的身體系統正趨於成熟以準備好在不遠的將來分娩。準媽媽可能會有股衝動想要清潔、整理或準備房子，但是找時間休息和放鬆是很重要的。

第 31 週

胎兒的骨骼如今已長到幾乎是出生時的大小。胎兒仍有許多體重要增加，因此在此階段看起來相當瘦長。此時皮膚的表面下會形成一層脂肪，使皮膚增厚且看起來是粉紅色而非紅色。胎兒相當柔軟，羊膜腔內仍有空間讓胎兒可以把它的腳放到頭上甚至把腳趾放到嘴巴。因為子宮內相對狹窄，多胞胎的生長此時相較於單胞胎開始變慢，他們大多也會比預期早出生。早在此階段，一些胎兒已經在頭位姿勢以準備出生，但是其他胎兒直到接近懷孕末期才會轉向。

雙胞胎生長
此核磁共振掃描顯示出8個月大的雙胞胎緊緊壓縮在一起。圖中右下只有一個胎盤，意味著他們是同卵雙胞胎。

移動的範圍
胎兒可以輕易將腳高舉到頭部，即便抵住子宮壁時，腳趾也能任意地張開和夾緊。

第 32 週

胎兒肺部的氣囊（肺泡）此時快速倍增。即使氣囊仍充滿液體，但胎兒在最後五個月已開始練習呼吸運動。此運動為短暫的爆裂，不會持續超過10秒。在接下來的幾週，隨著胎兒逐漸可以達到出生後所需要的呼吸速率，即每分鐘近40下呼吸時，呼吸的型態將變得規則且有節律。準媽媽或許會在第三孕期覺得愈來愈累，因為背負著額外的胎兒體重、加大的子宮以及羊水，她的心臟必須做更多的功才能灌輸額外血液到全身。在白天躺平以規律休息增加血流到胎兒可以幫助母親和小孩雙方。

增加血流
在白天平躺休息，能夠促進血液流經胎盤。

感覺的覺察
此3D立體超音波掃描顯示胎兒正在摸臉。胎兒現在比較有知覺且有時間探索身體。

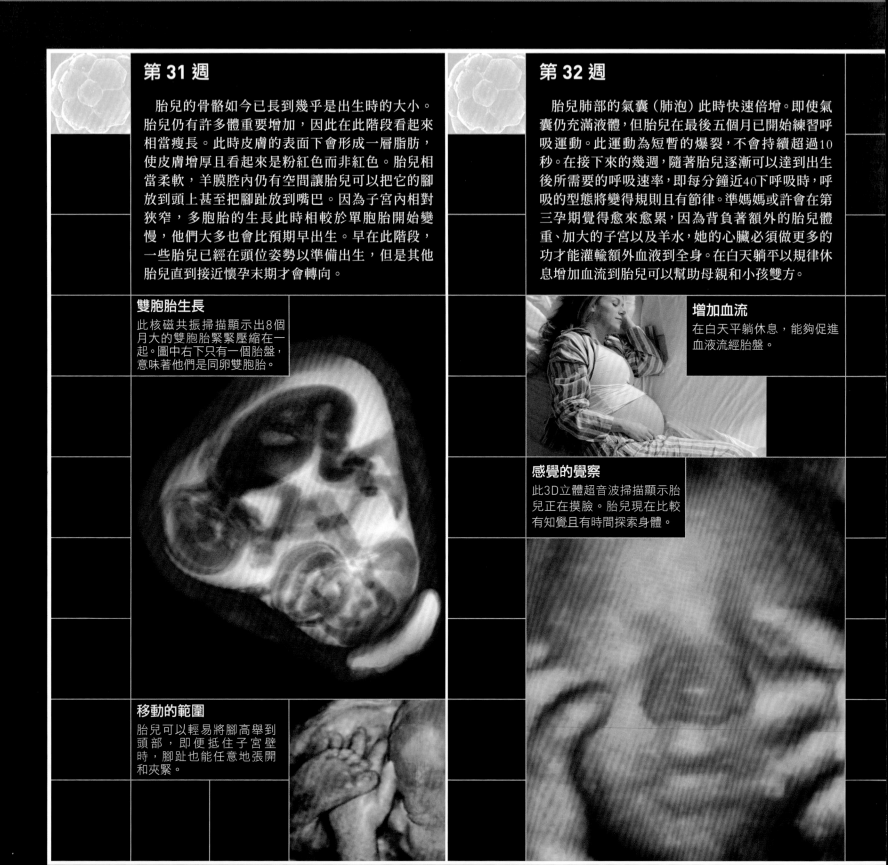

第 33 週

胎兒可以從四周環境聽到許多聲音，例如覺察母親的心跳、飢腸轆轆聲、呼吸音，以及血液經過胎盤和臍帶的嘶嘶聲。隨著大腦成熟，胎兒會記住並適應這些聲音，相較於他人的聲音，胎兒比較會分辨自己母親的聲音。吵雜的噪音可能會讓胎兒受到驚嚇，母親會覺得胎兒的受驚反應像踢了一下。媽媽可能會注意到規則的子宮收縮，亦被稱為布雷希氏收縮。此種常規的收縮有助於增強子宮肌肉，為分娩做準備。胎兒的腸子此時成熟到可以充分地消化和吸收由母乳來的養分。

第 34 週

此時胎兒開始花費較少的時間在睡眠，清醒的時間和活躍期愈來愈長，出生時，每24小時大約會清醒8小時。胎兒變得愈來愈能覺察到自己和當前的世界，常常會摸自己的臉、抓臍帶或吸吮大拇指。胎兒的吸吮反射變得相當強烈，若是在此時到足月間出生，已可以吸吮且很容易被餵食。當胎兒體重增加且長得較大，意味著在子宮內可以運動的空間變得更少。當胎動亦變得更為協調時，母親會覺得胎兒像滑行而非個別的踢動。母親可能會感覺胎兒此時動的較之前多。

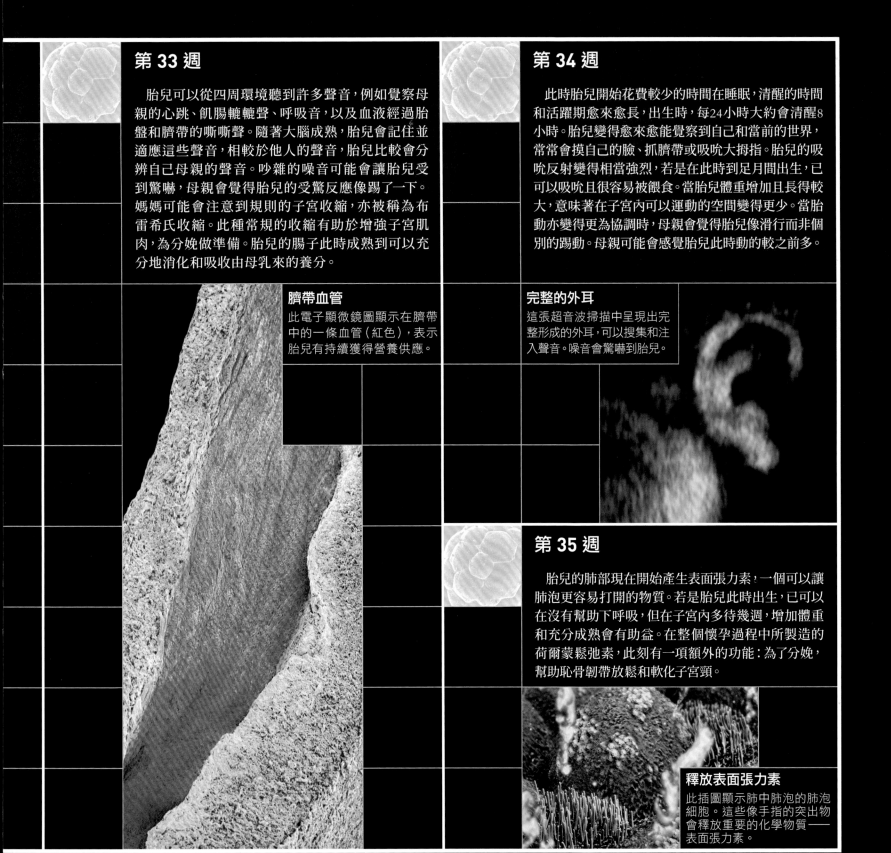

臍帶血管
此電子顯微鏡圖顯示在臍帶中的一條血管（紅色），表示胎兒有持續獲得營養供應。

完整的外耳
這張超音波掃描中呈現出完整形成的外耳，可以搜集和注入聲音。噪音會驚嚇到胎兒。

第 35 週

胎兒的肺部現在開始產生表面張力素，一個可以讓肺泡更容易打開的物質。若是胎兒此時出生，已可以在沒有幫助下呼吸，但在子宮內多待幾週，增加體重和充分成熟會有助益。在整個懷孕過程中所製造的荷爾蒙鬆弛素，此刻有一項額外的功能：為了分娩，幫助恥骨韌帶放鬆和軟化子宮頸。

釋放表面張力素
此插圖顯示肺中肺泡的肺泡細胞。這些像手指的突出物會釋放重要的化學物質——表面張力素。

母體

- 每分鐘心跳74下
- 收縮壓109 mmHg/舒張壓73 mmHg
- 5.25公升

800毫升
子宮內的羊水量此時達到800毫升。在第9個月開始減少。

超過40%
母親的總血量此時超過懷孕前40%以上。

統計數據

胎兒

- 每分鐘心跳144下
- 46公分
- 2.4公斤

500毫升
胎兒每天會產下500毫升（0.88品脫）羊水，大部分又以尿液排回羊水。

男性胎兒的睪丸經由鼠蹊管進入陰囊，完成最後的下降。

肺部氣囊（肺泡）中的特殊細胞在第35週開始釋放表面張力素，可讓氣囊膨脹或塌氣，但不致於塌陷，這個對胎兒出生後的呼吸至關重要。

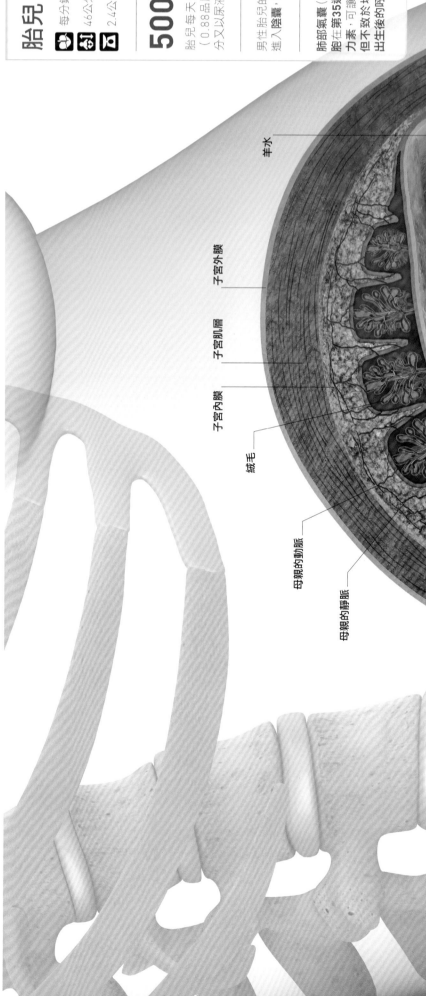

羊水

子宮外膜

子宮肌層

子宮內膜

絨毛

母親的動脈

母親的靜脈

| 1 | 2 | 3 | 4 | 5 | 6 | 7 | 8 | 9 | 10 | 11 | 12 | 13 | 14 | 15 | 16 | 17 | 18 | 19 | 20 | 21 | 22 | 23 | 24 | 25 | 26 | 27 | 28 | 29 | 30 | 31 | 32 | 33 | 34 | 35 | 36 | 37 | 38 | 39 | 40 |

8個月 | 31至35週
母體與胎兒

這個月連續積聚的脂肪已被證明至關重要，脂肪在母乳產生之前，負責提供少的能量。胎兒開始花費較多的時間睡眠，清醒期愈來愈長。胎兒動夫示在練習呼吸，正在為出生後的第一口呼吸準備好肺部和腦部的呼吸控制中樞。母親的鬆弛素濃度上升，為了預備分娩而鬆弛了恥骨韌帶並軟化子宮頸，增大的子宮壓迫在骨盆底，壓迫膀胱的同時也會增加母親排尿的衝動。

大部分準媽媽此時開始感受到新增的疲累，隨著懷孕即將到達最後階段，通常會增加產前檢查的頻率以監測母親和胎兒。

第35週的母體
母親的身體會出現一些改變，包含增加荷爾蒙濃度及增加布雷希氏收縮的頻率，這兩者皆能為分娩做好準備。

持續的收縮
布雷希氏收縮在這個月變得更強也更頻繁。

額外的體重
增加的胎兒體重加上多重荷爾蒙變化，可能使母親漸感疲累。

增加製造鬆弛素
鬆弛素此種荷爾蒙的製造量來愈愈多，會軟化關節以替胎兒經過過關節的下降做準備。

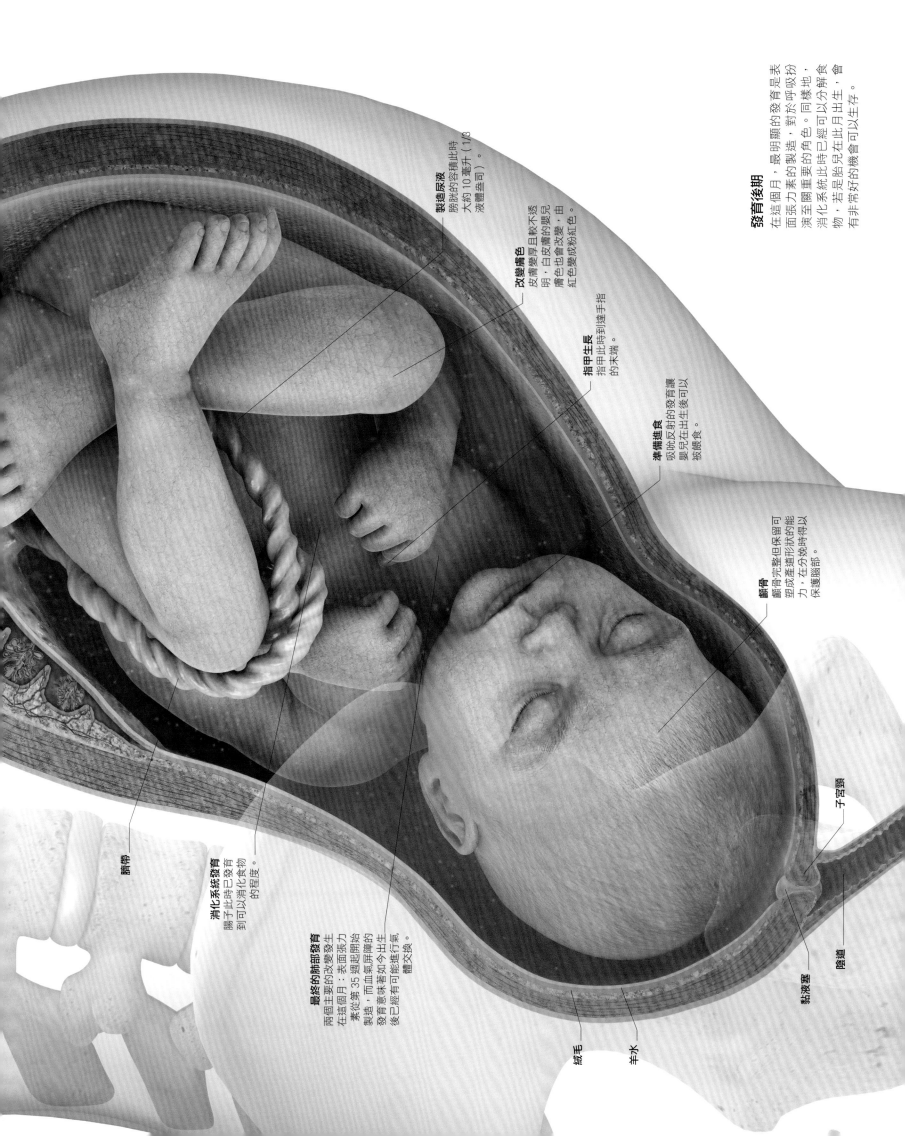

製造尿液
膀胱的容積此時
大約 10 毫升（1/3
液體盎司）。

改變膚色
皮膚變厚且較不透
明，白皮膚的嬰兒
膚色也會改變，由
紅色變成粉紅色。

指甲生長
指甲此時可達手指
的末端。

準備進食
吸吮反射的發育讓
嬰兒在出生後可以
哺餵食。

顱骨
顱骨完整但保留可
塑成產道形狀的能
力，在分娩時得以
保護腦部。

子宮頸

陰道

黏液塞

羊水

絨毛

臍帶

消化系統發育
腸子此時已發育
到可以消化食物
的程度。

最終的肺部發育
兩個主要的改變發生
在這個月：表面張力
素從第 35 週起開始
製造，而血氧屏障的
發育意味著如今出生
後已經有可能進行氣
體交換。

發育後期
在這個月，最明顯的發育是表
面張力素的製造，對於呼吸地
演至關重要的角色。同樣地，
消化系統此時已經可以分解食
物，若是胎兒在此月出生，會
有非常好的機會可以生存。

從受孕到分娩

母體

布雷希氏收縮

子宮在懷孕期間會規則收縮，被稱為布雷希氏收縮的這些慣例收縮，從第8個月起變得顯而易見且有時會被誤以為是分娩。孕婦會感覺到緊緊的且可能持續一分鐘或更久。然而，布雷希氏收縮不會製造分娩時的子宮頸擴張，這種擠壓胎兒的收縮被認為是讓胎兒知覺發育的重要刺激，也可增強子宮肌肉，替分娩做準備。

懷孕時的子宮活動

這些表顯示布雷希氏收縮會隨著子宮壓力呈現規則增加（以毫米汞柱測量）。這些收縮在第8個月開始增強，但是和真正的分娩比依舊較微弱。

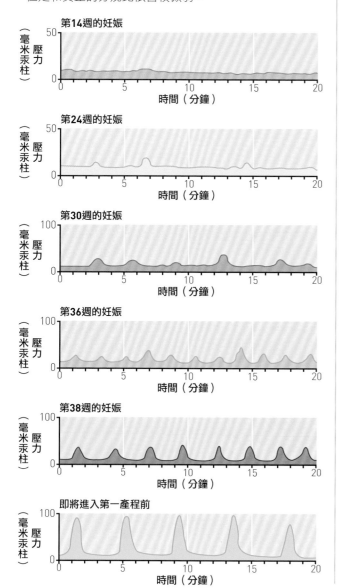

第14週的妊娠

（毫米汞柱）壓力 / 時間（分鐘）

第24週的妊娠

（毫米汞柱）壓力 / 時間（分鐘）

第30週的妊娠

（毫米汞柱）壓力 / 時間（分鐘）

第36週的妊娠

（毫米汞柱）壓力 / 時間（分鐘）

第38週的妊娠

（毫米汞柱）壓力 / 時間（分鐘）

即將進入第一產程前

（毫米汞柱）壓力 / 時間（分鐘）

懷孕晚期的鬆弛素

鬆弛素是一種為了準備分娩而軟化骨盆關節、韌帶以及其他身體韌帶的荷爾蒙。即使這些改變會導致懷孕晚期常經歷的背痛跟骨盆痛，但也可以使母親骨盆的骨頭更有彈性，產道變寬足以讓胎兒頭部經過。除此之外，鬆弛素亦可能有助於子宮和胎盤的血管發育，並放鬆子宮，讓子宮在懷孕期間可以延展。

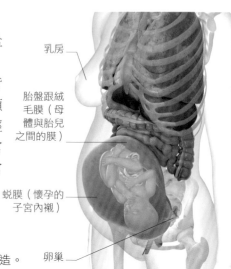

乳房

胎盤跟絨毛膜（母體與胎兒之間的膜）

蛻膜（懷孕的子宮內襯）

卵巢

鬆弛素在何處製造

鬆弛素在乳房、卵巢、胎盤、絨毛膜與蛻膜製造。

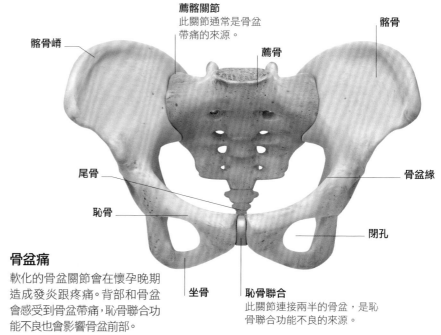

薦髂關節
此關節通常是骨盆帶痛的來源。

髂骨

髂骨嵴

薦骨

尾骨

骨盆緣

恥骨

閉孔

坐骨

恥骨聯合
此關節連接兩半的骨盆，是恥骨聯合功能不良的來源。

骨盆痛

軟化的骨盆關節會在懷孕晚期造成發炎跟疼痛。背部和骨盆會感受到骨盆帶痛，恥骨聯合功能不良也會影響骨盆前部。

漸增的疲倦感

懷孕的母親通常會在懷孕尾聲感覺到漸增的疲倦。部分源於需負載的額外重量，而部分源於體內發生的各種荷爾蒙變化。異常的疲倦可能是缺鐵（貧血）症候。基於此理由，在不同懷孕階段會進行產前回診，進行血液測試來篩檢貧血。

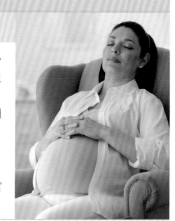

休息的好處

坐著或是躺著可以增加流至子宮的血流，對母親和胎兒均有益。

胎兒

快速成長

隨著胎盤成熟,其效率逐漸達到高峰,將最大量的氧氣、葡萄糖與其他重要營養物質運輸給胎兒。有高達 70% 的營養物質用於快速生長的胎兒腦部。胎兒的身體此時幾乎完整發育,並可以將珍貴的熱量來源轉存為身體脂肪。當胎兒皮膚皺紋漸漸被填滿,胎兒會看起來比較有營養。此階段的成長亦意味著胎兒在子宮內的活動開始受限。

形成肌肉

此彩色核磁共振掃描為子宮內 8 個月大的胎兒,可以看到肌肉組織(粉紅色區域)已充分形成。

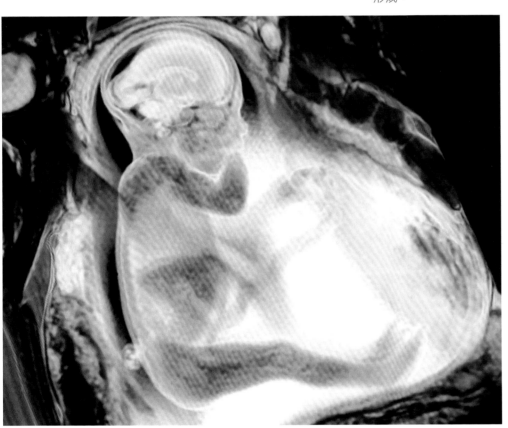

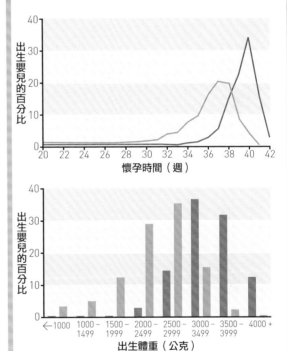

懷雙胞胎

當雙胞胎分享一個子宮時,也分享了母體的資源,包括營養物質和空間。因為彼此競爭,雙胞胎的成長從現在開始,會比單一嬰兒(單胞胎)慢,通常也會比較早出生。平均而言,一個雙胞胎的孕期約 38 週,而單胞胎則持續約 40 週。因為出生得比較早,雙胞胎通常比單胞胎還輕。

較早且較輕
上方的圖表顯示出雙胞胎通常比單胞胎早幾個星期出生,下方的圖表則顯示雙胞胎出生體重大約會輕 1 公斤。

圖例
■ 單胞胎
■ 雙胞胎

「練習」呼吸

胎兒肺部中的氣囊(肺泡)幾乎已充分形成,胎兒現在有大約一半的時間在「練習」呼吸,會如此稱呼是因為胎兒正在準備吸入氧氣,而這只會在出生之後發生。在「練習」呼吸時,羊水並未真的進入胎兒的肺部,只是伴隨著橫隔膜移動及胸壁起伏,但這對刺激正常的肺部發育至關重要。

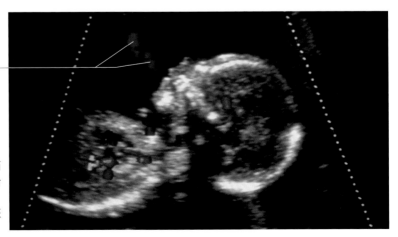

紅色區域顯示羊水被排出

早期呼吸

此彩色都卜勒超音波掃描顯示一個大約 17 週的胎兒在「練習」呼吸羊水。這些紅色區塊顯示液體來自胎兒的嘴巴。

9個月 | 36至40週

胎兒此時已完整形成且可能呈現頭部在下的姿勢以準備出生。在懷孕的最後
幾週，胎兒會儲藏加量的脂肪，作為對較無保護的子宮外生活之儲備。

第 36 週

　　預產期正在接近，但每20個嬰兒只有1個是在懷孕初期計算的預產期出生。出生日期在估算的預產期前後兩週都被視為正常。此時期的胎盤變得較沒有效率，持續監測可以確保胎兒有接收到所有需要的營養是很重要的。若有需要，可以在懷孕末期進行一些特殊檢測。包括評估胎盤功能、胎兒生長、胎兒心律或胎兒健康的測試。這些測試會在醫院病房或是門診執行。檢查母親的腹部可以查明胎兒在頭位或是臀位。

確認子宮底高度
確認子宮底高度在恥骨上幾公分可以推算大約等於妊娠幾週。在36週時，此高度約為36公分。

胎盤效率
此3D核磁共振掃描顯示一個幾乎足月的胎兒，此時胎盤的作用變得較沒效率。

第 37 週

　　第37週時，胎兒發育已臻於完全，且一個單胞胎的胎兒會被歸類為足月。不過大約每10個胎兒中，只有1個是在這個里程碑前出生而且會被記錄為早產，出生愈早，問題愈多愈複雜。胎兒的身體此時有一層好的脂肪，看起來健康又胖嘟嘟的也已準備好要出生。大部分在早期發育時覆蓋胎兒的胎毛已脫落到羊水，被非常細的柔毛取代。胎兒移動增加了協調性，胎兒會因為空間的限制而把手臂和腳拉向自身。胎兒產生了一些原始反射，例如朝向熟悉的聲音和滲透到子宮的強光。

增進協調性
此腦部細胞的電子顯微鏡顯示，該階段細胞體的密度（黃色）和樹突（灰色）。

肺泡發育
此胎兒肺部的囊末端有成熟的薄壁肺泡。出生時，氧氣會擴散到嬰兒的微血管。

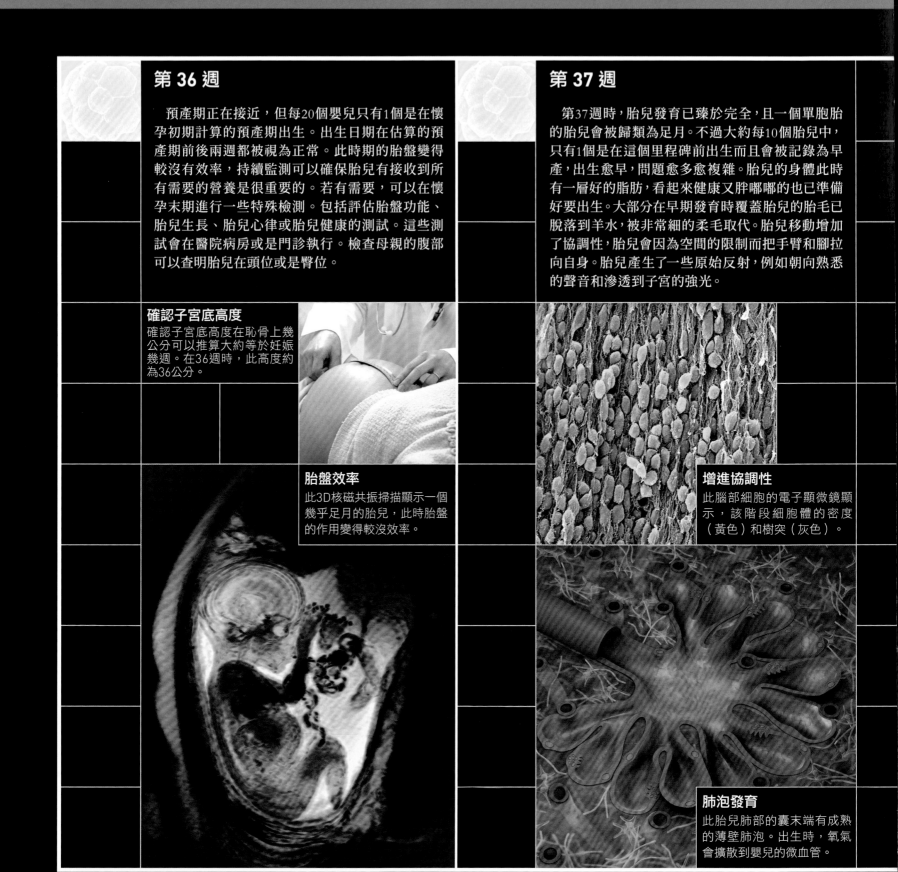

第 38 週

在什麼時機精確地誘發生產仍是一個謎。可能與荷爾蒙的濃度改變有關,但是愈來愈多的研究者相信,要開始分娩的信號來自於胎兒而非母親。胎兒的扁平頭骨尚未融合,可以在出生時滑過彼此。可塑型和延展的頭部讓胎兒得以安全通過產道。這些骨頭在出生後會迅速地彈回原狀。頭髮的量和長度在嬰兒間都大不相同,有一些嬰兒的髮量稀疏,有些則很豐盈。頭髮可以長達4公分或更長。胎兒的皮膚現在比較厚而且已經健全。胎兒已喪失了大部分的滑溜胎脂,但還有些人保留在例如皮膚皺摺處的脆弱區域。

準備好出生
此3D超音波圖像顯示一個足月的胎兒在觸摸眼睛。此圓潤、豐滿的臉頰反映出健康的營養狀況。

前囟門
為了促進生產,頭顱骨滑過彼此。其中最大的空隙(前囟門)會在嬰兒18個月大時關閉。

第 39 週

許多準媽媽會迫切地想要打掃、清理房子和準備育嬰室。這常見的現象被認為是築巢本能。母親的乳房正準備要泌乳,也已經開始製造初乳,初乳富含能量、抗體及其他促進免疫力的物質。在懷孕的最後幾天,準媽媽應該要大量休息。一些雙親已經知道他們小孩的性別,但是有些父母會決定不要在出生前查明。為即將到來的寶寶選擇名字,對他或她說話,有助於在出生前建立連結。若是雙親任何一方有關於懷孕或是分娩的重要想法,可從助產士或是醫師處尋求建議。

吸吮大拇指
超音波掃描顯示,一個足月的胎兒正在吸吮它的大拇指,此動作可提供舒適感同時也能練習吃東西。

第 40 週

平均孕期是從最後一次經期的第一天起算,持續280天(40週)。有半數以下的胎兒在40週時還在子宮內,超過半數已經出生。接近懷孕末期時,子宮頸會變軟以準備生產。孕婦很容易感到背痛、增加的壓力以及像月經來潮的骨盆痙攣。規律飲食可為分娩提供能量,溫水浴或下背按摩亦可緩和不適。

侷促的狀況
足月時胎兒只有小小的空間可以移動,準媽媽幾乎可以感覺到胎兒的每個抽動和打嗝。

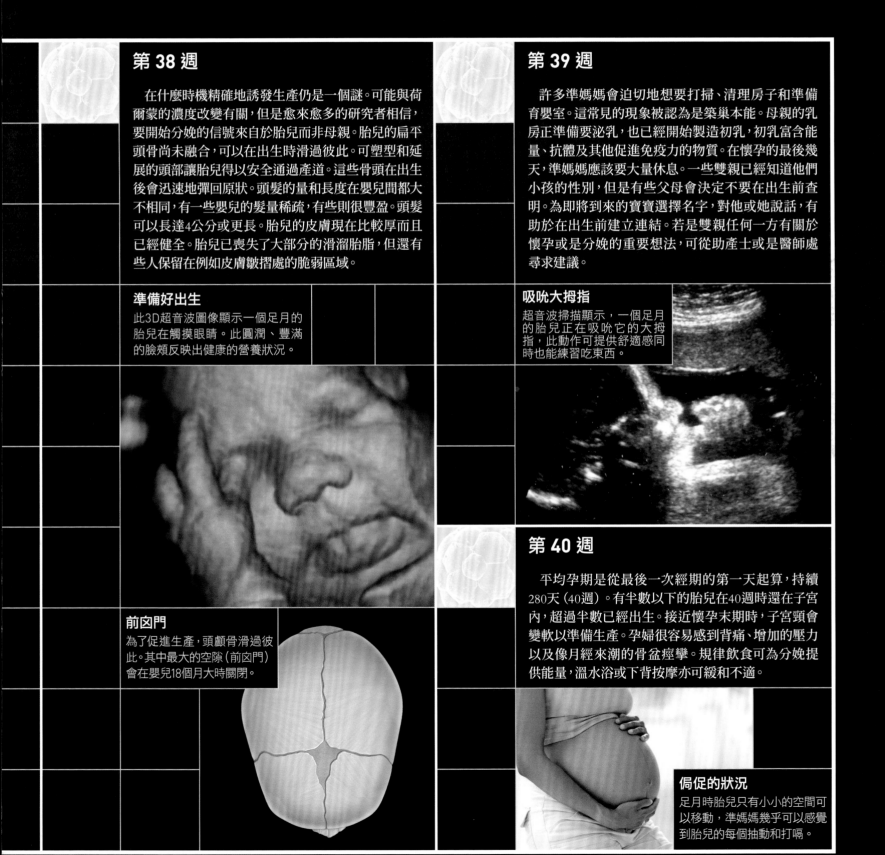

9個月 | 36至40週
母體與胎兒

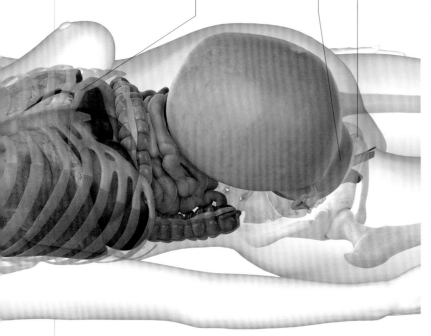

第37週時，發育已經幾乎完成，胎兒幾乎被認為已經「足月」。雖然在子宮多待一會，對寶寶是有益處的，但有一些嬰兒甚至到42週才呱呱落地。此時體內的胎兒正持續增加體重，從第23週開始覆蓋著皮膚的胎毛跟著脫落，取而代之的是又細又軟的「柔」毛。皮膚上滑溜的胎脂，可以保護胎兒不受羊膜囊中越來越多的濃縮尿液影響。胎兒的指甲也快速生長，可能在出生後很快就需要剪了。胎兒的呼吸練習，會有一個固定的節奏（通常是蠻快的）─大約每分鐘40次。胎兒可能被很大的聲音嚇到，也會學著辨認熟悉的聲音。母親的子宮在腹部的位置持續上升，使抵著橫隔膜的壓力變大，導致媽媽的呼吸更淺、更快，更容易疲倦與消化不良。

母體
- 每分鐘75下
- 收縮壓108 mmHg / 舒張壓68 mmHg
- 5.5公升

1000
相較於未懷孕的子宮，子宮所能增加的體積倍數。

700公克
胎盤如今重約700公克，直徑20至25公分，且厚度2至3公分。

第40週的母體
隨著胎兒的頭部為了準備生產而固定在骨盆，子宮底的高度在這個月會下降。

肋骨壓力減輕
固定或「減輕」發生在第9個月以釋放肋骨上的壓力，讓呼吸稍微容易些。

膀胱上的頭部壓力
隨著母親的膀胱被胎兒頭部的位置壓迫，母親可能會更急迫他想排尿。

骨盆關節鬆弛
恥骨聯合關節鬆弛以增加彈性，以利胎兒更容易地經過產道。

統計數據

| 1 | 2 | 3 | 4 | 5 | 6 | 7 | 8 | 9 | 10 | 11 | 12 | 13 | 14 | 15 | 16 | 17 | 18 | 19 | 20 | 21 | 22 | 23 | 24 | 25 | 26 | 27 | 28 | 29 | 30 | 31 | 32 | 33 | 34 | 35 | 36 | 37 | 38 | 39 | 40 |

胎兒
- 胎兒
- 每分鐘150下
- 50公分

5%以下
在預產期出生的胎兒百分比：30%出生早於此日期；70%晚於此日期。

96%
在第40週時呈現頭位的胎兒百分比：3%的胎兒呈臀位，剩下的1%呈現其他姿勢。

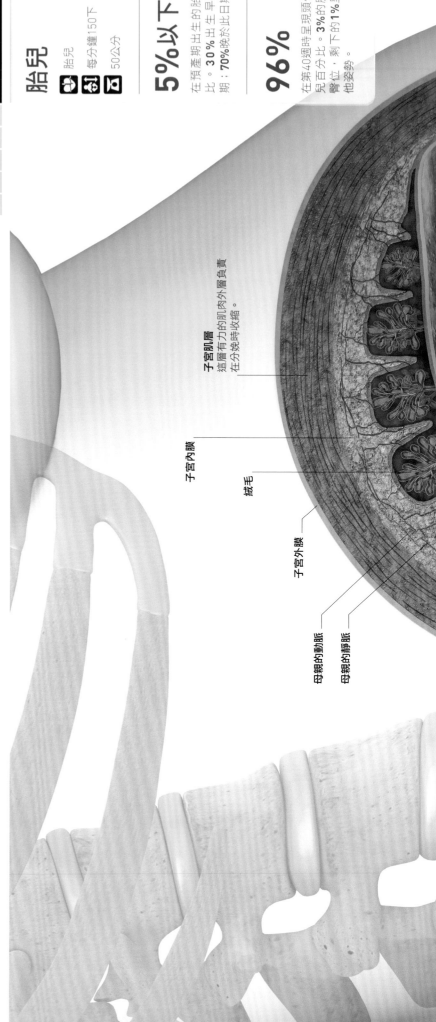

子宮肌層　這層有力的肌肉外層負責在分娩時收縮。

子宮內膜

絨毛

子宮外膜

母親的動脈

母親的靜脈

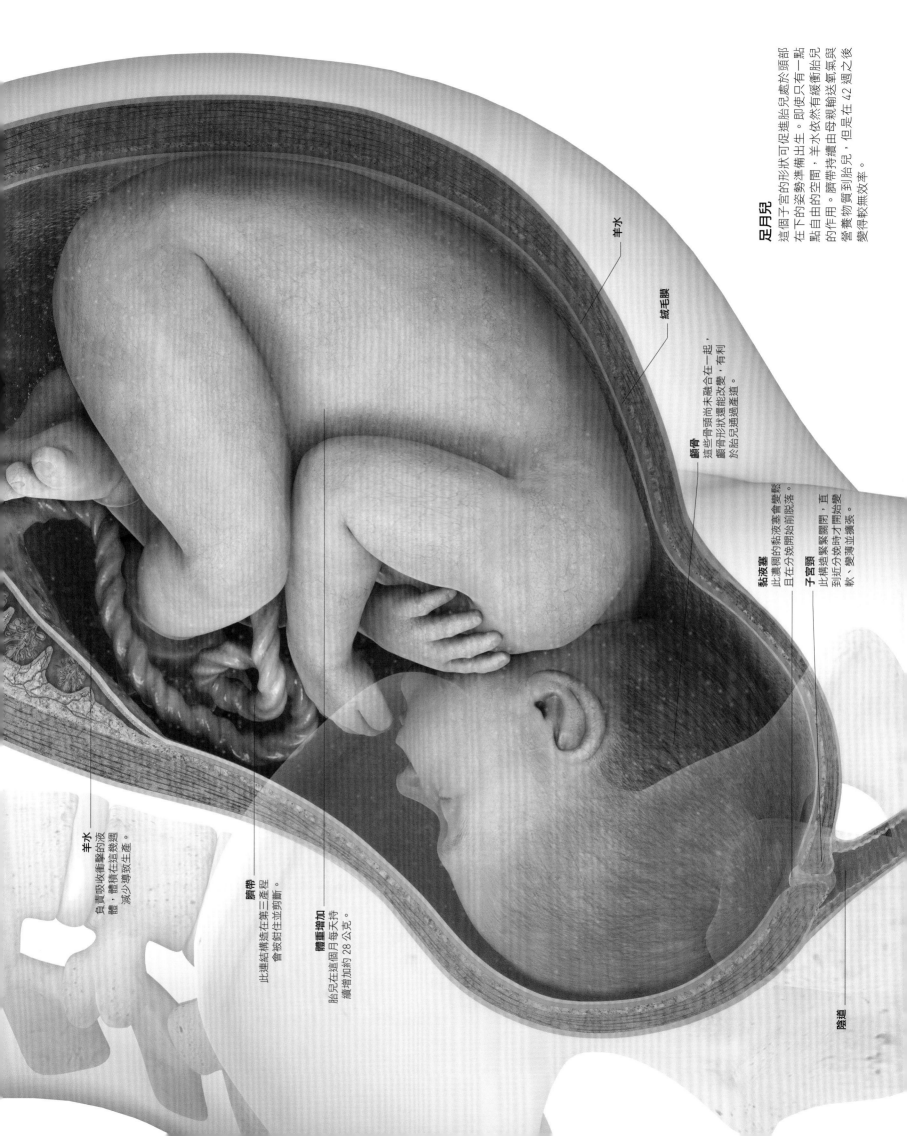

足月兒

這個子宮的形狀可促進胎兒處於頭部在下的姿勢準備出生。即使只有一點點自由的空間，胎兒依然有緩衝胎兒的作用。臍帶持續由母親輸送氧氣與營養物質到胎兒，但是在 42 週之後變得較無效率。

羊水

絨毛膜

顱骨
這些骨頭尚未融合在一起，顱骨形狀還能改變，有利於胎兒通過產道。

黏液塞
此濃稠的黏液塞會變鬆且在分娩開始前脫落。

子宮頸
此構造緊閉，直到近分娩時才開始變軟、變薄並擴張。

陰道

羊水
負責吸收衝擊的液體，體積在這幾週減少導致生產。

臍帶
此連結構造在第三產程會被鉗住並剪斷。

體重增加
胎兒在這個月每天持續增加約 28 公克。

母體

乳汁的製造

接近懷孕末期，乳房開始製造營養價值高且富含油脂的初乳。在第三孕期時初乳偶爾會不由自主地由乳頭泌出。分娩及胎盤娩出後，雌激素、黃體素以及人類胎盤泌乳素（HPL）的濃度瞬間下降。然而，泌乳素的濃度依舊頗高，此為刺激乳汁充分製造的荷爾蒙。通常會建議母親在嬰兒出生後儘快將之放到胸部，吸吮可刺激乳汁製造，乳汁通常在生產後第 2 天到第 6 天到來。在這之前，嬰兒接收的是小量可提供能量、抗體和其他促進免疫能力物質的初乳。生產後第 2 天到第 6 天期間，在成熟乳汁開始充分製造前，嬰兒流失多達 10% 的出生體重是正常的。

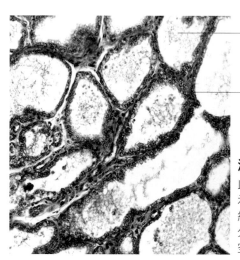

乳汁
由腺體製造並分泌到囊狀的乳腺泡。

分泌的小葉
腺體群集（小葉）聚集形成葉。

泌乳的乳房組織
此光學顯微鏡圖顯示，健康泌乳乳房組織的特殊腺細胞分泌乳汁到腺狀的空間（乳腺泡）。

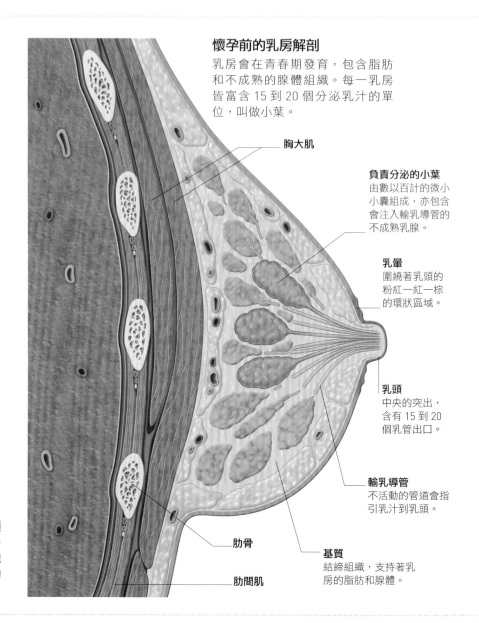

懷孕前的乳房解剖
乳房會在青春期發育，包含脂肪和不成熟的腺體組織。每一乳房皆富含 15 到 20 個分泌乳汁的單位，叫做小葉。

胸大肌

負責分泌的小葉
由數以百計的微小小囊組成，亦包含會注入輸乳導管的不成熟乳腺。

乳暈
圍繞著乳頭的粉紅—紅—棕的環狀區域。

乳頭
中央的突出，含有 15 到 20 個乳管出口。

輸乳導管
不活動的管道會指引乳汁到乳頭。

肋骨

基質
結締組織，支持著乳房的脂肪和腺體。

肋間肌

生產日期

預產期是在懷孕非常早期的時候，以最後一次月經的第一天所預估的。胎兒的年齡則是以早期超音波掃描時的量測來估計。如此一來有時會產生新的預產期。額外三週的成長——使懷孕週數達到 40 週通常有益，不過一個單胞胎從 37 週起就已經被視為足月且準備好離開子宮。若是胎兒 42 週時仍在子宮內，可能會因為老化的胎盤無法再發揮最好的功能而建議引產。

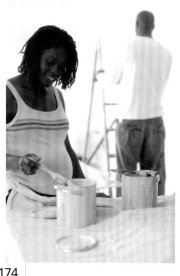

築巢本能
接近懷孕尾聲，女性往往有股強烈的急迫感要清潔房子和準備育嬰室給即將到來的家庭新成員。

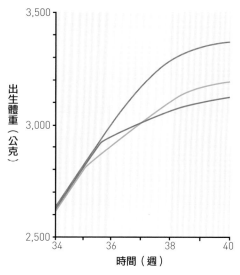

圖例
— 平均
— 抽菸者
— 營養不良

出生體重（公克）

時間（週）

生活方式的影響
婦女抽菸或較差的飲食攝取，會導致懷孕 35 週後出生的嬰兒傾向低於平均出生體重。此會對這嬰兒未來的健康有影響。

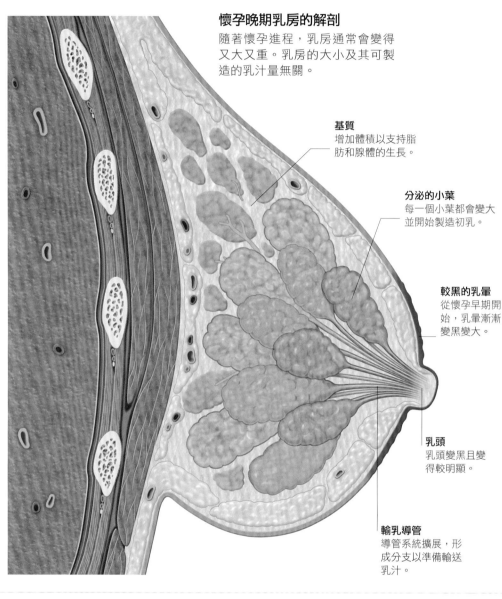

懷孕晚期乳房的解剖

隨著懷孕進程，乳房通常會變得又大又重。乳房的大小及其可製造的乳汁量無關。

基質
增加體積以支持脂肪和腺體的生長。

分泌的小葉
每一個小葉都會變大並開始製造初乳。

較黑的乳暈
從懷孕早期開始，乳暈漸漸變黑變大。

乳頭
乳頭變黑且變得較明顯。

輸乳導管
導管系統擴展，形成分支以準備輸送乳汁。

與泌乳有關的荷爾蒙

就像懷孕和生產過程中的其他面向一樣，泌乳也是經過荷爾蒙細膩的交互作用下才發生。除了那些已經在懷孕母體中循環的荷爾蒙，身體還會分泌一些不同的荷爾蒙。

黃體素	黃體素一開始由黃體（排卵後空的卵泡）製造，之後由胎盤製造。高濃度的黃體素會刺激乳房中的小囊和小葉生長。
雌激素	在懷孕之前，雌激素和青春期乳房的發育有關。懷孕期間增加的雌激素濃度，負責刺激乳管系統的生長和發育。
泌乳素	由腦垂體製造，泌乳素會刺激乳汁之生產（泌乳）。吸吮乳頭促使泌乳素釋放，故乳房持續充盈。催產素通常伴隨著泌乳素分泌。
催產素	催產素由腦垂體經由情緒誘發（嬰兒哭泣）或是乳頭受刺激而分泌。小囊中的平滑肌收縮，乳汁噴射到導管——排乳反射。
人類胎盤泌乳素	從懷孕的第二個月起由胎盤製造。人類胎盤泌乳素可模擬泌乳素和生長激素的作用，造成乳房、乳頭和乳暈增大。
皮質醇	初乳中的皮質醇在哺餵母乳的頭兩天含量極高。當皮質醇減少時，母乳中有保護作用的抗體（IgA）濃度會增加。
甲狀腺素	母乳中含低量的甲狀腺素。此荷爾蒙被認為可幫助嬰兒的消化系統做好準備。

平均懷孕時間

大部分妊娠從婦女最後一次月經週期的第一天算起，約 280 天（40 週）後結束。這種妊娠估量叫做胎齡。

圖例
早產
足月
過期妊娠

四胞胎
母親懷四胞胎的平均持續懷孕時間是 32 週。

足月
在妊娠第 37 週尾聲時胎兒被認為足月。

一週內
半數嬰兒會在預產期的一週內出生。

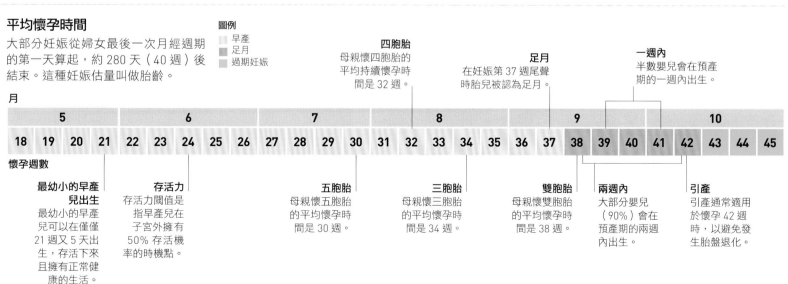

月						
5	**6**	**7**	**8**	**9**	**10**	
18 19 20 21	22 23 24 25 26	27 28 29 30	31 32 33 34 35	36 37 38	39 40 41 42	43 44 45

懷孕週數

最幼小的早產兒出生
最幼小的早產兒可以在僅僅 21 週又 5 天出生，存活下來且擁有正常健康的生活。

存活力
存活力閾值是指早產兒在子宮外擁有 50% 存活機率的時機點。

五胞胎
母親懷五胞胎的平均懷孕時間是 30 週。

三胞胎
母親懷三胞胎的平均懷孕時間是 34 週。

雙胞胎
母親懷雙胞胎的平均懷孕時間是 38 週。

兩週內
大部分嬰兒（90%）會在預產期的兩週內出生。

引產
引產通常適用於懷孕 42 週時，以避免發生胎盤退化。

腦部形成

一開始是胚胎外層些微增厚，腦部在嬰兒出生時變成一個高度複雜的器官，富含 1,000 億個叫做神經元的特殊細胞。

神經系統發展的第一個現象為細胞分化以形成神經板。神經板加粗並摺疊形成神經管——腦和脊髓的前驅物。腦的三個主要部分會在六週內變得明顯。小腦在第 13 週形成，與調節運動有關。大腦是腦的最大部分，由兩個不同的組織型態組成：灰質和白質。前者為大腦的處理中心；後者負責輸送資訊到腦的不同部分。

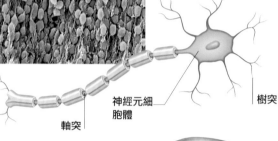

腦部組成
此人造的彩色電子顯微圖中，可以看見每個胎兒的腦細胞皆有黃色的細胞體被很多稱為樹突的分支延伸包圍。神經元因而得以傳遞訊息給鄰近的腦細胞。

神經元細胞體　軸突　樹突

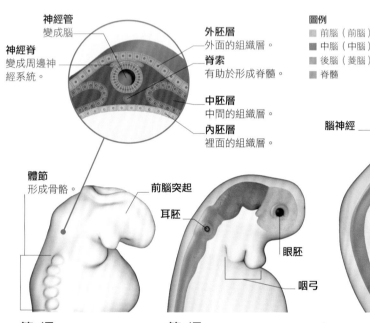

神經管　變成腦
神經脊　變成周邊神經系統。
外胚層　外面的組織層。
脊索　有助於形成脊髓。
中胚層　中間的組織層。
內胚層　裡面的組織層。

圖例
- 前腦（前腦）
- 中腦（中腦）
- 後腦（菱腦）
- 脊髓

體節　形成骨骼。
前腦突起
耳胚
眼胚
咽弓

腦神經
耳胚
眼胚
咽弓

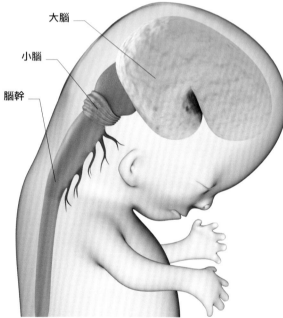

大腦
小腦
腦幹

第5週
神經管在第 5 週由一個摺疊在自身上方的溝形成。擴展的神經管在頭端形成前腦突起。

第6週
頭端形成三個會發育成前腦、中腦和後腦的中空膨起。中樞神經系統的主要部分現在都已到位。

第9週
會形成腦幹，小腦跟大腦的膨起以不同速率生長且開始摺疊在彼此的上方。大腦分裂成兩個半球。腦與感覺神經形成。

第13週
大腦半球擴展並裂成葉。腦細胞間的連結開始形成。後腦分裂成小腦和腦幹，後者跟調節基本功能有關，例如呼吸。

神經迴路

出生時，基本的神經迴路已到位，可協助控制重要功能例如呼吸、心律、消化和反射。隨著更多的連結形成，以及神經細胞軸突髓鞘化（絕緣的），更高階的心智功能逐漸發育，例如記憶、增加的注意力、語言、智力與社交技巧。到了成年前期，複雜的神經迴路則能夠進行推導、判斷和原創性思考。

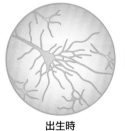
出生時

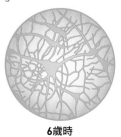
6歲時

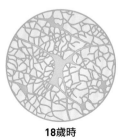
18歲時

腦溝和腦回

大腦，腦的最大部分，被分為左半球與右半球。發育時，大腦半球向前增大以形成額葉；向上及側邊形成頂葉；向後及向下形成枕葉和顳葉。隨著更多的神經元攀爬到腦的外層（大腦皮質），大腦表面會發展出皺褶以積聚神經元。因此形成狹窄的溝（腦溝）、深的皺褶（腦裂）及彎曲（腦回）。大多數人的每一塊腦葉會形成清楚可見的腦溝、腦回和腦裂。舉例來說，中央後回負責詮釋從身體來的感覺；而中央前回是自主運動調控之處。

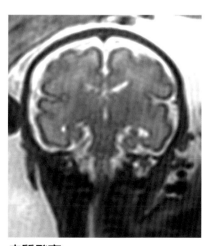

皮質發育
此為 25 週大胎兒的核磁共振掃描，顯示發育中腦部複雜的皺褶。從橫切面可以明顯看到溝和回。

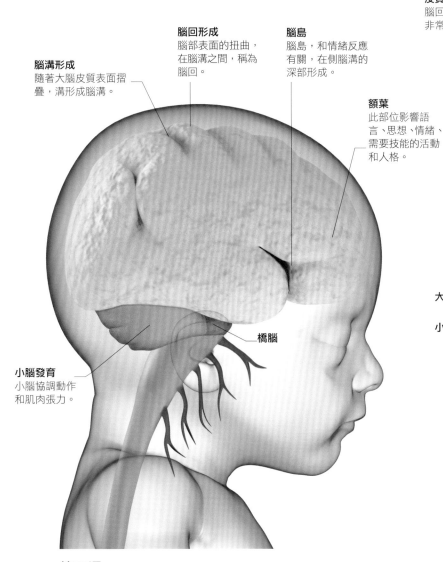

腦溝形成
隨著大腦皮質表面摺疊，溝形成腦溝。

腦回形成
腦部表面的扭曲，在腦溝之間，稱為腦回。

腦島
腦島，和情緒反應有關，在側腦溝的深部形成。

額葉
此部位影響語言、思想、情緒、需要技能的活動和人格。

皮質的外形
腦回和腦溝製造出非常多腦部皺褶。

前額皮質
此處會影響計畫、決定以及社交行為。

視覺發育
出生時，嬰兒可以看到形狀和形態。雙眼視覺在出生後一個月發育。

小腦發育
小腦協調動作和肌肉張力。

橋腦

大腦

小腦

橋腦

延髓

第25週
胎兒腦部表面仍看起來平滑，但大腦皮質已經開始摺疊以積聚數量快速增加的細胞。從現在起，直到出生後前幾個月，發育中的腦部會持續快速增加體積。此即所謂的腦部生長陡增。

第40週
大腦皮質表面變得更為複雜以積聚更多腦細胞。出生時，腦部含有 1,000 億個腦細胞，但其連結尚未充分地形成。腦的這個部分直到人類 20 歲中期才會完全成熟。

灰質形成
又稱為膠細胞的支持細胞，在發育中的大腦形成支架，讓剛剛從神經管分裂出來的腦細胞（神經元）攀附，以到達大腦半球的外側部分。在這裡，所謂的灰質中，皮質開始發育六層細胞。攀爬到膠細胞上的神經元要在何處跳下或在何處形成層，皆被視為遵循化學信號指示的結果。當一層框架已完整形成，下一波神經元就會攀爬得更高，經過最初的層，在上方形成新的一層。這些層以這樣的方式形成，對於大腦在未來的生活中，得以進行有條理的思考而言相當重要。

灰質的六層
出生時，神經元的層數已發育有六層。神經元在此變成專職不同的工作，例如思考、寫作或説話。

圖例
- 腦室的區域
- 白質
- 底板
- 皮質板
- 一到六層

大部分的皮質由底板神經元組成，對建立正確的皮質線路很重要。

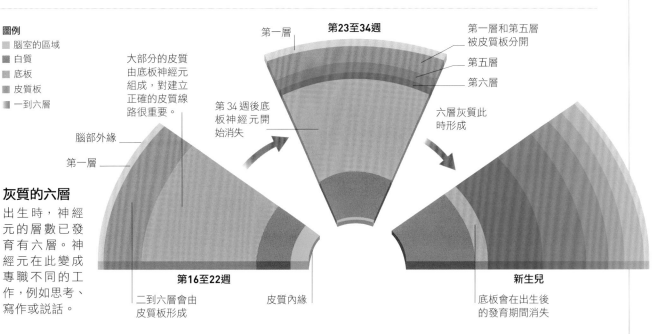

腦部外緣

第一層

第16至22週
二到六層會由皮質板形成

皮質內緣

第23至34週
第一層

第34週後底板神經元開始消失

第一層和第五層被皮質板分開

第五層

第六層

六層灰質此時形成

新生兒
底板會在出生後的發育期間消失

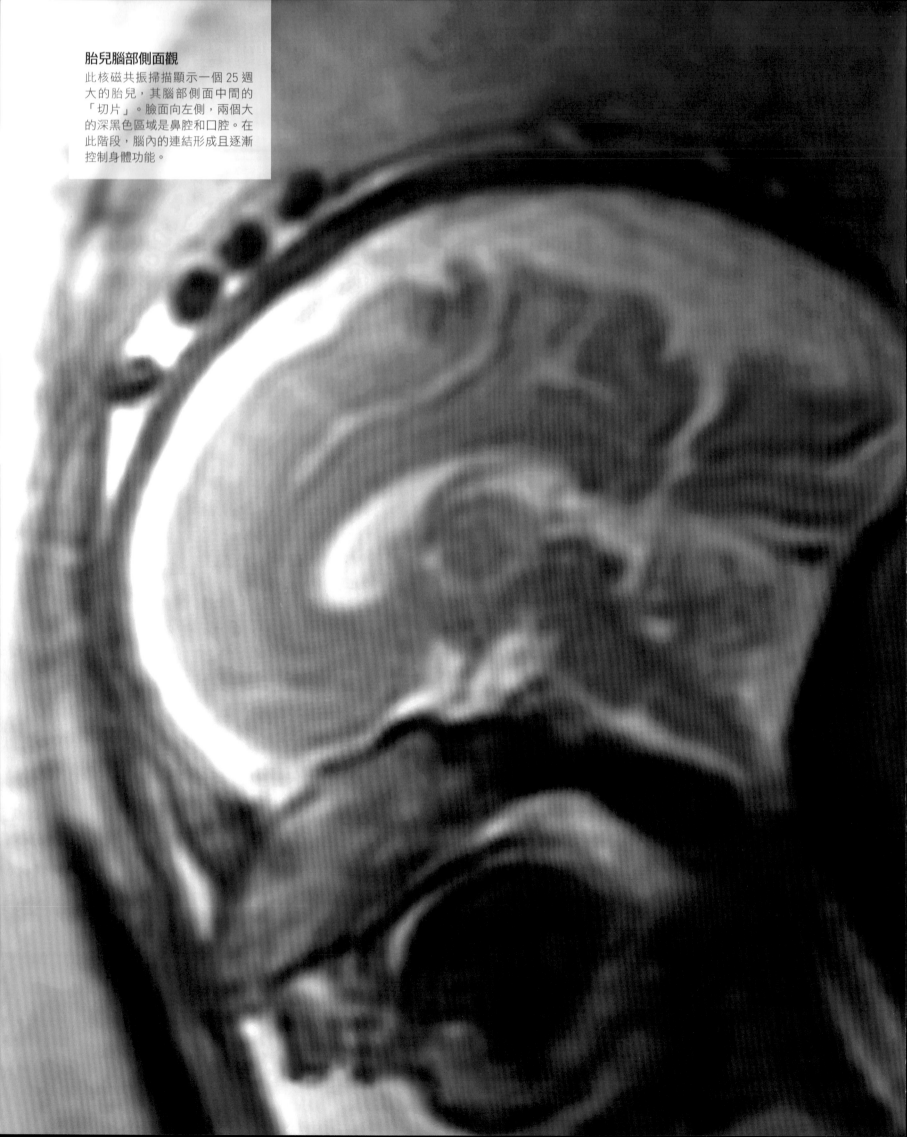

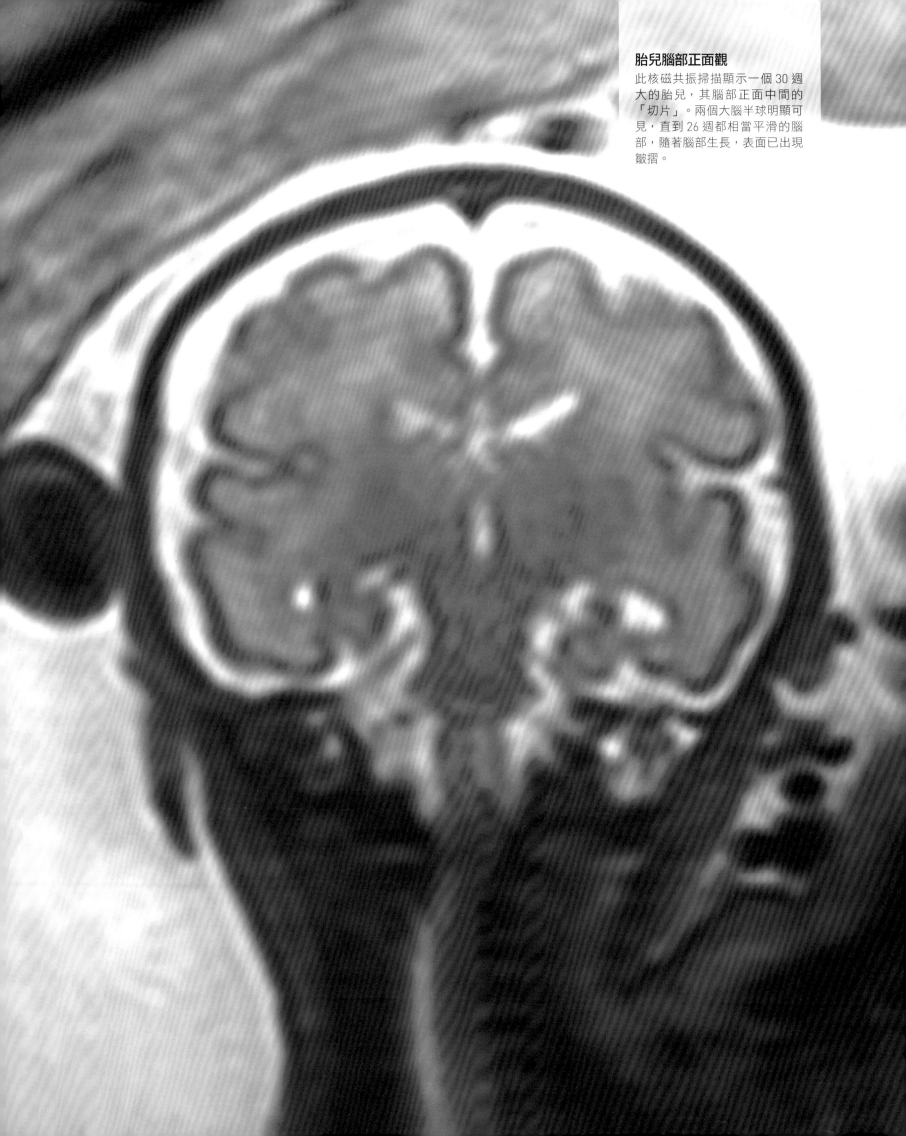

胎兒

胎兒顱骨

腦部快速發育造成足月兒的頭部變得比產道大 2%。為了克服此問題，胎兒腦部被一系列扁平、柔軟、尚未融合且有能力滑過彼此的顱骨保護。這讓胎兒通過產道時，其顱骨可充分收縮以避免受傷。顱骨在頭部前後出現的兩個大空間──前後囟門──會合。在顱骨側邊還有四個其他的囟門。骨縫是扁平骨頭接合的結締組織接縫。

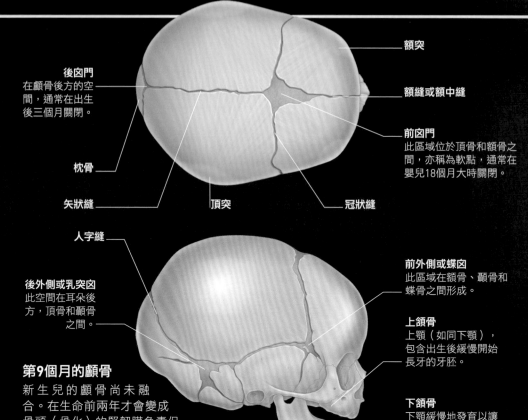

後囟門
在顱骨後方的空間，通常在出生後三個月關閉。

枕骨

矢狀縫

頂突

額突

額縫或額中縫

前囟門
此區域位於頂骨和額骨之間，亦稱為軟點，通常在嬰兒18個月大時關閉。

冠狀縫

人字縫

後外側或乳突囟
此空間在耳朵後方，頂骨和顳骨之間。

前外側或蝶囟
此區域在額骨、顳骨和蝶骨之間形成。

上頜骨
上顎（如同下顎），包含出生後緩慢開始長牙的牙胚。

下頜骨
下顎緩慢地發育以讓嬰兒占住乳房和吸吮。

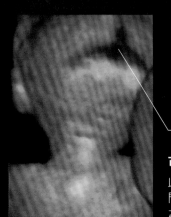

可見的囟門
此3D超音波掃描為後囟門，即枕骨和兩個頂骨之間形成的空間。

第9個月的顱骨
新生兒的顱骨尚未融合。在生命前兩年才會變成骨頭（骨化）的堅韌膜負責保護囟門和骨縫。

增加的協調性

胎兒腦部的神經細胞（神經元）以每秒 5 萬到 10 萬個細胞的驚人速度成倍增加。腦部的灰質或皮質以連續的層發育。當一層框架完整了，下一波神經元才會出現在上方形成新的一層。隨著腦部快速增大，這些腦部細胞和其他腦部細胞會形成愈來愈多的連結，故胎兒運動的協調性漸增且愈來愈完整。

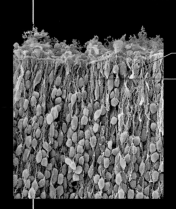

神經細胞體
容納細胞核的控制中樞。

樹突
傳播神經衝動的傳遞纖維。

和運動有關的神經元
此彩色電子顯微鏡圖顯示，胎兒腦部控制姿勢和運動部分之腦部細胞（綠色）。

特殊的監測

當胎兒接近足月時，成熟的胎盤在提供生長所需的全部養分和物質方面，變得較沒效率。此時會進行一系列用於評估胎兒是否被營養剝奪的檢測。這些檢測可以幫助評估胎兒生長和健康，以及確認呼吸、運動和心律。因為這些檢測需要特殊的設備，通常會在醫院病房或是門診執行。

評估胎兒健康的測試	
使用的測試	**測試內容**
胎兒生長	若胎兒生長緩慢，會進行規律超音波掃描，測量胎兒的頭圍和肝臟大小，以及大腿骨（股骨）長度。若是胎盤功能不良，胎頭看起來會相對比肝臟大，因為胎兒儲存的脂肪已被用盡（或是沒有被儲存）。
胎兒健康	胎心宮縮監測可以用來監測心律，超音波可記錄羊水量，以此生理評估確認胎兒健康、胎兒的運動、四肢伸展與呼吸。若是胎兒沒有如預期生長，或臍動脈血流不佳時，會建議實施此類評估。

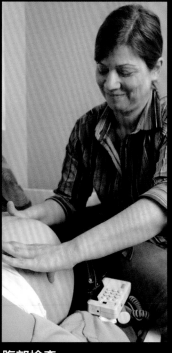

腹部檢查
一名健康照護專業人士在一名懷有足月兒的婦女腹部上實行檢查。

最終的發育

第 9 個月胎兒已完整形成，頭部與身體成比例。增加的脂肪量被儲存起來，臉部已失去大部分的皺紋，胎兒因此看起來肥嘟嘟的。此時胎兒被有保護作用的胎脂包覆，胎脂在皮膚皺摺處特別厚，例如腋下。小量的體毛（胎毛）可能依舊看得到，但在出生後快速消失。手指和腳趾指甲幾乎已完整長好，且可能延展到手指和足趾。胎兒傾向手腳伸長躺著，其手指抓握已相當有力。很多——但並非所有嬰兒——現在以頭部在下的姿勢準備出生。

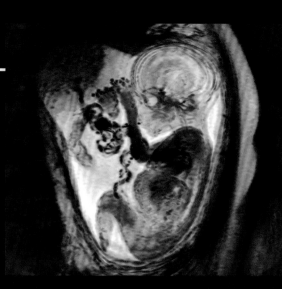

出生前後

胎兒臉部的3D超音波掃描，和同個嬰兒出生後的比較，顯示出產前影像的精準。

緊緊貼合

接近懷孕末期時充分延展的子宮只有留下很小的空間，但即使摺了起來，胎兒仍可以在有羊水的保護囊中移動。

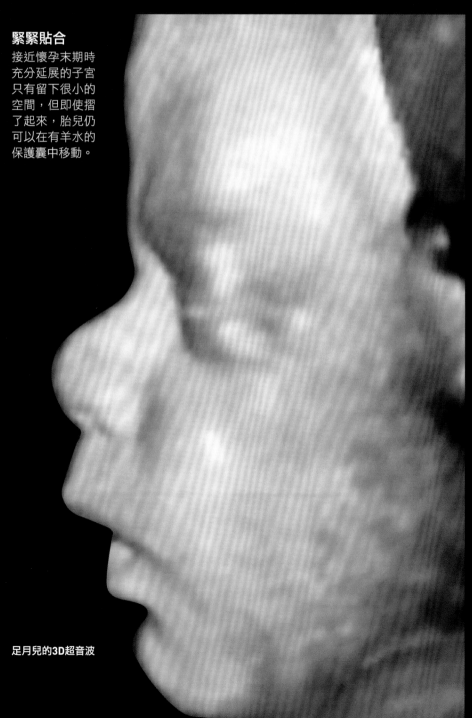

足月兒的**3D超音波**

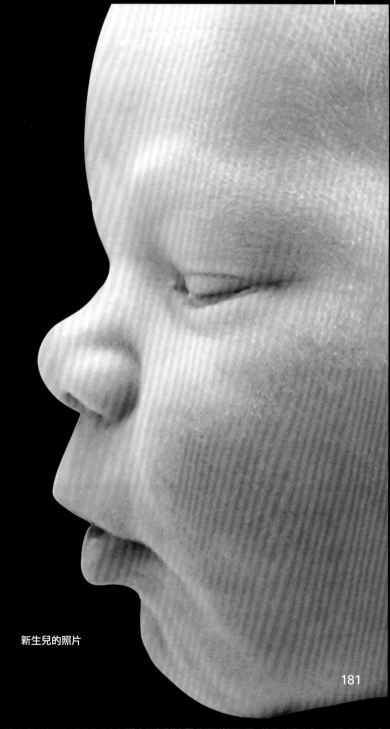

新生兒的照片

母親的身體改變

女性的身體在懷孕時會經歷深深的改變。一些改變是有益的，例如較強健的指甲生長以及容光煥發的氣色，但也有一些潛在的不適，例如背痛、氣喘呼呼和疲累。

母親的身體為了供給生長中胎兒日益增加的氧氣和養分需求，必須增加自己肺部、心臟和消化系統的作功。除了承載胎兒之外，母親的身體還必須支持胎盤的成長和羊水的製造。在懷孕進展時，子宮會向上向外擴展，推擠到腸子和橫膈膜，胸部變大以準備泌乳，血液容積、體液儲存量都會增加。總之，這些改變說明了母親體重增加 10 至 13 公斤是正常的。

血液容積

血液容積（毫升）

快速上升的血液容積在懷孕第 6 至 8 個月之間出現

血液容積在懷孕時穩定增加（直到約 32 週時趨於穩定），使額外的血液流到子宮還有其他的母體器官，特別是腎臟。

血壓

血壓（毫米汞柱）

收縮壓（最大壓）

舒張壓（最小壓）

孕婦的血壓在懷孕早期偏低，直到最後一個孕期則會偏高。變換姿勢，例如靠背平躺，也會影響血壓。

心律

心律（每分鐘心跳數）

心律階梯式增加且最終在第 9 個月保持水平

母親的心律會在懷孕期間增加以應對增加的血液容積，以及心臟要謹慎輸送血液穿過胎盤的額外作功。

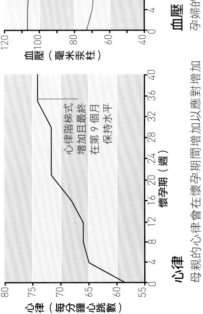

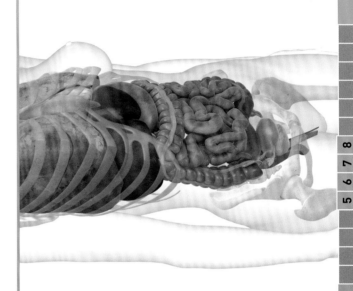

週數	1 2 3 4	5 6 7 8	9 10 11 12
	第**1**個月	第**2**個月	第**3**個月

第1個月

在這個月，母親可能還不曉得她懷孕了。第一個症狀通常是月經沒來。一些婦女注意到味覺改變、胸部刺痛、噁心或不尋常的疲倦。

第2個月

母親通常在此時已有一次月經沒來，也知道自己懷孕了。可能會出現胸部疼痛、乳量加大、頻尿增加或渴望食物。疲倦也很常見。

第3個月

在第一孕期尾聲，子宮成長抵達骨盆腔頂部，陰道分泌物可能增加，血液容積增加，有一些婦女已經表現出容光煥發的健康氣色。

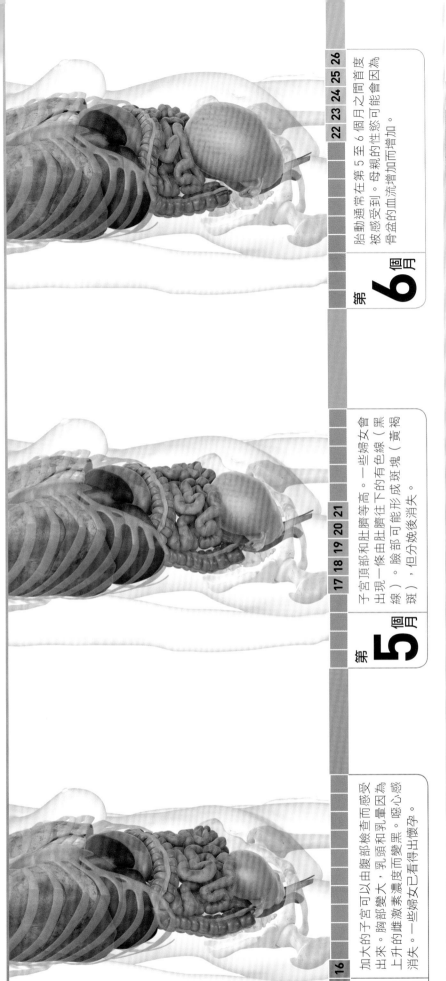

週數 22 23 24 25 26

第**6**個月

胎動通常在第 5 至 6 個月之間首度被感受到。母親的性慾可能會因為骨盆的血流增加而增加。

週數 36 37 38 39 40

第**9**個月

若胎兒的頭「固定」，母親可能在骨盆內感到壓力，增加波卷倦感是正常的。乳房開始製造初乳，當子宮頸軟化，子宮黏液塞消失顯示分娩即將到來。

---

17 18 19 20 21

第**5**個月

子宮頂部和肚臍部等高。一些婦女會出現一條由肚臍往下的有色線（黑線）。臉部可能形成形成斑塊（黃褐斑），但分娩後消失。

31 32 33 34 35

第**8**個月

脂肪儲存可能會堆積在奇怪的地方──雙肩之間、上背或膝蓋附近。若子宮壁造橫膈膜，則很難深呼吸，可能會出現布雷希氏收縮。

週數 13 14 15 16

第**4**個月

加大的子宮可以由腹部檢查而感受出來。胸部變大，乳頭和乳暈因為上升的雌激素濃度而變黑。噁心感消失。一些婦女已看得出看懷孕。

週數 27 28 29 30

第**7**個月

快速的腹部擴展及荷爾蒙改變可能造成腹部、大腿、臀部或是胸部有妊娠紋。當子宮上推靠在腸子，可能導致消化不良和胃灼熱。

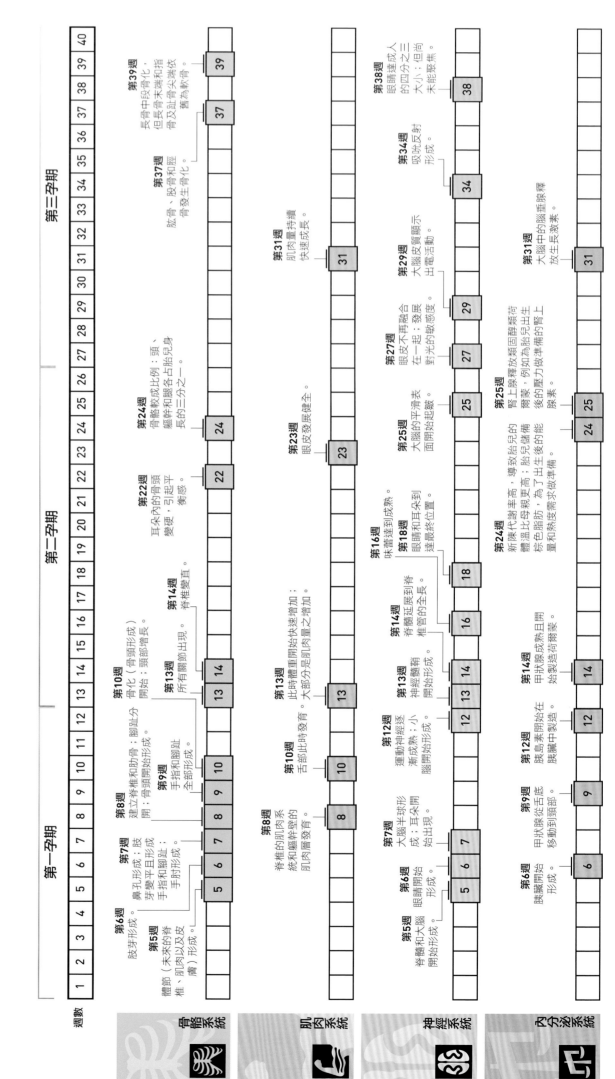

胎兒的身體改變

40 週的妊娠包含單細胞受精卵顯著轉化成會呼吸的嬰兒。在這段期間，
身體之中有 11 個主要系統成形，經歷可預期的生長和發育期。

嬰兒身體的組織非常複雜，億萬個細胞和鄰近細胞彼此連結，根據化學和荷爾蒙的各種訊號、指引細胞移動和轉變為甚麼樣的細胞。這些交互作用取決於雙親遺傳來的基因。每一身體系統的基本藍圖在生命的最初八週（胚胎期）就制定完畢，之後胚胎便稱做胎兒。第二孕期結束時，胎兒的系統已發育到有機會在早產的情況下存活。第三孕期為快速生長期，為了讓胎兒對子宮外的世界做好準備。

主要事件的時間軸

11 個身體系統以可預測的次序、歷經特定生長階段。大部分胎兒的身體系統在 37 到 40 週時成熟到足以發揮功能，此時被認為「足月」。

週數

第一孕期

第二孕期

第三孕期

骨骼系統

第5週
肢芽（未來的脊椎、肌肉以及皮膚）形成。

第6週
肢芽形成；鼻孔形成；芽變平且形成手指和腳趾；手肘形成。

第7週
肢芽形成；腳趾分開；脊椎和肋骨開始形成。

第8週
建立脊椎和肋骨開；骨頭開始形成。

第9週
手指和腳趾全部形成。

第10週
骨化（骨頭形成）開始；頸部增長。

第13週
所有關節出現。

第14週
脊椎變直。

第22週
耳朵內的骨頭變硬，引起平衡感。

第24週
骨骼較成比例：頭、軀幹和腿各占胎兒身長的三分之一。

第37週
肱骨、股骨和脛骨發生骨化。

第39週
長骨中段骨化，但長骨末端和指骨及趾骨尖端依舊為軟骨。

肌肉系統

第8週
脊椎的肌肉系統和軀幹壁的肌肉層發育。

第10週
此時體重開始快速增加；舌部此時發育。大部分足月肌肉量之增加

第13週
大部分足月肌肉量之增加

第16週
味蕾達到成熟。

第23週
眼皮發展健全。

第31週
肌肉量持續快速成長。

神經系統

第5週
脊髓和大腦開始形成。

第6週
眼睛開始形成。

第7週
大腦半球形成；耳朵開始出現。

第12週
運動神經漸成熟；小腦開始形成。

第13週
神經軸開始形成。

第14週
脊髓延展到脊椎管的全長。

第18週
眼睛和耳朵到達最終位置。

第25週
大腦的平滑表面開始起皺。

第27週
眼皮不再融合在一起；發展對光的敏感度。

第29週
大腦皮質顯示出電活動。

第34週
吸吮反射形成。

第38週
眼睛發育成人的四分之三大小，但尚未能聚焦。

內分泌系統

第6週
胰臟開始形成。

第9週
甲狀腺從舌底移動到頸部。

第12週
甲狀腺形成並開始製造；胰臟在胰臟中製造。

第14週
甲狀腺成熟且開始製造荷爾蒙。

第24週
新陳代謝率高，導致胎兒的體溫比母親更高；胎兒儲備棕色脂肪，為了出生後的能量和熱度來做準備。

第25週
腎上腺釋放類固醇類荷爾蒙，例如為胎兒出生後準備的腎上腺素。

第31週
大腦中的腦垂體釋放生長激素。

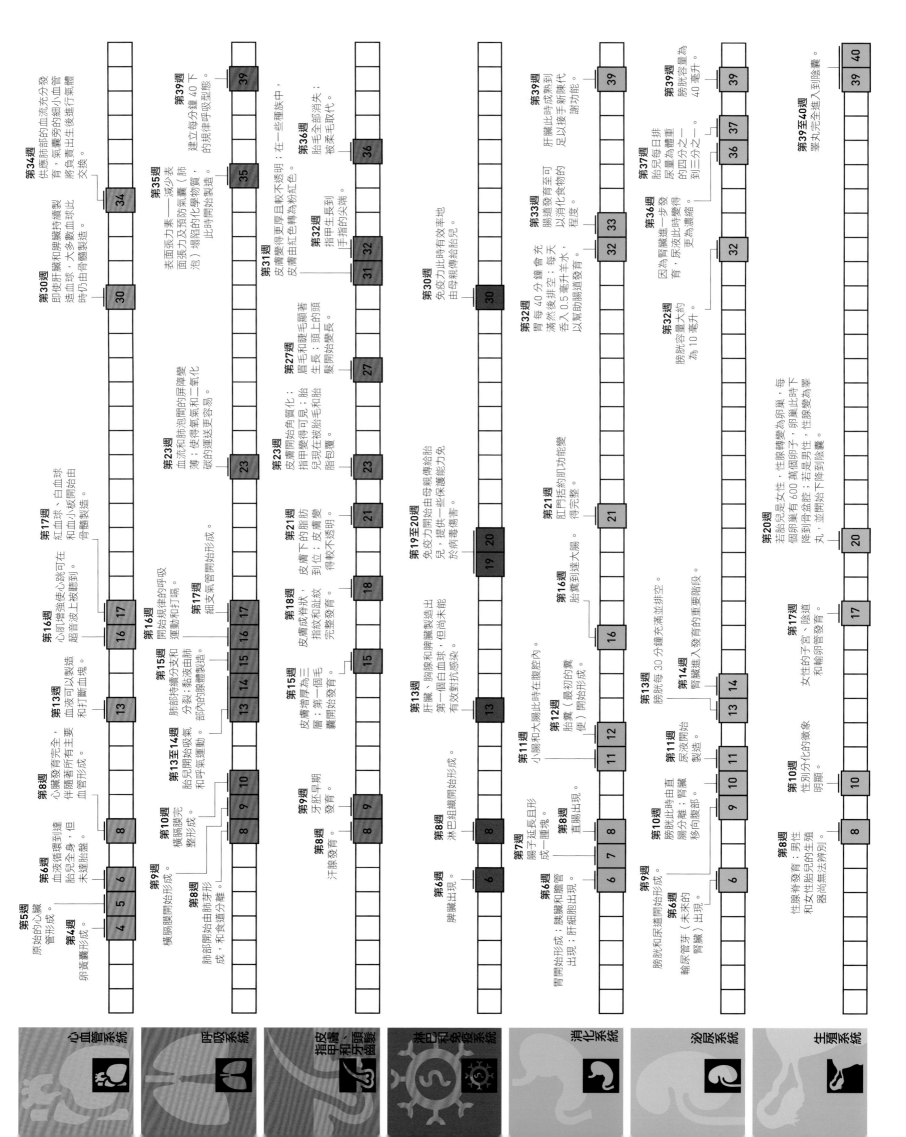

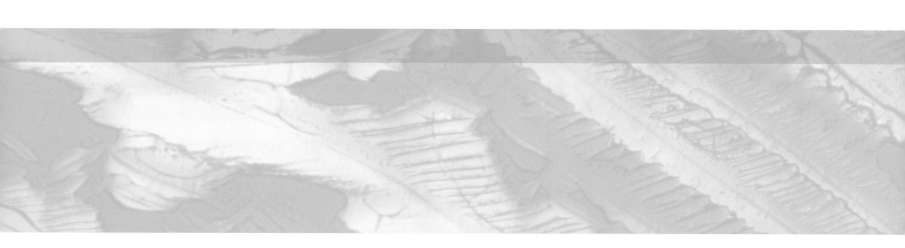

整個孕程期間，母親和胎兒都經歷了一系列巨大的變化，最終成就了「生產」這值得讚嘆的事件。「生產」的起始點為「分娩」，此時子宮肌肉壁的收縮強度和頻率會慢慢增加，將胎兒向下推進產道。胎兒會一邊下降、一邊扭動、轉動身體，頭骨也會稍微變形，讓頭部穿過產道。出生後的第一口呼吸，會誘發嬰兒心臟與肺臟的立即變化，宣告展開獨立生活。

分娩和生產

準備生產

在懷孕的最後幾週，母親的荷爾蒙改變，
以及隨著胎兒下移至骨盆的壓力，
皆讓子宮為即將到來的生產做好準備。

早期收縮

在第二孕期，子宮開始出現非常輕度的收縮，在懷孕過程中，收縮
的強度和頻率會漸漸增加。這些無痛的緊繃，稱為布雷希氏收縮，動
輒每一下持續 30 秒。這會讓
流往胎盤的血流增加，故可在
成長的最後階段，增加輸送到
胎兒的氧氣和營養物質。接近
生產時，布雷希氏收縮可能變
得讓人不適，且有一些婦女，
特別是初產婦，會誤認此「假
性」分娩是真正分娩的開始。

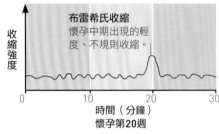

布雷希氏收縮
懷孕中期出現的輕
度、不規則收縮。

收縮強度 ／ 時間（分鐘）
懷孕第20週

收縮

隨著懷孕的進程，布雷希氏收縮變
得更頻繁。越接近生產，布雷希氏
收縮會越不舒服，尤其對某些初產
婦來說，會誤以為這是產前陣痛的
開始。

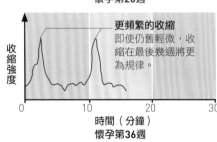

更頻繁的收縮
即使仍舊輕微，收
縮在最後幾週將更
為規律。

收縮強度 ／ 時間（分鐘）
懷孕第36週

晚期收縮

輕度及規則收縮是分娩極早期的特色。這些收縮導致子宮頸產生為
了生產之必要改變，亦即子宮頸更軟更薄、比原本的 2 公分縮短很多。
潛伏期大多持續約 8 小時，但經產婦可能較短。輕度收縮有時會被當
成背痛或週期性疼痛，通常不會造成壓力。一些婦女甚至並未察覺到
潛伏期發生。隨著分娩（見 190 頁）開始，子宮頸會因為更強和更頻
繁的收縮而打開（擴張）。

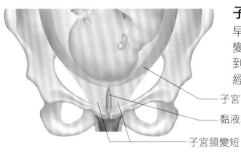

子宮頸軟化
早期分娩的輕度收縮造成子宮頸
變軟變短，此為子宮頸可以打開
到足夠讓胎頭通過之大小前的必
經過程。

子宮下段
黏液塞緊緊貼合
子宮頸變短

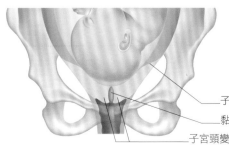

子宮頸變薄
隨著早期分娩持續輕度收縮，以
及胎頭壓著子宮頸，子宮頸在開
始打開或擴張前會漸漸變薄並融
合到子宮壁上。

子宮頸與子宮融合
黏液塞鬆弛
子宮頸變短變寬

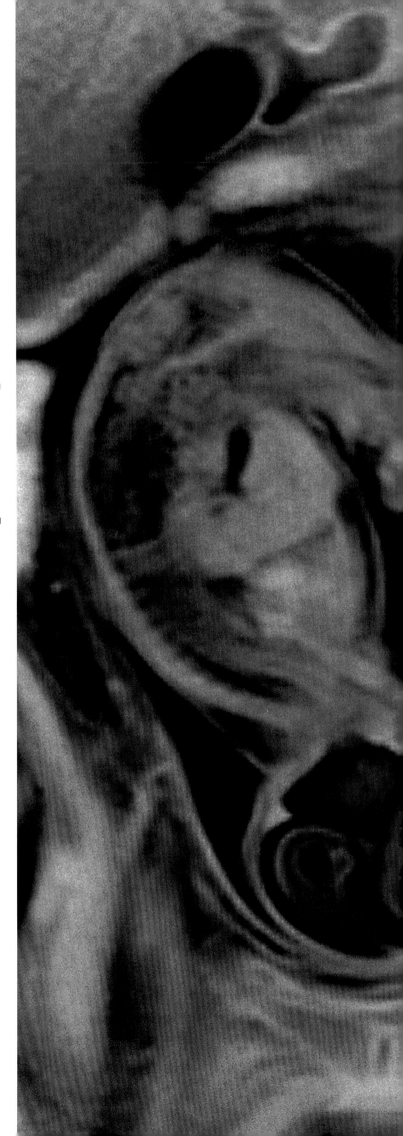

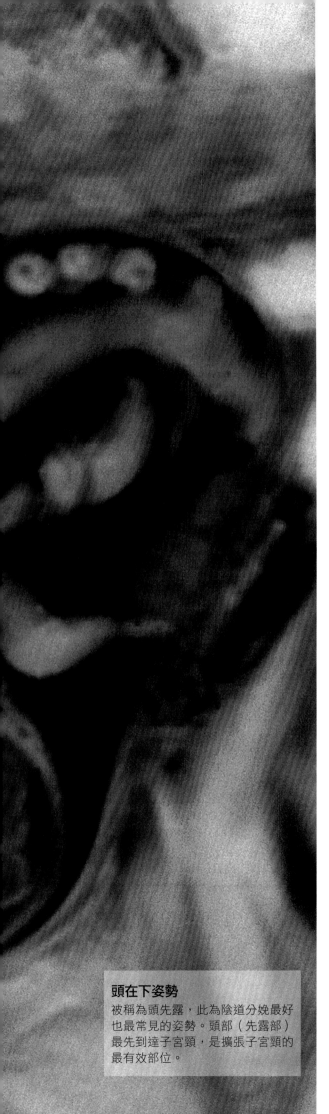

胎位

子宮內的胎位可呈垂直、水平或對角位置。垂直位可以是頭位（頭在下），或較不常見的臀位（臀部在下）。若呈水平或對角位，則無先露部位。第35週時，大部分嬰兒會呈現頭位。足月時，95%的嬰兒呈現頭位，4%臀位及1%橫位（水平的）或是斜位（對角的）。

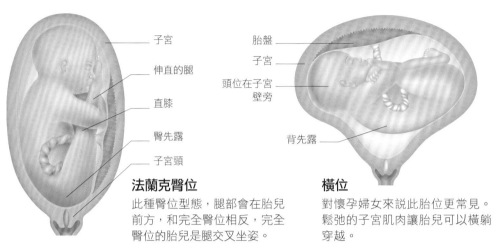

法蘭克臀位
此種臀位型態，腿部會在胎兒前方，和完全臀位相反，完全臀位的胎兒是腿交叉坐姿。

橫位
對懷孕婦女來説此胎位更常見。鬆弛的子宮肌肉讓胎兒可以橫躺穿越。

固定

此名詞「固定」用於第35週以上，胎頭經過骨盆入口之時。藉由感受腹部，醫師或助產士可以評估胎頭位在骨盆入口前方的恥骨上多少距離，以此測定胎頭是否固定。在分娩時，固定與否由陰道檢查評估。

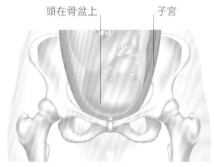
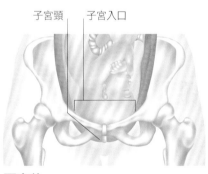

頭部固定前
若五分之三以上的胎頭在骨盆入口上方，表示尚未固定。第一胎的固定時間大約為第36週。甚至有一些胎兒的頭直到開始分娩時才固定。

固定後
一旦五分之二以下的胎頭在骨盆入口上方——亦即大部分的胎頭在下方，胎頭即固定。子宮下部擴張，胎兒因此可下移。

懷孕晚期荷爾蒙變化

雌激素濃度在懷孕最後數週上升，而黃體素濃度持平。雌激素誘發子宮收縮，黃體素可鬆弛關節使胎兒容易通過產道。人類絨毛膜促性腺激素的濃度在第4個月之後並未明顯改變，因為此荷爾蒙的主要任務為維持卵巢內的黃體，在那時已完成了。

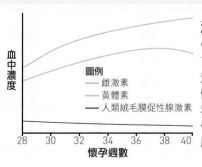

濃度改變
懷孕最後幾週可看到雌激素濃度增加、黃體素濃度穩定和人類絨毛膜促性腺激素濃度極輕微下降。

頭在下姿勢
被稱為頭先露，此為陰道分娩最好也最常見的姿勢。頭部（先露部）最先到達子宮頸，是擴張子宮頸的最有效部位。

分娩第一階段

分娩的這個階段以規律的疼痛收縮為始，以子宮頸完全擴張容許胎兒通過作結為特徵。在此階段，收縮變得更強且更緊密。

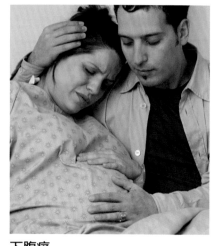

分娩早期症狀

進入分娩第一階段以前，會出現一些輕度和不規則的收縮（見 188 頁），之後則變為強而規律的收縮。接近分娩時，曾於懷孕時出現在子宮頸的黏液塞會離開原位（也就是所謂的「落紅」）。破水通常發生在分娩時或分娩開始前，少數情況則發生在第 37 週前。

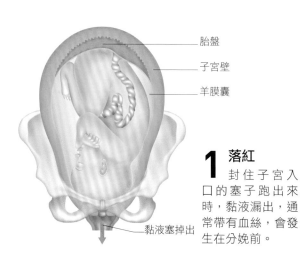

胎盤
子宮壁
羊膜囊

1 落紅
封住子宮入口的塞子跑出來時，黏液漏出，通常帶有血絲，會發生在分娩前。

黏液塞掉出

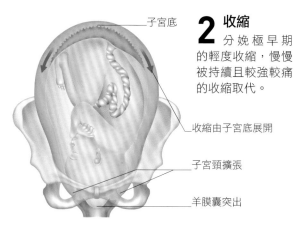

子宮底

2 收縮
分娩極早期的輕度收縮，慢慢被持續且較強較痛的收縮取代。

收縮由子宮底展開

子宮頸擴張

羊膜囊突出

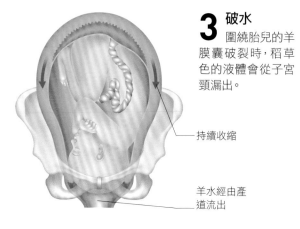

3 破水
圍繞胎兒的羊膜囊破裂時，稻草色的液體會從子宮頸漏出。

持續收縮

羊水經由產道流出

子宮收縮

在第一階段的早期，收縮非常輕微且子宮僅有些微擴張。隨著產程進到下一個階段，用力的收縮驅使胎兒朝子宮頸往下移動，子宮頸以更快的速率打開。子宮壁肌肉有豐富的血液供應，伴隨著每次的收縮，供應氧氣和營養物質至肌肉的血管被擠壓，使氧氣供應減少因此造成疼痛。此種疼痛隨著收縮將變得更強更久且更嚴重。

下腹痛
當強烈收縮開始後，下腹痛和下背痛常隨之而來。有許多方法可緩和不適。

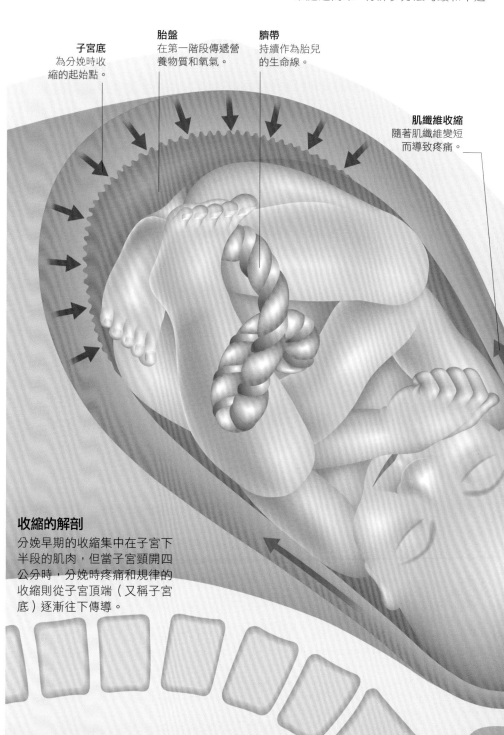

子宮底
為分娩時收縮的起始點。

胎盤
在第一階段傳遞營養物質和氧氣。

臍帶
持續作為胎兒的生命線。

肌纖維收縮
隨著肌纖維變短而導致疼痛。

收縮的解剖
分娩早期的收縮集中在子宮下半段的肌肉，但當子宮頸開四公分時，分娩時疼痛和規律的收縮則從子宮頂端（又稱子宮底）逐漸往下傳導。

子宮頸擴張

分娩時，子宮頸會打開到 10 公分寬。開始後不久，助產士或醫師會做陰道檢查以評估子宮頸的各個面向，包含：擴張程度、長度、硬度及位置。亦會記錄胎兒下降到骨盆的深度和胎位（見 189 頁）。從第一階段的開始到結束，皆會定時評估母親，包含腹部和陰道檢查，以在子宮頸擴張和胎兒下降到骨盆時確保適當的進程。

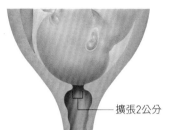

擴張2公分

1 最初的擴張
分娩的早期階段，子宮頸緩慢打開，雖然子宮收縮在此時依舊為輕度。

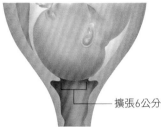

擴張6公分

2 子宮頸變寬
一旦確定分娩開始且收縮為有效的，子宮頸會從 4 公分擴張到 10 公分。

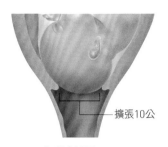

擴張10公分

3 完全擴張
一旦開口達 10 公分寬（完全擴張），母親很快地可以開始將胎兒推出。

過渡期

有一些婦女在子宮頸完全擴張和推出胎兒的衝動開始之間有一個時期，時間持續數分鐘或數小時不等，這個時期稱為過渡期。此收縮非常強烈且頻繁，故對母親而言，等待分娩的第二階段開始會很難熬。

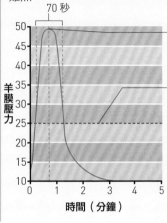

70 秒

收縮高度

當壓力上升到此線以上，收縮變得會痛。

羊膜壓力

時間（分鐘）

增加的羊膜壓力
過渡期的收縮是極度緊縮的，且子宮內的壓力上升到非常高，接著會再次快速下降。

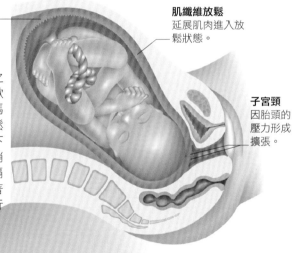

子宮底
收縮之間隨著肌肉放鬆而軟化。

肌纖維放鬆
延展肌肉進入放鬆狀態。

每一次收縮之間
在每一次收縮之間，是短暫的歡愉片刻，讓媽媽能夠比較輕鬆地呼吸，並在下次收縮前稍稍放鬆。收縮間隔的時間會隨著分娩持續進行而越來越短。

子宮頸
因胎頭的壓力形成擴張。

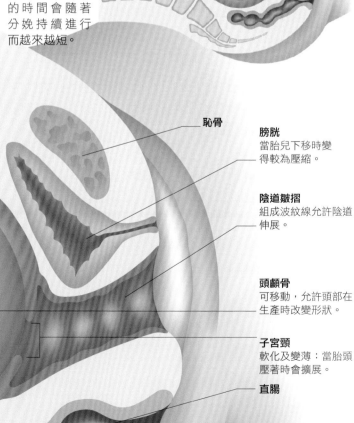

恥骨

膀胱
當胎兒下移時變得較為壓縮。

陰道皺摺
組成波紋線允許陰道伸展。

頭顱骨
可移動，允許頭部在生產時改變形狀。

子宮頸
軟化及變薄：當胎頭壓著時會擴展。

直腸

胎兒偵測

分娩時，胎兒健康的主要指標是胎心律及其對收縮的反應波動。最簡單的方式為聽胎心率，握住皮納德聽診器或手持聲波輔助機器，頂住母親腹部即可。電子胎兒偵測已使用很長一段時間，通常有兩個偵測器被捆在腹部。有時可由連接到胎兒頭部的電極測得心律。

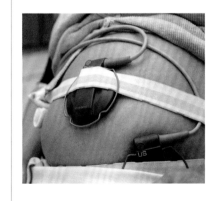

電子胎兒監測
測量胎心率和收縮強度。兩個感測器連結到一臺胎心宮縮監測機器，顯示連續記錄的結果。

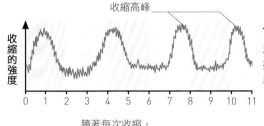

收縮高峰

收縮的強度

時間（分鐘）

母親的收縮
規則的收縮是正常分娩的典型。此紀錄顯示收縮漸漸增加強度。

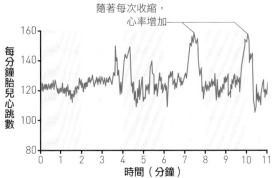

隨著每次收縮，心率增加

每分鐘胎兒心跳數

時間（分鐘）

胎兒心跳
心率會持續波動，某些特定的變化表示胎兒充滿活力，在分娩的時候狀態良好。子宮收縮的時候，心跳通常會跟著上升。

生產

分娩的第二階段為生產，最終將產出一個新的生命。此階段需要媽媽用盡全力，配合強烈、頻繁的收縮，才能將嬰兒向下推進產道。

一旦子宮頸完全擴張，第二階段產程即開始。收縮既強烈又規則，使婦女想要推出嬰兒。嬰兒經過產道時會旋轉改變頭部的位置，使這個最寬的部位跟母親骨盆最寬的位置一致。一旦頭部露出，嬰兒便再次旋轉使其肩膀可以一邊接著一邊輕易地出來。嬰兒露出不久後，必須確認臍帶沒有繞著嬰兒頸部，清除嬰兒鼻部和嘴部的黏液，以協助嬰兒呼吸。生產通常持續約 1 到 2 小時。

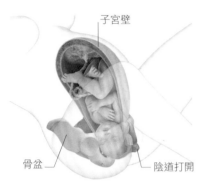

子宮壁

骨盆

陰道打開

胎兒在骨盆的位置

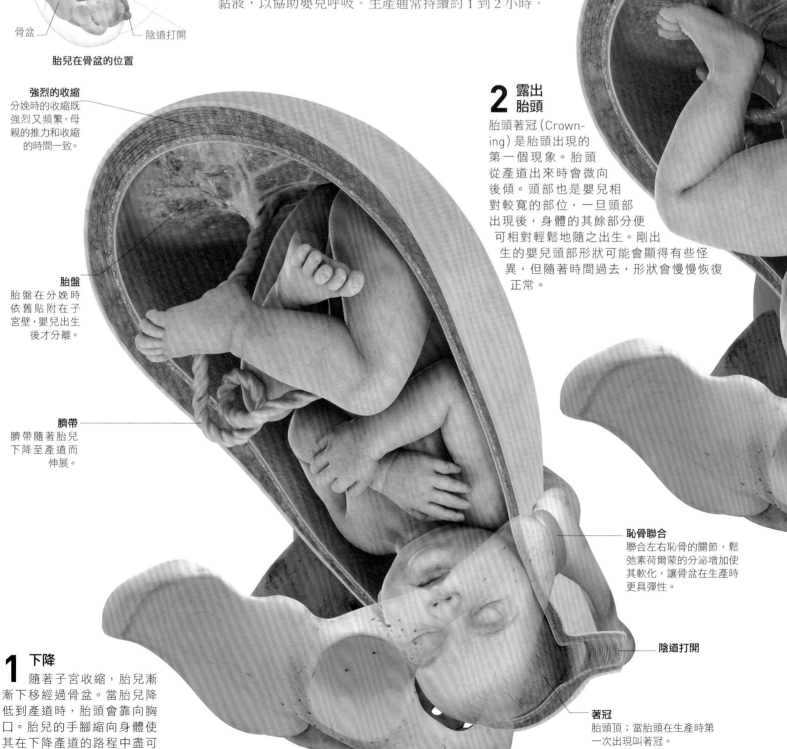

萎縮的子宮
隨著胎兒下降經過骨盆，子宮底頂變低。

強烈的收縮
分娩時的收縮既強烈又頻繁，母親的推力和收縮的時間一致。

胎盤
胎盤在分娩時依舊貼附在子宮壁，嬰兒出生後才分離。

臍帶
臍帶隨著胎兒下降至產道而伸展。

2 露出胎頭

胎頭著冠(Crowning)是胎頭出現的第一個現象。胎頭從產道出來時會微向後傾。頭部也是嬰兒相對較寬的部位，一旦頭部出現後，身體的其餘部分便可相對輕鬆地隨之出生。剛出生的嬰兒頭部形狀可能會顯得有些怪異，但隨著時間過去，形狀會慢慢恢復正常。

恥骨聯合
聯合左右恥骨的關節，鬆弛素荷爾蒙的分泌增加使其軟化，讓骨盆在生產時更具彈性。

陰道打開

著冠
胎頭頂；當胎頭在生產時第一次出現叫著冠。

1 下降

隨著子宮收縮，胎兒漸漸下移經過骨盆。當胎兒降低到產道時，胎頭會靠向胸口。胎兒的手腳縮向身體使其在下降產道的路程中盡可能地壓縮。

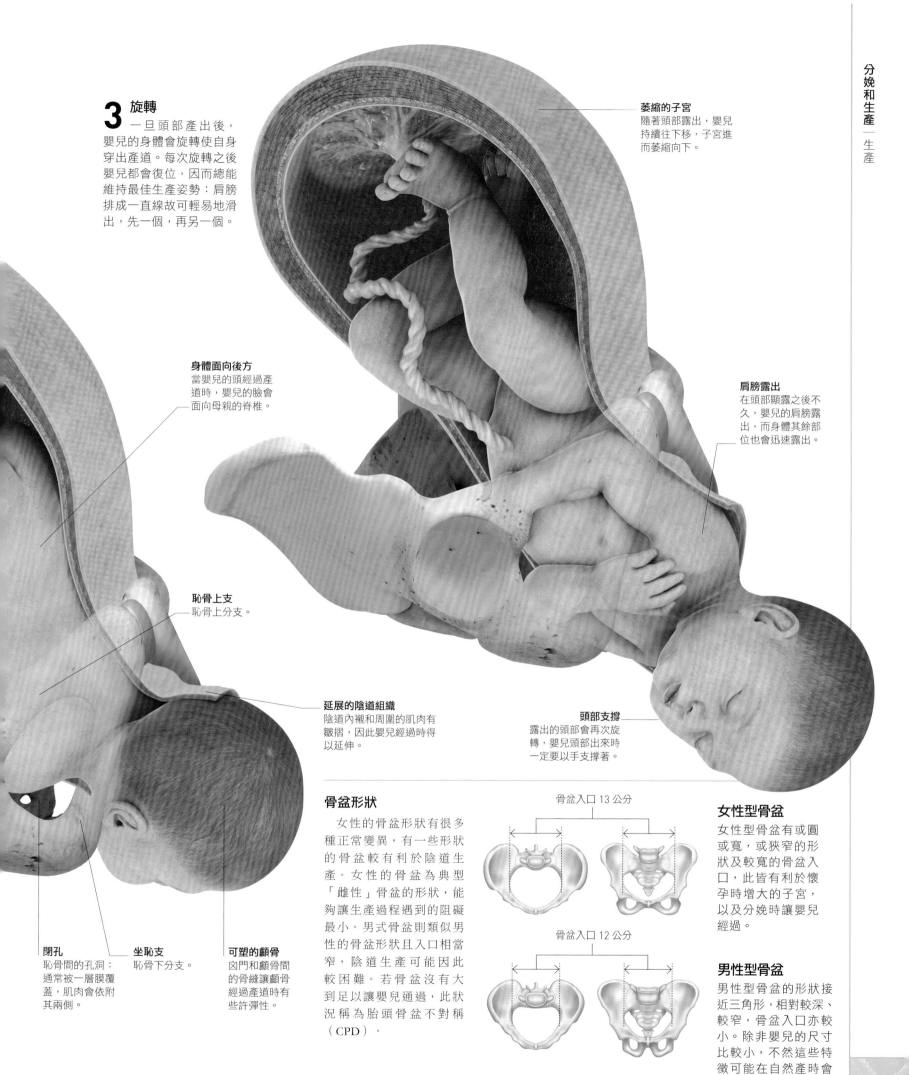

3 旋轉

一旦頭部產出後，嬰兒的身體會旋轉使自身穿出產道。每次旋轉之後嬰兒都會復位，因而總能維持最佳生產姿勢：肩膀排成一直線故可輕易地滑出，先一個，再另一個。

萎縮的子宮
隨著頭部露出，嬰兒持續往下移，子宮進而萎縮向下。

身體面向後方
當嬰兒的頭經過產道時，嬰兒的臉會面向母親的脊椎。

肩膀露出
在頭部顯露之後不久，嬰兒的肩膀露出，而身體其餘部位也會迅速露出。

恥骨上支
恥骨上分支。

延展的陰道組織
陰道內襯和周圍的肌肉有皺摺，因此嬰兒經過時得以延伸。

頭部支撐
露出的頭部會再次旋轉，嬰兒頭部出來時一定要以手支撐著。

閉孔
恥骨間的孔洞：通常被一層膜覆蓋，肌肉會依附其兩側。

坐恥支
恥骨下分支。

可塑的顱骨
囟門和顱骨間的骨縫讓顱骨經過產道時有些許彈性。

骨盆形狀

女性的骨盆形狀有很多種正常變異，有一些形狀的骨盆較有利於陰道生產。女性的骨盆為典型「雌性」骨盆的形狀，能夠讓生產過程遇到的阻礙最小。男式骨盆則類似男性的骨盆形狀且入口相當窄，陰道生產可能因此較困難。若骨盆沒有大到足以讓嬰兒通過，此狀況稱為胎頭骨盆不對稱（CPD）。

骨盆入口 13 公分

女性型骨盆
女性型骨盆有或圓或寬，或狹窄的形狀及較寬的骨盆入口，此皆有利於懷孕時增大的子宮，以及分娩時讓嬰兒經過。

骨盆入口 12 公分

男性型骨盆
男性型骨盆的形狀接近三角形，相對較深、較窄，骨盆入口亦較小。除非嬰兒的尺寸比較小，不然這些特徵可能在自然產時會造成生產的困難。

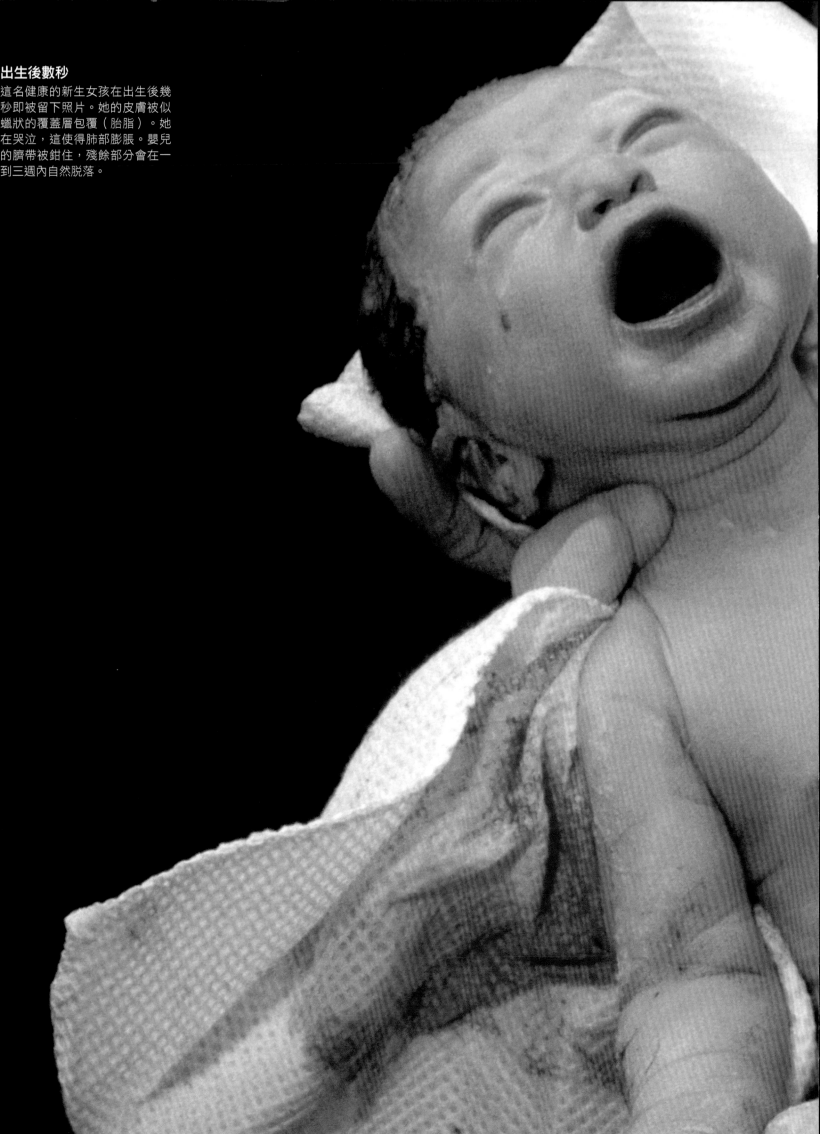

出生後數秒

這名健康的新生女孩在出生後幾秒即被留下照片。她的皮膚被似蠟狀的覆蓋層包覆（胎脂）。她在哭泣，這使得肺部膨脹。嬰兒的臍帶被鉗住，殘餘部分會在一到三週內自然脫落。

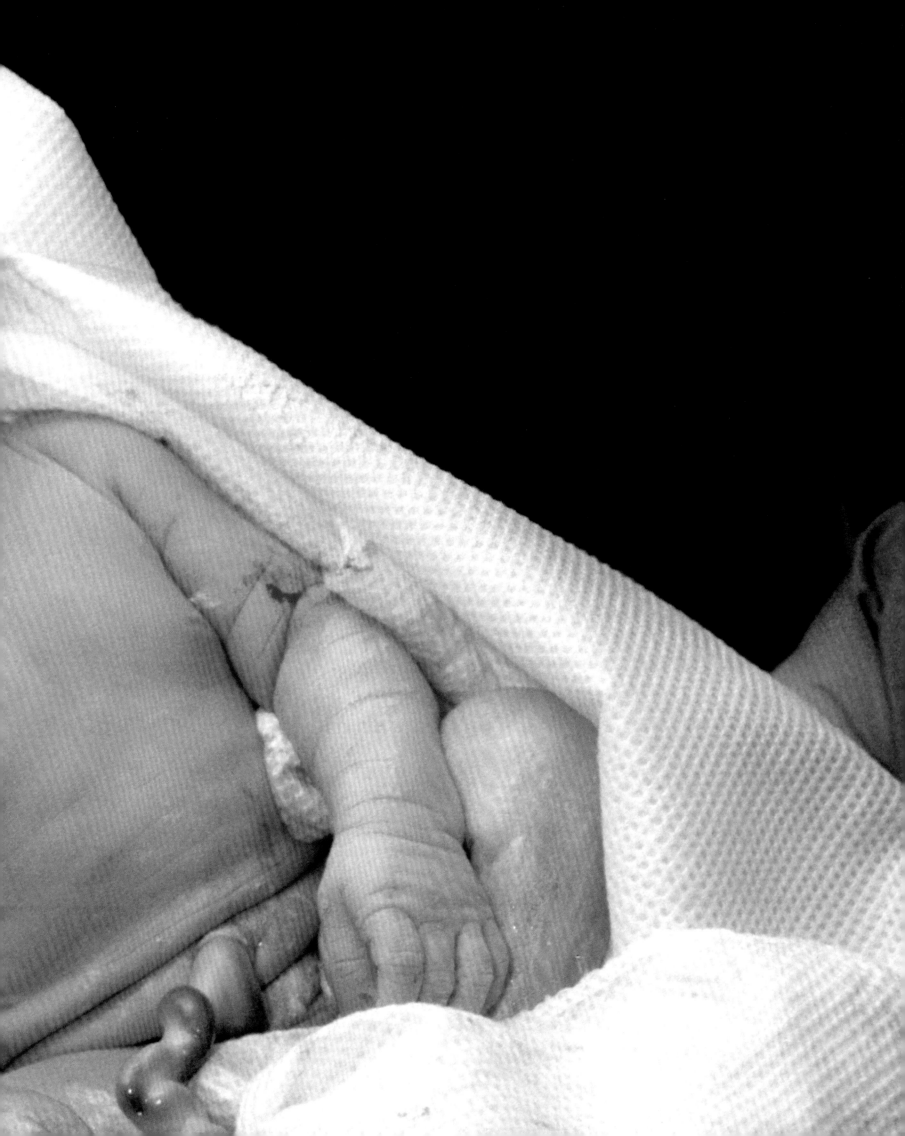

生產姿勢

有多種分娩和生產姿勢可供產婦選擇。許多女性發現在第一產程階段多動是有幫助的，或可嘗試數種比平躺、背部在下更容易生產的姿勢。一些女性覺得坐在床上以枕頭墊背較為舒適，也有些人較喜歡跪姿、蹲踞或用生產凳。

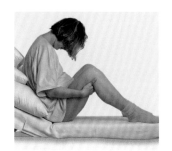

坐直
此姿勢在後方有枕頭支撐，比較舒適，也比較有用，因為孕婦能拉著大腿力。

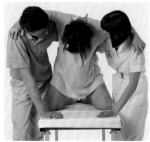

跪姿
婦女依靠支撐或四肢跪直，重力有助於直立姿勢時協助嬰兒下降。

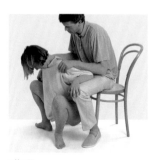

蹲踞
蹲踞時，骨盆打開，藉由重力的幫助，使得嬰兒生產較為容易。

羊膜囊
如果羊膜囊露出，第二個羊膜囊在第一個胎兒出生時還保存完整。

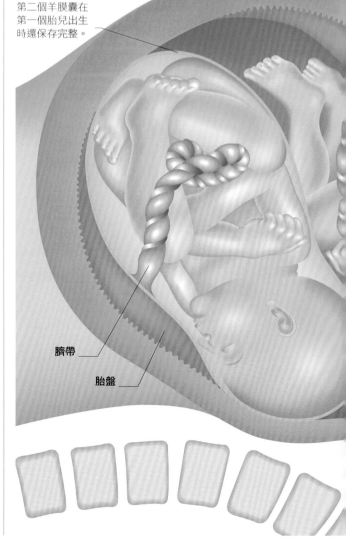

臍帶

胎盤

臀位生產

若是胎兒臀位先露（見189頁）——胎兒呈臀部先露姿，許多婦女可能因此需剖腹產。不過仍有一些個案考慮陰道生產，即便可能在發生問題時無法繼續，例如臍帶脫垂（見232頁），即臍帶先被生出來。若臍帶被擠壓，可能會剝奪胎兒的氧氣造成胎兒窘迫（見232頁）。

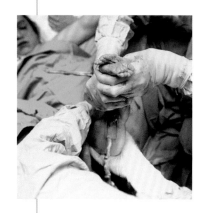

腳先生出來
臀位產時，嬰兒的臀部和腿先出現，之後才緊接著身體，最後才是身體中最寬的部位：頭部。

緩解疼痛	吸入性麻醉藥	藥物注射

有很多有效的方式可以緩解分娩時的疼痛，其中一些有廣泛的效果，既能緩解疼痛且作用在全身。這些藥物（在多數國家）為混合了空氣和鴉片類止痛藥物的氣體，最常被使用的為配西汀。相對地，局部止痛效果大部分被侷限在身體的一個部位。也有一些非藥物的方式，可以幫助放鬆和疼痛控制。

最令人熟知的吸入性麻醉藥物為安桃樂（Entonox），這是由一氧化氮和氧氣所混合而成的氣體，常用於生產時緩解疼痛用。安桃樂也能搭配面罩，從口鼻吸入。使用吸入性麻醉藥的時候，產婦應該以正常的呼吸速率，持續深呼吸。雖然吸入性麻醉藥不會完全讓疼痛消失，但能有效降低疼痛的程度，也能讓媽媽冷靜下來。吸入藥物30秒後，應該就能感受到藥物的效用，因此一旦收縮開始，產婦就應該開始吸入藥物，好讓藥物在對的時機開始作用。吸入性麻醉藥會導致噁心和暈眩，不過效應相當輕微，很快就會過去。很多國家並不將吸入性麻醉藥物用於無痛生產，例如美國。

分娩時使用的止痛藥物是採取注射或是以細管給予，大多在分娩早期使用以緩解全身的疼痛。配西汀是最常被使用的藥物，另外還有美他西諾和二乙醯嗎啡。所有藥物皆有潛在的副作用，但仍常常被選用是因為使用方便且能夠相當快速地緩解疼痛。

類型	如何作用	副作用
配西汀	配西汀可藉由注射到肌肉或是經由細管嵌入到手臂，依附於婦女自己控制的幫浦（被稱為病人自控式止痛）。	對母親有鎮靜作用，同時會導致噁心及嘔吐；對嬰兒有鎮靜作用，但會抑制呼吸。
美他西諾	也被稱為meptid，美他西諾與配西汀相似，但較不常使用。可由肌肉注射或病人自控式止痛給予。	作用和配西汀類似，但對母親的鎮靜作用較小，對嬰兒的呼吸影響則較少。
二乙醯嗎啡	在緩解分娩痛方面，二乙醯嗎啡看似為這些藥物中最有效的。通常是注射到肌肉，但有時會以病人自控式止痛給予。	作用和配西汀類似，但可能較不會造成噁心和鎮靜。

多胞胎生產

在大部分案例中，多胞胎皆是藉由剖腹產生產，不過婦女仍可以嘗試陰道生產，特別是雙胞胎。在這些案例中，必須在分娩時以電子胎兒偵測器謹慎地監測雙胞胎。通常，第一個雙胞胎會被一個放在頭皮的電極監測；第二個雙胞胎則由捆在母親腹部的感測器監測。產科醫師、助產士、小兒科醫師及麻醉師會在近處以防任何問題發生。同樣地，可能會給予母親硬脊膜外麻醉，以協助她們做好準備，應變可能的剖腹產。

胎盤

臍帶

恥骨

受壓縮的膀胱

雙胞胎生產
雙胞胎最常呈現的姿勢是頭部皆向下，故大多可以先生產第一個再生另一個。當第一個雙胞胎產出時，第二個雙胞胎會被持續謹慎地監測。

露出的頭部
在此可見第一位雙胞胎以常見的方式生產，頭先露。

擴張的子宮頸
子宮頸完全擴張，以讓第一個然後第二個雙胞胎經過。

產後立即

被生下來數秒內，嬰兒的首要事件就是第一口呼吸（使肺部膨脹）及第一次哭泣了。為了評估嬰兒的狀況和身體表現，助產士會測量嬰兒的體重和頭圍。嬰兒被擦乾並包裹住以防流失太多體熱。另外還會為胎兒補充維他命 K 以協助凝血。

阿帕嘉評分

阿帕嘉評分是快速評估嬰兒出生後狀況的方式，以確認是否需要緊急照護。出生後 1 分鐘和 5 分鐘實施。若是黑皮膚的嬰兒，「顏色」項目可參考嘴部、手掌和腳掌。

症候	分數：0	分數：1	分數：2
心律	無	每分鐘小於 100 下	每分鐘大於 100 下
呼吸速率	無	不規律；虛弱的哭泣	規律的；強力的哭泣
肌肉張力	軟綿綿的	四肢中度彎曲	活躍的運動
反射反應	無	中度反應或扮鬼臉	哭泣或是強烈的扮鬼臉
顏色	蒼白或藍色的	粉紅色；藍色的手部和足部	粉紅色

硬膜外及脊髓阻斷

在這些麻醉種類中，局部麻醉是注射在下背的脊髓周邊，阻斷注射處以下的感覺。然而，腹部疼痛也會使得移動腿部困難。硬膜外需要 20 至 30 分鐘才能起作用；脊髓麻醉在投予之後幾乎是立即有效。

硬膜外腔

脊髓

腦脊髓液

腰椎

導管尖端

脊椎

插入點的位置

插入導管
硬膜外，導管被插在硬膜和脊柱之間（圍繞在脊髓的外膜）。脊髓麻醉注射經由硬膜進入到圍繞脊髓的液體。

非藥物的治療

針對緩解疼痛的非藥物選擇包括呼吸技巧（見下所述）、反射療法、針灸、催眠療法、放鬆技巧、沉浸在水中（見 198 頁）和按摩。經皮神經電刺激用極小的電流，刺激身體釋出腦內啡（也就是身體天然的止痛藥）。

晚期第一階段
此階段包括收縮開始和結束時的深層平穩呼吸，以及尖峰時的淺呼吸。

過渡階段
為了避免太早開始用力，母親應該要在短促呼吸和吹氣間轉換，在收縮結束時和緩地呼氣。

第二階段
當母親平順地下推時，應該屏住深呼吸。推時，應採取深而平穩的呼吸。

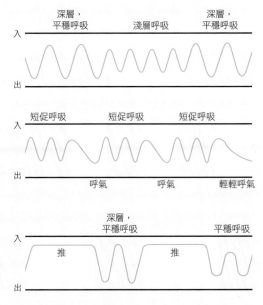

入 出

深層，平穩呼吸　　淺層呼吸　　深層，平穩呼吸

短促呼吸　　短促呼吸　　短促呼吸

呼氣　　呼氣　　輕輕呼氣

深層，平穩呼吸　　平穩呼吸

推　　推

產前準備

婦女有一系列的生產選擇，
包括在何處以及如何生出嬰兒。
個人的喜好、福祉和嬰兒的安全，
是做決定的關鍵要素。

水中生產

「水中生產」有很多不同的形式，醫院、助產士主導的生產中心或家中都適合水中生產。在水中生產可以緩解疼痛且有助於母親放鬆。水的浮力會使婦女覺得較輕盈可動。當嬰兒離開子宮的液體進入到水池中，水對嬰兒而言也比較不會造成傷害。醫院和生產中心可能有生產池設備，但多半都只有一個。也可以考慮租一個到家裡用。

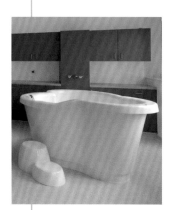

生產池
大部分醫院現在都有生產池。生產池可用於第一階段分娩以幫助緩和收縮。
婦女會被帶到產房但仍可以在水中生產。

家中生產

此選項適合有正常懷孕和生產經驗且無醫學問題的婦女。通常推薦第一次生產在醫院。希望在家中生產的婦女，其產前照護可由社區助產士提供，之後的生產也由助產士執行。醫院的產前單位應要容易到達家中，以免分娩時有預料之外的副作用。

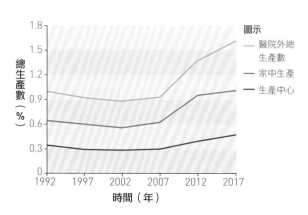

醫院以外的生產
家中和生產中心的生產，僅占總生產數裡的小百分比。生產中心的生產是由助產士協助，提供家庭式方式的產科單位。此圖所示為美國國內的數據，顯示從2007年開始增加的醫院外生產。

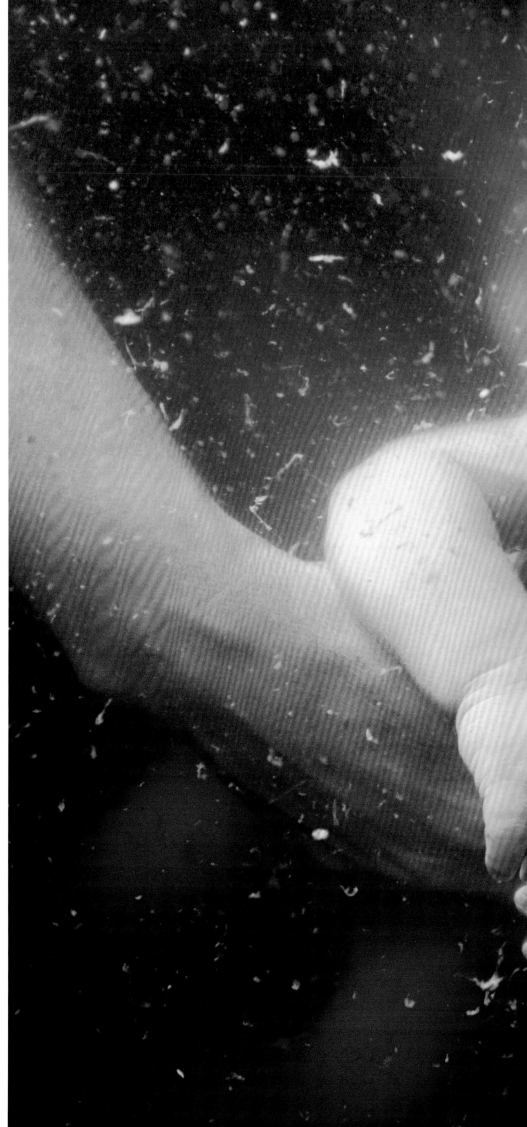

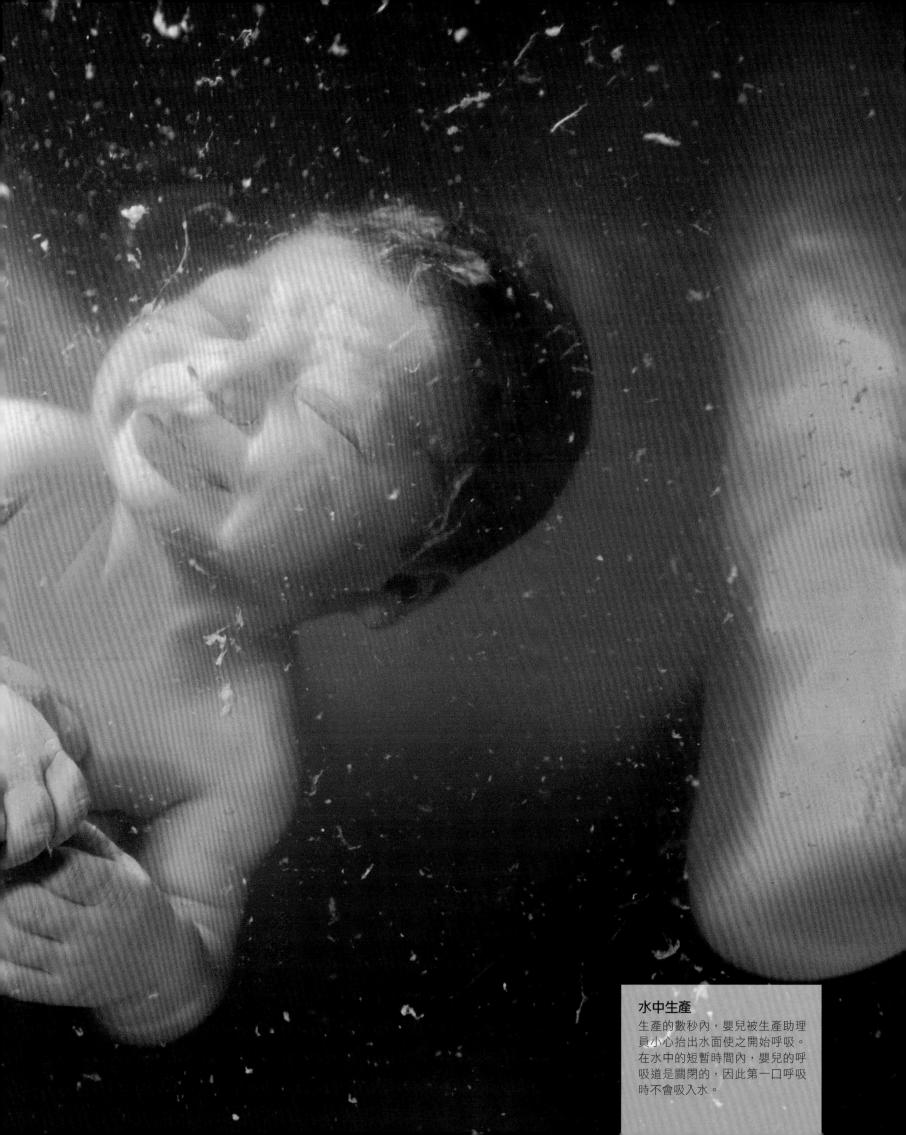

水中生產
生產的數秒內，嬰兒被生產助理
員小心抬出水面使之開始呼吸。
在水中的短暫時間內，嬰兒的呼
吸道是關閉的，因此第一口呼吸
時不會吸入水。

出生之後

在分娩的數秒之內，一系列事件會接續發生，而第一件事情就是寶寶開始了第一口自主呼吸。臍帶被鉗住後不久，就會被剪斷，自此之後，嬰兒就不再直接透過母親，而改採被餵食的方式取得養分。

胎盤娩出

嬰兒娩出以及剪斷臍帶之後不久，胎盤必須被移除，這個階段稱為第三產程。分娩後一旦子宮收縮，助產士或醫師可能會溫和地拉著臍帶和釋出的胎盤，同時以另一隻手放在下腹部去維持子宮的位置。胎頭被娩出後，可能會給予母親一劑催產素注射以幫助子宮快速地收縮。必須謹慎確認胎盤已經移出，因為任何留著的組織皆可能造成持續性出血，也會讓子宮無法充分地收縮。

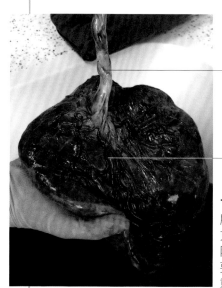

臍帶
一條尚未被剪斷的臍帶可維持 3 分鐘的脈動。

血管網路
從臍帶放射出許多微小血管。

一個健康的胎盤
胎盤通常重約 500 公克，直徑 20 到 25 公分，除了胎盤以外，膜也需要從子宮移除以避免嚴重出血和感染的風險。

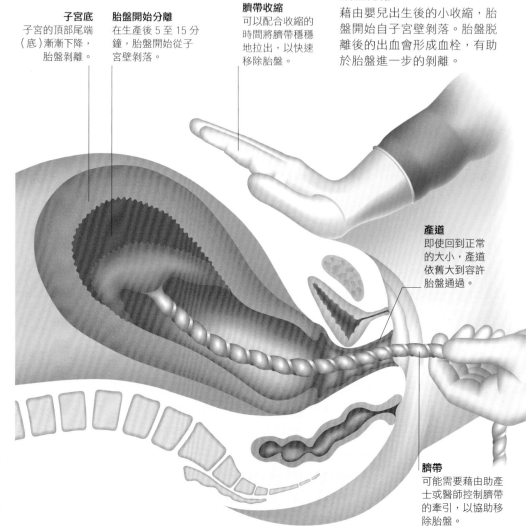

子宮底
子宮的頂部尾端（底）漸漸下降，胎盤剝離。

胎盤開始分離
在生產後 5 至 15 分鐘，胎盤開始從子宮壁剝落。

臍帶收縮
可以配合收縮的時間將臍帶穩定地拉出，以快速移除胎盤。

胎盤分離
藉由嬰兒出生後的小收縮，胎盤開始自子宮壁剝落。胎盤脫離後的出血會形成血栓，有助於胎盤進一步的剝離。

產道
即使回到正常的大小，產道依舊大到容許胎盤通過。

臍帶
可能需要藉由助產士或醫師控制臍帶的牽引，以協助移除胎盤。

剪斷臍帶

臍帶在 40 週的孕程中作為胎兒的生命線，胎兒依賴聚集的血管以攝取氧氣和營養物質並移除廢物。生產後不久，臍帶被剪斷，嬰兒獨立於母親以外生活。不過暫時保持臍帶連結，讓胎盤的血液得以流至嬰兒的循環並增加血液量可能有好處。此過程至多可達 3 分鐘，此時可將嬰兒放在母親的腹部——讓臍帶保持完整——一小段時間，並不會有任何問題。

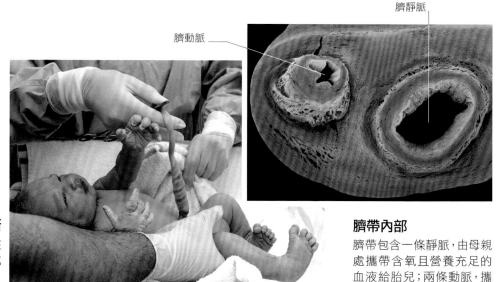

鉗住和剪斷
兩個鉗子繞過臍帶，相距約 4 公分，在這兩者的中間剪斷。如此可預防嬰兒或胎盤任何一側漏出血液。

臍動脈

臍靜脈

臍帶內部
臍帶包含一條靜脈，由母親處攜帶含氧且營養充足的血液給胎兒；兩條動脈，攜帶胎兒的廢物流向母親。

胎兒循環

胎兒直到出生後才能利用自己的肺部，在那之前肺部是洩氣的。在子宮內，胎兒從母親的血液接受氧氣，其在胎盤傳遞到胎兒的血液。大部分的胎兒血液是直接從心臟的一邊，經由一個叫做卵圓孔的小開口，流到另一邊。被稱為動脈導管的血管讓血液不需經過肺部就進入到主動脈。血液經過主動脈離開心臟，供應胎兒的身體。

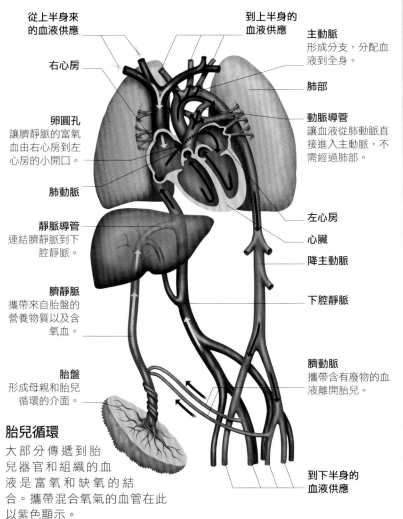

從上半身來的血液供應

右心房

卵圓孔
讓臍靜脈的富氧血由右心房到左心房的小開口。

肺動脈

靜脈導管
連結臍靜脈到下腔靜脈。

臍靜脈
攜帶來自胎盤的營養物質以及含氧血。

胎盤
形成母親和胎兒循環的介面。

到上半身的血液供應

主動脈
形成分支，分配血液到全身。

肺部

動脈導管
讓血液從肺動脈直接進入主動脈，不需經過肺部。

左心房

心臟

降主動脈

下腔靜脈

臍動脈
攜帶含有廢物的血液離開胎兒。

胎兒循環
大部分傳遞到胎兒器官和組織的血液是富氧和缺氧的結合。攜帶混合氧氣的血管在此以紫色顯示。

到下半身的血液供應

出生時的循環

從嬰兒的第一口呼吸開始，循環建立就改變了。血液由右側心臟流向肺部以交換氧氣，接著回到左側心臟，在此進入主動脈。動脈導管、靜脈導管和臍血管關閉並轉變成韌帶，卵圓孔也因回流到左心房的血液壓力（在搜集由肺部來的氧氣後）而強力關閉。

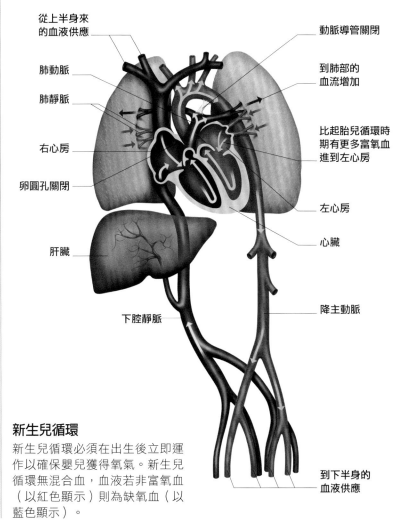

從上半身來的血液供應

肺動脈

肺靜脈

右心房

卵圓孔關閉

肝臟

下腔靜脈

動脈導管關閉

到肺部的血流增加

比起胎兒循環時期有更多富氧血進到左心房

左心房

心臟

降主動脈

到下半身的血液供應

新生兒循環
新生兒循環必須在出生後立即運作以確保嬰兒獲得氧氣。新生兒循環無混合血，血液若非富氧血（以紅色顯示）則為缺氧血（以藍色顯示）。

吸吮反射

此為原始反射，從出生起便存在，與探索反射有緊密連結（見210頁）。輕柔地觸碰嬰兒上顎便能誘發吸吮反射。為了誘發吸吮反射，嬰兒的嘴必須含著乳頭（或是奶瓶上的奶嘴）。因此許多新生的嬰兒在出生後，立即就被放到胸部直接餵食。但對某些嬰兒，則需要花點時間和耐心去鼓勵他們有效地吸吮。吸吮乳頭可刺激催產素和泌乳素的製造，這些是製造和分泌乳汁所需的荷爾蒙。

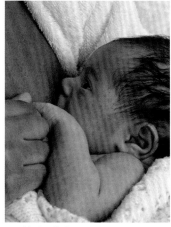

首次哺乳
營養價值高、富含乳脂的物質稱為初乳。初乳富含抗體，在最初數天釋放，之後才會流出真的母乳。

嬰兒出生後，荷爾蒙的劇烈變化變

雌激素、黃體素和其他荷爾蒙的濃度隨著嬰兒出生而戲劇性下降。下降的結果包含子宮萎縮以及骨盆底肌肉的張力增加。母親的血液循環量（當時為了符合胎兒需求而上升）回歸正常。

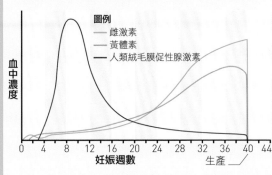

圖例
— 雌激素
— 黃體素
— 人類絨毛膜促性腺激素

血中濃度

0　4　8　12　16　20　24　28　32　36　40　44
妊娠週數　　　　　　　　生產

濃度突然下降
產後雌激素及黃體素的濃度快速下降，可能是間接導致產後憂鬱的理由之一。目前還不知道，為什麼某些女性的雌激素與黃體素濃度會突然下降。

協助生產

出現過期、分娩進程緩慢、胎兒窘迫或不正常的胎位等情況時，協助生產是必要的。
協助生產可能為事先計畫，也可能是在分娩前或分娩中，有問題發生而急迫需要。

引產

若是懷孕超過 42 週、分娩在破水後無法開始或有一些醫學上的狀況例如子癲前症，則會建議引產。其中一種方法是在陰道檢查時實行羊膜環掃術，輕拉羊膜遠離子宮頸；另一種則是在陰道放入含前列腺素的陰道栓劑。若這些方式都失敗了，可以用 syntocinon（合成的催產素）滴劑來增加收縮頻率。

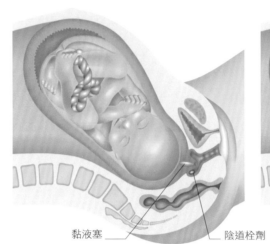

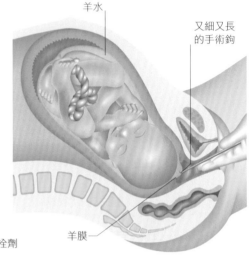

催產素結晶
此光學顯微鏡顯示出催產素的結構，催產素是一種由腦垂腺釋放的荷爾蒙，主要功能為發起分娩，但促使催產素釋放的原因仍為未知。

插入陰道栓劑
前列腺素會被用來引產，以陰道栓劑、藥丸或凝膠的形式插入陰道靠近子宮頸處。這種類似荷爾蒙的物質可幫助子宮頸成熟準備擴張並刺激收縮。

破水
將一個鉤子深入陰道以撕裂羊膜，使液體流出。此方式大多用於分娩進程緩慢，而非分娩未開始之時。

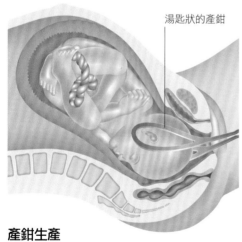

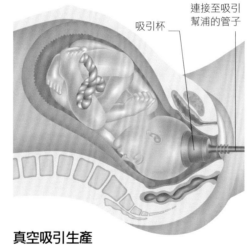

產鉗生產
產鉗的兩個葉片圍繞著嬰兒頭部置放並鎖在一起。醫師會拉動產鉗，母親則隨著每下收縮推動胎兒。

真空吸引生產
吸引杯會放在嬰兒頭部，然後開始吸引，以固定吸引杯。輕柔地拉此裝置以幫助嬰兒出來。

產鉗和真空吸引生產

出於諸多因素，有 5 至 15% 的生產是採取產鉗或真空吸引生產，最常見的原因為胎兒窘迫（通常由胎心律顯示）和母親在分娩數小時後體力耗竭。無論哪一種方式，都是為了幫助在骨盆下部的嬰兒出生，但條件是子宮頸必須完全擴張足以讓嬰兒通過。產鉗和大的分沙拉器具相似，分開成兩半並鎖住以避免在生產時壓扁嬰兒的頭部，末梢彎曲以支撐嬰兒的頭部。真空吸引器（亦被稱為 ventouse），有一個負責吸引的杯子，會吸附到胎兒的頭部。產鉗生產可能需要會陰切開術，而真空吸引生產不一定有此需要。

會陰切開術
會陰切開術是在陰道和肛門間做的一剪，以製造一個大的開口，還可預防組織傷害。實行此切開術可以預防撕裂，若發生胎兒窘迫，或嬰兒有需要時，則可以快速地生產。此程序在局部、硬膜外或脊髓麻醉下實行。這一剪之後會被縫起來。

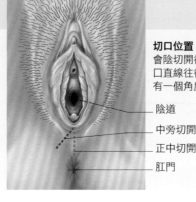

切口位置
會陰切開術的切口是從陰道開口直線往後到肛門切開，或是有一個角度到其中一邊。

陰道
中旁切開
正中切開
肛門

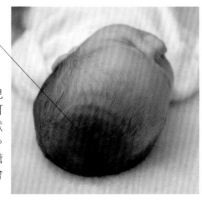

真空吸引器痕跡
吸引接受通過嬰兒頭部頂端的杯了可能會留下紅色環狀瘀青，被稱為假髻。即使看起來令人擔憂，但此痕跡只會持續一週左右。

剖腹產

剖腹產是胎兒經由一道在腹壁的切口被移出子宮。有很多理由導致不適合或不想要經由陰道生產。剖腹產可能是出於計畫而非急迫性的理由，例如母親懷雙胞胎；也可能是非計畫性的迫切原因，例如發生胎兒窘迫；或較不急迫的原因，例如分娩進程緩慢。在手術前，孕婦的腹部被麻醉，可能會採取局部麻醉（硬膜外或是脊髓），讓母親保持清醒；或全身麻醉，使母親失去知覺。

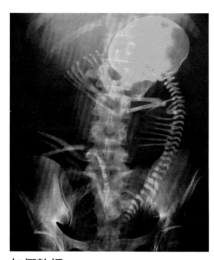

臀位產

這張X光可以看到一個臀位產（頭部並非最先露出產道的部位）的胎兒。若嬰兒不能在分娩前或分娩時轉換成頭部先露出產道的胎位，剖腹產是生產最安全的選項。

如何執行

在腹壁的皮膚剪一刀，使下方的組織層和肌肉分開露出子宮。將子宮順著其中一道切痕（右上）打開即可抬出胎兒。

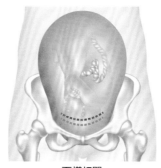

下橫切開

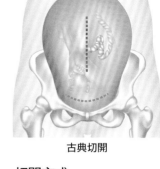

古典切開

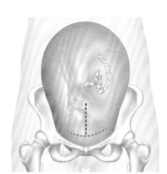

下垂直切開

切開方式

切入子宮最常見的方式為下橫切開。有一些個案可能會採用較大的垂直切開（古典切開），例如若嬰兒的姿勢橫跨過腹部；下垂直切開法會用於其他異常胎位。在腹壁上的第一個切口，則與其他方式相同。

圖例
---- 腹壁的切口
---- 子宮的切口

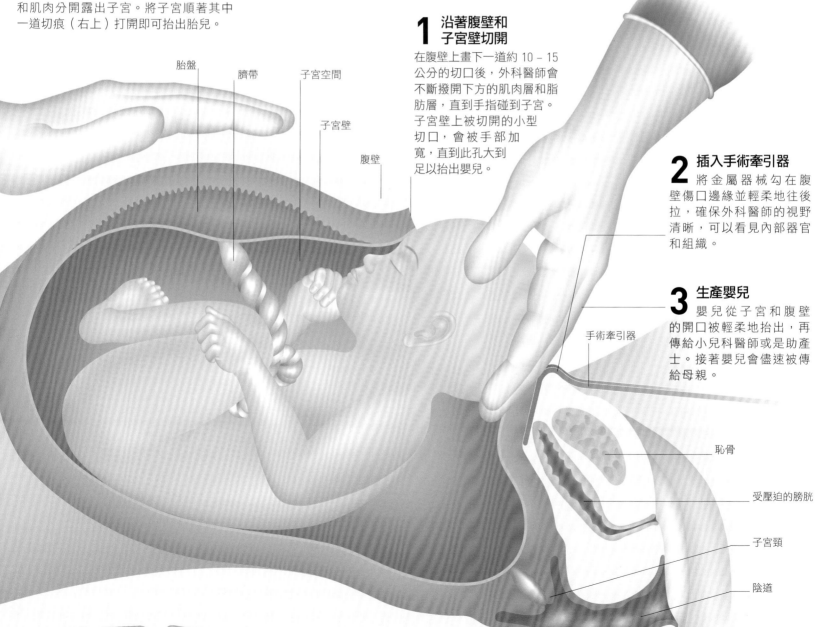

胎盤　臍帶　子宮空間　子宮壁　腹壁

1 沿著腹壁和子宮壁切開

在腹壁上畫下一道約 10 – 15 公分的切口後，外科醫師會不斷撥開下方的肌肉層和脂肪層，直到手指碰到子宮。子宮壁上被切開的小型切口，會被手部加寬，直到此孔大到足以抬出嬰兒。

2 插入手術牽引器

將金屬器械勾在腹壁傷口邊緣並輕柔地往後拉，確保外科醫師的視野清晰，可以看見內部器官和組織。

3 生產嬰兒

嬰兒從子宮和腹壁的開口被輕柔地抬出，再傳給小兒科醫師或是助產士。接著嬰兒會儘速被傳給母親。

手術牽引器

恥骨

受壓迫的膀胱

子宮頸

陰道

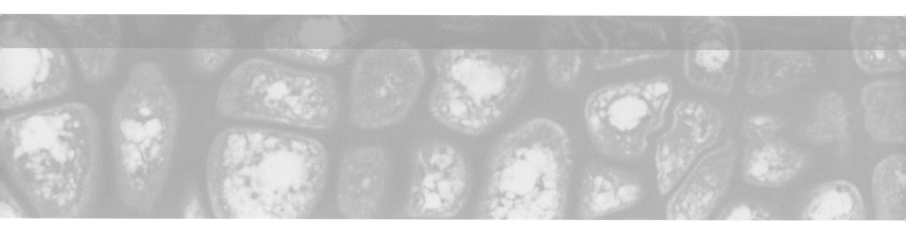

懷孕期間，胎兒原本為了要與媽媽共存所發展出來的特殊能力，會在出生之後為了要能獨立生活，而有急速變化。新生兒必須很快地學會各種必須技能，以回應週邊的各種刺激。這些發育會以特定的模式陸續完成，第一個發育模塊甚至會在出生之後幾天內達成。寶寶發育過程中所需要的關鍵技能，又稱為發育里程碑。這些發育里程碑和其他像是頭圍、體重等指標，都會被醫護人員仔細地記錄下來，作為評估健康和活力的參考。

出生後發育

恢復及哺乳

產後數週會帶給母親巨大的情緒和身體改變，尤其是開始哺乳後。荷爾蒙改變、新生兒成為雙親的責任，及嚴重缺乏睡眠皆會加劇影響。

恢復中的母親

擁有新生兒的最初幾週雖美好但令人精疲力竭，尤其是因為母親經歷了不同的身體改變。加大的子宮和鬆弛的腹部肌肉，使腹部持續顯得像懷孕，當子宮縮小時又可能出現類似收縮的絞痛。出血發生在最初的二到六週，此分泌物一開始是鮮紅色，會轉為粉紅色然後棕色。會陰切開術的疤痕（見 202 頁）一開始會痛，排尿可能會不舒服，而便祕也是一個常見的問題。在哺乳的前幾天，乳房會脹痛，若嬰兒能適時地吸吮乳頭（見下），疼痛可得到改善。不過所有的問題應該都會隨著時間而緩解。

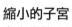
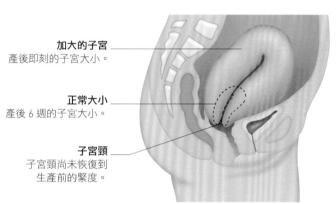
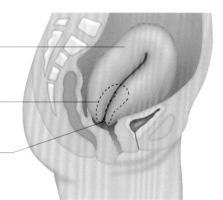

加大的子宮
產後即刻的子宮大小。

正常大小
產後 6 週的子宮大小。

子宮頸
子宮頸尚未恢復到
生產前的緊度。

縮小的子宮
出生後第 6 週，子宮幾乎回到懷孕之前的大小。催產素的製造（見對頁）可刺激肌肉收縮，哺乳有助於這個過程。

透過哺乳的連結
皮膚對皮膚的接觸是母親和嬰兒鍵結過程中的特殊部分。哺乳提供雙方很多健康益處，還能獲得在一起的安靜時光。

骨盆底運動

增強骨盆底──支撐膀胱、腸子和子宮的吊帶狀肌肉（見 91 頁），在生產後和懷孕期間一樣重要。這有助於膀胱的控制，降低漏尿發生率。母親可想像自己正在排尿，並試圖停止尿液之流動以使肌肉定位。每日練習數次，使肌肉重複擠壓，跳動或是撐住幾秒。這些運動應該隨著時間而增加。

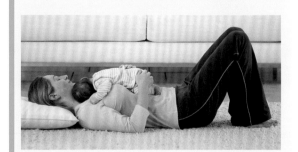

和妳的嬰兒運動
骨盆底運動可以納入每天的例行公事，也許可以趁著嬰兒睡覺時執行。花費幾分鐘增強這些肌肉，之後會顯出好處的。

情緒

大部分婦女會發現，她們在嬰兒出生後幾天，會經歷各種情緒─從興高采烈到低落傷心，甚至落淚。這些起起伏伏的情緒變化是完全可以理解的，畢竟身體的荷爾蒙有劇烈變化，以及養育新生兒時的睡眠剝奪相當普遍。生產後的成就感和振奮相當常見，但可能很快地轉成悲傷的情緒。產後情緒低落的狀態，雖然很常見，但通常會隨著時間消失。如果悲傷的感覺持續且沒有妥善處理，很有可能罹患產後憂鬱症，需要尋求專業協助（見243 頁）。

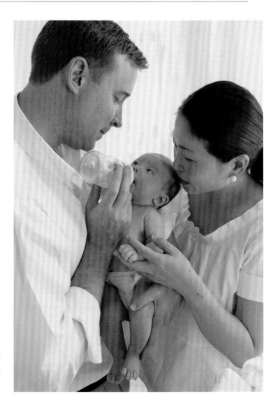

鍵結
讓父親儘早加入是很重要的，不僅能夠釋放母親身體上和情緒上的壓力，也可以讓父親和嬰兒之間形成鍵結。

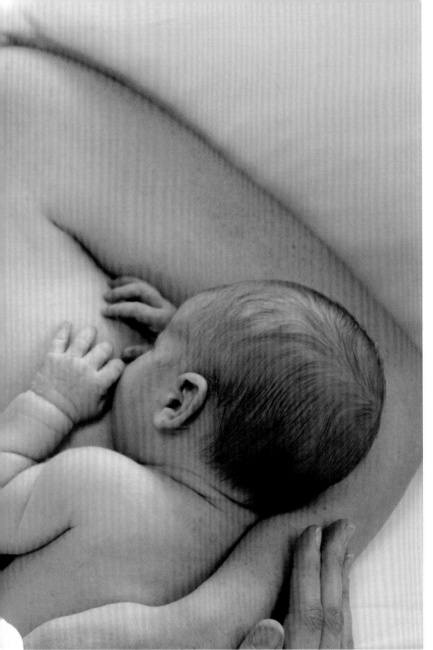

哺乳

　　母乳通常被視為嬰兒的理想食物，因其富含早期生長和發育所需的所有營養物質，也能提供抗體幫助對抗多種疾病，例如腸胃炎和肺炎。此可降低在生命第一年的罹病風險。製造和釋放母乳有賴於腦部腦垂腺製造的兩種荷爾蒙：泌乳素刺激乳汁製造；催產素開啟母乳的噴射或是「排乳」。起初，乳房製造的黏稠物質叫做初乳（見下），在數天之後就會被成熟的乳汁取代。每次餵奶時，乳房會製造解渴的「前乳」接著是富含營養的「後乳」。

下視丘
腦垂腺
腦

乳汁製造
腦垂腺製造的泌乳素刺激乳房的泌乳小葉製造乳汁。

乳汁釋放
腦垂腺釋放催產素，使泌乳小葉平滑肌收縮，促進乳汁進入輸乳管至乳頭。

圖例
■ 泌乳素釋放
□ 催產素釋放

排乳反射

擠壓乳汁出乳房是被催產素刺激而發生，可能會感到暫時疼痛或是刺痛。首先，排乳是被吸吮誘發，但一旦哺乳建立了其他能引起反應的刺激，例如聽到嬰兒哭泣，也可以造成荷爾蒙釋放。

泌乳小葉
輸乳管

乳房結構

含乳

　　當嬰兒正確將嘴巴放在乳房且能有效地吸吮時，稱為含乳。這未必會自然地發生，若不正確進行亦可能造成疼痛。乳房應該適當被含在嬰兒嘴巴，乳頭近後側和大部分的乳暈（圍繞著乳頭的黑色區域）也在嘴巴內。嬰兒移動下巴上上下下，而舌頭運動會造成乳汁釋放。這個姿勢可避免乳頭被拉或捏而變得疼痛，亦可讓被攝食的乳汁達到最大值。

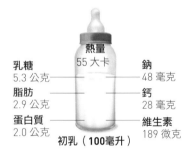

乳糖
5.3 公克
脂肪
2.9 公克
蛋白質
2.0 公克
熱量 55 大卡
鈉 48 毫克
鈣 28 毫克
維生素 189 微克
初乳（100毫升）

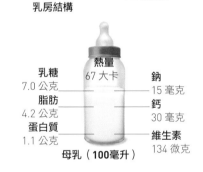

乳糖
7.0 公克
脂肪
4.2 公克
蛋白質
1.1 公克
熱量 67 大卡
鈉 15 毫克
鈣 30 毫克
維生素 134 微克
母乳（100毫升）

母乳的組成改變

初乳和母乳的不同在其組成。初乳富含抗體，有助於嬰兒未成熟的免疫系統對抗感染，亦被稱為「最初的乳汁」。初乳也富含維生素。

瓶餵

　　不是所有母親都會餵母乳，可能是因為健康或是其他因素無法如此。配方奶盡可能地複製母乳，由牛乳製造，再加上額外的礦物質和維他命。如果是餵食嬰兒配方奶，母親不必感覺罪惡，這一點相當重要。提供新生嬰兒所需的關鍵營養物時，瓶餵仍有機會使母嬰產生鍵結，也能讓父親花額外的時間和嬰兒相處或在夜間餵食，母親不需擠奶而可以有更多睡眠的機會。

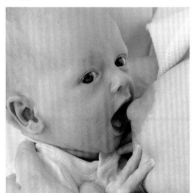

1 促進反射

將嬰兒的嘴唇刷過乳頭，鼓勵他們打開嘴巴並接受乳頭。可以將嬰兒的頭放在媽媽的手中，導引到正確的位置。

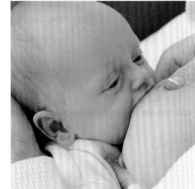

2 修正姿勢

一旦嬰兒的嘴巴打開到最寬，乳頭和乳暈即可深深定位於嘴裡，同時母親要繼續支撐著嬰兒的頭部。

新生兒

一名健康的新生兒和成人有一樣的器官和組織數，隨著發育，這些器官與組織會發生改變並成熟。在生命最初的六週，嬰兒的外觀會開始改變。

解剖

　　一名新生兒的重量平均為 3.5 公斤。即使已充分準備好迎接外面的世界，嬰兒的器官和組織仍會持續改變和發展直到長大成人。一些在新生時相對較大的器官，反映出其在懷孕和幼兒早期扮演重要的角色。例如：胸部內大的胸腺對早期免疫發展很重要，不再被需要時胸腺會開始縮小。出生時循環會發生改變，由嬰兒的第一口呼吸誘發，促使肺部開始工作，嬰兒因此可獨立呼吸（見 201 頁）。有些新生兒的外觀變化（例如錐形頭），與生產時的過程有關，通常會隨著時間而自行消失。

眼睛
來自產道的壓力使新生兒的眼皮看起來浮腫。嬰兒早期視力差，且眼睛可能因為尚未發育好的肌肉看起來像叉型。

顱骨和腦部
　　顱骨由骨板組成，在接縫處（骨縫）相接，兩個軟點叫做囟門，可以讓骨頭滑到另一根骨頭上，故胎兒通過產道時，顱骨可以改變形狀。這說明了為何有些新生兒頭部暫時呈錐狀外觀。之後，囟門會關閉：後（後面的）囟門會在大約第 6 週關閉；前（前面的）囟門在 18 個月大時關閉。

神經發展
此新生兒的腦部電腦斷層顯示大範圍的發展中神經網路（綠色）。很多腦部神經細胞之間的連結始於出生那刻。

新生嬰兒的身體結構
嬰兒各種解剖結構上的相對大小和組成，會隨著時間不斷改變。最初幾週，會監控嬰兒的身體構造，以確認他們正常生長。

手腕
腕部的腕骨大部分由軟骨組成。

心臟
血液第一次從心臟灌注到肺部。

頸
完整形成，牙齒在顎骨中出現。

肺部
第一口呼吸引空氣進入肺部，促使肺產生功能。

氣管

額骨

眼眶

前囟門

頂骨

後囟門

枕骨

耳

頸部
發育尚未完全的肌肉在最初數週內無法支撐又大又重的頭部。

胸腺
出生時體積極大，此腺體在發展具有功能的免疫系統中扮演重要角色。

胸廓

指甲
新生兒的指甲快速地生長且可能變尖銳。

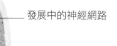
大腦半球

發展中的神經網路

充滿液體的腦室

溫度控制

新生兒沒有發育完整可調節體溫的能力。相對於體重，大表面積的皮膚意味著新生兒容易流失熱能，且無法顫抖以產生體溫。嬰兒可以藉由流汗和擴張皮膚的血管冷卻，但他們的散熱能力不像大人有效，故嬰兒的體溫不可過熱。

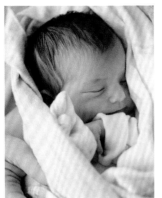

嬰兒包巾

這是一個包裹嬰兒的技巧，既可確保避免過熱又創造安全感。

出生後檢查

每個嬰兒在出生後都會立刻被檢查，大約六週後進行第二次檢查。這包括對外觀解剖構造的檢查，例如手部、足部、心臟、肺部、髖部和簡單的聽力測試。醫師用光照在眼睛、聽診胸部並確認嘴巴內有無顎裂；檢查背部以尋找脊椎問題；移動腿部以評估髖部的穩定。另外還會檢查男孩的陰囊以確認睪丸的位置。醫生也會看有無胎記。除了身體檢查，新生兒還會做腳跟採血測試以檢查各種代謝疾病（見 237 頁）。

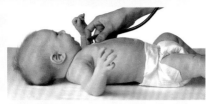

聽心臟

嬰兒出生後不久，醫師會檢查有無不正常的心音（稱為雜音），這些聲音可能顯示為正常或有問題。

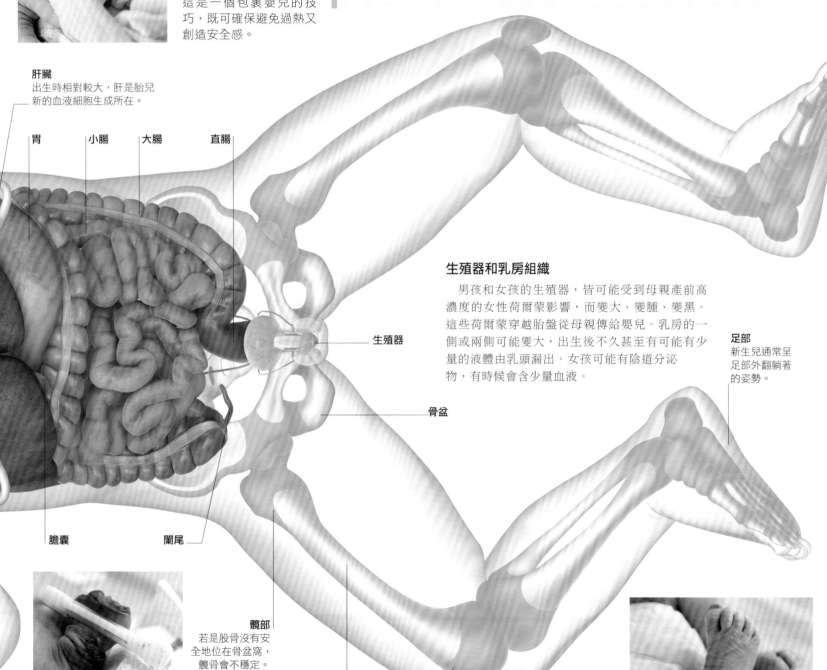

肝臟
出生時相對較大，肝是胎兒新的血液細胞生成所在。

胃　小腸　大腸　直腸

膽囊　闌尾

生殖器和乳房組織

男孩和女孩的生殖器，皆可能受到母親產前高濃度的女性荷爾蒙影響，而變大、變腫、變黑。這些荷爾蒙穿越胎盤從母親傳給嬰兒。乳房的一側或兩側可能變大，出生後不久甚至有可能有少量的液體由乳頭漏出。女孩可能有陰道分泌物，有時候會含少量血液。

生殖器

骨盆

足部
新生兒通常呈足部外翻躺著的姿勢。

臍帶

塑膠夾會留在剪斷的臍帶上，直到臍帶變乾且止住全部血流（見 200 頁）。此殘餘部分會於 10 天內變黑掉落。

髖部
若是股骨沒有安全地位在骨盆窩，髖骨會不穩定。

骨頭
有一些骨頭成熟後會融合。

軟骨
長骨末端的軟骨可以讓骨頭在骨化之前延長。

表皮脫皮

新生兒的表皮會看起來有點脫皮，這樣的狀況甚至可能會持續數天到數周不等。出生時間較晚的嬰兒，表皮甚至還有可能較為乾燥、甚至皺皺的。

209

早期反應和發展

平均而言，嬰兒每日花超過半天的時間睡覺。
但儘管表面看起來不活動，生命前幾週卻極端多事
——成長是快速的，每天都在學習新技巧。

生長

嬰兒在最初數週和數月會以令人驚嘆的速率生長，與此同時器官亦發育成熟。此快速生長需要頻繁的餵食當燃料，並有賴於嬰兒在不活動期的睡眠。成長和體重被仔細地監測，因為這些是健康和發展的關鍵指標。這些數值變化大多以百分位曲線圖呈現。如有規律定期測量，此圖表可顯示出該名兒童是否落在平均範圍內，及其成長是否以穩定的速率進行。落在後方的生長曲線表示有潛在健康問題。

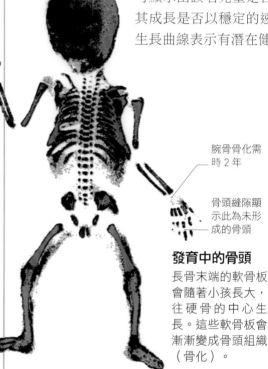

腕骨骨化需時 2 年

骨頭縫隙顯示此為未形成的骨頭

發育中的骨頭
長骨末端的軟骨板會隨著小孩長大，往硬骨的中心生長。這些軟骨板會漸漸變成骨頭組織（骨化）。

圖例
— 第 99.6 百分位
— 第 75 百分位
— 第 50 百分位
— 第 25 百分位
— 第 0.4 百分位
▨ 所有百分位範圍

生長曲線圖
量測結果若落在最高和最低百分位間則視為平均以內。這些曲線圖為女孩的生長速率——男孩有不同的曲線圖，因為男孩與女孩的生長速度不一樣。

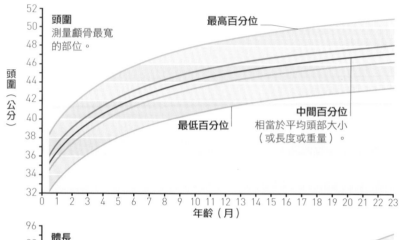

頭圍
測量顱骨最寬的部位。

最高百分位

最低百分位　中間百分位
相當於平均頭部大小（或長度或重量）。

年齡（月）

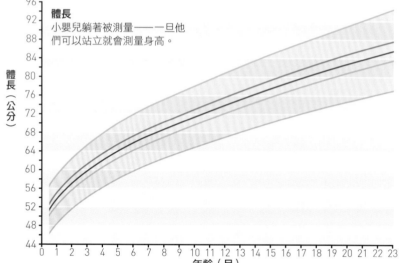

體長
小嬰兒躺著被測量——一旦他們可以站立就會測量身高。

年齡（月）

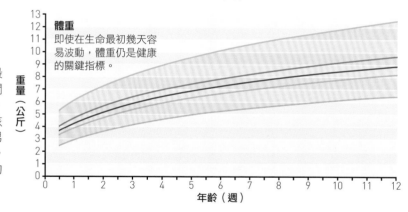

體重
即使在生命最初幾天容易波動，體重仍是健康的關鍵指標。

年齡（週）

原始反射

回應特定刺激的各種反射反應應如預期出現，並於嬰兒發展的特定階段消失。

這些反射反應表示神經系統功能正常且發育良好。醫師會在初期的例行檢查中測試這些反射，在嬰兒每天的活動中，也能經常觀察到這些反射。例如嬰兒被餵食的時候，就會運用到尋根反射，來鎖定乳頭的位置（見 205 頁）。

驚跳反射
如果嬰兒的頭部突然向後落下，嬰兒會受到驚嚇，把手張開。這種反射在出生後三個月左右就會消失，又叫做 Moro 反射。

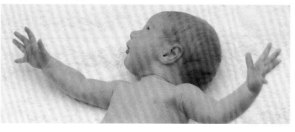

踏步反射
當嬰兒被支撐起來在一個堅固的表面，他們會踏步如同在走路一般。這種反射於出生後六週內出現。

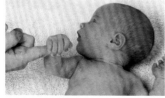

抓握反射
出生後的前三個月，若在嬰兒的手心放一物體，他們會握緊手呈拳頭狀。

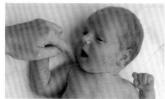

探索反射
若嬰兒靠近嘴巴處被觸摸，他們的頭部會轉向刺激處。此反射通常在 4 個月時消失。

睡眠和清醒

新生兒的一天基本上就是由好幾次小睡組成（對新生兒來說，平均一天六到七次），當他或她變得越來越活躍之後，中間能安插幾段較長的清醒期。由於新生兒的胃部容量很小，加上隨時都需要食物，新生兒大約每 2 到 4 小時就會醒來一次。可能要等到出生一兩年後，新生兒才能持續睡過夜，很多甚至要更晚才能做到。大約出生後第 6 週，新生兒會建立一天 24 小時的生理時鐘，此時晚上持續入睡的時間會更長。

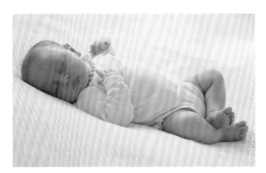

睡眠發展

出生後的幾週內，嬰兒的睡眠可能一次高達 5 小時，反映出逐漸增加的胃容量。

褪黑激素的效果

此荷爾蒙由腦部的松果體分泌，負責調節其他荷爾蒙並有助於維持身體的睡眠 —— 清醒節律。高濃度的褪黑激素和增加的睡眠需求有關。母親的褪黑激素經過胎盤傳給胎兒，之後則由母乳傳給新生兒。上升的褪黑激素濃度有利於嬰兒睡眠。

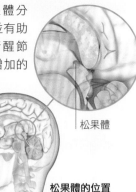

松果體

松果體的位置

⏱ 25分鐘

「活躍睡眠」（快速動眼期）

此睡眠階段包含高度腦部活動，一般認為有助於神經組織的發育。新生兒有 50% 的睡眠時間在快速動眼期，是成人的兩倍量。在活躍睡眠期，嬰兒的眼睛快速往後往前運動，此時的嬰兒躁動又容易清醒。

⏱ 25分鐘

「安靜睡眠」（非快速動眼期）

安靜睡眠有兩個關鍵階段：淺層和深層睡眠。嬰兒由淺層到深層睡眠，在進入快速動眼期之前，會再次回到淺層睡眠。

淺層睡眠

當嬰兒睡著時，腦部活動放慢。嬰兒可能會抽動，對光和噪音有反應。

深層睡眠

腦部活動最低的時期。嬰兒安靜，沒有動作，處於最難喚醒的階段。

睡眠 —— 清醒循環

新生兒有大約 50 分鐘的睡眠循環，由安靜和活躍睡眠組成。後者被認為是正在發生顯著神經發展的時期。

清醒期

從深層睡眠回到淺層睡眠的過渡期，嬰兒最容易醒來並打斷循環。

清醒狀態　睡眠狀態

新生的嬰兒

晚上6點　午夜　早上6點　中午　晚上6點

清醒狀態　睡眠狀態

成人

晚上6點　午夜　早上6點　中午　晚上6點

睡眠的量

新生兒每天平均花 16 小時睡覺（從 12 到 20 小時不等），是成人平均所需睡眠時間的兩倍。

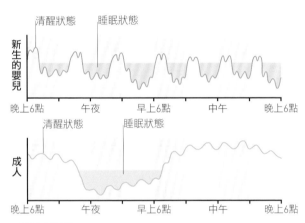

早期溝通

嬰兒從出生就開始與他人溝通 —— 畢竟他們的生存取決於向他人表達自身需求。嬰兒的表達能力有許多種，不過主要是哭泣。嬰兒本能地哭泣以表示飢餓、窘迫、不舒服、疼痛以及孤獨感，那會使母親稍微轉向哭聲，看看嬰兒需要什麼。約兩週後他們會結合其他聲音發展：嘯聲、氣體通過水的聲音和咕咕聲。雙親很快地不用說一個字就能了解新生兒的感覺。

感覺

嬰兒從出生起就對聲音有高度的敏感，證據是新生兒會被吵雜的聲音嚇到且在幾週內便會開始朝向聲音。出生後數週，雙親可以進行篩檢聽覺測試嬰兒。而視覺則被認為是在出生時相對發育不良的感官，新生兒的可見距離至多約 20 到 25 公分。

表達感覺

藉由嬰兒的哭聲性質辨認嬰兒的需求是有可能的。嬰兒會用不同的哭泣表示飢餓帶來的痛苦或其他需求，這會形成只有雙親熟悉的語言。

第一抹微笑

第一次真正微笑的時機可以很多變，但大部分的嬰兒被認為在大約四到六週時最容易展現。這通常是回應看見雙親的臉或聽到他們的聲音。在此之前，嬰兒的臉部表情雖然像笑容，但常常只是回應風聲或感到疲倦罷了。

真誠的反應

嬰兒第一次真誠的笑容是個令人驚嘆的事件，涉及雙眼和嘴巴的反射反應。

對比形態

新生兒視力很差，因此只對主要的幾種對比色、黑白色和幾何圖案有反應。

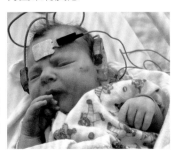

聽覺測試

若基本的聽覺測試偵測到問題，可以進行更複雜的耳機點擊測試，同時亦可檢測嬰兒的反應。

0~2歲的發展

兒童階段的早期是身體和發展發生顯著改變的時期。腦中複雜的神經網路造就了偉大的成果，例如坐、站、第一步和第一個字。在這個早期階段，孩童已經是可以傳達需求和願望的個體了。

身體改變

除了頭部相對於身體其餘部位的大小下降（見右）之外，觀察一名嬰兒出生後頭兩年的外觀變化，還可以發現其他面向——四肢和軀幹失去一些嬰兒肥，反映出嬰兒的運動增加及成長，頭髮變粗變長，臉部呈現較成熟的外貌。這是因為迅速長出多顆乳牙，以及原本圍繞著臉頰和下巴的皮下脂肪流失了。

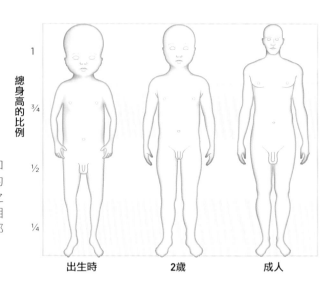

改變比例
出生時，頭部和肩膀同寬且大約占體長的四分之一；2歲時，相對於身體，頭部的比例變小。

總身高的比例 · 1 · 3/4 · 1/2 · 1/4

出生時　　2歲　　成人

出牙

第一顆乳牙通常在 6 到 8 個月時冒出頭，並持續萌發直到大約 3 歲。恆齒大約在 6 歲出現。出牙是否會出現病症例如發燒，目前見解不一；許多專家相信出牙與此症狀只是碰巧一起發生。然而，出牙確實可能造成牙齦腫脹、流口水，和睡眠問題。

中央門牙 · 側邊門牙 · 犬齒 · **上排牙齒** · 第一大臼齒 · 第二大臼齒 · 第二大臼齒 · 第一大臼齒 · **下排牙齒** · 犬齒 · 側邊門牙 · 中央門牙

乳牙

乳牙以公認的次序從牙齦萌發，兩顆下方中央門牙通常最先出現，接著是上方中央門牙。

上排牙齒外觀		下排牙齒外觀	
牙齒	**萌出時間**	**牙齒**	**萌出時間**
中央門牙	8 到 12 個月	中央門牙	6 到 10 個月
側邊門牙	9 到 13 個月	側邊門牙	10 到 16 個月
犬齒	16 到 22 個月	犬齒	17 到 23 個月
第一大臼齒	13 到 19 個月	第一大臼齒	14 到 18 個月
第二大臼齒	25 到 33 個月	第二大臼齒	23 到 31 個月

離乳

減少奶的攝取量並加入固態食物的過程稱為離乳。這個時機點多變，但是一般建議可從 6 個月開始給予固態食物——在此之前，消化系統仍在發育。很多父母會先給嬰兒糊狀或磨碎的食物數週，再給手抓小食品——嬰兒可以拿起來自己吃的小型片狀食物。母乳或配方奶通常依舊為 1 歲以內主要營養物質來源。

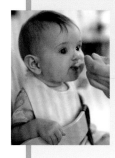

第一個固體食物
簡單的糊狀蔬菜和水果通常是最初的食物。可以利用手抓小食品鼓勵嬰兒獨自進食。

發展中的腦部功能

新生兒腦部是由沿著神經纖維傳送和接受訊息的 10 億個神經細胞（神經元）組成。嬰兒出生時已有一套幾乎完整的神經元，但只有有限的連結。在生命早期幾年，當嬰兒感覺到新的刺激和身體反應時，會形成很多新的連結。腦部發展在生命頭六年，以最快的速度發生，此時期腦部已達到近乎完整的大小。

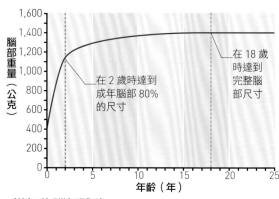

在 2 歲時達到成年腦部 80% 的尺寸

在 18 歲時達到完整腦部尺寸

腦部重量（公克）：1,600 / 1,400 / 1,200 / 1,000 / 800 / 600 / 400 / 200 / 0

年齡（年）：0 / 5 / 10 / 15 / 20 / 25

增加的腦部體積
此圖顯示出以腦部重量來對應腦部的快速發展。出生時，腦部重量大約 400 公克；2歲時，已達到最後成年重量 1,400 公克的 80%。

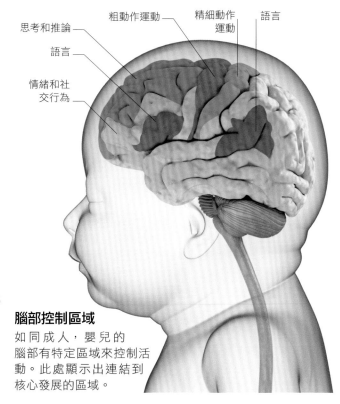

粗動作運動 · 精細動作運動 · 語言 · 思考和推論 · 語言 · 情緒和社交行為

腦部控制區域
如同成人，嬰兒的腦部有特定區域來控制活動。此處顯示出連結到核心發展的區域。

運動和協調

支撐頭部或控制左右和前後運動對新生兒而言是不可能的，因此必須隨時支撐他們的頭部。此需求於數週後減輕，彼時嬰兒已漸漸可以完整頭部控制。此基本技巧，以及身體姿勢的控制，將形成所有運動技巧的基礎。這裡有一個特殊的次序：嬰兒先學習負重後學習平衡。在有可能獨立行走之前——很少在10個月以下開始，需要多次嘗試。當嬰兒可以同步協調一連串動作時，表示他們可以進行更複雜的動作了。

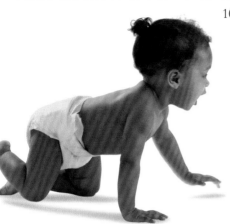

獨立運動

爬行大約於 7 個月大時開始，接著是扶著支撐走路。一些嬰兒會以臀部著地拖著腳移動，當作第一個到處走動的方法。

語言和溝通

嬰兒用語言和非語言的方式表達他們的感覺和需求。哭泣是一個本能的溝通方式（見 211 頁），在嬰兒獲得知覺和經歷自己的聲音後，頭幾週的早期咯咯聲，漸漸被鉸接式的聲音取代。手部姿勢，例如推開一些不想要的東西，也變為溝通的關鍵方式。在大約 6 個月時，嬰兒開始牙牙學語的會話；等到一歲的時候，嬰兒應該可以清楚地說出某些單字（像是「媽媽」或「爸爸」），且喜愛喜歡重複熟悉的聲音。

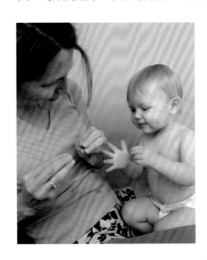

嬰兒手勢訊號

從出生至 6 個月大時，嬰兒可以學習簡單的手語以傳達他們想要什麼。在此畫面，一位母親正在教她的小孩比出「更多」的手勢。

發展里程碑

在早期孩童時期獲得的核心技能被稱為發展里程碑。這些可以粗略地分成三個等級：身體上的成就、推論和溝通技巧以及情緒發展結合社交技巧。里程碑通常以特定的順序發生，且對大部分的孩童而言，都發生在特定的年齡範圍內。然而，一些孩童會早一點或晚一點達到特定的里程碑，有一些技巧可能一起被跳過。發展里程碑形成後，將成為獲得更多複雜能力的基礎。2 歲時，孩童已獲得令人印象深刻的獨立程度，能走路意味著他們可以表達去探索周邊世界的天生渴望。

年齡（月）

	0	2	4	6	8	10	12	14	16	18	20	22	24

身體的能力
控制姿勢、平衡和運動是重要的早期運動技能。嬰兒首先學習到頭部控制，最終則能夠坐著。一旦這些技能需要的神經連結到位，爬行、站立和走路指日可待。

- 抬頭和挺胸
- 把手放到嘴巴
- 用手抓東西

- 摸物品
- 滾動
- 用一隻腳支撐自己的體重
- 不用扶東西坐著
- 撐住自己的體重站著

- 爬行
- 抓著家具走路
- 把物體碰撞在一起
- 無他人幫助下吃手指食物

- 爬上樓梯
- 蹲下以撿起東西
- 雙腳跳
- 開始用杯子喝東西

- 無外力幫助下走路
- 攜帶或拉玩具
- 開始跑步
- 可以丟球或打球
- 無外力幫忙下爬樓梯
- 可以握住並使用鉛筆
- 控制腸道

思考和語言技巧
模仿父母發出的聲音是學習語言和思考、推理與邏輯等高級技巧的第一步、第三區塊學會自己的第一個單字。

- 父母出聲時發笑
- 開始模仿聲音

- 開始牙牙學語
- 以雙手和嘴巴探索
- 拿取在伸手可及範圍以外的物品
- 理解：「不行」、「上」及「下」

- 理解自己的名字
- 回應簡單的指令
- 用第一個字
- 模仿行為

- 對雙親說「爸爸」和「媽媽」
- 把兩個字連結在一起

- 指出被指名的物體
- 區分形狀和顏色
- 說簡單的片語
- 遵循簡單的指令
- 從事幻想性質的遊戲

社交和情緒的發展
社交聯繫開始於看人們和微笑。玩耍有助於建立社交技巧，故 1 歲時大部分的嬰兒會快樂地和其他人互動；獲得自主性和了解社會行為也是關鍵。

- 眼神接觸
- 認出熟悉的人
- 需要被關注時哭泣
- 對母親微笑，接著是社交性微笑
- 專注地注視臉部
- 辨別父母的聲音

- 回應自己的名字
- 玩躲貓貓

- 當父母離開時哭泣
- 對人和物表現出喜好
- 重複聲音和姿勢

- 模仿他人的行為
- 喜歡其他兒童的陪伴
- 表現出反抗的行為
- 保持在白天不哭泣

有許多疾病會影響人類的生殖系統，一些可能影響生育能力，另一些則會影響懷孕或生產。嬰兒可能也會有各種各樣醫療上的狀況，一些來自早期懷孕時的發展問題，而其他可能是有關懷孕後期或是分娩時的狀況。治療方式不斷進步，對於各種症狀的發展也越來越了解，意味著很多症狀已經能夠成功治癒，讓母嬰都保持健康。不孕症的治療已有重大可見的進展，為數千個無小孩的伴侶提供了希望。

疾病

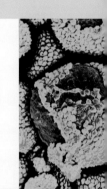

生育力疾病

不孕是一個常見的問題，影響多達每 **10** 對想要懷孕的夫妻就有 **1** 對為此所苦。此問題的原因可能是男性，也可能是女性伴侶，或有可能是綜合性的因素。人工受孕的技術現已為許多不孕的夫妻帶來希望。

女性生殖力疾病

所有面臨生殖力問題的夫妻中，有大約半數的問題在於婦女。潛在的不孕原因可以被概括地分為卵子製造、卵子輸送到子宮、卵子和精子相遇、受精卵植入受阻礙或是在子宮內的成長

出現問題。婦女的年紀也是一個關鍵因素，生育力在大約 27 歲時達到巔峰後便開始下降，一開始是逐漸地降低，但 35 歲後會迅速下降。

受傷的輸卵管

若輸卵管受傷，每個月卵子前往子宮的旅程可能因此被阻礙，這往往是感染的結果。

　　一邊或是雙邊的輸卵管可能會因為骨盆腔器官感染而受傷（見 218 頁）。子宮內膜異位（見 218 頁）亦會影響輸卵管。可以用微創手術（腹腔鏡）或是子宮輸卵管攝影評估輸卵管的狀態，後者是從子宮頸注射顯影劑，利用 X 光觀察顯影劑經過子宮和輸卵管的過程。某些輸卵管損傷可能會採用顯微手術進行修補；有些子宮內膜異位症，則可能選擇用內科藥物治療。否則，可能得考慮人工受孕。

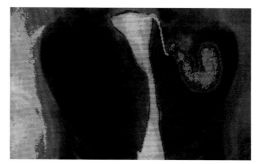

輸卵管阻塞
此輸卵管影像顯示右側輸卵管（在圖的左側，如圖所示）在子宮旁邊阻塞了，而左側輸卵管不正常擴大。

子宮的異常

子宮內的問題可能妨礙受精卵著床或受精卵之正常發展。

　　子宮內襯會因感染或荷爾蒙因素導致在月經週期時無法為懷孕做好準備。肌瘤（見 219 頁）或是形狀不正常的子宮（見 221 頁）亦可能妨礙正常的胎兒生長。可以用子宮鏡（此為觀察用的儀器，由子宮頸進到子宮）或超音波掃描檢查子宮。之後會盡可能治療病因，例如：過大的肌瘤會被移除。

排卵問題

卵巢無法每月釋放成熟的卵子是常見的不孕原因。這有各種可能的因素。

　　從卵巢釋放卵子是由一個複雜的系統所控制：來自下視丘、腦垂腺和卵巢的荷爾蒙，彼此協同工作以維持此系統。若此系統被打斷，可能會出現問題。多囊性卵巢症候群（見 219 頁）是常見的原因，亦有可能是非癌症的腦垂腺腫瘤和甲狀腺問題（甲狀腺荷爾蒙對生育力也很重要）。過量運動、肥胖、極端低體重，以及壓力皆會導致荷爾蒙失調，早發性停經也可能造成排卵失敗。血液檢測可

以確認荷爾蒙濃度，而超音波掃描可以確認卵巢的狀況。如果找得到病因，會盡可能地進行治療；但有時候可能找不到病因。可能會給予藥物刺激排卵，對於某些特殊案例，也可能會用其他方法輔助受孕。

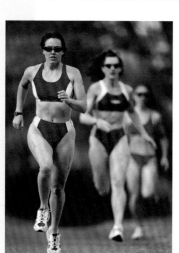

過量運動
微妙的荷爾蒙平衡讓女性每個月都會從卵巢釋放一個成熟的卵子，但這個平衡可能會被頻繁劇烈的運動打斷。

子宮頸問題

各式各樣的因素皆可能影響子宮頸──製造黏液因而妨礙精子正常經由子宮頸進入子宮。

　　為了遇到成熟的卵子，精子必須先通過子宮頸。子宮頸會製造黏液作為暫時的儲藏處和運送精子的媒介。因為各種理由（見下方表格），

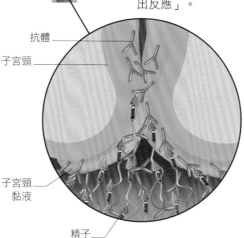

精子的抗體
有一些子宮頸黏液在精子有機會使卵子受精前，會製造破壞精子的抗體對精子「做出反應」。

抗體
子宮頸
子宮頸黏液
精子

黏液可能變得對正常精子不友善，例如製造的量或其黏稠度改變。如果子宮頸黏液抗體是疑似原因，可以採集性交後不久的黏液檢體進行分析。若其中出現抗體，則給予類固醇藥物以阻止黏液之製造，或是使用人工受精，直接引導精子進入子宮。其他像是藥物等潛在因素，也會以適當的方式處理。

影響子宮頸黏液的因素

有很多狀況可影響子宮頸黏液，使其以某種方式對精子不友善，例如減少精子的製造量，或是傷害精子的品質（見 41 頁）。

影響黏液的藥物	影響黏液的健康狀況
Clomifene citrate，用於處理不孕症，是黏液變得不友善的常見原因。	多囊性卵巢症候群（見 219 頁）可能和不佳的子宮頸黏液製造有關。
抗組織胺會減少黏液（精子經過子宮頸的運輸媒介）之製造。	感染，像念珠菌或是陰道炎（見 220 頁），可能影響子宮頸黏液之製造。
Dicyclomine，用於處理腸躁症，也可能減少子宮頸黏液的製造。	子宮頸受傷，也許是因為切片因而影響其製造黏液的能力。

男性生育疾病

在所有不孕症夫妻中，有大約三分之一的問題在於男性。男性不孕症問題可以分為兩個主要族群——精子製造以及精子傳遞。精子傳遞困難，可能與睪丸至陰莖之間的輸精管系統有關，也可能與射精本身有關。

精子製造問題

有各種可能因素導致精子出問題，例如精子數量偏少，或是精子製造不正常而不能使卵子受精，但往往找不到原因。

若陰囊內的溫度升高會影響精子製造，例如陰囊水腫（見 222 頁），或與長期的疾病、睪丸受傷、抽菸、飲酒和特定藥物相關。另外也可能與睪固酮有關，例如罕見但潛在的染色體異常便屬於此類。這些因素在檢查和血液檢測時都會被納入考慮，若能找到根本原因即可解決問題，否則就得考慮採取人工受孕（見下方表格）。

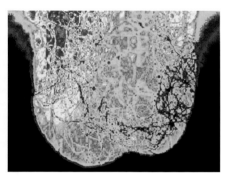

陰囊水腫的溫度紀錄圖

此溫度紀錄圖顯示陰囊水腫（睪丸的靜脈增大）導致陰囊內的溫度上升（紅色區域），與之對照的是睪丸其餘部分的溫度。

精子通過困難

精子通過在男性生殖系統內的輸精管複雜系統可能因為一些理由受到傷害。

性傳染病可能會對輸送精子的管子（輸精管和副睪）造成傷害，因而影響精子之輸送。可以用微創手術治療此傷害。若是因攝護腺手術之後，在射精時防止精液逆流到膀胱（逆行性射精）的瓣膜無法適時關閉，可能得考慮人工受孕。

發炎的輸精管

輸精管可能因為性傳染病而發炎，例如淋病。

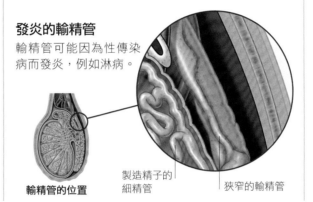

輸精管的位置　　製造精子的細精管　　狹窄的輸精管

射精問題

有時候，健康的精子因為陽萎而無法被傳到陰道頂端。

陽萎，或是無法達到或維持射精，是男性常見的不孕原因。這反映出可能存在情緒問題，像是焦慮或憂鬱；或較不常見的內科狀況，例如久站引起的血管疾病而影響到陰莖的血液供應，或是糖尿病導致支配陰莖的神經受損。處方用藥，包含一些治療高血壓的用藥，皆可能造成陽萎。除此之外，酗酒和抽菸可能也和勃起功能異常有關。治療旨在經由心理上或以內科的角度給予適當療法，確認並解決根本問題，若終究不可行，那麼人工受精或許能成為解決之道。

人工受孕

第一個體外人工受精嬰兒在 1978 年出生，顯示出這項技術的重大進展。簡單的處置形式包含使用生育藥物，較複雜的技術則是在排卵時直接引進精子到子宮（子宮內受精）或是注射單一精子到一個卵子。使用捐贈卵子和精子現今很常見，代理孕母也普遍被大眾接受。

體外人工受精

體外人工受精（IVF）適用於多種個案，包含輸卵管受傷或是找不到生育問題的原因。通常是先給予女性生育藥物刺激製造卵子，再經由陰道壁以針取出卵子。卵子在實驗室和精子結合，受精卵會先進行遺傳異常測試。接著將一個或兩個健康的卵以導管（細管）經由子宮頸送入子宮。如果這些步驟成功的話，可能會有一個或兩個以上的胚胎會在子宮壁上著床。

單一精子卵質內顯微注射

若不孕問題在於男性，可用單一精子卵質內顯微注射（ICSI）進行體外人工受精。只需要一個精子即可，將之直接注射到從女性卵巢取得的卵子內。精子可以從精液樣本或是直接從副睪或睪丸取得。和體外人工受精一樣，通常會先給予生育藥物，選出最佳胚胎再經由子宮頸直接移植入子宮。

精卵輸卵管植入術

精卵輸卵管植入術（GIFT）和體外人工受精相似，不過是直接將卵子和精子植入輸卵管，受精在此處發生。另一種較不常用的方式是受精卵輸卵管植入術，將受精卵（新受孕的卵）送到輸卵管。若精子數量低、精子活動力低或是找不到不孕的原因時會採取這些方式。

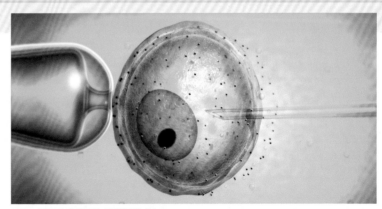

單一精子卵質內顯微注射

這個顯微技術是以一根針（見此圖右方）直接注射單一精子到卵子使之受孕。

體外人工受精成功機率

體外人工受精的成功機率和女性的年紀有關，小於 35 歲的婦女成功受孕機率最高。成功機率隨著年紀增加而漸漸下降。

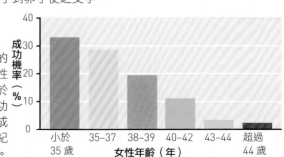

成功機率（%）

小於 35 歲	35-37	38-39	40-42	43-44	超過 44 歲

女性年齡（年）

女性生殖疾病

很多狀況都可能影響複雜的女性生殖系統，並在不同的階段影響生殖進程。
舉例來說，卵子的製造受損，或是影響子宮的因子妨礙受精卵正常著床。
這些狀況大多可以解決，甚至可以直接忽略之。現在有以下數種治療方式。

子宮內膜異位

此為常見疾病，通常會在子宮的組織片段、骨盆或腹部其他地方被發現，可能造成不孕。

子宮內襯（子宮內膜）每個月都會增厚以準備迎接懷孕，若是未發生受精則內膜會剝落。子宮內膜的碎片可能會吸附到腹部和骨盆的其他組織及器官，這些內膜碎片會繼續回應月經週期的荷爾蒙變化，當月經來潮時造成出血和疼痛。疤痕組織最終形成在這些出血的位置，可能導致卵巢囊腫。子宮內膜異位的原因還未被充分了解，但是子宮內膜的碎片可能在月經期間經過輸卵管進到腹腔。此狀況會以數種方式降低生育力。其一為輸卵管被疤痕組織阻斷，可能出現的症狀包含疼痛、月經量多或是週期不規則、排尿時疼痛，以及性交疼痛。子宮內膜異位可藉由腹腔鏡診斷，此法經由一個可穿過腹壁的觀察儀器來檢查內部器官。治療選項包括藥物，例如口服避孕藥或其他荷爾蒙複方以暫時停止月經，或可以雷射治療病灶。子宮切除、摘除卵巢及其他受影響的組織，通常會被推薦給不想再生小孩的婦女。

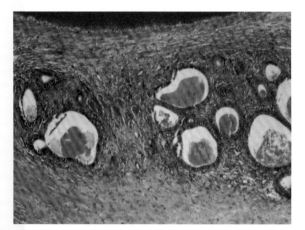

陰道的子宮內膜

此顯微圖顯示多個「巧克力」囊腫（因顏色而得名），此乃典型子宮內膜異位症的不正常組織。這些囊腫會在行經期造成出血。

腹腔內

此腹腔鏡圖顯示在卵巢上有黑色的子宮內膜病變。

探針
子宮內膜病變
子宮
卵巢

圍繞著輸卵管
圍繞著卵巢
直腸內
直腸和子宮之間的區域內
陰道內

子宮肌肉層內（子宮肌層）
子宮外部上
膀胱上

在何處可以發現子宮內膜組織

錯置的子宮內膜可能在腹腔和骨盆的任何地方被發現，包含腸子裡或圍繞著膀胱。卵巢是最常見的位置。

骨盆腔炎

骨盆腔器官發炎，尤其是輸卵管發炎時，極可能阻斷卵子和精子的通過。性傳染病，例如披衣菌是常見的原因。

骨盆腔炎（PID）可能無症狀，唯有當婦女檢測生育問題時才會被發現。此感染始於陰道，往上通過子宮及輸卵管，甚至會直指卵巢。裝設子宮節育環（子宮內避孕器）可能會增加骨盆腔炎的風險。除了疼痛之外，有骨盆腔炎的婦女可能會出現不正常的陰道分泌物、發燒、性交時疼痛，以及月經量多或是過長的狀況。若症狀突然發生且伴隨嚴重疼痛及高燒，則需要緊急處置。除了增加不孕的風險，骨盆腔炎更可能導致子宮外孕。檢測是否感染的方法包括從子宮頸採檢拭子以找尋感染、超音波掃描以確認輸卵管是否腫脹，以及用腹腔鏡探尋發炎部位。可給予患者適當的抗生素治療。

骨盆的X光圖

罹患骨盆腔炎時，輸卵管可能充滿膿而腫起來。如圖所見，這是以導管將特殊染劑注入陰道後拍攝的 X 光。

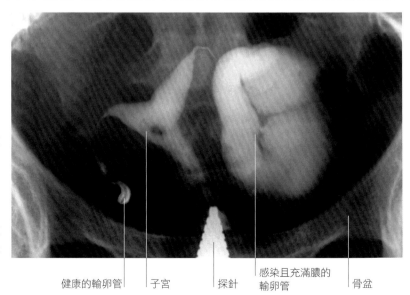

健康的輸卵管　　子宮　　　探針　　感染且充滿膿的輸卵管　　骨盆

子宮肌瘤和息肉

這些是子宮內和子宮頸非癌症的生長物。肌瘤在肌肉層內生長，而息肉從內襯突出。大的肌瘤可能造成生育問題。

子宮肌瘤很常見，由肌肉和纖維組織組成。造成子宮肌瘤生長的原因未知，但是可能和女性荷爾蒙——雌激素有關。肌瘤變大時會產生症狀，像是下腹疼痛、經血量多和經期變長。肌瘤甚至可能大到扭曲子宮內的空間，造成重複流產，若著床變成問題，會影響生育力。肌瘤也可能造成胎兒以不正常的姿勢躺著。息肉則會造成血跡斑斑的分泌物，以及性交後和行經期之間的出血。用鴨嘴（撐開陰道壁的儀器）檢測子宮頸時可以找到息肉，也可以在此時將之清除。息肉和肌瘤都可被超音波或子宮鏡（觀察儀器經由陰道往上，通過子宮頸以

檢測子宮內部）診斷出來。小肌瘤和子宮息肉可能在子宮鏡檢查時被移除；大的肌瘤則需經由腹部切口移除。不再想要懷孕的婦女可以考慮子宮切除術。

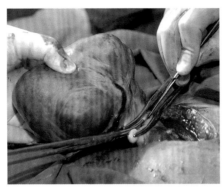

大的肌瘤

肌瘤可能為單一的，也有可能一次看到多個，至多可以大到如葡萄柚的體積。超音波掃描或 X 光上可以看到肌瘤。

（圖示標註）
輸卵管
漿膜下肌瘤 在子宮表面外層之下生長。
卵巢
黏膜下肌瘤 在內層下生長。
子宮息肉 長到子宮腔內。
壁內肌瘤 在子宮壁內生長。
子宮頸肌瘤 在子宮頸內生長。

在子宮生長的位置

肌瘤可以在子宮的外面、中間或是內層生長。息肉則會出現在子宮或是子宮頸內層。

卵巢囊腫

這些充滿液體的生長物可能單獨存在也可能多個存在。囊腫不會影響生育力，除非是因多囊性卵巢症候群而生的囊腫。

卵巢囊腫有多種不同類型，有一些來自卵巢中的濾泡（卵子在此成熟）；有一些則來自黃體，其源於排卵後的濾泡。皮樣囊腫包含了身體其他部位的組織，像是皮膚。卵巢囊腫可能單獨或是多個存在，例如多囊性卵巢症候群（見右）。卵巢囊腫大多無症狀，但若是有症狀發生，可能包含月經不規則、腹部不舒

服以及性交疼痛。若囊腫破裂或扭轉，會造成緊急狀況，但這較為少見。還有一些類型的囊種會長大，充滿腹部大部分的區域。囊腫可以超音波或腹腔鏡診斷出來，有時不用加以處理就會消退，有時則需要用手術移除。那些被移除的囊腫會送驗檢查是否有癌症細胞，有時會是極為罕見的惡性囊腫。

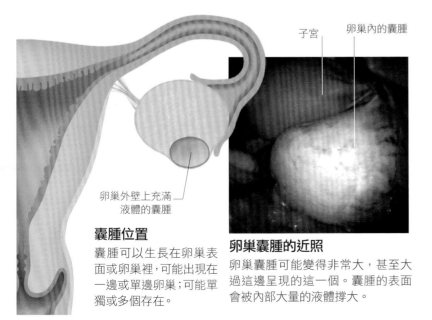

（圖示標註）
子宮
卵巢內的囊腫
卵巢外壁上充滿液體的囊腫

囊腫位置

囊腫可以生長在卵巢表面或卵巢裡，可能出現在一邊或單邊卵巢；可能單獨或多個存在。

卵巢囊腫的近照

卵巢囊腫可能變得非常大，甚至大過這邊呈現的這一個。囊腫的表面會被內部大量的液體撐大。

多囊性卵巢症候群

此常見的狀況通常會關聯到生育力問題，和性荷爾蒙的濃度不平衡有關，其特色為卵巢上多個充滿液體的小型囊腫。

多囊性卵巢症候群（PCOS）肇因於荷爾蒙濃度被打亂；睪固酮和腦垂腺製造的黃體生長素（LH）高出正常量，因而使女性無法排卵，進而導致沒有月經或是不規則月經週期。其他多囊性卵巢症候群的特色包括肥胖、青春痘和多毛症。受影響的婦女有較高的可能性，對調節血糖的荷爾蒙胰島素產生抗性，因而發展成糖尿病。診斷方式包括血液測試檢查荷爾蒙濃度，或用超音波掃描尋找卵巢囊腫。藥物或能幫助修復生育力，特別是 clomifene，而若是旨在恢復規則的月經週期，可使用複方口服避孕藥。

（圖示標註）
輸卵管
子宮
卵巢上的囊腫

有多個囊腫的卵巢

此子宮、輸卵管和卵巢的核磁共振掃描，清楚地顯示多個囊腫在雙側卵巢（白色部分），特別是左側。

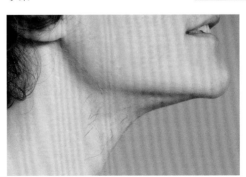

臨床特色

多囊性卵巢症候群的荷爾蒙不平衡有一些討厭的影響，包括過多體毛和臉毛。青春痘也可能是個問題。

外陰陰道炎

症狀為外陰及陰道發炎，可能造成不適、癢和分泌物。原因通常是感染。

可能的感染原因包含白色念珠菌（鵝口瘡）、陰道滴蟲，或是正常存在於陰道的細菌過量（見細菌性陰道炎，下方）。其他的原因可能是刺激物，例如存在洗衣粉裡的物質。可採集拭子檢測，若細菌是感染源則開立抗生素，但也可能是罕見的癌症細胞，故在一些個案中，會採集組織樣本以排除癌症。任何可能的刺激物皆應該被避免。此狀況在治療後大都能清除，但存在復發的可能性。

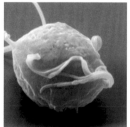

陰道滴蟲
此高度放大的影像為造成外陰陰道炎的寄生蟲微生物。

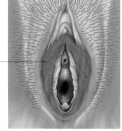

發炎的陰唇

受感染的生殖器
陰唇的內表面以及陰道壁變紅和發炎。

細菌性陰道炎

此疾病源於正常存在於陰道的細菌過度生長。可能需要抗生素治療。

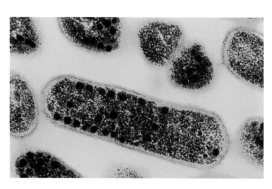

健康陰道內的細菌有微妙的平衡，主要的細菌為陰道加德納菌（*Gardnerella vaginalis*）以及人類黴漿菌（*Mycoplasma hominis*）。平衡被破壞時，會出現分泌物及外陰或陰道周圍發癢的症狀，但若是細菌性陰道炎則可能沒有症狀。此原因目前未知，但性傳染病極有可能會打壞此平衡。細菌性陰道炎可能導致骨盆腔炎（見218頁）而影響生育力，可採檢拭子尋找感染源並開立適當的抗生素。此婦女的伴侶也應進行檢測，若有發現感染必須予以治療。

陰道加德納菌
這張電子顯微鏡下的細菌，會讓陰道分泌帶有魚腥味的水狀分泌物。

巴氏腺炎

一個或兩個開口朝向外陰，在性交時會釋放潤滑劑的小腺體發炎，稱為巴氏腺炎。

此豌豆大小的巴氏腺各自經由一個極小的導管通往外陰部。

這些腺體會因細菌感染而發炎，可能原因包含不佳的衛生習慣或性行為傳染，例如淋病即為潛在原因。從腺體通到外陰的導管倘若阻塞，會造成充滿液體的囊腫（被稱為巴氏腺囊腫），或是產生膿腫（充滿膿的腫脹）。膿腫由感染造成，大多是細菌所致，例如葡萄球菌或大腸桿菌，患者會感到非常疼痛且需要及時治療。治療巴氏腺炎的方法是開立抗生素來清除狀況。在此同時，可能還需要止痛藥以緩和不適。除非囊腫變大且造成問題，否則通常僅僅放著。膿腫的膿可以經由壁上的小切口引流而出。切口應保持開放式縫合，確保最後癒合的位置不變，以防止進一步膿腫成形。巴氏腺炎可能會復發。

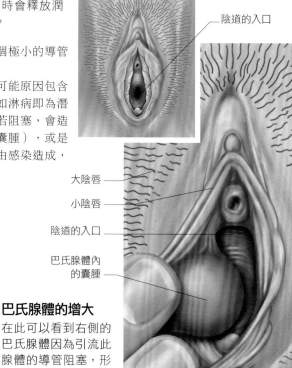

陰道的入口

大陰唇

小陰唇

陰道的入口

巴氏腺體內的囊腫

巴氏腺體的增大
在此可以看到右側的巴氏腺體因為引流此腺體的導管阻塞，形成充滿液體的腫脹。

月經的問題

月經週期以及出血會被諸多因素打斷，如此可能在嘗試懷孕時造成問題。月經可能量多、不規則、無月經或是疼痛。在很多案例中治療都是有效的，不論是緩解症狀或治療根本的原因。若無法成功受孕，可能得考慮生育力治療。

經血過多

此術語用於描述無法被衛生棉或衛生棉條有效吸收的量多月經，或是流出大量血塊。

過度的量多月經可能延長經期並導致疼痛，貧血亦可能變成問題。可能的原因包含肌瘤、子宮的息肉（見219頁）或子宮內避孕器，但往往找不到確切因子。而癌症是罕見的可能因素。血液檢測可以確認是否為貧血，其他的測試包括子宮超音波掃描和子宮鏡，後者為觀察儀器，經由子宮頸通往子宮，採集內襯的樣本進行檢測。先治療根本的原因，也可能會使用藥物減少出血。

黃體素的角色
此高倍放大的影像為黃體素結晶。黃體素濃度在循環週期下降，觸發月經出血。

月經時的血液流失
此圖表呈現出行經期的血液流失。正常的血液流失為60毫升；適度的量多為60到100毫升；過量流失為超過100毫升。

不規則的子宮出血

月經不規則，每次月經的間隔不同，稱為不規則的子宮出血。

造成月經不規則最常見的原因是擾亂控制月經週期的正常荷爾蒙平衡。懷孕或生產後發生擾亂是很正常的。長期疾病或感到壓力與焦慮時，可能導致荷爾蒙不平衡；過度運動或劇烈的體重流失也是原因之一。不規則的月經可能是多囊性卵巢症候群的症候（見 219 頁），或為更年期開始的訊號。然而，大部分受影響的婦女都找不到明顯的原因。多數時候，不規則的月經終究會落回到適當的規律。不過婦女仍可以安排檢測以尋找原因，包含血液測試確定荷爾蒙濃度，以及子宮和卵巢的超音波掃描，再針對根本的原因給予適當處置，或是以藥物調節月經週期，例如複方口服避孕藥。

無月經

絲毫沒有月經的狀況稱為無月經。

原發性無月經症是指直到 16 歲時還沒有開始月經。這可能是延遲青春期的一部分，建議患者尋求專業檢測以探尋原因。次發性無月經症是指一位之前有月經的婦女停經三個月或更久，且此中斷不能被常見的原因解釋（舉例來說，她沒有餵母乳、沒有剛好懷孕、沒有停止服用複方口服避孕藥，亦沒有到更年期）。擾亂女性荷爾蒙正常平衡的原因通常是壓力、過度運動或減肥，或是多囊性卵巢症候群所致（見 219 頁），有時也與腦垂腺疾病有關，例如腫瘤。可進行血液檢驗以確認荷爾蒙濃度，或子宮和卵巢的超音波掃描以及腦垂腺的電腦斷層掃描。根本的原因會被治療，而如果此法不可行，可能開立荷爾蒙療法以誘發月經。

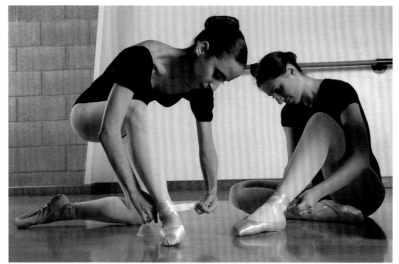

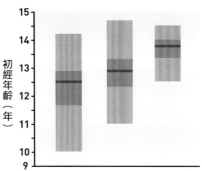

縱軸：初經年齡（年）
橫軸：肥胖／體重過重、正常體重、體重過輕

嚴謹的常規
頻繁的劇烈運動可能擾亂荷爾蒙，造成缺乏月經——對芭蕾舞女演員來說，這一點可是惡名昭彰。

月經的開始與體重的連結
正常體重的女孩大多在 13 歲時發生第一次月經（初經）。此年紀在肥胖、體重過重或體重過輕的女孩身上會有所不同。

圖例
■ 平均初經年齡
■ 50% 女孩的初經年齡
□ 所有女孩初經的年齡範圍

子宮的異常

女性嬰兒出生時具有形狀異常的子宮，因為彼時子宮尚未完整發育。成年女性的子宮異常通常在婦女懷孕或接受生育力問題調查時才被發現。子宮的形狀可能以數種方式呈現出不正常（見下方圖解）。這些異常可以由超音波掃描辨識出，例如有部分的子宮或腔室被畫成兩部分。反復性流產或早產可能肇因於形狀異常的子宮。

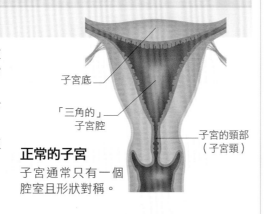

子宮底
「三角的」子宮腔
子宮的頸部（子宮頸）

正常的子宮
子宮通常只有一個腔室且形狀對稱。

痛經

在月經前和月經期間，下腹痛是常見的問題，經痛折磨著高達 75% 的婦女。

痛經可能是原發性（找不到原因）或是次發性（因為骨盆器官的問題）。前者大多於青春期出現且會隨著時間消退；後者的特徵為以前只有輕微經痛的婦女現在卻有嚴重疼痛，骨盆腔炎（見 218 頁）和子宮內膜異位（見 218 頁）為其可能原因。拭子偵測感染和骨盆超音波掃描可用來診斷是否患有上述疾病。原發性痛經可藉由非類固醇消炎藥物或複方口服避孕藥加以改善；次發性痛經則需治療其根本原因。

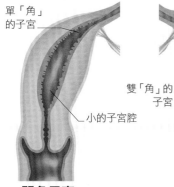

單「角」的子宮
小的子宮腔

單角子宮
只有一邊子宮出現異常，子宮腔小而窄。

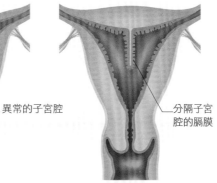

雙「角」的子宮
異常的子宮腔

雙角子宮
此子宮有兩個角，因此兩邊都顯得狹窄，沿著中心有條較深的分隔。

分隔子宮腔的膈膜

分隔的子宮
分隔的子宮有一條長長的中央分隔，幾乎把子宮腔分為兩半，因此限制了胎兒生長的空間。

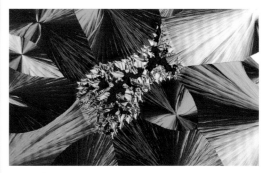

前列腺素——痛的媒介物
前列腺素的濃度在排卵後會上升，誘發子宮肌肉收縮，影響子宮的血液供應，造成原發性痛經。

男性生殖疾病

男性生殖系統的器官可能被各式各樣的疾病影響，包含感染和異常生長有關的問題。有些狀況可能會影響正常性交功能，而其他的，例如腮腺炎造成的睪丸和副睪發炎，可能會影響男性的生育力。男性生殖系統的疾病往往不利於製造健康精子，進而影響輸送精子和卵相遇的能力，最終會反應在生育力上。

副睪囊腫

這些無痛的腫脹含有清澈的液體（也稱為精液囊腫），大多於副睪形成，此圈狀的管子負責儲藏以及從睪丸運送精子。

囊腫生長緩慢，通常無症狀，也不會變成惡性的，其成因尚不明確。許多個案的症狀是出現多個囊腫，通常在雙側副睪；但也可能只在一邊有一個囊腫。若是發現陰囊腫脹，進行醫學上的檢查以排除睪丸癌是非常重要的。臨床檢查時，藉由下方的燈照光以便腫脹透光上來（透照）可以確診囊種。超音波掃描亦可確認此診斷結果。囊腫往往不大因此極少需要治療，但若有較大的囊腫壓迫周圍組織，造成不適，那麼就會建議移除。手術處理後不會影響生育力。

多個囊腫

副睪囊腫呈平滑球狀，可能單獨發生，但通常是在雙側出現多個囊腫。有時囊腫會被感染，這些案例可能會感到疼痛。

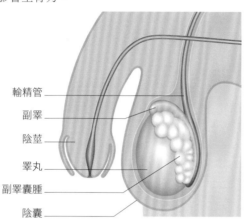

輸精管
副睪
陰莖
睪丸
副睪囊腫
陰囊

副睪炎

當一個睪丸和鄰近的副睪發炎時，通常在受影響那側會導致嚴重疼痛及腫脹

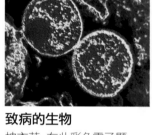

致病的生物

披衣菌，在此彩色電子顯微鏡下以粉紅色顯示，是造成副睪睪丸炎的病源。

此發炎通常是細菌感染造成的，可能是由攝護腺（見攝護腺炎，下頁）或泌尿道引起，如果是較年輕的男性，也有可能與性傳染病有關（見 224 至 225 頁）。在腮腺炎疫苗被納入常規兒童的免疫接種前，腮腺炎是男孩和年輕男性常見的副睪睪丸炎原因。有一些案例的生育力因此被影響。症狀包含疼痛、發紅，以及受影響側腫脹，通常伴隨高溫。可以利用拭子從尿道採集並搜集尿液樣本以找到發炎的原因，也可以安排超音波掃描以排除睪丸扭轉（見下頁）。若為細菌感染則開立抗生素和止痛藥，冰敷也可以幫助緩解不舒服。這種疼痛應該會在 48 小時內消失，但是腫脹可能持續數週。

發炎的區域

睪丸和副睪皆在發炎，因而導致壓痛、腫脹和發紅。較嚴重的個案可能會感到極度疼痛和發燒。

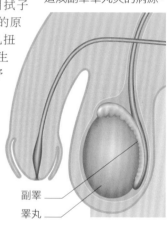

副睪
睪丸

精索靜脈曲張

陰囊內此群擴張的靜脈可能會使一些男性感到不舒服，或導致精子數量減少。左側的陰囊最常被影響，但目前原因未知。

精索靜脈曲張指的是陰囊內的靜脈曲張，這是因為將血液帶離睪丸的靜脈，在瓣膜處有所滲漏所導致致血液積聚、靜脈擴張，使之看起來像一袋蟲子。症狀包含不舒服、累贅的感覺，以及陰囊腫脹。通常可以在臨床檢查上確立診斷。大部分個案的精索靜脈曲張程度不大且不需要任何處置—不會造成問題或能消退。換上有支撐功能、緊密合身的內褲有助於緩解不舒服和疼痛累贅的感覺。如果疼痛相當嚴重或是影響到生育能力，那麼會建議加以處理，包含結紮擴張的靜脈。

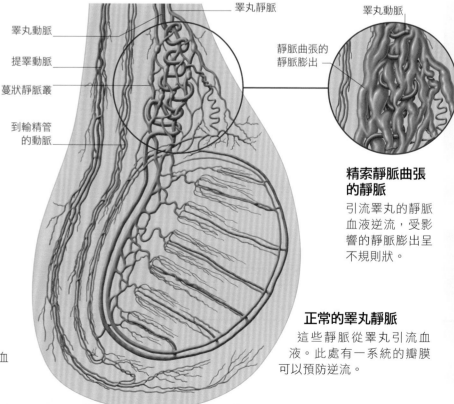

睪丸靜脈
睪丸動脈
提睪動脈
蔓狀靜脈叢
到輸精管的動脈

睪丸動脈
靜脈曲張的靜脈膨出

精索靜脈曲張的靜脈

引流睪丸的靜脈血液逆流，受影響的靜脈膨出呈不規則狀。

精索靜脈曲張的顯影劑X光

照射 X 光前將特殊染劑注射到血流，顯影出精索靜脈曲張。

正常的睪丸靜脈

這些靜脈從睪丸引流血液。此處有一系統的瓣膜可以預防逆流。

陰囊水腫

此腫脹源於圍繞在每個睪丸的陰囊層之間有異常液體積聚。陰囊水腫很少造成疼痛但是若腫脹太大可能會不舒服。

　　陰囊水腫的症狀是在陰囊的層裡有異常大量的液體（見 29 頁），可能源於感染或睪丸損傷。陰囊水腫大多發生在年幼的男孩和年老的男性。診斷方法是臨床檢查——舉起手電筒對著陰囊，如果有水腫的話，陰囊會亮起。——以及超音波掃描確診。若是陰囊水腫的症狀令人煩惱，治療選擇包含用針或是小手術引流液體。不論感染原因為何，皆會投以一個療程的抗生素。

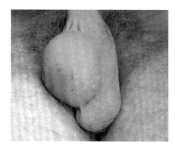

睪丸腫脹
陰囊水腫以只有單側陰囊無痛腫脹為特徵。此圖中男性的右側睪丸腫脹，左側看起來是正常的。

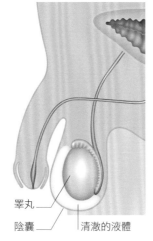

睪丸
陰囊
清澈的液體

陰囊內的腫脹
睪丸腫脹是造成陰囊水腫的一個原因。過多液體積聚在睪丸周圍，因而扭曲陰囊的形狀。

龜頭炎

陰莖末端的發炎，或是龜頭炎，可能痠痛且不舒服。幸運的是，大部分情況都能被簡單處理。

　　龜頭炎指的是陰莖頂端（也就是龜頭）和包皮發炎、紅腫、發癢的情況。除此之外，還會產生尿道分泌物，究其原因包含細菌感染、鵝口瘡（白色念珠菌）或性傳染病（見 224 至 225 頁）。有一些個案則是因包皮過緊而難以適當清潔陰莖頂端。檢查陰莖後，拭子從尿道末端採集並檢測可能的感染性生物，以找出相應治療。如果是因包皮過緊，可做包皮環切術（移除包皮）；有一些個案則是過敏反應，應找出並避免刺激物。陰莖的末端要保持乾淨和乾燥。

睪丸扭轉

此疾病會帶來疼痛且需立刻處理。若是手術沒有在大約 24 小時內執行，可能導致睪丸無法彌補的損壞。

　　目前造成睪丸扭轉的原因未明，其症狀為精索變得扭曲，包含輸精管和到睪丸的血管，會危及睪丸的血液供應，若是沒有快速反轉可能造成永久損害。症狀來的相當快速，包含陰囊疼痛、下腹痛、鼠蹊痛，或有一邊陰囊發紅。此疾病可藉由超音波診斷得知。如若確診，則執行手術解開精索並固定兩側睪丸到位，手術必須儘快完成。若是睪丸不能及時保留則會被移除——可能會以美觀為由在原處放上移植物。一般而言，如果僅有一個睪丸在扭轉事件中受到損害，未被影響的睪丸亦能製造足夠的精子，因此生育力不會受到顯著的影響。

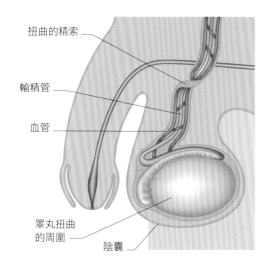

扭曲的精索
輸精管
血管
睪丸扭曲的周圍
陰囊

睪丸扭轉
除了精索扭曲，若睪丸在陰囊內處於不同的位置，亦可能會扭曲正常的陰囊形狀。

攝護腺炎

這項常見的疾病，有兩種好發的形式：一種急性發作，通常會伴隨劇烈疼痛。另一種則是慢性發作，通常毫無症狀。兩者都需要盡可能地解決根本的病因，才能根治。此疾病很有可能會復發。

　　此疾病對性生活活躍的男性而言，影響特別深刻。雖然往往無法找到確切的病因，但是攝護腺炎可能源於性傳染病（見 224 至 225 頁）或泌尿道細菌感染。急性攝護腺炎會快速發展出嚴重的病徵，包含高燒、陰莖根部疼痛以及下背痛。慢性攝護腺炎可能無症狀或是只產生輕微的症狀，包含陰莖根部、睪丸以及下背疼痛，或射精時感到疼痛以及精液帶血。

　　這兩種類型皆有可能導致頻繁的排尿，有時甚至會引發疼痛。醫師在做肛門指診時可以一併評估攝護腺，包含檢測尿液樣本、攝護腺分泌物，以及從尿道末端採集的拭子找出感染源。超音波或電腦斷層掃描可用於找尋攝護腺的膿，這是攝護腺炎可能的併發症。罹患攝護腺炎的根本原因，例如感染，可以被治癒，但可能耗時數月。

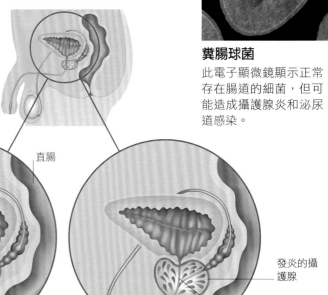

膀胱
直腸
輸精管
攝護腺
尿道

發炎的攝護腺
尿道變得狹窄

正常的攝護腺
通常攝護腺（胡桃大小）就坐落在膀胱頸下方及尿道周圍。尿液從膀胱大量地流入尿道，在排尿時通過陰莖排出。

增大的攝護腺
攝護腺炎指的是攝護腺發炎且可能腫脹。腫脹的攝護腺會壓迫尿道使尿液無法如常大量地從膀胱通過。此意味著患者會頻繁地排尿但每次只有少量尿液。

糞腸球菌
此電子顯微鏡顯示正常存在腸道的細菌，但可能造成攝護腺炎和泌尿道感染。

性傳染病

大部分類型的性傳染病（STD）是在性行為時從人傳給人。有些傳染病例如人類免疫缺乏病毒和梅毒，可能穿過胎盤而影響胎兒；有一些則會影響生育力，例如淋病和披衣菌；有些可能在生產當下，即嬰兒從產道冒出時由母親傳給小孩。

人類免疫缺乏病毒／愛滋病

若感染人類免疫缺乏病毒（HIV）且未處理，會導致後天免疫缺乏症候群（AIDS）以及嚴重的免疫受損。HIV 可能在生產前傳給胎兒或經由母乳傳給嬰兒。

HIV 經由陰道、肛門、口交、受感染的血液和血液製劑，以及受感染的針頭轉移，也可能在懷孕時（因為 HIV 顆粒可以穿過胎盤）、生產時，或是產後由母乳傳給小孩。病毒會感染一種表面有 CD4 受體的白血球並且快速地複製，在此過程中殺死細胞。身體有時可以應付該病毒，但最終 CD4 白血球計數會掉到臨界水平以下。大部分被 HIV 感染的人最初皆沒有症狀，有些則有一般病毒疾病的典型症狀，包含發燒、肌肉和關節痛、腺體腫脹，以及喉嚨痛。接著通常是一段時間的無症狀期，可能會持續好幾年。然而，有些人會出現進一步相對輕微的症狀，包含口內的鵝口瘡、牙齦疾病，以及體重流失。最後，當 CD4 計數掉到某種程度或是產生某些疾病，例如特殊的感染性疾病或某些癌症，此人就會被宣告罹患愛滋病。治療 HIV 和愛滋病的方法包含結合抗反轉錄病毒藥物以及抗生素。保險套可降低 HIV 傳染的風險。

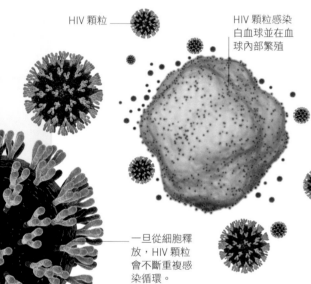

HIV 顆粒

HIV 顆粒感染白血球並在血球內部繁殖

一旦從細胞釋放，HIV 顆粒會不斷重複感染循環。

削弱身體的免疫系統

HIV 顆粒把白血球當做攻擊目標，感染並且使之變成病毒工廠，導致細胞破裂，釋放 HIV 顆粒到血流中。抗反轉錄病毒藥物在 HIV 生殖循環的其中一個階段會干擾其複製。

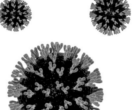

	受感染的懷孕婦女接受抗反轉錄病毒治療比例（%）
西歐和中歐、北美、澳洲和紐西蘭	
東歐和中亞	
拉丁美洲	
加勒比	
撒哈拉以南的非洲	
亞洲	
北非和中東	

0　20　40　60　80　100

預防HIV傳染

女性懷孕時可給予抗反轉錄病毒藥物，受感染的婦女得到治療的比例，在已開發國家中最高；在開發中國家最低。治療帶有 HIV 的懷孕婦女改善預後，並降低傳染給嬰兒的機率是很重要的。

梅毒

此種細菌疾病始於生殖器，但是之後會影響其他身體組織。嬰兒可能在出生之前或是在生產時被感染。

造成梅毒的原因是梅毒螺旋體此種細菌，於性行為時傳染。梅毒的症狀有三個主要階段：前兩個可能長達兩年且具有感染性，而最後一個階段會變成無感染性的。若無治療，患者會從第一階段進展到第二階段。之後是潛伏期，接著進入第三階段（第三期梅毒），雖然因為抗生素的使用，這種狀況已經相當少見。梅毒的診斷通常是進行血液測試，治療則是施以抗生素注射，此療法可以在懷孕時執行。應使用保險套以避免致病的細菌傳染。自從引進盤尼西林後，梅毒的發生率已經下降。

症狀階段

若留著未處理，梅毒感染將以一個相對定義明確的時間線，經歷一系列階段（第一期、第二期、潛伏期以及第三期）進展。

第一期梅毒
會出現一個硬且是無痛的潰瘍，稱為下疳，通常在生殖器區域出現。平均約在接觸病毒後 21 天內，會進入此階段；持續約 2 到 3 週。若沒有治療會進展到第二期梅毒。

第二期梅毒
全身性的病徵出現，包含發燒、喉嚨痛、腺體腫脹、關節疼痛、皮疹，以及嘴巴和生殖器潰瘍。從一開始的下疳出現後，4 到 10 週內發病。若沒有治療則進展到潛伏期。

潛伏性梅毒
症狀消失，但是血液檢查顯示感染依舊存在。兩年內症狀可能再度復發，或是發展成第三期梅毒。

第三期梅毒
有特徵的病灶，稱為梅毒瘤，主要在皮膚和骨頭形成，包含頭骨、腿部和鎖骨。心血管和神經系統也可能感染。

生殖器皰疹

由單純皰疹病毒所致，此感染會造成生殖器部位疼痛潰瘍。

單純皰疹病毒（HSV）有兩型：HSV-1 通常會造成唇皰疹，而HSV-2 會造成生殖器皰疹。單純皰疹病毒具高度傳染性且能經由性接觸被人傳人。單純皰疹病毒患者可能於生產時傳染給新生兒造成問題。此疾病通常會復發，而第一次往往是最糟糕的。水泡形成於生殖器上及其周圍，伴隨著刺痛和疼痛。其他的症狀包含解尿疼痛、陰道分泌物以及發燒。症狀可能持續達三週。一般都是以檢查病徵來確診，雖無法治癒此疾病但可降低其嚴重度。

生殖器疣

由人類乳突病毒（HPV）引起，長在生殖器區域，經由皮膚接觸傳染。

　　生殖器疣可能在感染之後費時20個月才出現。此症狀無痛但生長快速，也可能因為口交而出現在嘴巴。有各種方法可治療此症狀，其一為抗病毒洗劑。婦女感染HPV會增加子宮頸癌的風險。保險套無法提供完全的保護，仍有機會發生HPV傳染。嬰兒可能在分娩時被感染HPV。

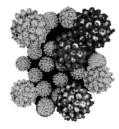

人類乳突病毒
此高度放大影像顯示的是人類乳突病毒，此具傳染性的生物是生殖器疣的原因。

淋病

此常見的性傳染病為細菌感染，會造成男性和女性生殖器區域發炎及分泌物，常常沒有症狀。

　　淋病的感染源是淋球菌，經由陰道、口以及肛門性交傳染。通常症狀會在感染兩週內出現但也可能數月沒有出現症狀，後者此種情況表示感染可能已經傳播到身體各處。若留著未處理，可能會傳染到輸卵管，造成影響生育力的損害。可以由受感染區域的檢測拭子做診斷；若感染已經散播，則由靜脈給予抗生素治療。如同其他的性傳染病，伴侶雙方都需要檢測。受感染的婦女可能在生產時傳染給嬰兒造成失明。

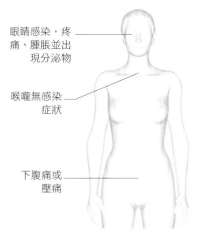

眼睛感染，疼痛、腫脹並出現分泌物

喉嚨無感染症狀

下腹痛或壓痛

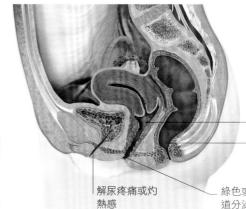

男性和女性的症狀
主要症狀在兩性是相似的。然而，有高達50%的女性和10%的男性絲毫沒有症狀。

不規則的陰道出血

直腸發炎，伴隨疼痛、不舒服或出現分泌物

解尿疼痛或灼熱感

綠色或黃色的陰道分泌物

披衣菌感染

此種細菌感染常常沒有症狀卻是造成女性不孕的主要原因。其中有一半受感染的男性和80%受感染的女性沒有出現症狀，意味著這個疾病不曾被注意。

　　據估計，在英國有高達5%的性活躍女性感染了此種致病細菌：砂眼披衣菌。其症狀在男性為解尿疼痛和出現分泌物；女性則是陰道出現分泌物、月經和月經之間以及性行為後出血，還會出現下腹疼痛。感染可能傳到輸卵管因而造成不孕。砂眼披衣菌若在分娩時傳給嬰兒，會造成結膜炎和肺炎。男性的檢測方式是採集尿液檢體或尿道拭子；女性是檢測子宮頸拭子。可使用抗生素治療，有一些抗生素的治療，在懷孕期間無法使用。保險套有保護作用可免於感染。

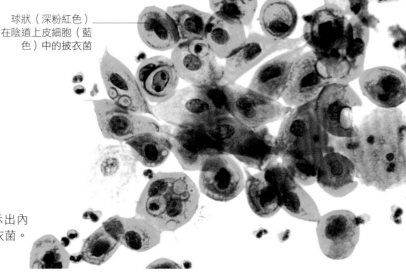

球狀（深粉紅色）在陰道上皮細胞（藍色）中的披衣菌

被披衣菌感染的陰道上皮細胞
此子宮頸抹片的高倍放大圖顯示出內襯細胞（上皮細胞）中的砂眼披衣菌。這是常見的感染。

非淋病尿道炎

這種只有男性會感染的尿道發炎是由非淋病的感染造成，為常見的性傳染病，會產生典型的影響，但大約15%的個案沒有症狀。

　　有各式各樣的致病原因，包含砂眼披衣菌、陰道滴蟲、單純皰疹病毒或白色念珠菌。幾近一半的非淋病尿道炎（NGU）個案被鑑定出是源於砂眼披衣菌，此菌同樣是造成婦女砂眼感染（見上方）的原因。不過有四分之一的個案找不到病因。此疾病可能在感染之後，高達5週才發病，平均為2到3週。症狀除了分泌物及排尿時的疼痛感，還可能伴隨痠痛和陰莖末端的尿道開口周圍發紅。感染可能傳播到副睪、睪丸和攝護腺。除此之外，某些感染會在血液中運行，導致關節發炎疼痛。檢測尿液樣本或從尿道採集的拭子可以找出是淋病或其他感染原因。使用保險套可以降低感染傳播。

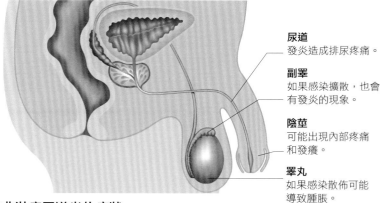

尿道
發炎造成排尿疼痛。

副睪
如果感染擴散，也會有發炎的現象。

陰莖
可能出現內部疼痛和發癢。

睪丸
如果感染散佈可能導致腫脹。

非淋病尿道炎的症狀
圖中詳列了非淋病尿道炎的常見症狀，但也有可能毫無症狀。此意味著一位受感染的男性可能在沒有意識到患有此病的情況下傳染給他人。

懷孕併發症

有相當多的個案在懷孕過程中沒有發生任何重大問題。然而，有時候僅僅一個問題的發生就會影響母親、胎兒或是雙方。舉例來說，一個胚胎可能無法植入或適當地形成，或是當胎兒看起來正常發展後，卻出現問題。懷孕中的問題有些歸因於胎兒，像是基因或染色體異常；有些則是母親的因素，或與母親有關（例如感染、賀爾蒙或是解剖構造的問題）。

流產

懷孕 20 週前自發性地結束妊娠，稱為流產。多數的流產都發生在懷孕前 14 週。

早期流產大多源自胎兒的基因或是染色體異常；晚期流產可能是子宮的問題所造成的。其他原因包括子宮頸不全（見下）或母親的感染。其他會增加流產風險的因素包含抽菸、喝酒以及懷孕時濫用藥物。流產的機率在成人早期是大約每 5 個懷孕婦女中就有 1 個流產（大約 20%），此風險會隨著女性年紀而增加，特別是超過 40 歲之後。有三種主要的流產類型：脅迫性流產，有陰道出血但是胎兒活著而子宮頸關閉；不可避免的流產，子宮頸是打開的但胎兒已經死亡；過期流產，胎兒已死亡但沒有出血。若是脅迫性流產，懷孕可能進展到足月。不可避免的流產未必是完全流產，意味著可能還有一些組織殘餘在子宮內。不完全或是過期流產有時需要手術以排空子宮。

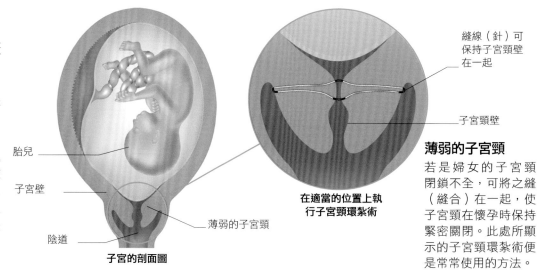

脅迫性流產

若子宮頸維持閉合但胎兒仍舊活著，懷孕通常可以持續到足月。如果無法避免流產，子宮頸可能會鬆開，以排出殘餘組織。

（圖標示）
羊水
胎盤
12 週大的胎兒
臍帶
血塊
血液從子宮流至子宮頸通道
通過陰道時有明顯的出血

造成流產的原因

流產可能因各種潛在的問題而發生，主要源自母親，但也可能與胎兒有關。這些因素可以被分為五個主要類別：遺傳性的、與荷爾蒙有關的、與免疫、感染或是解剖構造有關。然而，不是所有流產都能找出原因。

原因	可能的原因
遺傳性的	胎兒的基因或染色體異常是可能的原因，例如存在過多或過少染色體。
與荷爾蒙有關的	甲狀腺機能亢進或功能低下、糖尿病，以及不正常的黃體素濃度過低皆是可能原因。
與免疫有關的	流產可能由罕見的免疫疾病造成，例如抗磷脂症候群（胎盤血塊減少胎兒的血液供應）。
感染性的	有數種影響母親的感染可能造成流產，包含德國麻疹和弓漿蟲感染症（一種原蟲感染）。
解剖構造	若是子宮形狀不正常或是有大的肌瘤，皆有可能導致流產；子宮頸閉鎖不全亦為潛在因素。

死產

死產是指胎兒在懷孕第 20 週之後死亡並產出。

死產的原因往往無法確知，但可能與解剖結構或胎兒的遺傳疾病有關，抑或母親的感染或疾病所致。若是胎兒在懷孕後期死亡，可以等待自然分娩，當母親的健康有風險時，則需要引產。不論哪種情況，死產都使人非常痛苦，因此都會提供母親各種支持協助。在已開發國家，死產的風險很小——大約每 200 個懷孕婦女僅有 1 個是死產。為了減少此風險，母親應該要參加所有產前預約，告訴助產士或醫師，胎兒的活動是否比正常少，或是否有出現腹部疼痛、陰道出血，或發癢等症狀。其他的預防措施包含戒菸、在流感季節接種疫苗、保持健康的體重，以及避免酒精和藥物。特定的食物應該也要避免，包含軟起司、未滅菌的乳製品、肉醬、未煮熟的肉品或生肉，和沒煮過的甲殼類。

子宮頸閉鎖不全

若是母親的子宮頸薄弱（閉鎖不全），來自生長中胎兒的壓力以及羊水可能會導致子宮頸提早打開，造成流產。

子宮頸手術或是一些需要打開子宮頸的程序（包含終止妊娠）之後，可能導致子宮頸薄弱。子宮頸閉鎖不全容易造成懷孕14週之後的流產，而流產發生之前往往沒有症狀。若婦女有晚期流產風險，可安排超音波檢查子宮頸。若超音波確認子宮頸閉鎖不全，可能會在下一次懷孕（以及任何之後的懷孕）第 12 到 16 週時，將逢線縫入子宮頸，在 37 週準備分娩時移除。若是分娩提早開始，此縫線會立即移除。

（圖標示）
縫線（針）可保持子宮頸壁在一起
子宮頸壁
胎兒
子宮壁
薄弱的子宮頸
陰道
子宮的剖面圖
在適當的位置上執行子宮頸環紮術

薄弱的子宮頸

若是婦女的子宮頸閉鎖不全，可將之縫（縫合）在一起，使子宮頸在懷孕時保持緊密關閉。此處所顯示的子宮頸環紮術便是常常使用的方法。

子宮外孕

子宮外孕是指受精卵植入子宮外，導致胚胎無法適當地生長。此情況可能會威脅母親的生命。

大部分的子宮外孕是受精卵植入輸卵管中，但也有一些罕見個案是植入其他地方，例如子宮頸、卵巢或腹腔。潛在原因包含輸卵管曾經受傷，可能肇因於手術或感染，例如骨盆腔炎（見 218 頁）。

使用子宮節育環，或是子宮內避孕器（IUD）也會增加子宮外孕風險。症狀為陰道出血和下腹疼痛，通常是某一側下腹疼痛。為了診斷此疾病會安排懷孕測試，若結果為陽性，接著會進行超音波掃描。醫師可能會做腹腔鏡（將探測儀器通過腹壁）。一旦發現子宮外孕，則可在執行腹腔鏡時移除。若子宮外孕導致輸卵管破裂，會有嚴重的腹痛和肩膀頂端疼痛。此狀況可能威脅生命且需要緊急手術。

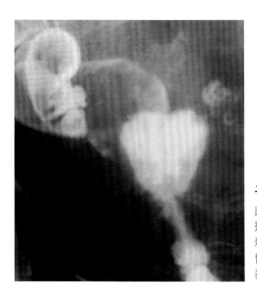

子宮外孕的X光
此 X 光顯示大約 10 到 12 週的子宮外孕，胎兒在母親的右側輸卵管生長。若留著不處理，輸卵管會破裂，造成出血到腹部。

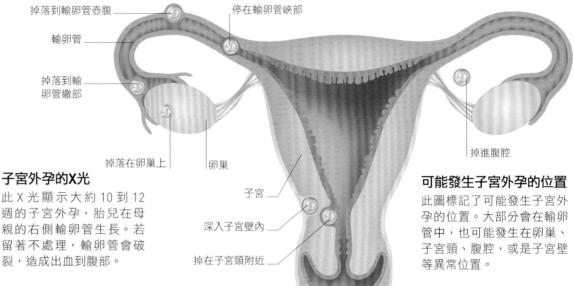

掉落到輸卵管壺腹
停在輸卵管峽部
輸卵管
掉落到輸卵管繖部
掉落在卵巢上
卵巢
掉進腹腔
子宮
深入子宮壁內
掉在子宮頸附近

可能發生子宮外孕的位置
此圖標記了可能發生子宮外孕的位置。大部分會在輸卵管中，也可能發生在卵巢、子宮頸、腹腔，或是子宮壁等異常位置。

葡萄胎

精子使卵受精但染色體套數異常，因而無法正常懷孕。

完全性葡萄胎是指大量的囊腫在子宮內形成；部分葡萄胎則是胚胎和胎盤開始生長，但是胚胎無法生存。症狀包含陰道出血，大約 6 週時開始，此外還有噁心和嘔吐，可能會相當嚴重。若懷葡萄胎可藉由打開子宮頸（在全身麻醉之下）移除組織。有時葡萄胎會罕見地變為惡性，那麼就需要進一步的治療，例如化療。

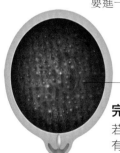

多重的囊腫在子宮內形成

完全性葡萄胎
若在子宮內形成大量的囊腫，有時又被稱為葡萄胎（源自希臘字「像葡萄一樣」）。

正常的胚胎發展
通常是單一個卵子和單一個精子結合，各有 23 條染色體，在受精時結合以賦予正常的胚胎 46 條染色體。

精子
23
卵子
23
由父親來的 23 條染色體
23
由母親來的 23 條染色體
46
正常的胚胎有 46 條染色體

懷有完全性葡萄胎
有 23 條染色體的精子使沒有染色體的空卵受精。源於精子的 23 條染色體複製，產生 46 條。

一個精子
23
空的卵子
由父親來的 23 條染色體
23
無染色體來自母親
46
異常的胚胎有 23 對源自於複製的父親染色體

部分葡萄胎
兩個精子各有 23 條染色體，同時使一個也有 23 條染色體的卵子受精，產生有 69 條染色體的異常胚胎。

23 23 兩個精子
23 卵子
由父親來的 46 條染色體
23 23
23
由母親來的 23 條染色體
69
造成胚胎有 69 條染色體之異常

懷孕中的陰道出血

出血可能發生在懷孕的任何時候，原因則各式各樣。任何階段的出血皆可能演變為嚴重的情況，需要專家即時檢查。

在最初 14 週內的陰道出血可能意味著流產（參見上頁）或子宮外孕（見上方），後者較不常見。在一些個案中亦會伴隨疼痛。子宮外孕是較為嚴重的情況。有時候，某些微量出血沒有明顯原因，也不會影響懷孕。在 14 週至 24 週期間的出血可能為晚期流產，往往是因為子宮頸閉鎖不全（參見上頁）所造成的。在 24 週以後的出血則可能是胎盤剝離（見 228 頁），這會伴隨疼痛；也可能是不會導致疼痛的前置胎盤（見 228 頁）。特定的疾病，例如子宮頸息肉（在子宮頸上的非惡性生長），則會於懷孕中任何一個時間點造成出血。子宮頸檢查和超音波掃描可診斷病源，而治療方法取決於原因。

前置胎盤

若是胎盤位在子宮低位而且部分或完全覆蓋住往子宮頸的開口,可能會干擾胎兒出生。每 200 名懷孕婦女中大約有 1 名受影響。

　　前置胎盤是懷孕第 24 週後無痛性陰道出血的常見原因。大量出血對胎兒和母親雙方皆有潛在的生命威脅。危險因子包括曾剖腹產、懷多胞胎,或數次懷孕的經驗。可由超音波掃描確診。通常胎盤會隨著子宮生長而上移,但若胎盤停留在低位或發生出血,則需要住院。通常會建議有完全性前置胎盤的婦女,從 30 週開始入院,並計畫在約 38 週時剖腹產。若發生嚴重的出血,則需要緊急剖腹產。一般也會建議有部分前置胎盤的婦女採取剖腹產。

胎盤位置

前置胎盤是指胎盤的位置從沒有侵占在子宮頸上的低位橫跨到子宮頸中央。

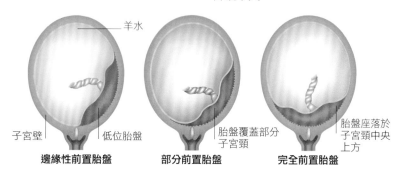

邊緣性前置胎盤　羊水　子宮壁　低位胎盤

部分前置胎盤　胎盤覆蓋部分子宮頸

完全前置胎盤　胎盤座落於子宮頸中央上方

胎盤早期剝離

此為可能威脅生命的疾病,部分或整個胎盤在嬰兒出生前便從子宮壁剝離。

　　有兩種胎盤早期剝離的形式:顯性剝離,為 28 週後常見的陰道出血原因;另一種為隱性剝離,血液殘留在子宮內因此不會造成出血。危險因子包括長期的高血壓、曾發生過胎盤早期剝離,或數次懷孕經驗。抽菸、過量飲酒,以及藥物濫用也會增加風險。

　　和前置胎盤的出血相反,胎盤早期剝離總會帶來疼痛並造成子宮收縮。

　　可以超音波掃描確認胎兒心跳。一般而言,會建議引產;情況嚴重者則可能需要緊急剖腹產。

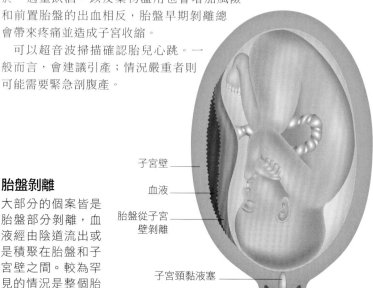

胎盤剝離

大部分的個案皆是胎盤部分剝離,血液經由陰道流出或是積聚在胎盤和子宮壁之間。較為罕見的情況是整個胎盤剝離。

子宮壁
血液
胎盤從子宮壁剝離
子宮頸黏液塞

羊水問題

在羊膜囊中所含的液體可能會被許多狀況影響,因而造成不正常的體積過大(羊水過多)或是不正常的體積過小(羊水過少)。

　　羊水過多會導致母親感到不舒服,且和早期破水以及早產有關,同時也會增加胎盤早期剝離的風險(見上方)、產後大出血(見 240 頁)、剖腹產與胎位不穩(胎兒的位置不斷改變)為了延長懷孕及預防母親和胎兒的副作用,必須處理這個狀況,若是可行則治療其根本原因。羊水過少通常只有在產前檢查時會被注意到。這個症狀會導致早期破水,與早產或是胎兒生長受限有關(參見下頁)。應該要進行定期的胎兒健康評估。

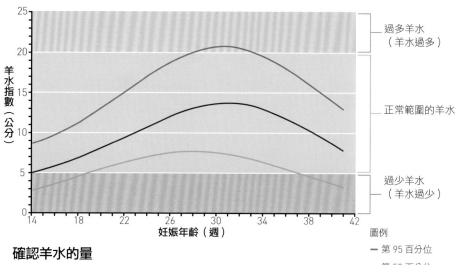

縱軸:羊水指數(公分)　橫軸:妊娠年齡(週)

過多羊水(羊水過多)
正常範圍的羊水
過少羊水(羊水過少)

圖例
— 第 95 百分位
— 第 50 百分位
— 第 5 百分位

確認羊水的量

羊水指數表可以說明羊水量是否在正常範圍。第 50 百分位顯示其「平均」量;第 5 到第 95 百分位屬正常範圍。

羊水問題的原因

過量的羊水(羊水過多)或是過少的羊水(羊水過少)可能和母親或胎兒有關。一些常見的原因如下。

羊水過少的原因	羊水過多的原因
早期破水。	糖尿病。
胎兒生長受限,例如患有子癲前症。	腸胃(腸)阻塞。
胎兒不正常造成尿液製造量減少或尿液通過受阻。	由於胎兒異常損害胎兒吞嚥,例如無腦畸形。
使用藥物,例如非類固醇消炎藥。	因為先天原因或是貧血而心衰竭。
雙胞胎輸血症候群(當雙胞胎之一接收比另一人更多血液導致之不平衡)。	增加胎兒尿液的製造(例如雙胞胎輸血症候群)。
感染。	感染,例如梅毒或細小病毒。
染色體異常,例如唐氏症。	染色體異常,例如唐氏症。
孕期過長──嬰兒超過預產期。	軟骨發育不全(骨頭疾病造成身材矮小)。

胎兒生長受限

亦被稱為子宮內生長遲滯，指胎兒無法在子宮內充分生長。
因此胎兒極瘦而且出生體重極低（小於 2.5 公斤）。

　　胎兒生長受限的原因很多，包含長時間的高血壓、子癲前症（見下方），或是母親感染，例如德國麻疹。有一些個案是因胎盤無法提供充足的營養物質給胎兒而發生。遺傳性的胎兒疾病，例如唐氏症也是可能的原因。母親飲食習慣不佳、抽菸、過量飲酒，或是藥物濫用，這些都會增加胎兒生長受限的風險。重複的超音波掃描，或都卜勒超音波，皆可檢查臍動脈的血流以監測胎兒生長。如有需要可能得入院臥床以利監測，治療潛在的病因。如果可能危害胎兒健康，則會建議產婦提早生產。

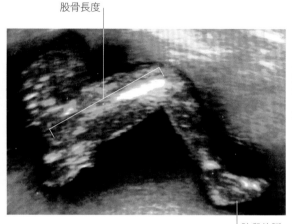

股骨長度

胎兒的腳

測量股骨長度

股骨（大腿骨）可以由超音波影像測量之。此測量可以是間隔執行，並與腰圍一起測量，用於監測胎兒生長。

體重（公斤）

第 97 百分位

第 50 百分位

第 3 百分位

妊娠年齡（週）

圖示　● 正常的嬰兒　● 正常的小嬰兒　● 生長受限的嬰兒

監測胎兒生長

此圖顯示懷孕時的胎兒體重增加曲線；第 97 百分位和第 3 百分位顯示正常範圍的上限和下限。若是體重下降到下限以下，表示胎兒生長受限。

孕婦膽汁鬱積

亦稱為妊娠期肝內膽汁鬱積症，膽汁是一種肝製造以協助消化的物質，孕婦膽汁鬱積是膽汁流動異常緩慢的疾病。

　　孕婦膽汁鬱積會造成膽汁積聚在母親血流中，症狀包含皮膚發癢及黃疸。癢的部位在手足兩處最明顯，但也可能影響到全身；夜間的症狀更為明顯。孕婦膽汁鬱積會增加早產或是死產的風險，故識別該症狀和早期治療相當重要。此疾病的原因未知但可能與基因有關，因為在南美、南亞或斯堪的納維亞血統的婦女身上較常見，甚至會在家族中蔓延。懷有雙胞胎或多胞胎的婦女也較常出現此症狀。為了診斷孕婦膽汁鬱積，醫師會詢問母親的家族史，進行血液檢測以評估肝功能和膽酸濃度。醫師會給予母親一種名為 ursodeoxycholic acid 的藥物，以降低膽酸濃度並協助舒緩癢的感受。此外，也會在整個懷孕期持續監測母親的肝功能和膽酸濃度，同時監測胎兒以及早發現任何可能的問題，例如異常的胎兒心律。孕婦膽汁鬱積可能會嚴重到干擾母親的正常凝血，此時會給予維生素 K 以矯正問題。若個案的胎兒已經大於 36 週胎齡，可能會誘導分娩，以防止死產。

子癲前症和子癲症

這些疾病唯獨在懷孕時發生且總會隨著嬰兒的出生而改善。

　　子癲前症的症狀是血壓增加、體液鬱積，蛋白從尿液中流失。此疾病的症狀發生時間點較晚，包含手部、臉部以及足部的腫脹、頭痛、視覺障礙，以及腹痛。若未能治療，升高的血壓將導致 1% 罹患子癲前症的婦女產生子癲症（癲癇）。基於此原因，每位懷孕的婦女都必須進行尿液檢查以確認尿液中是否含有蛋白，每次的產前檢查也都要測量血壓。治療旨在使血壓回到正常範圍，但可能因此使胎兒生長受限（見上方），故需要住院監測並提早生產。子癲症要緊急治療且母親狀況穩定後通常會儘快執行剖腹產。

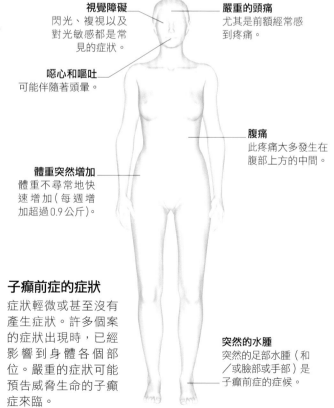

視覺障礙
閃光、複視以及對光敏感都是常見的症狀。

嚴重的頭痛
尤其是前額經常感到疼痛

噁心和嘔吐
可能伴隨著頭暈。

腹痛
此疼痛大多發生在腹部上方的中間。

體重突然增加
體重不尋常地快速增加（每週增加超過0.9公斤）。

子癲前症的症狀

症狀輕微或甚至沒有產生症狀。許多個案的症狀出現時，已經影響到身體各個部位。嚴重的症狀可能預告威脅生命的子癲症來臨。

突然的水腫
突然的足部水腫（和／或臉部或手部）是子癲前症的症候。

子癲前症的危險因子

　　子癲前症的根本原因尚未完全被了解，但很可能是因為胎盤的問題。然而，各種各樣的因素皆已被確認會增加罹病風險，各種因素條列如下。

體重過重或肥胖

家族或個人擁有子癲前症史

懷有多胞胎

第一次懷孕或是跟新伴侶的第一胎

距離上一次懷孕已達 10 年以上

超過 35 歲

患有腎臟疾病

患有高血壓

患有糖尿病

某些自體免疫疾病

妊娠糖尿病

若是懷孕婦女的胰臟不能滿足增加的血—糖—調節荷爾蒙胰島素的需求，可能會罹患糖尿病。

妊娠糖尿病通常沒有症狀，但也可能出現過度的渴覺、疲倦，以及排出大量尿液。可由血液測試診斷確診。治療方法是飲食控制，少數個案需要胰島素注射。胎兒可能長得非常大，不得不執行剖腹產。妊娠糖尿病通常在分娩後消失但可能復發。

妊娠糖尿病的後果

此典型的結果是大嬰兒。母親的胰島素和葡萄糖濃度通常在分娩後歸於正常。

有妊娠糖尿病的婦女無法製造足夠的胰島素，因而有控制不佳的血糖值，導致血糖值偏高。

⬇

糖分高的血液經由胎盤傳給嬰兒。血糖是嬰兒的主要食物來源。

⬇

嬰兒增加胰島素的製造以利用葡萄糖；未利用的葡萄糖積聚為脂肪。結果，嬰兒生長得比正常還大，可能在分娩時造成問題。

妊娠劇吐症

早期懷孕的嘔吐可能嚴重到沒有液體或食物可以保留下來。

與因為正常晨吐體重增加的婦女相反，妊娠劇吐者的體重流失且可能脫水。原因尚未完全了解，但已知與懷孕時製造的高濃度人類絨毛膜促性腺激素（hCG）荷爾蒙相關。懷雙胞胎會導致高濃度的hCG並增加妊娠劇吐的風險。壓力可能使情況更糟。若是嘔吐極度嚴重，會安排孕婦住院，進行血液測試評估脫水程度，以及超音波檢查胎兒。可能會給予母親靜脈注射液體和抗噁心藥物。此狀況通常在懷孕第14週時消失但可能在之後的懷孕復發。

何時晨吐會變為妊娠劇吐？	
晨吐	**妊娠劇吐**
體重可能會微微地減輕，但實際上，體重多半會增加。	大量體重流失——2.2到9公斤（5到20磅），有時候甚至更多。
噁心及嘔吐不會到干擾吃喝的能力。	噁心及嘔吐導致胃口不佳以及脫水。
不常嘔吐，噁心大多是偶發且為輕度。	常嘔吐且可能含有膽汁或血液。噁心持續且程度為重度。
飲食和生活型態改變是改善健康狀況所需。	靜脈注射液體補水以及抗噁心藥物是必須的。
典型的狀況，第一孕期之後可以看到改善。但有時可能會發生反胃。	懷孕中期症狀可能改善，但噁心嘔吐可能會持續。
可進行大部分的一般差事，例如工作和照顧小孩。	母親可能數週或數月無法工作且需要被照顧。

RH 血型不相容

胎兒和母親之間 Rh 血型可能不匹配，若是未來懷孕時再度發生將導致問題。

血液被分為 Rh 陽性或是 Rh 陰性取決於紅血球表面是否有 Rh 蛋白（Rh 狀態）。若是 Rh 陰性的婦女有 Rh 陽性的伴侶，她有機會懷上 Rh 陽性的嬰兒。嬰兒的 Rh 陽性細胞會誘發母親形成抗體對抗 Rh 陽性血球。在第一次懷孕時不會造成問題，但是若婦女再次懷有 Rh 陽性的嬰兒，她的抗體會穿過胎盤，破壞胎兒紅血球，造成胎兒貧血和出生後黃疸（見 235 頁）。Rh 血型不相容的輕症個案會在 37 週時誘導分娩；嚴重者則於更早時誘導分娩。若是胎兒太不健康或未成熟而無法分娩，會給予母親輸 Rh 陰性血。在母親懷孕時注射抗體以破壞任何進入血液循環之胎兒血球，可以防止抗體形成。

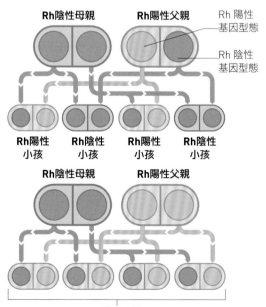

RH狀態如何傳承

每個人針對 Rh 狀態都有兩種型態的基因。若一個是 Rh 陰性而另一個是 Rh 陽性，則 Rh 陽性型態占優勢。

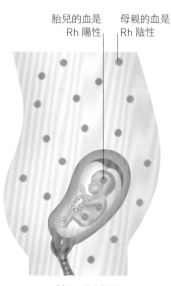

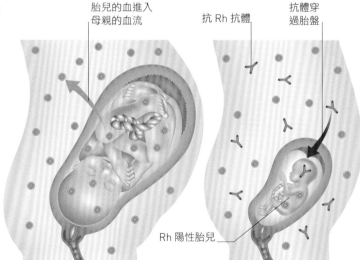

1 第一次懷孕
Rh 陰性母親與 Rh 陽性嬰兒不會產生不相容問題。但再度懷孕時，Rh 陰性母親會與Rh陽性胎兒發生問題。

2 生產時
胎兒紅血球在生產時漏到母親的血液循環，導致母體製造抗體。這些抗體會在後續懷孕時對抗 Rh 陽性紅血球。

3 之後的懷孕
母親的抗體自由地移動穿越胎盤，破壞 Rh 陽性胎兒紅血球，造成胎兒貧血。

泌尿道感染

由於延遲的尿液排空，泌尿道的細菌感染在懷孕時很常見。

懷孕時荷爾蒙改變以及加大的子宮會導致尿液流動延遲，使懷孕的婦女容易受到泌尿道感染。症狀包含排尿時的灼熱感、頻尿、下腹痛、全部或單側的下背痛。腎臟周邊區域發熱或疼痛，意味著感染很有可已經向上擴散到泌尿系統。尿液測試可以確定診斷；治療方法是使用抗生素。若未治療，泌尿道感染可能導致早產或低出生體重嬰兒。

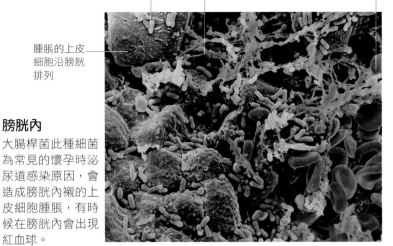

大腸桿菌覆蓋膀胱的內表面　上皮細胞分泌黏液絲　紅血球源於感染造成之出血

腫脹的上皮細胞沿膀胱排列

膀胱內
大腸桿菌此種細菌為常見的懷孕時泌尿道感染原因，會造成膀胱內襯的上皮細胞腫脹，有時候在膀胱內會出現紅血球。

腕隧道症候群

此刺痛、麻，以及手部疼痛是因為腕部的神經受到壓迫。

連到手部的神經之中，有一條通過腕骨和腕骨韌帶間小間隙（腕隧道）的神經，懷孕時，此間隙因組織腫脹而減少，進而壓迫神經造成刺痛和麻感，有時候甚至會造成手部疼痛。彎曲和伸直手腕以及手指或能幫助舒緩症狀。此狀況通常在生產後消失，但有時候需要手術釋放神經上的壓力以緩解症狀。

坐骨神經痛

因為坐骨神經上受到壓力，疼痛從臀部傳播到腿部後方。

懷孕時姿勢的改變可能施加壓力於坐骨神經，並沿著腿部後方往下至膝蓋分支，往足部外側邊緣和腳掌而去。除了疼痛之外，坐骨神經痛也會導致難以站直，狀況嚴重者甚至難以行走。症狀大多屬間歇性的，通常在生產後消失。保持良好的姿勢可以緩解此症，例如肩膀拉向後方、脊椎保持直立、臀部盤向下、腹部收起及保持膝蓋放鬆。

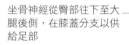

坐骨神經從臀部往下至大腿後側，在膝蓋分支以供給足部

坐骨神經的進程
坐骨神經是身體最長的神經，當神經從下部脊椎結合為一條粗的神經時形成。此神經及其分支沿著腿部的長度延伸。

靜脈曲張

子宮加大所形成的壓力，導致腿部靜脈於懷孕時腫脹或惡化。

懷孕後期，加大的子宮會在攜帶血液遠離腿部的深層靜脈上形成壓力，防止逆流的瓣膜因此失去功能。

結果，血液積聚在會流入深層靜脈的淺層靜脈，使之腫脹扭曲（曲張的）。此問題可藉由保持活動、坐著時抬高腿部，以及穿著彈性襪緩解。若是需要治療，產後可選擇注射治療及手術。

水腫

懷孕時因為體液積聚而形成水腫頗為常見。足部、腿部以及手部可能受影響。

體液滯留在懷孕最後數個月特別常見，影響高達 80% 健康的孕婦。液體積聚造成的水腫大多於晚上躺平在床上後消失，但在白天又漸漸惡化。坐著時抬高雙腿或保持活動——例如走路或游泳——促進血液循環可改善；彈性襪也有幫助。體液滯留通常不是引起關注的原因，但這可能是子癇前症的一個症狀（見 229 頁）。

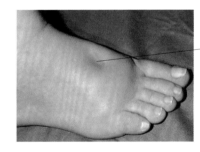

壓迫造成皮膚凹陷，當壓迫移除後只能慢慢地消失

腫脹的足部
體液通常最先積聚在足部，嚴重時往上延伸到腿部；手部也可能受影響。壓迫此腫脹會造成長時間難以消退的凹陷。

多胎妊娠的特殊問題

多胎妊娠會增加母親和嬰兒患病的風險。正常的身體不適，例如晨吐，通常會因較高的荷爾蒙濃度和較大的子宮而惡化。此外也會增加轉變為醫學問題的風險，像是缺鐵性貧血、高血壓、子癇前症（見 229 頁）、妊娠劇吐（見 228 頁）、羊水過多（見 228 頁），或流產（見 226 頁）。多胎妊娠的胎兒通常較小且較容易早產。因此需要特殊的監測，不過大部分都有好的結果。

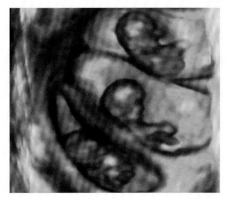

子宮內三個
在每 8,000 例生產中只有 1 例三胞胎。由於胚胎數量之限制，人工受孕的多胎妊娠現在已較少見。

異常分娩

對許多婦女而言，分娩和生產是熱情愉悅且毫無問題的。但是對某些胎兒和母親來說可能並非如此。舉例而言，分娩通常在懷孕達足月前開始，或是胎兒顯示出窘迫症候或被纏住而需要急迫生產。從母親的觀點來説，圍繞著陰道開口的組織可能在生產時撕裂，即便是協助生產亦可能造成傷害。

早產

此術語描述在 37 週前開始的分娩。嬰兒早產後可能有相關的併發症（見 234 頁）。

提早分娩的原因包含多胎妊娠以及母親的感染。但常常找不到確切理由。增加早產風險的因素包含懷孕時抽菸或飲酒、壓力，以及曾經經歷早產。早產的症狀是原本腹部無痛的緊繃變得疼痛，且規律伴有帶血的黏液分泌以及下背痛。若是分娩開始的時間過早，醫師可能會嘗試給予母親靜脈注射藥物暫停其進程。若不可行則會給予母親類固醇注射以幫助胎兒的肺部成熟。早產兒的存活取決於他們多早出生，他們在器官成熟期間需要特殊單位照顧。

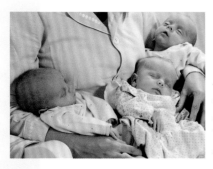

早產的三胞胎
多胎妊娠的婦女易提早分娩。可能因是為子宮過度伸展。

胎兒窘迫

懷孕或分娩時特別的症候意味著胎兒健康不佳或沒有正常或預期的反應。

胎兒窘迫的症狀包含母親感受到胎動減少、羊水中的胎便（胎兒的糞便），以及胎兒的心律比正常數值高（頻脈）或較低（緩脈），或未顯示胎兒應有的足夠變異性（胎兒心律通常是波動的，伴隨母親的收縮而明顯增加）。可能的因素包含胎盤早期剝離（見 228 頁），但是也可能找不到原因。若是有需要，不論經由陰道或是剖腹產，都應該緊急娩出胎兒。

使用胎心宮縮監測以監測胎兒健康

胎心宮縮監測可連續記錄胎兒心律以及母親收縮的頻率。心律應隨著每次收縮短暫地上升，此頻率可以在印出的軌跡中加以確認。

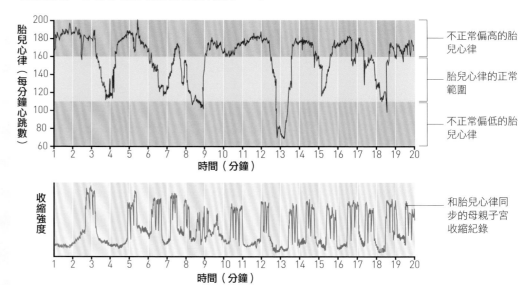

不正常偏高的胎兒心律

胎兒心律的正常範圍

不正常偏低的胎兒心律

和胎兒心律同步的母親子宮收縮紀錄

臍帶脫垂

此緊急情況為臍帶先於胎兒先露部（最靠近子宮頸的部位）經過子宮頸，可能壓迫其血液供應。

臍帶脫垂通常在分娩時發生，但有時候會在懷孕破水時發生。胎兒可能會壓迫臍帶，降低自身獲得的血液供應。臍帶脫垂發生於胎兒沒有固定（見 189 頁）、非頭部在下的姿勢（特別是當胎兒橫跨子宮時）、母親為多胎妊娠，或羊水過量（羊水過多，見 228 頁）時。出現臍帶脫垂時，母親必須改變為正確的姿勢（見下）。如果子宮頸完全擴張，可先嘗試緊急的陰道生產（若有需要則使用產鉗或真空吸引），否則應施行緊急剖腹產。

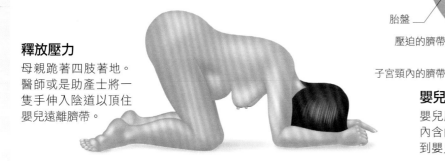

釋放壓力
母親跪著四肢著地。醫師或是助產士將一隻手伸入陰道以頂住嬰兒遠離臍帶。

胎盤

壓迫的臍帶

子宮頸內的臍帶

子宮

嬰兒壓著臍帶
嬰兒壓著臍帶，意味著壓迫到臍帶內含的血管，此時可能導致從胎盤到嬰兒的血流以及氧氣減少。

胎盤滯留

胎盤或是膜沒有在嬰兒被娩出後如常從子宮壁剝離。

胎盤滯留可能因為各種理由發生，包含子宮收縮不良（子宮停止收縮排出胎盤）或不常見的狀況——植入性胎盤，即胎盤深深地植入子宮壁，致使部分胎盤無法剝離。若是部分或整個胎盤或膜滯留，子宮將無法有效地收縮因而導致子宮血管持續出血。若是胎盤卡在子宮內，需要以手、局部麻醉（硬膜上或是脊椎，見 196 至 197 頁）或全身麻醉將其取出。

肩難產

此醫學上的緊急狀況出現在嬰兒的頭部被娩出後,一邊肩膀被卡在恥骨聯合後方時,上述關節在母親的骨盆前部。

肩難產往往發生於正常的經陰道生產或是協助生產(藉由產鉗或是真空吸引,見202頁)的預期之外。肩難產會造成嬰兒無法開始呼吸,以及壓迫到臍帶等問題。此為緊急狀況,醫師或助產士會要求母親停止推嬰兒,同時要求她改變姿勢以騰出更多空間給嬰兒出來。他或她可能壓迫在下腹部以讓肩膀脫出以及可能也嘗試讓嬰兒回到經陰道的位置。此時會執行會陰切開術以製造更多空間協助生產。肩難產可能造成嬰兒手臂的神經網路(臂神經叢)受損。

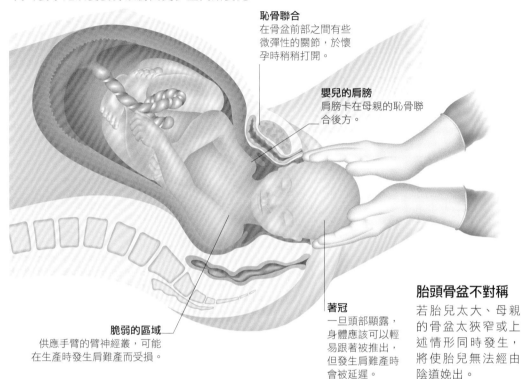

恥骨聯合
在骨盆前部之間有些微彈性的關節,於懷孕時稍稍打開。

嬰兒的肩膀
肩膀卡在母親的恥骨聯合後方。

脆弱的區域
供應手臂的臂神經叢,可能在生產時發生肩難產而受損。

著冠
一旦頭部顯露,身體應該可以輕易跟著被推出,但發生肩難產時會被延遲。

胎頭骨盆不對稱
若胎兒太大、母親的骨盆太狹窄或上述情形同時發生,將使胎兒無法經由陰道娩出。

乙型鏈球菌傳染

如果在懷孕或生產時從母親傳到嬰兒,此細菌感染會造成新生兒的問題。

乙型鏈球菌正常存在於許多婦女(高達大約三分之一)的腸子和陰道。但其中有部分婦女的感染會傳染給胎兒,不論當胎兒在子宮內或是在分娩時。有數種增加感染風險的因子,例如早產(意即在37週前)或是乙型鏈球菌造成的泌尿道感染。受感染嬰兒的症狀包括發燒、呼吸問題、餵食問題以及體重不正常。嬰兒必須接受血液檢測以偵測感染與否,若有感染則給予抗生素治療。

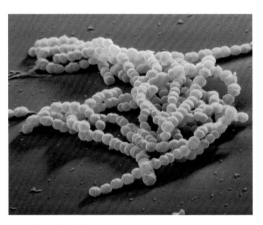

乙型鏈球菌鏈
這些細菌可能出現在健康成人的腸道及其他區域,但不會造成任何問題,若傳染給新生兒則可能出現非常嚴重的後果。

會陰撕裂

當嬰兒經過產道而組織經歷極度伸張時,在陰道開口和肛門之間會發生撕裂。

撕裂可能從一個包含陰道開口的細小邊緣,延伸到那些涵蓋較深的肌肉層甚至是肛門。陰道上部也會發生小的撕裂,有些罕見個案的撕裂甚至涉及子宮頸或陰唇。使婦女陷於此種風險的因素頗多,包含首次陰道生產、先前受過嚴重撕裂、協助生產、大的嬰兒,或生產時嬰兒臉朝前而非後方。有時候,會陰切開術的切口(見202頁)亦會進一步造成撕裂。發生撕裂時必須將裂層帶縫合在一起以癒合。

會陰裂開牽涉的組織
裂傷可能從陰道邊緣延伸到肛門。若是撕裂延伸到較深的組織,可能需要數週方能癒合。

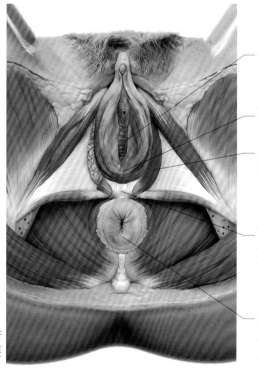

陰道
大部分撕裂始於陰道的邊緣,此乃極端的組織伸展所造成。

陰唇繫帶
此連結到陰唇的組織皺褶可能發生撕裂。

大陰唇
有些罕見的裂傷範圍涵蓋圍繞著陰道開口的組織。

會陰
更嚴重的撕裂會牽涉在陰道和肛門間的區域。

肛門
圍繞著肛門的肌肉可能被撕裂,有時更深層的組織亦然。

會陰撕裂的分類

分級	牽涉的細節
第一級	這些最常見的撕裂影響圍繞著陰道開口的皮膚和組織,但是不會牽涉到肌肉。此類型或需要縫,也可能自行癒合。
第二級	當牽涉到陰道周圍的肌肉時,撕裂往往相當疼痛。此時會使用可溶解的縫線去修補這些層,需要幾個星期才能癒合。
第三級	第三級撕裂牽涉到陰道組織、會陰皮膚以及下方的肌肉,還有圍繞著肛門的肌肉(肛門括約肌)。每一層皆需要縫補。
第四級	當第三級撕裂延伸到肛門括約肌下方的組織時,會變成第四級撕裂傷。此時需要許多縫線去復位所有的組織。

新生兒的問題

新生的嬰兒處於各種疾病的風險中，例如穿過胎盤或是在出生時受感染。這些疾病可能因為早產、懷孕或生產時的問題而發生——也可能沒有明顯的理由就是發生了。小兒科醫師大多可以熟練地處理這些有時候需要新生兒加護病房照顧的疾病。

早產併發症

早產兒特別容易受幾個醫學上的問題影響，尤其是早產或出生體重極低的嬰兒。這是因為他們的發育時間較少，此種不成熟的情況尤其在呼吸窘迫症候群（見下方的肺部問題）明顯可見。不過現今早產兒的醫療照護持續發展，已經顯著地改善了早產兒的預後。儘管如此，早產兒依舊面臨著高風險特定慢性疾病且需要長期治療。

肺部問題

早產和很多新生兒的呼吸問題有關，例如呼吸窘迫症候群與嬰兒呼吸異常緩慢或甚至完全停止。

呼吸窘迫症候群最有可能影響妊娠 28 週之前出生的嬰兒。這是因為缺乏維持肺部小氣囊（肺泡）打開的表面張力素，造成肺的表面積下降，嬰兒呼吸吃力且呼吸速率高於正常。若已預期為早產，可能會在懷孕時給予母親類固醇，以幫助嬰兒的肺部成熟。分娩之後，經由一根管子直接將表面張力素注入嬰兒的肺部，並進行胸部 X 光以確認診斷。另外還需給予嬰兒氧氣並協助換氣，可以 CPAP（連續陽壓呼吸器）的形式維持呼吸之間呼吸道的壓力；或機械性換氣，以機器接管嬰兒的呼吸。緩慢或是缺少呼吸的事件也常見於早產兒。可能的原因包含低氧氣濃度或低血糖濃度，但也有許多找不到原因的個案。治療方法是給予刺激呼吸的藥物，在一些案例中會輔以 CPAP。

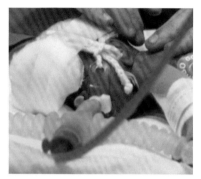

協助呼吸
早產兒可能需要外力幫忙呼吸，不論是維持呼吸道暢通或是在肺部變成熟時接管呼吸。

腦出血

腦部出血在非常早產的嬰兒身上相當常見，通常發生在出生後的 72 小時內。腦出血導致的結果差異頗大，取決於嚴重度和出血位置。

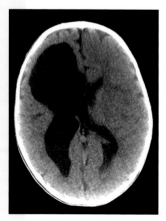

腦出血更常見於患有嚴重呼吸窘迫症候群（見上方）的嬰兒，以及那些在出生就被剝奪氧氣的嬰兒。由於腦部神經組織受損以及在腦部積聚液體（水腦），有些出血會造成腦性麻痺（見下頁）。電腦斷層或超音波掃描可用來評估出血的位置和大小。水腦，即過量的液體可以被移除，或置入永久性引流管，將過量的液體從腦部轉移到腹部。

腦中的出血
在此學齡前孩童的腦部電腦斷層中，可以看見因為出血導致部分腦部空間消失。

早產兒視網膜病變

此疾病（通常簡稱 ROP）會影響視網膜——眼睛最內層，包含光敏感細胞以及傳送訊息到腦部以形成影像的神經細胞之血管發育。

此疾病影響大約 20% 在 31 週胎齡前出生且出生體重極低的嬰兒。視網膜血管異常的發育，在視網膜的某些區域過度生長但是沒有達到其他區域。異常的血管不僅脆弱也會損害視覺，甚至會嚴重到視網膜從下方的組織層剝離而喪失視覺。ROP 可由視網膜的影像診斷和評估而得。輕度的個案症狀會自行消退，但嚴重者可能需要雷射治療以減少視覺損害。

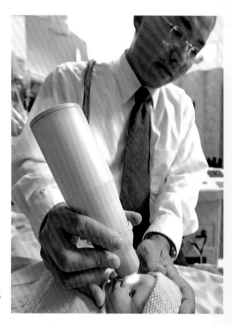

視網膜的影像
早產的嬰兒用視網膜照相機（在此以洋娃娃示範）檢查視網膜病變。

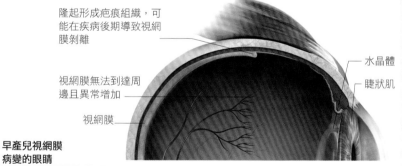

隆起形成疤痕組織，可能在疾病後期導致視網膜剝離

視網膜無法到達周邊且異常增加

視網膜

水晶體

睫狀肌

早產兒視網膜病變的眼睛

健康的眼睛

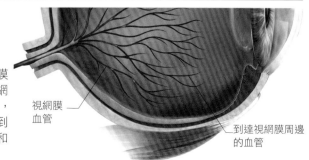

血管發育

由於早產兒視網膜病變，有一些視網膜區域沒有血管，也就無法接收到所需要的氧氣和營養物質。

視網膜血管

到達視網膜周邊的血管

醫學上的疾病

懷孕、生產，以及出生後不久發生在嬰兒身上的事情都會影響他們的健康。其中有數種感染會在懷孕或產道下降的過程中傳染給嬰兒因此造成問題；懷孕期間母親過度飲酒，同樣可能在生產或週產期傷害嬰兒腦部，造成腦性麻痺。黃疸是新生兒另一個常見的問題。

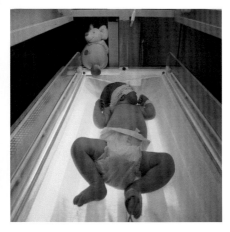

新生兒黃疸

為新生兒常見的症狀，黃疸是皮膚以及眼白黃色的染色。這通常被認為正常且在數天內會自行消除。

高濃度的色素膽紅素使黃疸在身體內自然形成。肝臟是正常膽紅素儲存處，初時若無法適當地發揮作用，會造成膽紅素濃度上升，但此症狀通常可以在數日內自行修正，若有需要可輔以照光治療。但有時黃疸意味著潛在的問題，例如 Rh 血型不相容（見 230 頁）、感染或是肝臟異常。這類個案的黃疸可能相當嚴重，如果留著未處理，會影響聽覺和腦部功能。

照光治療

一名新生兒在接受照光治療，以光波打斷膽紅素，減少黃疸。

先天性感染

這些是嬰兒出生時就有的感染，可能是懷孕或分娩時由母親傳染的。

早期懷孕時，胎兒的發育可能被感染打斷，例如德國麻疹會造成心臟缺陷。早期懷孕的一些感染也可能導致流產。懷孕後期，某些特定感染會導致早產和新生兒疾病；鏈球菌和皰疹會在分娩時傳染給新生兒。預防措施包含德國麻疹疫苗並注意食物衛生。醫師通常會建議患有 HIV 或生殖器皰疹的婦女採取剖腹產。

胎兒酒精症候群

懷孕時飲酒過量可能導致胎兒酒精症候群，症狀包含心臟問題、學習困難以及一些明顯的臉部特徵。

胎兒酒精症候群（FAS）的患者身上會呈現不同病徵，典型的症狀包含減少生長、發展延遲、心臟異常，以及出現幾個臉部特徵。診斷此疾病是基於呈現的特色。受感染的孩童需以手術治療心臟缺陷，在學校則因學習困難而需要特殊協助。他們通常也有行為問題。這個情況會持續終生，受影響的人可能無法在之後的人生獨立生活。

臉部特殊的特徵

受胎兒酒精症候群影響的孩童往往具有特殊的臉部特徵。

- 小眼睛
- 眼下皮膚皺摺
- 低位耳朵
- 扁平的鼻樑
- 高拱型的眉毛
- 眼皮低垂（下垂）
- 馬鞍狀的鼻子
- 模糊不清且扁平的人中（在鼻子和上唇之間的凹溝）
- 薄的上唇
- 短下巴（小下頜）

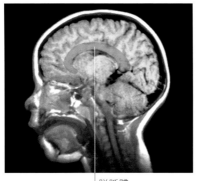

孩童的腦部核磁共振掃描

胼胝體（紫色的）連結兩個大腦半球，嬰兒酒精症候群會影響此部位。

- 胼胝體

腦性麻痺

此運動性疾病源自於過去、現在或出生後前幾年曾受過腦部傷害。

腦性麻痺也可能因為不明顯的理由、先天性感染（見上方）或因為出生時缺氧而發生。極早產的嬰兒罹患腦性麻痺的風險特別高，因為他們容易出血到腦部。腦膜炎或早年的頭部傷害亦為可能原因之一。腦性麻痺的症狀通常歷時數個月後才會變得明顯，包含四肢虛弱、缺乏運動控制、吞嚥問題、發展延遲，以及視力和聽力問題。大約四分之一受影響的孩童有聽力困難。腦性麻痺是終身的，但不會進展。往後的支持性治療則得依照個人的需求做調整。

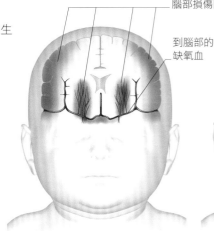

- 腦部損傷區域
- 到腦部的缺氧血

出生時的缺氧

若是腦部在出生時被剝奪氧氣，可能會導致廣泛的腦部損傷，因而造成範圍廣泛的症狀。

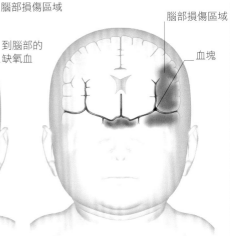

- 腦部損傷區域
- 血塊

新生兒中風

若血塊剝奪了腦部其中一區的血流，會呈現局部損傷且只會影響此區域控制的動作。

先天甲狀腺低下

生來便具有甲狀腺活性低下的嬰兒，會產生甲狀腺荷爾蒙不足的問題。

甲狀腺荷爾蒙負責調節身體的新陳代謝。缺乏的症狀往往只在小孩長得比較大之後才被注意到，包括無法長大、無法增加體重、感覺問題、延長黃疸、乾燥、斑駁的皮膚、大的舌頭，以及沙啞的哭聲，此外亦有學習困難。所有新生兒都會進行篩檢，使治療可以儘早開始以預防發展性的問題。治療方法是補充甲狀腺荷爾蒙，終身皆是如此。大部分早期治療的孩童都能正常發展且沒有學習問題。

染色體和基因疾病

身體的發育、成長和各種功能是由體細胞 23 對染色體中的 20,000 到 25,000 對基因所決定。基因和染色體異常所造成的問題有時可能不會被注意到，但是這類異常確實會導致各種罕見疾病，且會影響一個或多個身體系統。例如體細胞染色體中的數量不正確時，會導致唐氏症或透納氏症；其中一個基因發生缺陷時，則會造成囊狀纖維化。

神經纖維瘤病

這是基因型疾病，貫穿全身的神經纖維形成，而非癌症的生長（神經纖維瘤）。

症狀通常在孩提時代出現，包含皮膚上平而棕色的斑塊和雀斑，以及皮下柔軟的腫脹，尺寸或小或大但都會影響外觀。若腫脹壓迫鄰近的細胞，會出現更進一步的問題，也可能導致學習困難，甚至還有一些孩童出現癲癇。神經纖維瘤變成惡性是比較罕見的症狀。另一個罕見的形式是影響擴及成人。雖然在這種情況下，腫瘤不會於皮下形成但是內耳通常會被影響，因而造成聽力問題。上述兩種情況皆可由電腦斷層或核磁共振找出腫瘤。此疾病無法治癒，但是基於大腫瘤可能形成問題的考量，會將之移除。針對學習有困難的孩童，需得提供教育支援。

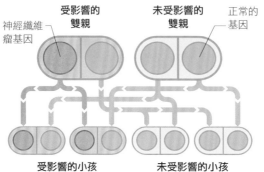

體顯性遺傳形式
神經纖維瘤症是以體顯性的方式遺傳。若是神經纖維瘤症和正常的基因兩者都存在，神經纖維瘤基因會凌駕於正常的那個之上。

脊椎的神經纖維瘤
此偽彩色的核磁共振掃描顯示在胸部和下背脊髓（顏色為紫色）內有兩個大的神經纖維瘤（顏色為綠色）。

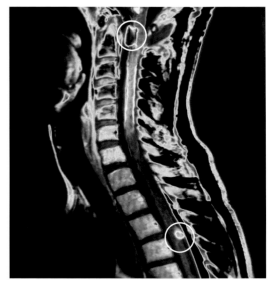

苯酮尿症

苯酮尿症（PKU）是罕見的體隱性疾病，身體無法製造打斷 phenylalanine——存在於富含蛋白質食物中的物質——的酵素，取而代之的是，phenylalanine 會被打斷成有害的化學物質。症狀通常在 6 至 12 個月之間出現，包含發展遲緩、嘔吐以及癲癇。若未治療，可能造成腦部傷害與學習困難。治療方法是攝取富含足夠蛋白質但少量 phenylalanine 的特殊牛奶，之後是低 phenylalanine 的飲食。早期治療可以讓孩童正常發展。所有嬰兒在出生後不久都會篩檢 PKU。

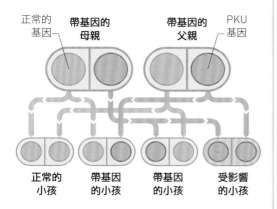

體隱性遺傳形式
一位孩童必須從雙親繼承 PKU 基因才會表現出此疾病。若孩童所繼承的是一個 PKU 和一個正常的基因，此孩童不會有 PKU 但會變成帶基因者。

囊狀纖維化

此基因疾病會影響全身製造黏液的腺體，使腺體製造異常黏稠的黏液。

囊狀纖維化（CF）是美國常見的基因疾病：大約每 2,500 個嬰兒就有 1 名在出生時患有此疾病；而每 25 美國人就有 1 人帶有囊狀纖維化的基因。CF 為體隱性遺傳，因此一名孩童必須遺傳到兩份 CF 基因才會被影響。此疾病會影響所有分泌黏液的腺體，尤其是肺部和胰臟；後者常常被黏稠的黏液阻塞而無法製造足夠的消化酵素。罹患 CF 的新生兒可能數天後就會出現腹部腫脹且無法排便。該名嬰兒生長緩慢、無法增加體重，出現重複的胸部感染以及蒼白且富含油脂的糞便等症狀。CF 會造成永久性肺部傷害、肝臟傷害，甚至是糖尿病。汗水中高濃度的鹽巴是此疾病的診斷依據。病患需要規律的物理療法以清除呼吸道的黏液，並在肺部注射感染抗生素。其他的治療包含高熱量飲食、維生素及酵素以協助消化。心—肺移植也是可能的療法。在美國，所有嬰兒都會在出生後檢測囊狀纖維化。

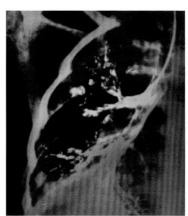

充滿黏液的肺部
此 CF 患者的彩色胸部 X 光顯示其呼吸道充滿了黏液（綠色），會造成呼吸困難以及持續的咳嗽。

囊狀纖維化的影響
CF 會影響身體各個部位，主要涵蓋肺部和胰臟，影響其製造消化酵素。

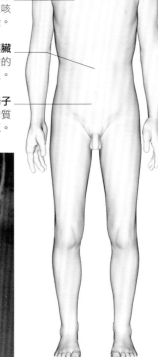

竇
這些顱骨中的空腔發炎（竇炎）。

肺部
黏液積聚在肺部導致咳嗽、呼吸困難及感染。

胰臟
胰臟無法製造足夠的酵素而消化不足。

腸子
與吸收營養物質有關的問題。

唐氏症

這一類的身心疾病是因為有一套以上的染色體（第 21 對染色體）重複出現所導致。

唐氏症是最常見的染色體異常疾病，目前認為，母親懷孕的年紀，是影響胎兒是否罹患唐氏症最主要的危險因子。此疾病的特色以及嚴重度每個人都不同，但典型的症狀包含身材矮小、特殊的臉部癥狀，以及學習困難。唐氏症孩童罹患先天性心臟缺陷、呼吸問題、白血病、視覺及聽覺問題與甲狀腺活性低下的可能性較高，且 40 歲起便是併發失智症的高風險族群。在懷孕期間，醫師會讓有罹病風險的胎兒進行檢測，若是需要，也會執行羊膜穿刺或是絨毛膜取樣以做出明確的診斷。若是此疾病未在出生前檢測，之後也會經由染色體分析確認。有唐氏症的孩童可能需要長期的特殊照顧和治療；雙親也需要外力支持。

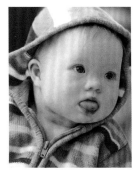

有唐氏症的嬰兒

此嬰兒具有圓臉、杏仁形狀的眼睛、平的鼻樑、小下巴，以及突出的舌頭，以上皆是唐氏症孩童的典型外觀。

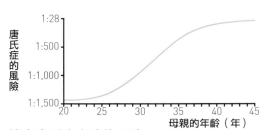

懷有唐氏症小孩的風險

母親的年紀是胎兒罹患唐氏症最重要的危險因子。此風險隨著婦女的年紀增加而攀升，在 30 歲時得病的比率是 1：900；45 歲時為 1：28。

透納氏症

罕見的染色體疾病，發生於女孩只有一條女性的 X 染色體而非尋常的兩條。

出生時，透納氏症的特色包含腫脹的足部、寬廣的胸部、低位耳朵、短而寬的頸部以及餵食困難。然而，這些症狀也可能出現於孩童時期的晚期，當身材矮小變得明顯或青春期延遲才被注意到。其他可能出現的問題還包含主動脈異常狹窄、腎臟異常、聽力問題，甚至是不孕。染色體分析可以確認此診斷。治療方法是給予雌激素並補充生長激素，以刺激生長使正常的青春期到來；雌激素的注射得終生持續。其他的症候也需要適當的處理——舉例來說，進行手術解決主動脈狹窄。

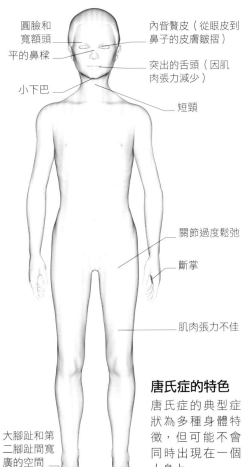

三染色體21

此圖顯示出一個人擁有三條染色體 21（三染色體 21），表示此人有唐氏症。

一條額外的染色體 21

圓臉和寬額頭
平的鼻樑
小下巴
內眥贅皮（從眼皮到鼻子的皮膚皺摺）
突出的舌頭（因肌肉張力減少）
短頸
關節過度鬆弛
斷掌
肌肉張力不佳
大腳趾和第二腳趾間寬廣的空間

唐氏症的特色

唐氏症的典型症狀為多種身體特徵，但可能不會同時出現在一個人身上。

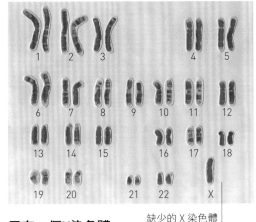

只有一個X染色體

缺少的 X 染色體

此套染色體來自一名有透納氏症的婦女，可以看出她缺乏一條 X 染色體。

新生兒篩檢

身體檢查

嬰兒在出生後不久以及第 6 週時會進行各種疾病檢測。他們的外觀被檢查，聽力也會被檢查。這些檢查包括：

疾病	檢查內容
身體異常	小心地查看身體外觀是否具有疾病的症候，例如脊柱裂以及顎裂。另外也會檢查反射。
先天性髖關節發育不良	擺動髖部關節以檢查大腿骨的頂端是否穩固地位於骨盆凹槽裡。
睪丸位置異常	檢查男孩的睪丸是否位於陰囊。
先天性白內障	光被閃爍照入眼睛以確認水晶體是否有任何的斑塊。
先天性心臟病	心臟檢查是以聽診器聽心雜音，檢測各種結構是否異常。

血液測試

也稱作血液點篩檢，這些測試是採集出生一週內嬰兒的腳跟血液樣本，以檢查特定的遺傳疾病。這些被測試的疾病包括：

疾病	檢查內容
苯酮尿症（PKU）	檢查 Phenylalanine 的濃度。PKU 患者的 phenylalanine 有害裂解產物會積聚，造成腦部損傷。
先天性甲狀腺低下	檢查甲狀腺荷爾蒙的濃度。缺乏甲狀腺荷爾蒙可能導致餵食問題、生長不佳，以及發展延遲。
鐮刀型血球症	檢查血紅素濃度是否異常。鐮刀型血球症會影響紅血球，且可能和貧血及生長延遲有關。
中鏈醯輔酶A去氫酶缺乏症（MCADD）	檢查一種可適當代謝脂肪所需的酵素（MCAD）濃度。缺乏此種酵素可能導致有害的毒素積聚。

解剖結構的問題

可能發生於胎兒發展的任何一個階段，進而影響到身體一個或數個區域的結構。有一些解剖結構的問題在出生時能馬上清楚地看到，例如唇裂這一類明顯可見的症狀。其他的內部問題—舉例來說，心臟的缺陷—需要一些時間才會經由症狀表現出來，或是在常規的新生兒檢查中被檢測出來。多數解剖結構的問題，通常都有相對應治療的方式。

心臟缺陷

各種心臟結構異常幾乎都在出生時立即出現；一些會自己消退，有一些則需要手術修正。

心臟缺陷可能歸因胎兒心臟的特殊特色，例如出生後應消失卻一直維持打開的卵圓孔和開放性（打開）動脈導管。有些心臟缺陷則是源於未能在懷孕時正常發育，例如主動脈窄縮（身體靠近心臟的主要動脈狹窄）以及瓣膜缺陷。有時可能同時存在數個問題。心臟缺陷會造成呼吸急促、影響餵食以及生長受損。例行性檢查時若偵測到雜音，或是發現上述症狀，表示心臟可能有缺陷，可以再用心臟超音波（心臟的超音波掃描）檢查。很多個案的心臟缺陷沒有治療就消失了，但還是有大約三分之一需要矯正手術。

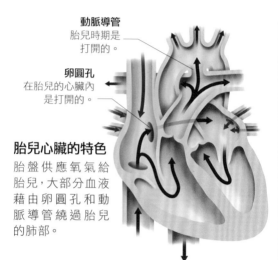

動脈導管
胎兒時期是打開的。

卵圓孔
在胎兒的心臟內是打開的。

胎兒心臟的特色
胎盤供應氧氣給胎兒，大部分血液藉由卵圓孔和動脈導管繞過胎兒的肺部。

圖例
← 富含氧氣的血液
← 缺少氧氣的血液
← 混合的血液

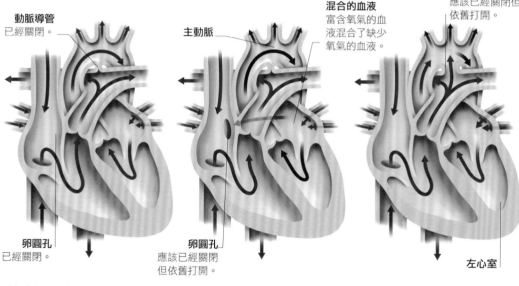

動脈導管
已經關閉。

卵圓孔
已經關閉。

健康的新生兒心臟
隨著第一口呼吸，新生兒的肺部開始膨脹，誘發心臟變化並允許其能獨立於胎盤之外工作，而卵圓孔和動脈導管隨之關閉。

主動脈

卵圓孔
應該已經關閉但依舊打開。

心臟的卵圓孔未關閉
若卵圓孔未能關閉，富含氧氣的血液會流到右側的心臟，並且再度循環至肺部。因而形成較無效的循環。

混合的血液
富含氧氣的血液混合了缺少氧氣的血液。

動脈導管
應該已經關閉但依舊打開。

左心室

心臟的動脈導管未關閉
若此條小導管在新生兒身上維持打開的狀態，缺少氧氣的血液會流到主動脈，在那裡與從左心室而來富含氧氣的血液會合。

幽門狹窄

胃的出口狹窄因而妨礙食物從胃部通到小腸。

男孩罹患幽門狹窄的機率是女孩的五倍，但原因未知。症狀大多在出生後 3 至 8 週出現。主要的症狀是持續性嘔吐，可能非常地強烈（噴射性嘔吐），隨之而來的是立即性飢餓。受影響的嬰兒會脫水，故而需要住院接受靜脈注射液體。醫師會檢查嬰兒的腹部，有時候在餵食的時候，若有需要則執行超音波掃描或是特殊的 X 光以確認診斷。此疾病會以手術程序治療，加寬胃的出口，通常可以完全治癒。

神經管缺陷

脊髓缺陷（脊柱裂）以及腦部缺陷是因為懷孕早期神經管異常發育而發生。

若神經管（見 99 頁）無法適當地關閉，嬰兒出生時會出現腦部以及脊髓缺陷，從下背小凹或是一束毛髮所表示的異常，到暴露部分的脊髓，輕重程度不一；腦部受影響則較為罕見。有些嚴重的個案其腿部運動及感覺、腸道與膀胱之控制皆受到影響。胎兒異常掃描（見 139 頁）及血液測試可在懷孕時偵測此疾病。懷孕前和懷孕時服用葉酸補充劑可減少神經管缺陷的機率。

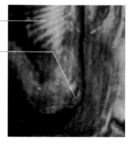

胸廓

脊髓突出胎兒的背部

胎兒的脊柱裂
此 3D 超音波掃描顯示一處下背的突起，在那裡脊髓經由脊管的裂口突出。

疝氣

器官的某一部分經由一個肌肉的脆弱區域而突出，有時候會造成可見的鼓脹，通常見於腸。

疝氣可能發生於任何部位，嬰兒最常見的是腹股溝疝氣，尤其是男孩。嬰兒哭泣時，鼠蹊部或陰囊間歇性腫脹是典型症狀。疝氣可能變成嵌塞型（絞勒性），在這些案例中，疝氣看起來像持續的腫塊，伴隨而來的是嬰兒嘔吐且看起來有病容。絞勒性疝氣是嚴重的疾病需要緊急治療。為了避免此狀況，通常會建議早期手術解決腹股溝疝氣。

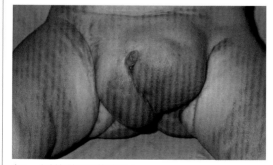

每一側的腹股溝疝氣
此 6 個月大的男孩有極大的雙側腹股溝疝氣（鼠蹊部每一側的疝氣），甚至向下延展到陰囊阻塞住生殖器。

先天性髖關節發育不良

即股骨上方末端（大腿骨的「球」）沒有適當合於骨盆的凹槽，嬰兒出生時就會呈現出來。若未治療，先天性髖關節發育不良在開始走路時會造成問題。

先天性髖關節發育不良的程度從輕度髖關節不穩，到半脫位（球滑出凹槽但可以設法推回適當的位置），甚至於嚴重到完全脫位（股骨的球完全位於骨盆凹槽的外面）。最輕的形式肇因於鬆弛的韌帶使球過度移動；更嚴重的形式是因為髖骨凹槽未能正常發育。若能夠早期偵測到此疾病，便可以預防其他問題發生並減少手術治療的可能性。因此，新生兒篩檢（見 237 頁）時會檢查此項疾病，在一些個案中也有輔以超音波掃描檢查。如未治療，先天性髖關節發育不良可能導致腿部活動受限、受影響的腿較短，或是跛行。若有患病疑慮，可以請骨科專家評估。此疾病的治療方法是將放嬰兒在夾板裝置中數個月，以支撐股骨的球在骨盆凹槽內。可以 X 光或超音波掃描監測其進程。若是治療不成功，則會建議手術矯正髖關節發育不良。

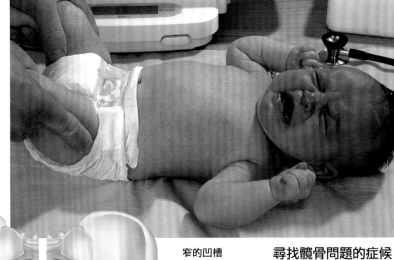

骨盆
為髖部球窩關節中，「窩」的部分。

股骨頭
負責合於凹槽的「球」。

正常的髖關節
上部股骨的球狀末端安適地貼合到杯狀的骨盆凹槽。這種構造提供了比身體其他任何關節都更廣的活動度。

窄的凹槽
股骨沒有適當地合於異常的髖骨凹槽。

尋找髖骨問題的症候
在新生兒檢查時，醫師會彎曲嬰兒的膝蓋並擺動腿部以查看髖關節是否穩定，或球是否會被移進和移出凹槽。

有潛在問題的髖骨
若凹槽無法適當地在懷孕時發育，則無法形成牢固支撐球所需的杯狀。周圍圍繞的組織一旦無法支撐球在凹槽中，就會導致問題。

唇顎裂

上唇和上顎在發育時無法適當地閉合，此疾病有時會在家族中傳承。

唇顎裂是極為常見的先天性缺陷之一，唇裂和顎裂可能單獨發生，也可能同時發生，受影響的部位或單側或雙側。致病的危險因子包含在懷孕期間使用特定的藥物（尤其是一些抗癲癇藥物），以及懷孕時攝取過量酒精。唇顎裂可能造成餵食問題，若延遲治療，講話可能受影響，或導致中耳積聚液體。通常會進行手術治療。首先以手術修復唇裂，再進行顎裂的修補。在此之前會先安裝一塊板子，覆蓋在硬顎的裂縫上以幫助餵食直到手術。矯正手術大多能得到滿意的成果，也能讓幼兒得以正常講話和發育。

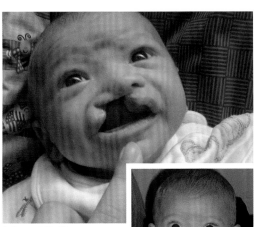

矯正手術前
此為約 3 個月大的嬰兒，唇裂往上延伸，影響鼻孔和鼻中膈（部分）。

術後二週

指頭異常

多指症是指擁有比正常數目多的指頭；併指症則是兩個以上指頭融合在一起，形成蹼狀外觀。

多指可能自行出現，或為遺傳疾病的特色。此症會影響手指、腳趾或兩者皆被影響。額外的指頭往往發育不佳，但有時候卻又完整成形且具有功能。發育不佳的指頭通常會以手術切除。

併指，正常指頭基底的蹼狀進一步延伸到指頭，同樣地，手部和足部皆可能被影響。若影響的是足部，大多發生在第二趾和第三趾之間。通常不需要治療，但若是蹼狀限制了活動，有時候會建議手術以釋放手指。

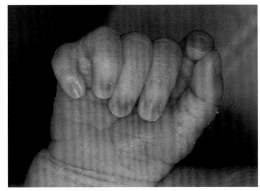

一根額外的手指
在嬰兒的手部可清楚看見第六根手指。此疾病稱為多指症，可以在家族中傳承但也可能沒有家族史而發生。

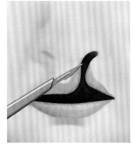

1 修剪
裂痕邊緣，從唇往上延伸到鼻子皆被仔細地修剪。

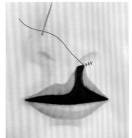

2 修復鼻孔
縫補鼻子底部以形成盡可能和另一側相似的完整鼻孔。

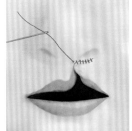

3 關閉唇部
唇區域的邊緣以數針被小心地帶到一塊以形成上唇。

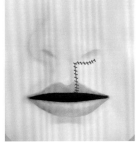

4 完成
縫線已完全關閉開口，此程序結束。需要數週癒合。

產後影響母親的問題

對大部分的婦女而言，生產進程不會有什麼重大問題。但即使是這些婦女，產後依然可能出現狀況。在生產時發生的事件或其他因素，例如既有的疾病，會增加問題發生的機率。

大部分的產後問題皆可解決且不嚴重，有一些則需要迫切的治療以免危及生命，例如深層靜脈栓塞；其他的症狀如失禁，即使症狀並不嚴重，但可能難以治療。

產後出血

此定義為單日或是產後六週流失超過 500 毫升（18 液體盎司）的血液。此種出血會危及生命且需緊急治療。

產後出血（PPH）可能是原發性的（分娩後 24 小時內）或次發性的（產後 24 小時至 6 週之間）。最

常見的原發性 PPH 原因為子宮弛緩（子宮不再能收縮）或胎盤組織滯留所致。極大量的出血會威脅生命導致休克。若發生原發性 PPH 必然需要仔細的檢查，密切監測血液流失和血壓。如有需要則給予母親輸血和幫助子宮收縮的藥物，甚至手術措施。兩種常見的次發性 PPH 則是子宮內襯感染或組織滯留所致，皆需要調查原因並加以治療。

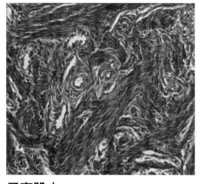

子宮肌肉
此顯微鏡圖為子宮壁的肌肉。肌肉弛緩（不能適當地收縮）是產後出血的原因。

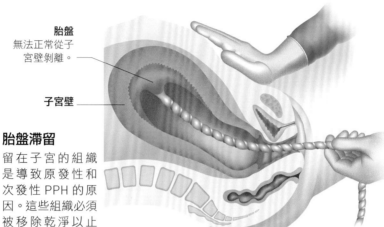

胎盤
無法正常從子宮壁剝離。

子宮壁

胎盤滯留
留在子宮的組織是導致原發性和次發性 PPH 的原因。這些組織必須被移除乾淨以止住子宮內襯出血。

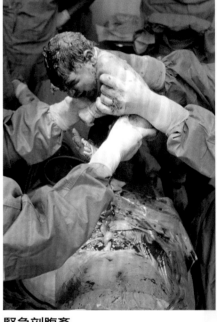

緊急剖腹產
以此手術方式生產嬰兒和增加原發性或次發性 PPH 兩者的風險皆有關。

子宮和陰道脫垂

若是支撐子宮和陰道的肌肉及韌帶變薄弱，該處可能發生脫垂與位移。

支撐子宮和陰道的組織可能因為結合生產與其他危險因子（見右側表格）而變薄弱。子宮脫垂的等級從輕度移位，到嚴重者子宮從陰道突出。子宮和陰道脫垂的症狀包含排便或排尿

的問題，例如頻尿。患者通常會感覺有東西在陰道，較嚴重的個案甚至會感覺陰道之下有個腫塊。應力性失禁常常和膀胱脫垂（脫垂影響到膀胱）有關，即腹壓增加時漏尿，例如大笑的時候，這是產後常見的症狀。骨盆底運動可能在輕度的案例有所幫助。停經之後，可補充雌激素以加強支撐的組織，或置入陰道環子宮托以維持子宮的位置。若是較年長的婦女，可以考慮矯正手術。

子宮和陰道脫垂的危險因子

危險因子
年紀增加（每 10 年此風險增加一倍）。
經陰道生產。
有過數次陰道生產（風險隨次數增加）。
過重或肥胖。
有脫垂家族史。
懷孕時懷有大嬰兒。
長時間推（分娩第二階段延長）。
會陰切開術。
有外力協助生產，例如產鉗。
在分娩時接受催產素藥物。
停經後雌激素濃度降低。
罹患慢性咳嗽或慢性便祕。

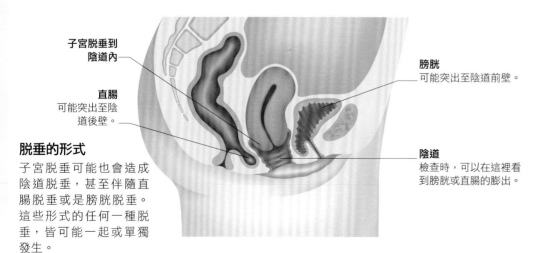

子宮脫垂到陰道內

直腸
可能突出至陰道後壁。

膀胱
可能突出至陰道前壁。

陰道
檢查時，可以在這裡看到膀胱或直腸的膨出。

脫垂的形式
子宮脫垂可能也會造成陰道脫垂，甚至伴隨直腸脫垂或是膀胱脫垂。這些形式的任何一種脫垂，皆可能一起或單獨發生。

尿失禁

當咳嗽或笑的時候，因腹壓增加導致漏尿是產後常見的情形。

懷孕時漏尿的婦女，很可能在生產後罹患壓力性尿失禁。骨盆底肌肉在懷孕和生產時處於壓力之下（且懷孕時的荷爾蒙改變使肌肉更為鬆弛），因而造成膀胱脫垂（稱為膀胱脫垂，見上頁）是漏尿的特殊原因。壓力性失禁可能是暫時的，僅持續數週但也可能持續更長的期間。骨盆底運動有助於解決問題，但對於一部分婦女而言，可能需要手術以收緊膀胱的支撐並矯正脫垂。

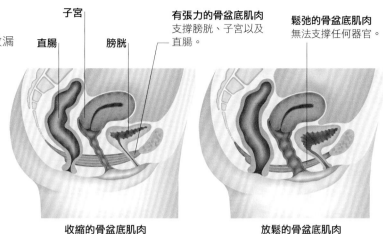

子宮　　有張力的骨盆底肌肉
支撐膀胱、子宮以及直腸。

直腸　　膀胱　　鬆弛的骨盆底肌肉
無法支撐任何器官。

收縮的骨盆底肌肉　　　放鬆的骨盆底肌肉

骨盆底肌肉和失禁
支撐子宮和膀胱的骨盆底肌肉鬆弛，使婦女有失禁的傾向。在懷孕時以及產後實行規律的骨盆底運動可以幫助預防或是減輕此問題。

大便失禁

產後比正常時更難控制糞便通過或排氣。

大便失禁可能源於骨盆底肌肉衰弱，亦可能造成直腸脫垂，或圍繞著肛門的肌肉環受損，這可能是撕裂傷造成的（見233頁）。若生產的嬰兒較大、分娩的推（第二）階段延長，或是嬰兒臉朝下娩出，造成撕裂傷的風險都比較高。大便失禁可能持續數個月或非常快速地消退。對一些婦女而言，此狀況會長期持續。骨盆底運動可能有幫助，但是若有持續性的問題則建議手術解決。

傷口感染

剖腹產、會陰切開術之後或是撕裂的傷口，皆可能被感染因而需要使用抗生素治

分娩傷口周圍的區域若感染會變紅且可能覺得熱；也可能會觸痛或疼痛。如果出現分泌物或黏液，會用拭子採檢後，送去實驗室分析確認是否有細菌。一旦採檢結果出爐，即可先基於較有可能出現的菌種，施打抗生素。一旦拭子的結果回來，便可修正處方箋。抗生素應能清除感染使傷口癒合。

子宮的感染

又被稱為子宮內膜炎，在產後感染子宮內襯是常見且會造成疼痛的。

若是分娩時間很長，或者破水後到生產的時間間隔很長，罹患子宮內膜炎的機率就會上升。剖腹產婦女罹患子宮內膜炎的風險也比較高，尤其是已經破水或開始分娩後才進行剖腹產的個案。子宮內膜炎會造成下腹疼痛、體溫上升、發燒和寒顫。除此之外，如果產後從陰道排出的分泌物（惡露）味道較重，會以拭子採集惡露，看看是否有感染的現象。通常給予抗生素就能治療。

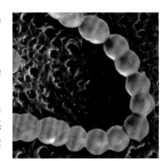

甲型鏈球菌
此電子顯微鏡掃描影像顯示出一串甲型鏈球菌。此細菌會造成子宮內膜發炎，也是傷口感染的原因。這樣的感染通常可以用抗生素治療。

深層靜脈栓塞

當血塊在腿部其中一條深層靜脈形成後，血塊的碎片可能破裂並行進到肺部。

婦女在產後會增加深層靜脈栓塞（DVT）的風險，因為血液形成血塊的可能性增加了。剖腹產的婦女更是高風險族群，因此大多會在手術後穿上特別的長襪一到兩天。受影響的腿部可能覺得疼痛或發熱；也可能出現紅腫脹，體溫會輕微地上升。血塊進入並造成肺部阻塞稱為肺栓塞（PE），不僅危及生命還會造成持續呼吸短促和胸痛。若懷疑患有DVT，會緊急安排婦女接受檢查，例如都卜勒掃描以檢查腿部的深層靜脈血流，並以藥物降低血液凝集成塊的傾向，從而降低肺栓塞的風險。

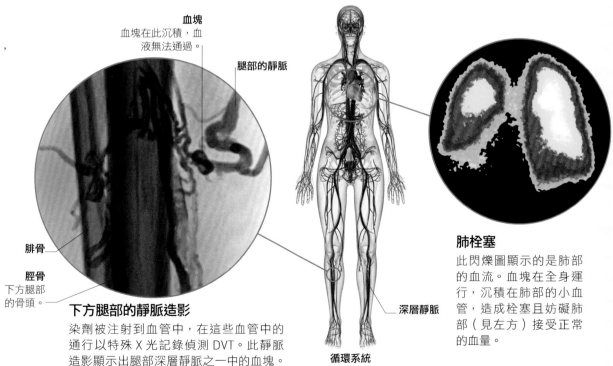

血塊
血塊在此沉積，血液無法通過。

腿部的靜脈

腓骨

脛骨
下方腿部的骨頭。

下方腿部的靜脈造影
染劑被注射到血管中，在這些血管中的通行以特殊X光記錄偵測DVT。此靜脈造影顯示出腿部深層靜脈之一中的血塊。

深層靜脈

循環系統

肺栓塞
此閃爍圖顯示的是肺部的血流。血塊在全身運行，沉積在肺部的小血管，造成栓塞且妨礙肺部（見左方）接受正常的血量。

產後憂鬱

生下嬰兒之後荷爾蒙和生活的改變可能與心情低落及使人傷心流淚有關。
產後來自家人和醫療專家的支持，是幫助婦女度過情緒化時期極其重要的。

情緒的改變通常在生產後呈多樣化：從大部分個案的輕度以及暫時的狀況，到少數嚴重且使人衰弱的狀況都有。任何情緒低落的症狀，不論是輕度或是重度，都應該給予關注及適當的協助。

產後情緒低落

產後情緒低落是指感覺悲傷且往往伴隨著流淚，常發生於嬰兒出生後數天之內。有明顯情緒波動，可能感覺悲傷但一分鐘後卻興高采烈。新手母親也可能易怒且感到疲倦，大部分是因為荷爾蒙波動造成的，但也有部分肇因於睡眠缺乏。產後情緒低落通常在數週內結束。

產後憂鬱症

此疾病被認為與造成產後情緒低落的荷爾蒙改變有關——產後黃體素和雌激素下降。產後憂鬱症大多會復發，若有家族病史的婦女更是處於高風險中。其他的因素例如缺乏睡眠、人際關係的問題或困難分娩，皆扮演可能致病的角色。憂鬱在產後最初六個月內形成，伴隨各式各樣的症狀包含感覺筋疲力盡、只對嬰兒有些許興趣、罪惡感、喪失胃口、焦慮的症候，以及睡眠問題。建議使用抗憂鬱藥物，應可在數週內看到改善。

產後精神病

個人或家族的精神疾病史皆會增加此疾病形成的風險。症狀出現在分娩約三週內，包含幻覺、睡眠問題，以及躁、鬱之交替。症狀嚴重者需要及時就醫接受醫院專家幫忙和治療。

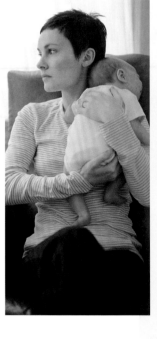

和嬰兒沒有鍵結

有憂鬱症的新手媽媽可能對她們的嬰兒只有一點點興趣，感覺彼此沒有形成緊密的鍵結，這麼一來會惡化母親已有的悲傷感和罪惡感。

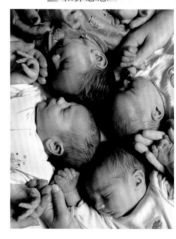

產後憂鬱
此為嚴重的精神健康狀況，每 10 個生完小孩的婦女就有 1 個受影響。

產後精神病
罕見但嚴重的疾病，每 1,000 個生完小孩的婦女有 1 個受影響。

產後情緒低落
大部分新手母親都曾經歷過某種程度上的情緒低落。

憂鬱症多常見？

產後情緒低落極為常見，影響著大部分新手媽媽。產後憂鬱症較不常見；而產後精神病僅僅影響少數婦女。

處理策略

數個簡單的方式即可幫助嬰兒誕生後感覺低落的新手媽媽。孤立感常見，因此花時間與那些情感支持者以及實際幫助者共度是非常重要的。產婆和醫師再次確認狀況，也有助舒緩媽媽的心情。

應鼓勵新手媽媽接受其他人的幫助和支持，例如花時間交談或是容許他們幫助嬰兒。	當新手媽媽覺得有能力時，不妨看看外面的世界，跟其他人交談有助於達到正向的觀點，使得擁有新生兒更令人愉悅。
找到「自我」的時間，會有很大的差異，例如盡可能把握機會睡覺：無論嬰兒甚麼時候睡著，都能依照自己的年齡，把握睡覺的時間。	反抗自我批評以及為了不論是多麼小的成就感到驕傲都是很重要的。特別是有第一個嬰兒時，這是一條陡峭的學習曲線。
朋友和親人可以是重要的支持和鼓勵來源。新手媽媽應該嘗試去維持規律的接觸以避免孤立。	新手媽媽需要避免不合理的期待，舉例來說，藉由學習接受如果家務沒有做是無關緊要的。

乳房腫脹

在建立餵食前，母乳可能累積在乳房，造成疼痛和腫脹。

在建立母乳哺餵的習慣前，母乳可能累積在乳房，造成疼痛和腫脹。如果婦女停止餵母乳也會發生腫脹，這容易導致乳房的感染（乳腺炎，參見下頁）。穿上有支撐作用的內衣是不可或缺的。普拿疼可能有助舒緩疼痛。此問題應該要在嬰兒含乳且餵食狀況佳的數天內結束。哺乳停止後，餵奶的量應該要每週或是每兩週逐漸減少，使乳房慢慢習慣製造較少乳汁。

乳頭表皮龜裂

乳頭表皮可能會破裂，特別是剛開始哺乳的前幾天。

無法適當地含乳是此疼痛狀況的主要原因，當嬰兒含乳或離開乳頭時更會導致情況惡化。確保嬰兒位於正確的位置是很重要的（見 207 頁）。潤膚乳膏有舒緩之效，但在餵食前必須被洗掉。餵食技巧增進後，問題應該也漸漸解決了，但若是乳房持續疼痛，應該要尋求醫療上的幫助，因為可能出現了需要抗生素的感染。

乳管阻塞

從乳房引流乳汁的導管可能被阻塞，造成乳房組織的區域疼痛和腫脹。此問題相當常見。

乳汁可能積聚在受影響的區域，造成觸痛和疼痛。有一些個案的導管或腫脹的區域受感染，因而造成乳腺炎（見下頁）。一個阻塞的導管通常會在一到兩天內清理完畢。確認嬰兒適當地含乳有助於緩解此問題。即使疼痛，繼續哺乳仍是必要的。

阻塞的流動

若乳汁流出乳房被阻塞在特定的乳腺管，乳汁會積聚在乳房該區域。

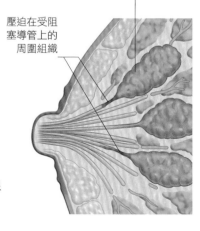

製造乳汁的小葉

壓迫在受阻塞導管上的周圍組織

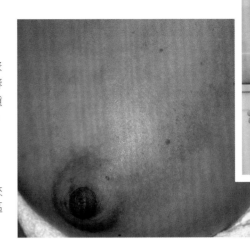

乳腺炎

乳房組織的一個區域變得發炎和觸痛，這在哺乳的最初六週是常見的問題。通常是一邊乳房受影響；雙側乳房皆被影響則較少見。

此為常見的疾病，源於乳房組織的感染，每 10 個哺乳的婦女中就有 1 個受影響。一個常見的原因是金黃色葡萄球菌。受感染的區域會變紅、腫脹以及疼痛。可能出現類似感冒的症狀，包括體溫升高和寒顫。在受感染區域上放加熱墊可促進乳汁流動並達到一些止痛效果。通常需要抗生素治療，且應該要在使用後二到三天內看到進展。

沒有治療的話，可能形成膿腫（聚集的膿），在這些個案中受影響的區域會出現一個又硬又痛的腫塊，不過此種膿腫如今已很少見。

發紅的局部區域
受乳腺炎感染的乳房區域變得愈來愈疼痛、發紅和腫脹，且從乳頭區域向外延伸。

擠壓乳汁
為了預防積聚的乳汁，應該持續哺乳。任何額外的乳汁皆可以用擠奶器擠壓。

緩解常見的問題

各種問題皆有可能在生產後的早期出現，這是正常復原過程的一部分。產後六週，醫師會確認一切安好，包含子宮如預期皺縮回去。情緒改變，可能是產後情緒低落（見上頁），是應優先關注的早期特徵。有很多方式可以緩解各種各樣的產後症狀。與助產士交談或是在產後團體分享問題將有所幫助。若婦女懷疑自己有需要治療的問題，例如泌尿道感染，要及時尋找醫學上的建議。

陰道的痠痛
陰道或會陰（陰道和肛門之間的區域）微小的撕裂和擦傷就有可能造成痠痛。無論如何，這些區域可以迅速復原，即使不舒服也僅僅是短暫存在。縫合的傷口可能造成數週觸痛，可以用溫水浴加以舒緩。

陰道分泌物
分娩之後，會有來自陰道的帶血分泌物（稱為惡露）。起初就如同月經一樣，接著會以較少的量持續約六週。若變成臭烘烘或是含有膿，應該尋求醫學上的建議以排除感染。

收縮
在子宮開始縮小時，可能會感覺到「產後痛」。哺乳時因催產素荷爾蒙的釋放可能更容易被注意到，因為催產素會造成子宮的肌肉收縮。這些輕度的收縮會漸漸消失。

排尿的問題
懷孕之後某種程度的漏尿頗為常見，特別是咳嗽和大笑時（壓力性尿失禁），可以藉由整天頻繁地做骨盆底運動來改善。若持續失禁，應尋求醫學上的建議。

痔瘡
通常在懷孕時形成。可以藉由採取預防便祕（因為緊張可能使其更糟）、坐熱水浴以及在排便之後小心地清洗該區域等方式加以減輕。乳膏和栓劑也是有效的。

痠痛的乳房和乳汁漏出
這些問題在建立哺乳之前頗為常見。穿著有支撐的哺乳內衣、根據需求哺餵嬰兒、按摩乳房以幫助乳汁流動、喝大量的液體，以及確保嬰兒成功地含乳皆可以改善。

腸子蠕動問題
便祕是常見的問題。保持活動、喝大量液體，以及健康的飲食可以改善症狀。如果是初次生產的媽媽，可能會因為考量到自己接受會陰切開術，或是撕裂傷剛修補而不敢用力排便（但其實這些位置不會因此受到影響）。

皮膚改變
一些婦女在產後最初幾週內會長出青春痘，有一些則是罹患皮膚乾燥。在懷孕時出現的暗色斑塊應該會漸漸消退，避免曬到太陽有助於色斑塊消退。

體重流失
在產後最初幾天內，體重可能會快速流失，因為嬰兒以及任何滯留的體液都會經由尿液流失。在此之後，體重流失會減緩；合理的運動和健康的飲食有助於漸漸擺脫體重問題。

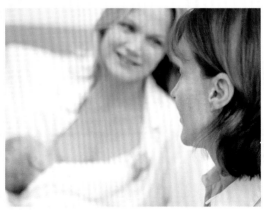

產後照顧計畫
最初幾天內助產士會頻繁地訪視，及六週後產後檢查。其他時間，若有發生任何問題，尋求幫助是重要的。

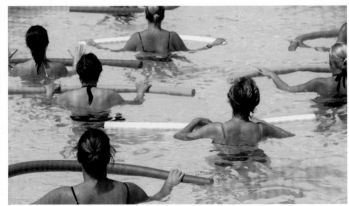

重新開始運動
產後溫和的運動有生理上和情緒上的好處。各種類型的劇烈運動直到 6 週的產後檢查前都應該避免。

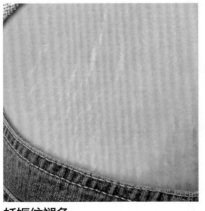

妊娠紋褪色
妊娠紋是因為皮膚延伸和懷孕時荷爾蒙的變化，所造成的痕跡。多半永久不會消失，但會隨著時間褪色。

A

allele 對偶基因

一種基因型態，同一種基因有不同的對偶基因，可以產生不同的性狀表現。

amniocentesis 羊膜穿刺術

使用空針穿過腹壁及子宮壁取得羊水樣本，以避免影響胎盤和胎兒，採樣時間通常在懷孕16週以後。

amino acid 胺基酸

大約有20種小分子，可以組成蛋白質。單一蛋白質由上百個，甚至數千個胺基酸連接而成。

amnion 羊膜

膜狀組織，由胚胎囊胚長出，延伸包覆子宮中發育的胎兒。

相關詞彙：囊胚（blastocyst）

amniotic fluid 羊水

羊膜內的液體，包圍保護生長中的胚胎及胎兒。

antenatal 產前（形容詞）

也就是小孩出生前。

Apgar score 阿帕嘉評分

分娩後數分鐘內用來評估新生兒健康的項目，包括脈搏、呼吸、活動力及膚色，分數為0、1、2，各項加總即為阿帕嘉評分。

areola 乳暈（複數：areolae）

乳頭四周圓形的區域，顏色與一般皮膚不同。

B

blastocyst 囊胚

桑椹期後下一個胚胎發育階段。囊胚的構造包含中空細胞球體（滋養層）以及裡面的胚球層。滋胚層可以發育成保護膜，包圍胚胎；胚球層則形成胚胎。

相關詞彙：桑椹胚（morula）

blastomere 胚葉細胞

早期細胞，由早期胚胎分裂而來。

相關詞彙：分裂（cleavage）

Braxton Hicks' contraction 布雷希氏收縮

懷孕時出現的不規律收縮，但不表示即將開始分娩。

相關詞彙：收縮（contraction）

breech presentation 臀位

即將生產時，胎兒位置並非呈頭朝下，而是臀部或腳朝向子宮頸。臀位生產比正常頭位生產更加困難。

C

Caesarean section 剖腹產

手術切開腹壁及子宮壁，將寶寶從子宮取出。假如預期正常生產會有併發症，往往就會採用剖腹產。

cervix 子宮頸

子宮最下方部位，主要構造是環狀結締組織，內側狹窄的管道充滿黏液，連接子宮及陰道。生產時子宮頸會打開，讓嬰兒通過。

chorion 絨毛膜

胚胎及胎兒發育時最外層的膜，絨毛膜的一部分（絨毛膜絨毛）會參與胎盤之形成。

相關詞彙：絨毛（villus）

chorionic plate 絨毛膜板

屬於絨毛膜的一部分，連接至子宮壁，也是胎盤的一部分。

chorionic villus sampling（CVS）絨毛膜取樣

採集胎盤上少許絨毛為樣本，這些組織來自胎兒，可檢查胎兒基因是否正常。絨毛膜取樣的檢查時間可以比羊膜穿刺術更早。

相關詞彙：羊膜穿刺術（amniocentesis）、絨毛（villus）

chromosome 染色體

位於細胞核內，含有生物的基因。人類有23對染色體，總共46條染色體，幾乎全身上下細胞皆如此。每條染色體由單一長DNA分子構成，上面有許多蛋白質。人類的23對染色體中有一對性染色體，分為X和Y。女性擁有兩條X染色體，男性則是一條X一條Y。

cilium 纖毛（複數：cilia）

某些組織細胞表面會有微小纖毛擺動，例如輸卵管內側表面。

cleavage 分裂

受精卵細胞早期分裂時，會分裂成數個小細胞，但是整體體積並不會增加。

clitoris 陰蒂

勃起組織結構，是女性生殖器官的一部分，於性行為期間可以產生快感，陰蒂頭是肉眼可見的突出構造，向內延伸到陰道壁下方。陰蒂在胚胎發育時期有許多地方與陰莖相同。

colostrum 初乳

嬰兒出生後母體乳房分泌的乳汁，外觀和成分都不同於後來所分泌的乳汁。

contraction 收縮

指子宮長肌的規律收縮，表示分娩開始。收縮會愈來愈強烈，頻率也會愈短，其一開始的作用是打開子宮頸，接著則是將嬰兒推出子宮。

相關詞彙：布雷希氏收縮（Braxton Hicks' contraction）

corpus haemorrhagicum 紅體

排卵後的成熟濾泡，之後會轉變成黃體。

corpus luteum 黃體（形容詞：luteal）

排卵後成熟濾泡留在卵巢中，會分泌黃體素，讓子宮維持懷孕狀態。若卵子沒有著床，幾天後黃體會立刻萎縮，進入正常月經週期。

相關詞彙：濾泡（follicle）

cotyledon 子葉

胎盤有15到20個子葉，突出朝向子宮內膜。

cytotrophoblast 細胞滋養層

滋養層的內層細胞，與著床有關。

相關詞彙：囊胚（blastocyst）、著床（implantation）、融合細胞滋養層（syncytiotrophoblast）

D

decidua 蛻膜

懷孕期間子宮內膜組織，部分屬於胎盤，生產後脫落。

相關詞彙：子宮內膜（endometrium）

diploid 二倍體

擁有兩套染色體。人類幾乎全身細胞都是二倍體，只有配子（生殖細胞）不是。

相關詞彙：單倍體（haploid）

DNA

去氧核糖核酸的縮寫，一串非常長的分子，由個別小單位組成。DNA位於活細胞的染色體上，由不同排列的小單位「拼寫」出指令，因此而決定生物特性。

相關詞彙：基因（gene）

E

ectoderm 外胚層

胚盤分裂成三層組織裡最上方的那層，之後會變成皮膚和神經系統。

相關詞彙：胚盤（embryonic disc）、內胚層（endoderm）、中胚層（mesoderm）

ectopic pregnancy 子宮外孕

早期胚胎著床在子宮外，通常在輸

卵管，結果大多並不樂觀，因此需要醫療介入。

egg 卵

人類的單細胞，含有卵黃構造，可以由精子細胞受精，發育成個體。

相關詞彙：配子（gamete）、卵子（ovum）

embryo 胚胎

人類發育最早期的階段，時間大約涵蓋卵子受精後的頭八週（最早期階段有時稱為前胚胎）。

相關詞彙：胎兒（fetus）

embryonic disc 胚盤

著床後，囊胚內盤狀組織會發育成胚胎。

相關詞彙：囊胚（blastocyst）

endoderm 內胚層

胚盤分裂成三層組織裡的下方那一層，之後會變成器官，例如胃。

相關詞彙：外胚層（ectoderm）、胚盤（embryonic disc）、中胚層（mesoderm）

endometrium 子宮內膜

子宮的內層，隨著月經週期增厚，如果沒有懷孕就會脫落，子宮內膜組織和血液於月經期間排出體外。早期胚胎著床在子宮內膜，胎盤也在此形成。

相關詞彙：著床（implantation）、子宮肌層（myometrium）、子宮外膜（perimetrium）

epididymis 副睪（複數：epididymides）

呈捲曲長管的構造，精子離開睪丸後進入副睪，停留數日後才能完全具備受精能力。

epidural 硬膜外

硬膜外麻醉（epidural anaesthesia）的簡稱，將麻醉藥注射到脊髓外膜，通常是下肢，作用是麻痺身體的某一部分。母體接受硬膜外麻醉後，可以在生產或分娩手術中保持清醒但止痛。

episiotomy 會陰切開術

生產時，以手術切開會陰，使陰道開口加大，以免新生兒頭部撕裂母體組織。

F

Fallopian tube 輸卵管

有兩條，方向從卵巢到子宮，卵子在排卵後會通過輸卵管。

fetus 胎兒（形容詞：fetal）

嬰兒尚未出生，在子宮內開始有人形時，大約在受精後第8週或孕婦最後一次月經首日後10週。

相關詞彙：胚胎（embryo）

fimbria 繖（複數：fimbriae）

輸卵管末端的手指狀突出，負責接收卵巢排出的卵子，並輸送到子宮。

follicle 濾泡（形容詞：follicular）

小型中空結構，外層是細胞，在生殖系統中濾泡是指卵巢濾泡，位於卵巢，內含卵母細胞（未成熟的卵子），四周包覆著已分化細胞。胎兒出生前卵巢內已有原始濾泡，青春期時才活化。青春期時，每個月有數個濾泡發育成初級濾泡。接著發育成次級濾泡，不過通常只有一個次級濾泡會發育成熟成為三級濾泡，也稱為格拉夫氏濾泡（Graafian follicle），結構內含有液體，排卵時可以釋出成熟卵子。

相關詞彙：卵子（ovum）

follicle stimulating hormone（FSH）濾泡刺激素

一種荷爾蒙，由腦垂腺分泌，會影響卵巢及睪丸。男性和女性在青春期時FSH濃度都會上升，FSH會刺激女性月經週期間濾泡發育。

相關詞彙：濾泡（follicle）

folliculogenesis 濾泡生成

原始濾泡發育成熟的過程。

相關詞彙：濾泡（follicle）

fontanelle 囟門

嬰兒頭上的柔軟部位，是顱骨尚未融合的地方。

obstetrical forceps 產鉗

生產時如有需要，可將產鉗前端打開放在嬰兒頭部並且輕拉，以幫助嬰兒從產道出來。

fundus 子宮底

子宮最上端的部分，妊娠後期可以從孕婦身體外部觸碰感覺到，通常是胎盤的位置。

G

gamete 配子

一種生殖細胞，只有單套染色體，例如精子細胞，或是未受精的卵子細胞。

相關詞彙：單倍體（haploid）、合子（zygote）

gene 基因

一段DNA分子，含有特定遺傳指令。大部分基因都是某個蛋白質的藍圖，其他基因則具有調控基因的功能。幾乎人體所有細胞都具有完整的基因組（基因體），但不同的細胞會「啟動」不同的基因。

genome 基因體

人體或是其他生物細胞中完整的基因組。

germ cell 生殖細胞

是一種幹細胞，可以分化出配子，也可以用來稱呼未成熟以及成熟的配子。

相關詞彙：幹細胞（stem cell）

germ layer 胚層

基礎細胞層，源自胚盤分化。

相關詞彙：外胚層（ectoderm）、內胚層（endoderm）、中胚層（mesoderm）

goblet cell 杯狀細胞

黏液分泌細胞，位於某些組織內側表面，例如輸卵管內襯。

H

haploid 單倍體

僅僅具有成對染色體中的一條。配子（生殖細胞）是單倍體，因此受精結合後能夠產生正常的二倍體生物個體。

相關詞彙：二倍體（diploid）

human chorionic gonadotrophin（hCG）人類絨毛膜促性腺激素

一種荷爾蒙，由胎盤分泌，可促使卵巢黃體繼續產生黃體素，確保懷孕狀態持續下去。

hypothalamus 下視丘

控制中樞，位於大腦下方，位置與腦垂腺相近，具有許多功能，例如刺激腦垂腺產生黃體生成素及濾泡刺激素。

相關詞彙：濾泡刺激素（follicle stimulating hormone）、黃體生成素（luteinizing hormone）

I

implantation 著床

早期胚胎（囊胚階段）附著結合至子宮內膜。

相關詞彙：囊胚（blastocyst）、子宮內膜（endometrium）

in vitro fertilization（IVF）體外人工受精

一種輔助受孕技術，從卵巢取出女性未受精卵子，在實驗室由精子受精後，培養至囊胚階段，再導入子宮著床。舉例來說，女性輸卵管阻塞導致不孕時，便可以使用體外人工受精。

相關詞彙：囊胚（blastocyst）、著床（implantation）

induction 引產
自然生產逾時仍未發生時，用人工方式所引發的生產，具有各式不同方法。

intervillous space 絨毛間隙
胎盤絨毛之間的空隙，母體血液流動通過，為母體與胎兒的血液及氣體交換之處。

相關詞彙：絨毛（villus）

L

labia 陰唇
兩對皺襞，屬於女性陰戶（外生殖器），分為大陰唇（外陰唇）與小陰唇（內陰唇）。

labour 分娩
生產的過程，第一階段是子宮規律收縮、子宮頸打開擴張開口，直到足夠嬰兒頭顱通過的大小；第二階段是嬰兒出生；第三階段是胎盤及其他組織排出。

lactation 泌乳
乳房分泌乳汁。

lanugo 胎毛
柔軟的毛髮，覆蓋在胎兒皮膚上。

laparoscopy 腹腔鏡
這項技術可以看到腹腔內部器官，但需將工具（腹腔鏡）穿過體壁進入身體。腹腔鏡上有小型攝影機和照明，可以拍攝影像傳輸到體外。

lie 胎位
胎兒在子宮裡的位置，以及母體身體軸線的角度。胎兒與母親的脊柱彼此幾乎平行。

linea nigra 黑線
出現於女性懷孕期間腹部皮膚垂直的色素線。

lobule 小葉
某些器官的一部分，例如乳腺中就有小葉。

lochia 惡露
生產後數天，由子宮從陰道排出的液狀物。

lumen 管腔
血管和腺管等管狀結構組織的內部空間。

luteal 黃體（形容詞）
與黃體有關。

luteinizing hormone（LH）黃體生成素
一種荷爾蒙，由腦垂腺分泌，作用位置在卵巢及睪丸。青春期時男性和女性體內LH濃度都會上升。LH會促使男性產生睪固酮，對於女性月經週期也有各式影響。

M

mammary gland 乳腺
哺乳動物的乳汁分泌腺體。女性乳房主要便是由乳腺組織構成。

meconium 胎糞
胎兒第一次腸道蠕動後排出的墨綠色物體。

meiosis 減數分裂
一種特殊的細胞分裂（嚴格來講，其實是細胞核分裂），二倍體的前驅細胞會製造出單倍體生殖細胞。減數分裂比一般細胞分裂（有絲分裂）複雜，而且分成兩個階段。

相關詞彙：單倍體（haploid）、有絲分裂（mitosis）

menarche 初經
女性第一個月經週期，亦代表性成熟。

menopause 停經
女性一生中月經永久終止的階段，通常在45歲到55歲時停經。

menstrual cycle 月經週期
女性具備生育能力且未懷孕時，生殖系統每月所發生的規律變化。月經週期（大約28天）從月經第一天開始算起，接著是濾泡期，即卵巢中數個濾泡逐漸成熟，每個月通常只會有一個濾泡發育成熟，從卵巢釋放出卵子（也就是排卵），此時大約到月經週期的一半。在這之後空濾泡會變成黃體，也就是黃體期開始，子宮內膜增厚，以便為懷孕做好準備。假如排卵後沒有懷孕，黃體會萎縮且不再產生黃體素，導致子宮內膜剝落，月經就會開始，由此進入下一個月經週期。

相關詞彙：黃體（corpus luteum）、子宮內膜（endometrium）、濾泡（follicle）

menstruation 月經
子宮內膜血液和組織排出體外，是月經週期的一部分，每月的經期都會發生。

相關詞彙：子宮內膜（endometrium）

mesoderm 中胚層
胚盤分裂成三層組織裡的中間那一層，之後會變成肌肉、骨骼及血管等身體組織。

相關詞彙：外胚層（ectoderm）、胚盤（embryonic disc）、內胚層（endoderm）

milk duct 乳腺管
乳腺組織製造乳汁後，由此管輸送到乳頭。乳頭表面分別有大約15到20個乳腺管開口。

相關詞彙：乳腺（mammary gland）

miscarriage 流產
胚胎或胎兒因為非外力因素離開母體且無法生存，通常發生在孕齡24週以前。24週後一般屬於早產。流產可以分為完全流產和不完全流產（有些組織留在子宮內，需要醫療介入）。流產的原因有許多種，但是都不太明確。

mitosis 有絲分裂
正常細胞分裂過程中染色體會彼此分開，分配到兩個新細胞，所以新細胞的染色體數目與原始細胞一樣。

相關詞彙：減數分裂（meiosis）

morula 桑椹胚
受精卵變成胚胎過程之早期階段，外觀是多細胞實心球體，下一個階段會變成囊胚。

相關詞彙：囊胚（blastocyst）

MRI 磁振造影
核磁共振造影的簡稱。MRI可以拍攝體內器官和構造，方法是在強力磁場中保持身體不動，利用原子吸收頻波後再發射。相較之下，MRI比超音波掃描需要更多時間和注意力，儀器也更精密。超音波掃描發現問題後，大多會使用MRI再進一步檢查。MRI特別適合用於中樞神經系統造影。

相關詞彙：超音波（ultrasound）

mucus plug 黏液塞
黏液塞具有保護作用，懷孕期間可以封住子宮頸口。黏液塞剝落並從陰道流出時（也就是「見血」），表示即將開始生產。

mutation 突變
細胞的遺傳組成發生改變，例如細胞分裂前DNA複製出問題。如果生殖細胞或早期胚胎發生突變，會導致後代出現非正常之遺傳特徵，父母身上則沒有問題。

myelin 髓磷脂
許多神經細胞外都有這個隔層，可以讓神經傳導更快。

myometrium 子宮肌層
一種肌肉組織，是組成子宮的一大部分。

相關詞彙：子宮內膜（endometrium）、子宮外膜（perimetrium）

N

neonatal 新生兒（形容詞）

與剛出生的小嬰兒有關。新生兒的英文是neonate。

neural tube 神經管

早期胚胎形成的細胞中空管，會發育成大腦和脊髓。

neuron 神經元

即神經細胞。

notochord 脊索

一條堅韌的構造，早期胚胎沿著背側發育出來，之後大部分會消失，但是同樣的位置未來會長出脊柱。

nuchal translucency screening 頸部透明帶檢查

使用超音波掃描檢查幼小胎兒頸背皮膚下的積水厚度，如果厚度超過正常值，可能表示染色體異常，例如唐氏症。

nucleus 細胞核

細胞內構造，裡面有染色體。

相關詞彙：染色體（chromosome）

O

oestrogen 雌激素

女性荷爾蒙，天然或合成的都有，天然雌激素在青春期開始由卵巢濾泡細胞製造，可以促進女性特徵發育，影響月經週期及女性生育力。

oocyte 卵母細胞

未成熟卵子。卵母細胞位於卵巢濾泡中。

相關詞彙：濾泡（follicle）

ovary 卵巢

女性身體內有一對卵巢，未受精卵細胞會在裡面發育成熟，再定期釋出。除此之外，卵巢也會製造重要的荷爾蒙，例如雌激素和黃體素。

ovulation 排卵

未受精卵子從卵巢釋出。

ovum 卵子（複數：ova）

卵細胞，尤其指卵巢釋出後可以受孕時。受精卵稱為fertilized ovum。

相關詞彙：配子（gamete）

P

pelvic floor 骨盆底

由許多肌肉組成，可以向上支撐腹部器官。

perimetrium 子宮外膜

子宮的外層。

相關詞彙：子宮內膜（endometrium）、子宮肌層（myometrium）

perinatal 週產期（形容詞）

生產前後數週。

perineum 會陰

外生殖器官與肛門之間的皮膚及下層組織。生產時，母體會陰會大幅擴張。

pituitary gland 腦垂腺

結構複雜，大小如豌豆，位於大腦下方，也稱為內分泌中樞，可以直接分泌黃體生成素和濾泡刺激素，還能製造催產素。

placenta 胎盤

盤狀器官，孕期時於子宮形成，由母體和早期胎兒的生長組織構成。胎兒與母體的血液循環在此交會，交換血液中的養分、氣體及代謝廢物。胎盤也會製造荷爾蒙。

相關詞彙：臍帶（umbilical cord）

placenta praevia 前置胎盤

胎盤形成於子宮下方，若遮擋到子宮頸開口處時，需要剖腹產。

postnatal 產後

指生產之後。

pre-eclampsia 子癲前症

若孕婦在懷孕晚期出現高血壓和蛋白尿，需要緊急醫療處置，通常要引產，以免發展成子癲症，導致性命危險。

primitive streak 原條

胚盤發育時出現線形排列細胞，一端會發展成胎兒頭部，另一端則是尾部。

progesterone 黃體素

主要由卵巢黃體分泌而成，可以讓子宮內膜保持在懷孕狀態。

prostaglandin 前列腺素

一種荷爾蒙，人體許多組織都會產生，能夠改變周圍組織運作。前列腺素中某些種類能促進子宮收縮，可以用來催生。

prostate gland 攝護腺

攝護腺圍繞男性尿道，輸精管則連接睪丸與尿道。攝護腺分泌物是精液的一部分。

puberty 青春期

邁向性成熟及表現出成人性徵前所有事件之總稱，男性女性都會經歷數年青春期。

R

relaxin 鬆弛素

懷孕時卵巢、胎盤及其他組織都會分泌鬆弛素，作用是軟化放鬆結締及其他組織，以準備分娩。

Rhesus factor Rh 因子

血液細胞表面分子，大多數人都具備此分子（也就是Rh陽性），但是少數人沒有（Rh陰性）。假如Rh陰性母親再次懷有Rh陽性胎兒，母體免疫系統會攻擊小孩。

S

semen 精液

男性射精時從陰莖射出液體，含有精子。精液是由許多腺體分泌物組成，包括攝護腺分泌物。

seminiferous tubule 細精管

睪丸內呈捲曲的小管，精子在此處形成。

septum 中隔（複數：septa）

膜狀構造，分隔身體組織。蛻膜隔會分開胎盤小葉。

相關詞彙：子葉（cotyledon）

somite 體節

懷孕第5週起中胚層會出現成對結構，最後會分化成脊髓、脊椎、軀幹肌肉及皮膚。

相關詞彙：中胚層（mesoderm）

sperm 精子

男性生殖細胞，也稱為精子細胞或精蟲。每個精子都有一條長尾巴，可以擺動，讓精子在女性身體中游向卵子，然後受精。通俗講法中也稱為精液。

相關詞彙：配子（gamete）

spermatid 精細胞

尚未成熟的精子。次級精母細胞完成減數分裂後，變成早期精細胞，也就是圓形小細胞，接著變長成為晚期精細胞，最後變為成熟精子。

相關詞彙：精母細胞（spermatocyte）

spermatocyte 精母細胞

精子生成過程中間階段的細胞。初級精母細胞會進行第一階段減數分裂，次級精母細胞則進行第二階段減數分裂。

相關詞彙：減數分裂（meiosis）

spermatogenesis 精子生成

精子形成的整個過程，從精原細胞到成熟精子。

spermatogonium 精原細胞（複

247

數：spermatogonia）

精子製造過程中的早期細胞。精原細胞由睪丸中幹細胞分化而成，之後會變成精母細胞。

spiral artery 螺旋動脈

許多條螺旋狀的動脈小血管，負責供應血液至子宮內膜。懷孕時螺旋動脈會變大，以便供應母體血液至胎盤。

相關詞彙：子宮內膜
（*endometrium*）

stem cell 幹細胞

具有分裂分化成不同類型細胞的能力。最早期的胚胎幹細胞可以變成身體任何細胞，成人體內較晚期的幹細胞只能變成某些特化細胞。

surfactant 表面張力素

可以降低液體表面張力，讓液體分子更容易脫離表面結構。表面張力素有助於肺泡順利變大變小，此功能非常重要。

syncytiotrophoblast 融合細胞滋養層

滋養層的外圍細胞；滋養層內側是融合細胞。融合細胞滋養層的功能與著床有關。

相關詞彙：囊胚（*blastocyst*）、*細胞滋養層*（*cytotrophoblast*）、*著床*（*implantation*）

T

testis 睪丸（複數：testes）

男性身體中一對製造精子的器官，不在體腔內而是在陰囊裡面。英文testicle也是指睪丸。睪丸會分泌荷爾蒙，例如睪固酮。

相關詞彙：睪固酮（*testosterone*）

testosterone 睪固酮

男性身體中主要的性荷爾蒙。女性

身體也有低濃度睪固酮。男性胚胎中，由睪丸製造睪固酮促進男性生殖器發育。青春期時睪固酮濃度增加，因此出現生理變化，例如長出鬍子。睪固酮對精子的製造亦非常重要。

transition 過渡期

第一產程的最後階段，子宮強烈收縮並完全擴張。

相關詞彙：分娩（*labour*）

trimester 孕期

妊娠可以分為三期，每個孕期大約為時三個月。第一孕期從母體最後一次月經開始算起。

trophoblast 滋養層

參見囊胚（blastocyst）條目。

twins 雙胞胎

子宮內同時孕育兩個胚胎。異卵雙胞胎是子宮內有兩顆受精卵；同卵雙胞胎的遺傳基因彼此完全相同，是由一顆受精卵分裂成兩個，再分別發育成胚胎。

U

ultrasound 超音波

超音波的音頻非常高，人類無法聽到。超音波檢查使用高頻率音波，這種音波碰到人體器官後會反彈，再由電子儀器接收解讀，取得靜止或是動態影像。都卜勒超音波（Doppler ultrasonography）可以拍攝流動液體，例如動脈血管中的血液流動。超音波檢查方便且沒有副作用，經常用來檢查胎兒發育，有時也用來輔助外科手術。

umbilical cord 臍帶

繩索狀構造，具有彈性，連接發育中的胎兒與胎盤。胎兒血液經由臍帶血管流進胎盤再流出，與母體交換養分及其他物質。

相關詞彙：胎盤（*placenta*）

ureter 輸尿管

兩條管狀構造，分別從左右腎臟運送尿液到膀胱。

urethra 尿道

尿道為管狀，可以從膀胱輸送尿液到體外。男性射精時，精液從尿道射出。

uterus 子宮（形容詞：uterine）

中空肌肉器官。懷孕時胎兒便在子宮內發育。

相關詞彙：子宮內膜
（*endometrium*）*、子宮肌層*
（*myometrium*）*、子宮外膜*
（*perimetrium*）

V

vas deferens 輸精管（複數：vasa deferentia）

兩條狹窄管狀構造，由肌肉組成，連接副睪與尿道。輸精管可以儲存精子用於射精。

相關詞彙：副睪（*epididymis*）、*尿道*（*urethra*）

ventouse 真空吸引

英文也稱為vacuum extractor，是一種吸盤，醫師有時會在生產時將真空吸引器用在嬰兒露出的頭部，然後拉動協助嬰兒通過產道。

vernix 胎脂

一種油脂，包覆未出生嬰兒，具有保護作用。

villus 絨毛（複數：villi；形容詞：villous）

某些組織表面上的波浪狀突起。胎盤絨毛構造為分支狀，有幹絨毛、次級絨毛與三級絨毛。絨毛中有胎兒血管，可以與母體血液交換物質，效率很好。

Y

yolk sac 卵黃囊

膜包覆的中空構造，位於早期胚胎下側，也就是胚胎血液最早形成之處。人類的卵黃囊並不是用來儲存卵黃。

Z

zona pellucida 透明帶

卵子外圍透明的保護層。著床前囊胚會脫去透明帶。

相關詞彙：囊胚（*blastocyst*）、*卵子*（*ovum*）

zygote 合子

二倍體受精細胞，由兩個配子融合而成。

相關詞彙：二倍體（*diploid*）、*配子*（*gamete*）

索引

253

致謝

Dorling Kindersley謹在此感謝Dr Melissa Whitten、Dr Paul Moran提供諮詢；Katie John協助撰寫，本書第二版修改才能面世。
Dorling Kindersley也謹在此感謝Newcastle Royal Victoria Infirmary的Dr Paul Moran以及照片拍攝對象Emma Barnett、Paula Binney、Sophie Lomax及Katie Marshall授權提供超音波掃描照片，本書先前第一版才得以面世。Sarah Smithies和Jenny Baskaya負責其他圖片搜尋；Laura Wheadon協助編修。

圖片授權
本出版社謹在此感謝下列人士慷慨提供並且授權重製圖片：

（縮寫：a，上方；b，下方或底部；c，中央；f，遠端；l，左側；r，右側；t，頂部）

4–5 Science Photo Library: Susumu Nishinaga (b). 6 Alamy Images: Steve Bloom Images (bl). FLPA: Ingo Arndt/Minden Pictures (bc). naturepl.com: Doug Perrine (br). Science Photo Library: Dr Yorgos Nikas (tl); Edelmann (tc, tr). 7 Ardea: John Cancalosi (bc). Auscape: Shinji Kusano (bl). Getty Images: Photolibrary/Derek Bromhall (tl). naturepl.com: Yukihiro Fukuda (br). Science Photo Library: Custom Medical Stock Photo (tr); Dr Najeeb Layyous (tc). 8 Science Photo Library: Simon Fraser (tl). 8–9 Science Photo Library: Susumu Nishinaga (t). 9 Science Photo Library: Miriam Maslo (tr). 10 Science Photo Library: Ian Hooton (tl); Zephyr (tc); Aubert (tr). 11 Alamy Images: Janine Wiedel Photolibrary (tc); David R. Gee (tr). Getty Images: David Joel (tl). 12 Courtesy of the British Medical Ultrasound Society Historical Collection: (bl). Photograph courtesy of Doncaster & Bassetlaw Hospitals NHS Foundation Trust. : (tc). 13 Science Photo Library: ISM (fbr); CNRI (bc); Edelmann (br); Bernard Benoit (cb).
14–15 Dept of Fetal Medicine, Royal Victoria Infirmary. 15 Science Photo Library: Dr Najeeb Layyous (br). 16 Dept of Fetal Medicine, Royal Victoria Infirmary: (cl, br). Science Photo Library: Dr Najeeb Layyous (bl); Thierry Berrod, Mona Lisa Production (tl). 17 Science Photo Library: Tissuepix (t); Dr Najeeb Layyous (bl, br). 18 Dept of Fetal Medicine, Royal Victoria Infirmary: (bl). Science Photo Library: Edelmann (t, br). 19 Science Photo Library: Edelmann (cl); GE Medical Systems (bl); Dr Najeeb Layyous (tr, br, cr, tl). 20 Dept of Fetal Medicine, Royal Victoria Infirmary: (bc, br). Science Photo Library. 21 Dept of Fetal Medicine, Royal Victoria Infirmary: (b/all). Science Photo Library. 22 Dept of Fetal Medicine, Royal Victoria Infirmary: (c, cr, bl). Science Photo Library: Dr Najeeb Layyous (cl); CIMN, ISM (bc, br). 23 Dept of Fetal Medicine, Royal Victoria Infirmary: (l). Science Photo Library: BSIP, Kretz Technik (cr). 24–25 Science Photo Library: Susumu Nishinaga. 25 Science Photo Library: Susumu Nishinaga (r). 26–45 Science Photo Library: Susumu Nishinaga (sidebars). 28 Corbis: Dennis Kunkel Microscopy, Inc./Visuals Unlimited (cr). Science Photo Library: Pasieka (bl). 30 Boston University School of Medicine. : Deborah W. Vaughan, PhD (cl). Corbis: Steve Gschmeissner/ Science Photo Library (bc). 31 Getty Images: Stephen Mallon (bl). 32 Science Photo Library: Susumu Nishinaga (bl). 34 Corbis: Image Source (cr). Science Photo Library: Pasieka (bl). 36 Science Photo Library: (tl). 37 Science Photo Library: Professor P.M. Motta & E. Vizza (tr); Steve Gschmeissner (br). 38–39 Lennart Nilsson Image Bank. 41 Alamy Images: Biodisc/Visuals Unlimited (c). The Beautiful Cervix Project, www.beautifulcervix.com: (tr). Science Photo Library: Steve Gschmeissner (bc). 43 Fertility and Sterility, Reprinted from: Vol 90, No 3, September 2008, (doi:10.1016/j.fertnstert. 2007.12.049) Jean-Christophe Lousse, MD, and Jacques Donnez, MD, PhD, Department of Gynecology, Université Catholique de Louvain, 1200 Brussels, Belgium, Laparoscopic observation of spontaneous human ovulation; © 2008 American Society for Reproductive Medicine, Published by Elsevier Inc with permission from Elsevier. (bl). 46–47 Science Photo Library: Pasieka. 47 Science Photo Library: Pasieka (cr). 48 Science Photo Library: JJP / Philippe Plailly / Eurelios (ca). 48–55 Science Photo Library: Pasieka (sidebars). 49 Science Photo Library:
Dr Tony Brain (cr). 52–53 Getty Images: Marc Romanelli (tc); Vladimir Godnik (c); Emma Thaler (ca). 52 Alamy Images: Custom Medical Stock Photo (clb). Corbis: Photosindia (cr). Getty Images: Paul Vozdic (tr); Karen Moskowitz (cra). 53 Corbis: Bernd Vogel (cla). Getty Images: JGI (cl); Steve Allen (cra); IMAGEMORE Co.,Ltd. (tl). Science Photo Library: Richard Hutchings (crb). 55 Press Association Images: John Giles/PA Archive (br). Science Photo Library: BSIP, Laurent H.americain (bl). 56–57 Science Photo Library: Susumu Nishinaga. 57 Science Photo Library: Susumu Nishinaga (cr). 58 Getty Images: Priscilla Gragg (cl). Wellcome Images: BSIP (b). 58–59 Getty Images: DEA / G. Dagli Orti. 58–69 Science Photo Library: Susumu Nishinaga. 59 Getty Images: Darrell Gulin (bl). Science Photo Library: Ken M. Highfill (cra). 60–61 Getty Images: Yorgos Nikas. 62 Getty Images: Jupiterimages, Brand X Pictures (cr); PHOTO 24 (c); Beth Davidow (cl). Science Photo Library: Professors P.M. Motta & J. Van Blerkom (bl); Gustoimages (tl). 63 Getty Images: Image Source (bl). © 2008 Little et al. This is an open-access article distributed under the terms of the Creative Commons Attribution License, which permits unrestricted use, distribution, and reproduction in any medium, provided the original author and source are credited (see http://creativecommons.org/licenses/by/2.5/): Little AC, Jones BC, Waitt C, Tiddeman BP, Feinberg DR, et al. (2008) Symmetry Is Related to Sexual Dimorphism in Faces: Data Across Culture and Species. PLoS ONE 3(5): e2106. doi:10.1371/journal.pone.0002106 (cr). Science Photo Library: Steve Gschmeissner (tr). 64 Corbis: Marco Cristofori (bc). Science Photo Library: Manfred Kage (tl). 66 Science Photo Library: Zephyr (br); W. W. Schultz / British Medical Journal (cl). 67 Science Photo Library: Professors P.M. Motta & J. Van Blerkom (br). 68 Getty Images: Dimitri Vervitsiotis (cla). 68–69 Science Photo Library: ISM (t). 69 Science Photo Library: Pasieka (cra). 70–71 Science Photo Library: Hybrid Medical Animation. 71 Science Photo Library: Hybrid Medical Animation (r). 72–185 Science Photo Library: Hybrid Medical Animation (sidebars). “72 Science Photo Library: Cavallini James (tc); Science Pictures Ltd (tl); Dopamine (tr). 74 Science Photo Library: Steve Gschmeissner (bl); Dr Isabelle Cartier, ISM (cra); Gustoimages (cla). 75 Science Photo Library: Anatomical Travelogue (br); Dr Yorgos Nikas (bl). 78 Alamy Images: Dick Makin (bl). Science Photo Library: Professor P.M. Motta & E. Vizza (br); Steve Gschmeissner (cl). 79 Wikipedia, The Free Encyclopedia: Acaparadora (bl). 82–83 PhototakeUSA.com: Last Refuge, Ltd. 88 Alamy Images: PHOTOTAKE Inc. (cb); MG photo studio (ca). Corbis: Jean-Pierre Lescourret (br). Science Photo Library: Lowell Georgia (cla). 89 Alamy Images: Elizabeth Czitronyi (clb); Bubbles Photolibrary (tr). Corbis: Mango Productions (cr). Getty Images: Image Source (cla). Science Photo Library: Gustoimages (bc). 92 Science Photo Library: Anatomical Travelogue (bl); Edelmann (br). 93 Science Photo Library: Steve Gschmeissner (br). 96 Getty Images. Science Photo Library: Edelmann (bl). 97 Getty Images: B2M Productions (cra). 98 Prof. J.E. Jirásek MD, DSc.: (bl). 99 Rex Features: Quirky China News (br). Science Photo Library: Professor Miodrag Stojkovic (cl); Anatomical Travelogue (c). 100–101 Science Photo Library: Edelmann. 102 Science Photo Library: Edelmann (cl). 103 Science Photo Library: Steve Gschmeissner (crb); Edelmann (tr). 104 Ed Uthman, MD: (cl). 106 Getty Images: Jim Craigmyle (cla). Science Photo Library: Edelmann (bl). 107 Getty Images: Katrina Wittkamp (cr); Jerome Tisne (bl). Science Photo Library: Dr Najeeb Layyous (cl). 110 Alamy Images: MBI (cla). Getty Images: Stockbyte (bl). 111 Science Photo Library: Dr Klaus Boller (cl); Susumu Nishinaga (bc). 112–113 Science Photo Library: Zephyr. 114 Science Photo Library: Edelmann (tc). 115 Science Photo Library: Dr G. Moscoso (tr). 116–117 Prof. J.E. Jirásek MD, DSc.. 117 Science Photo Library: Steve Gschmeissner (tr). 119 Virginia M. Diewert: (tc). 120 Virginia M. Diewert. 121 Virginia M. Diewert. 122 Corbis: Frans Lanting (tr). 124 Getty Images: Chad Ehlers – Stock Connection (tc). Dept of Fetal Medicine, Royal Victoria Infirmary: (tl). Science Photo Library: Neil Bromhall (tr). 126 Dept of Fetal Medicine, Royal Victoria Infirmary: (cl). Science Photo Library: Edelmann (cr); Tissuepix (bc); Sovereign, ISM (bl). 127 Science Photo Library: Saturn Stills (br); Astier (cr); Susumu Nishinaga (bl); Innerspace Imaging (cl). 130 Alamy Images: Picture Partners (tl). 131 Science Photo Library: Mendil (tl). 132 Science Photo Library: Sovereign, ISM (cl); Ph. Saada / Eurelios (bl). 133 Getty Images: Steve Allen (tl). Science Photo Library: Edelmann (cr). 134 Science Photo Library: Neil Bromhall (cr); BSIP, Margaux (cl); Edelmann (bl). 135 Alamy Images: Oleksiy Maksymenko Photography (bl). Science Photo Library: P. Saada / Eurelios (br). 138 Alamy Images: Science Photo Library (fcr); Chris Rout (tr); Picture Partners (bc, br). Science Photo Library: Gustoimages (tc); (cr). 139 Corbis: Ian Hooton/Science Photo Library (bc). Science Photo Library: (cl); Living Art Enterprises, Llc (ca). 140–141 Science Photo Library: Neil Bromhall. 142 Alamy Images: Nic Cleave Photography (b). Science Photo Library: Edelmann (tl). 143 Getty Images: Photolibrary/ Derek Bromhall (tr). Science Photo Library: (tl); Thomas Deerinck, NCMIR (br). 144 Getty Images: Tom Grill (bl). Science Photo Library: Steve Gschmeissner (cra); Edelmann (cla, br). 145 Dept of Fetal Medicine, Royal Victoria Infirmary: (br). Science Photo Library: Steve Gschmeissner (bl); CIMN, ISM (cl). 148 Science Photo Library: Dr P. Marazzi (ca); BSIP, Cavallini James (crb). 149 Science Photo Library: Edelmann (tl); Ralph Hutchings, Visuals Unlimited (cra); Astier (crb); Anatomical Travelogue (bc). 150 Corbis: (tr). Science Photo Library: Edelmann (t); CIMN, ISM (bl). 151 Science Photo Library: Penny Tweedie (b). 152 PhototakeUSA.com: LookatSciences (tr). 154 Dept of Fetal Medicine, Royal Victoria Infirmary: (tr). Science Photo Library: ISM (tc); Ramare (tl). 156 Getty Images: Ian Hooton (tc). Science Photo Library: Simon Fraser / Royal Victoria Infirmary, Newcastle Upon Tyne (bl); Dr Najeeb Layyous (cl). 157 Alamy Images: Glow Wellness (cr). Getty Images: Science Photo Library RF (bl). Science Photo Library: (cl); Dr Najeeb Layyous (br/correct).
160 Getty Images: Jose Luis Pelaez Inc (cra); Science Photo Library RF (crb). 161 Science Photo Library: Neil Bromhall (cla); Dr Najeeb Layyous (bl). 162–163 Science Photo Library: Simon Fraser / Royal Victoria Infirmary, Newcastle Upon Tyne. 162 PhototakeUSA.com: Medicimage (br). Science Photo Library: Steve Gschmeissner (cl). 164 Getty Images: Buena Vista Images (cr). Science Photo Library: Simon Fraser (cl); Dr Najeeb Layyous (br); GE Medical Systems (bc). 165 PhototakeUSA.com: LookatSciences (br). Science Photo Library: P. Saada / Eurelios (cr); Susumu Nishinaga (cl). 168 Getty Images: Jose Luis Pelaez Inc (br). 169 Science Photo Library: Thierry Berrod, Mona Lisa Production (cl); BSIP, Marigaux (br). 170 Science Photo Library: AJ Photo (cl); Du Cane Medical Imaging Ltd (bl); Steve Gschmeissner (cr). 171 Dept of Fetal Medicine, Royal Victoria Infirmary: (cl). Science Photo Library: Ian Hooton (br); Matt Meadows (cr). 174 Getty Images: David Clerihew (bl). Science Photo Library: CNRI (cl). 176 Science Photo Library: Steve Gschmeissner (tr); Sovereign, ISM (br). 178 Science Photo Library: Sovereign, ISM. 179 Science Photo Library: Sovereign, ISM. 180 Alamy Images: Oleksiy Maksymenko (br). Science Photo Library: Dr Najeeb Layyous (cl); Steve Gschmeissner (bl). 181 Science Photo Library: Thierry Berrod, Mona Lisa Production (b/left & right); Du Cane Medical Imaging Ltd (tr). 186–187 Science Photo Library: Pasieka. 188–189 Science Photo Library: Simon Fraser. 188–203 Science Photo Library: Pasieka (sidebars). 190 Corbis: Radius Images (tr). 191 Science Photo Library: BSIP, Laurent (cr). 194–195 Science Photo Library: Custom Medical Stock Photo. 196 Alamy Images: Angela Hampton Picture Library (b). Science Photo Library: Eddie Lawrence (cl). 198 Alamy Images: Peter Noyce (cl). 198–199 Corbis: Floris Leeuwenberg/The Cover Story. 200 Corbis: Juergen Effner/dpa (cl); Rune Hellestad (bc). Science Photo Library: Professor P.M. Motta & E. Vizza (br). 201 Corbis: Jennie Woodcock; Reflections Photolibrary (bl). 202 Alamy Images: Chloe Johnson (br). Science Photo Library: Pasieka (cla). 203 Getty Images: Vince Michaels (tl). 204–205 Science Photo Library: Innerspace Imaging. 205 Science Photo Library: Innerspace Imaging (cr). 206–207 Corbis: Douglas Kirkland. 206 Getty Images: Marcy Maloy (br). 206–213 Science Photo Library: Innerspace Imaging (sidebars). 208 Science Photo Library: Edelmann (bc). 209 Getty Images: Lisa Spindler Photography Inc.
(tl). Photolibrary: Comstock (br). 210 Corbis: Howard Sochurek (cl). 211 Getty Images: Jose Luis Pelaez Inc (clb); National Geographic (br). Science Photo Library: Ian Hooton (bc). 213 Alamy Images: Christina Kennedy (tr). 214–215 Science Photo Library: Professors P.M. Motta & S. Makabe. 215 Science Photo Library: Professors P.M. Motta & S. Makabe (cr). 216 Getty Images: Mike Powell (bl). Science Photo Library: (ca). 217 Corbis: MedicalRF.com (crb). Science Photo Library: Dr. Arthur Tucker (cl). 218 Science Photo Library: CNRI (tr, cl); Sovereign, ISM (b). 219 Photolibrary: Medicimage (ca). Science Photo Library: Gustoimages (crb); Dr Najeeb Layyous (bl/ photo); John Radcliffe Hospital (br). 220 Science Photo Library: Eye of Science (tc); Moredun Scientific Ltd (cl); Pasieka (cr). 221 Alamy Images: Gabe Palmer (tr). Science Photo Library: Michael W. Davidson (br). 222 eMedicine.com: Image reprinted with permission from eMedicine.com, 2010. Available at: http://emedicine.medscape.com/ article/382288-overview (bl). Science Photo Library: Pasieka (tr). 223 Science Photo Library: CNRI (cr); Dr P. Marazzi (tl). 225 Science Photo Library: Dr Linda Stannard, UCT (cla); (cr). 227 Science Photo Library: Zephyr (tl). 229 Science Photo Library: BSIP DR LR (cl). 231 Science Photo Library: Dr Najeeb Layyous (br); Dr P. Marazzi (cr); Professor P.M. Motta et al (t). 232 Corbis: Nicole Hill/Rubberball (cl). 233 Science Photo Library: Eye of Science (cr). 234 Children's Memorial Hospital, Chicago: (bl). Jamie Lusch / Mail Tribune photo. . : (cr). Science Photo Library: Penny Tweedie (cl). 235 Science Photo Library: Astier (tl); Du Cane Medical Imaging Ltd (cr). 236 Science Photo Library: Zephyr (tr); BSIP VEM (bc). 237 Corbis: Leah Warkentin/Design Pics (cl). Wellcome Images. 238 Dept of Fetal Medicine, Royal Victoria Infirmary: (cr). Science Photo Library: Dr P. Marazzi (br). 239 CLAPA: Martin & Claire Bostock (cb/before & after). Science Photo Library: Saturn Stills (tr); (br). 240 Science Photo Library: Biodisc (cl); BSIP, Boucharlat (tr). 241 Science Photo Library: (bc); BSIP VEM (cr); Sovereign, ISM (br). 242 Alamy Images: Roger Bamber (cra). Getty Images: Alexandra Grablewski (tr). 243 Fotolia: Lars Christensen (bc). Science Photo Library: Dr P. Marazzi (tc); Ian Hooton (bl); Severine Humbert (br).

蝴蝶頁：Getty Images的Yorgos Nikas

其他所有圖片 © Dorling Kindersley
更多資訊請見：www.dkimages.com